中国家庭养生保健书库

《中国家庭养生保健书库》编委会 编

健康养胃必知的生活细节大全

上海科学普及出版社

图书在版编目（CIP）数据

健康养胃必知的生活细节大全 /《中国家庭养生保健书库》编委会编. —上海：上海科学普及出版社，2015.6
（中国家庭养生保健书库）
ISBN 978-7-5427-6445-4

Ⅰ.①健… Ⅱ.①中… Ⅲ.①益胃—基本知识 Ⅳ.①R256.3

中国版本图书馆CIP数据核字（2015）第059343号

策　　划　胡名正
责任编辑　刘湘雯

中国家庭养生保健书库
健康养胃必知的生活细节大全
《中国家庭养生保健书库》编委会　编
上海科学普及出版社出版发行
（上海市中山北路832号　邮政编码 200070）
http://www.pspsh.com

各地新华书店经销　　北京中创彩色印刷有限公司印刷
开本　720mm×1040mm　1/16　印张 26　字数 680 000
2015年8月第1版　2015年8月第1次印刷

ISBN 978-7-5427-6445-4　　　　　　　　定价：59.00 元

前言

当今，随着经济社会的发展，生活方式的转换，工作压力的增大，自然环境的变化，使人们的身体健康频频出现问题。尤其是胃病的发病率骤然增高，十人九胃病早不是妄言。据调查，在我国，每四人中就可能有一人是胃病患者。胃病已经成为人们普遍患有的慢性疾病，给人们的生活和工作带来了严重的困扰，最主要的是降低了人们的生活质量和幸福指数。

百病由胃生。可见，胃是身体里的重要消化器官，是生命从自然界获取营养的重要场所。如果保护不好，不仅影响食物的消化，而且也容易发生胃病，引起腹痛、腹胀、恶心、呕吐、烧心、吐酸水等。而且随着年龄的增加，胃的肌层和黏膜层逐渐萎缩退化，消化能力及抗病能力日趋降低，如果不加强保护，很容易发生胃炎、胃下垂、胃溃疡、胃癌等疾病，影响健康长寿。随着科学技术的不断进步，现代医学认为，胃肠道还是重要的内分泌器官和免疫器官。在胃肠道存在着多种能分泌肽类的内分泌细胞，其总数超过体内其他内分泌腺的分泌细胞总和。分泌细胞的分泌物质，在保证胃肠本身消化与吸收功能的同时，还参与和调节着全身几乎所有系统或器官的功能活动。

虽然胃病患病人数越来越多，但是胃病在人们的意识中一直都是以"小毛病""正常现象"等说辞而不被重视。可是当你听说，越来越多的孩子也患上了胃病，中青年人群中常年有胃病的人更是大有人在时，还会觉得胃病是"正常现象"吗？或者，当你听到身边的人因胃癌不治而亡，还会把胃病当成"小毛病"吗？有些人更觉得养胃、治胃病是老年人应该做的事情，中青年人也不想把时间"浪费"在养胃治胃上就算是腾出了时间，也不一定有效果。人们总是等到病情严重了，才紧张起来，但那时需要治疗的时间则更长，由于耐不住时间的煎熬，便会病急乱投医，这种方法不行，就换另一种，试图立即解决日积月累下来的顽疾。但世界上没有一蹴而就的事情，即使有，在其他方面也会被索取回来。例如，想着去药店买些胃药来吃吃就好了，既省时又省力，但是不但没见病情好转，甚至还反反复复地折腾人，于是又得想法试试其他办法，如换药，如此奔波下来，不但治不好病，反而加重了病情，并浪费了大量的金钱，更耽误了胃病的最佳治疗时间。而且因为长期服用胃药，对其他器官功能造成了不同程度的损伤，此时，已是悔之晚矣。

中医四大经典之一的《黄帝内经》认为："脾胃者，仓廪之官，五味出焉。"意思是说脾胃犹如仓库，不仅可以摄入食物，而且能够输送营养物质，提供全身的能量。当胃出现问题的时候，各种疾病也会接踵而来。那么该如何养好我们的胃呢？

健康养胃就要从生活细节开始。因为，胃病的产生不是一朝一夕的事情，很多胃病都是由于不良的生活方式引起的，如酗酒，酒精本身可直接损害胃黏膜，酒精还能引起肝硬化和慢性胰腺炎，反过来加重胃的损伤；饮食不洁，易感染幽门螺杆菌，这是溃疡病的重要诱因之一；贪饮咖啡、浓茶，最容易导致胃黏膜缺血，使胃黏膜的保护功能破坏，而促成溃疡发生。因此健康养胃必须从生活细节做起，例如饮食应以温、软、淡、素、鲜为宜，做到定时定量，少食多餐，进餐要细嚼慢咽，且心情要放松，饭后略作休息再开始工作。选择适合的食物，戒刺激性、酸性、产气性的食物。掌握正确的进食时间，入睡前两三个小时最好不要吃东西。适当活动，结合自己的具体情况，进行适度的运动锻炼，提高机体抗病能力，减少疾病的复发，促进身心健康。只要掌握了养胃、健胃的方法和窍门，日常稍加以注意，形成良好的生活、饮食习惯，就会在不知不觉中摆脱胃病的袭扰，还你一个健康的胃，让你能有一个好的"胃口"。

　　本书从现代人的生活习惯出发，以中医保养脾胃的观点和方法为基础，用通俗的语言介绍了数百种最新、最实用的健康养胃良方。书中首先重点阐述了饮食养胃、四季养胃、生活护胃、运动健胃的有效方法；其次，讲述了各种胃病，如浅表性胃炎、慢性萎缩性胃炎、胃穿孔、胃溃疡、胃癌等的一般常识、用药原则以及家庭护理方法，并在最后附上了国医大师们的保胃验方和绝活。真正贴心地做到了，让没有胃病的读者拥有一个更加健康、强壮的胃，让患有胃病的读者减少疾病的折磨，养出一个健康的胃。相信在本书的帮助下，读者能轻松摆脱胃病的困扰，真正体会到：养胃，就这么简单！

编者

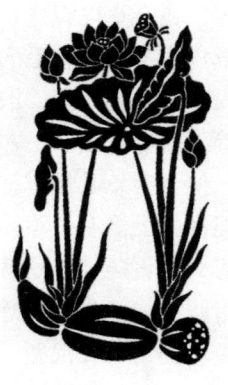

目录

第一章　你对胃了解多少

认识你的胃 ·· 2
　　胃的形态结构与功能 ·· 2
　　胃黏膜屏障的自我保护 ··· 3
　　促进消化的神奇胃液 ·· 4
　　胃酸知识全解析 ·· 5
　　掀开胃神经的神秘面纱 ··· 5
　　胃是了不起的供血能手 ··· 7
　　胃肠年龄才是你的真实年龄 ··· 8
　　胃部不适是怎样引起的 ··· 8
　　呕吐和恶心是如何产生的 ·· 9
　　胃肠道胀气的原因 ··· 10
　　什么叫"胃排空" ·· 11
　　关于胃动力，你知道多少 ·· 12
　　小心肠胃也会感冒 ··· 12
　　胃如何保持其正常位置 ··· 13
　　胃病家族的详细档案 ·· 13
　　别把胃病当小病 ·· 15
　　特殊人群，特殊的胃 ·· 16

看看你的胃是否有毛病 ·· 16
　　你关心自己的胃吗 ··· 17

1分钟快速测试胃的健康状态 ·· 17
大便是自我检测肠胃是否健康的法宝 ·· 18
从舌苔可以辨胃病 ·· 19
从口唇看胃健康 ··· 21
从鼻子看胃健康 ··· 22
从眼睛看胃健康 ··· 22
从耳朵看胃健康 ··· 22
从前后阴看胃健康 ·· 23
看手掌知胃病 ·· 23
由胖瘦看胃健康 ··· 25
口腔气味预知胃病类型 ·· 26
胃消化不良喜欢招惹谁 ·· 27
老打嗝可能是胃出了毛病 ··· 27
肚脐也可告诉你胃的好坏 ··· 28
食欲改变预示胃部病变 ·· 29
常感冒可能是胃出毛病了 ··· 30
睡不好,可能是胃部不适引起 ·· 31
梦见抢食,得小心你的胃 ··· 31
痘痘,可能是胃虚的原因 ··· 32
呕吐背后的各种胃病 ··· 32
腹泻也可能由胃病引起 ·· 33
腹胀,未必仅是胃动力问题 ·· 34
饭后恶心,警惕胃病 ··· 34
烧心,说的是心,烧的是胃 ·· 35
胃酸过多,胃部虚弱的信号 ·· 36
嗳气,胃气失和了 ·· 36
便血,可能源于胃热胃虚 ··· 37

第二章 饮食与养胃:吃出胃健康

饮食习惯决定胃健康 ··· 40
　不饿也要吃早餐 ·· 40
　进食早餐不宜过早 ··· 40
　饭前喝点汤可以养胃 ·· 41

吃快餐吃出胃不适	41
细嚼慢咽防胃病	42
吃饭宜吃八分饱	43
过晚进食易致胃病	44
边工作边吃饭易患慢性胃病	44
饭后不宜马上吃水果	45
做菜勾芡保护胃	45
吃辛辣食物有讲究	46
不要空腹喝牛奶	47
睡前不宜加餐	47
补给营养需要有个度	48
吸烟可引发多种胃病	49
先吃主食后吃肉易消化	49
优质早餐应四忌	50
咸甜混食利脾胃	51
边吃边喝易伤胃	52
站着吃饭最健康	52
边吃边看不利于胃健康	53
莫要独自一人进餐	53
暴饮暴食危害多	54
饭后不宜马上百步走	55
饭后洗澡影响胃部消化	55
饭后不宜立马K歌	56
吃过就睡伤害多	56
冷热混吃易伤胃	57
过量食用盐易患胃炎	57
饮水不足或过量均伤胃	58
运动后补水讲究多	59
酒后喝茶给胃带来双重危害	60
早晨一杯淡盐水有助于祛胃火	61
挑食偏食有损胃健康	61
巧吃零食不伤胃	62
含枣核生津助消化	63
有些食物不宜空腹食用	63

防治幽门螺杆菌对胃脏的伤害 …………………………………… 64
  对症饮茶有益胃部健康 ……………………………………………… 65

好胃，以饮食来养 …………………………………………………… 66
  常吃鱼可以暖胃 ……………………………………………………… 66
  红薯增强胃动力 ……………………………………………………… 67
  胃虚患者要常吃豆类 ………………………………………………… 68
  山楂可帮助胃消化 …………………………………………………… 69
  适当饮醋预防胃病 …………………………………………………… 70
  番茄增强胃部抵抗力 ………………………………………………… 71
  常吃山药保护胃黏膜 ………………………………………………… 72
  消化不良就吃菠萝 …………………………………………………… 73
  胃胀用绿萼梅来解 …………………………………………………… 73
  橄榄油杀菌又护胃 …………………………………………………… 74
  酸梅汤营养美味又开胃 ……………………………………………… 75
  红茶比绿茶更养胃 …………………………………………………… 76
  大蒜可以防胃癌 ……………………………………………………… 77
  选对开胃菜有助于胃部杀菌 ………………………………………… 77
  黄色蔬菜有助于抗胃炎 ……………………………………………… 79
  巧吃白萝卜护胃养胃 ………………………………………………… 80
  体虚者可用红糖温胃 ………………………………………………… 80
  适量红酒防胃病 ……………………………………………………… 81
  啤酒花可防治胃病 …………………………………………………… 82
  大麦茶可解腻养胃 …………………………………………………… 83
  蜂蜜和蜂王浆有助胃病治疗 ………………………………………… 83
  炒米也可养胃治胃 …………………………………………………… 84
  巧做米饭也养胃 ……………………………………………………… 86
  多吃鲫鱼有助防治胃炎 ……………………………………………… 86
  选好点心可养胃 ……………………………………………………… 87
  鸡肫鸭肫助养胃 ……………………………………………………… 88
  胃病患者可多食猴头菇 ……………………………………………… 89
  土豆护胃有功劳 ……………………………………………………… 89
  胡萝卜可增强胃部抵抗力 …………………………………………… 90

香蕉可防治胃溃疡	91
番木瓜可助消化	92
常吃橙子可防胃癌	93
苏打饼干有助缓解胃酸过多	93
梅子果脯可预防胃溃疡	94
嚼嚼槟榔也能防胃病	95
乳香树胶可治疗胃溃疡	96
秋冬孜然入菜可暖胃	96
白胡椒可暖胃理气	97
食花治胃病	98
沙棘果油可帮助修复溃疡	99
醪糟可活血养胃	99
芦荟可治疗胃溃疡	100
生姜护胃功效好	101
常吃海带防胃癌	102
甘蓝类蔬菜预防胃癌效果好	102
反酸者饮食宜碱忌酸	103

哪些食物会伤你的胃　　　　　　　　　　104

咸猪肉容易导致胃病	104
粽子吃多了胃受罪	105
刚出炉的面包会伤胃	106
猕猴桃，脾胃差者须远离	107
长期饮用胖大海茶可致胃虚弱	107
油炸食品可损伤胃黏膜	108
碳酸饮料多喝伤肠胃	109
虾油能使胃病加重	110
肠胃不好，少吃米线	110
常吃汉堡会消化不良	111
土豆炖牛肉多食加重胃负担	111
茶叶蛋容易刺激胃	112
路边夜宵多伤胃	113
冻坏的蔬菜会伤胃	114

"生气"食物，易导致胃胀 ··································· 114
鸡精，胃溃疡者要少吃 ··································· 115
浓茶和咖啡可加重胃病 ··································· 116
辣椒，胃病者的禁忌 ····································· 116
牛肉板面，胃病患者应小心 ································· 117
过量啤酒可能引发慢性胃炎 ································ 118
巧克力，胃酸过多者慎食 ·································· 118
常吃烧烤食物易患胃癌 ··································· 119
常吃汤泡饭伤胃 ······································· 121
剩饭剩菜影响胃健康 ····································· 121
甜食会加重胃食管反流 ··································· 123
西洋参可导致胃病加重 ··································· 123
过食柿子易患胃柿石症 ··································· 124
月饼会加重胃炎、胃溃疡 ·································· 125
冬季贪食火锅小心伤胃 ··································· 125
夏天过食冰激凌易伤胃 ··································· 126
常吃方便面易导致胃病变 ·································· 127
冰镇西瓜易伤胃 ······································· 128
山楂泡水过饮也易伤胃肠 ·································· 128
牛奶养胃，脱脂奶可伤胃 ·································· 129
喝醋减肥养生，但小心喝伤了胃 ······························· 129
无菌果蔬易引发胃病 ····································· 130
常嗑瓜子易得胃病 ······································ 131
饮用新茶易伤胃 ······································· 131
长期过量喝粥会伤胃 ····································· 132
酒和饮料混搭更伤胃 ····································· 133

第三章　起居与精神决定胃健康

养胃，从注意日常起居开始 ·································· 136
养胃要从衣食住行入手 ··································· 136
饭后听音乐可助消化 ····································· 137
充足睡眠可养胃 ······································· 137
小睡姿，护胃大学问 ····································· 138

莫要伏案睡，以防胃病来 ·· 139
餐桌上吵架易患胃病 ·· 139
性生活后不宜喝冷饮 ·· 139
胃病患者不宜蹲着吃饭 ·· 140
吸烟损害你的胃 ·· 140
常泡温泉好处多 ·· 141
踩踏鹅卵石泡脚更养胃 ·· 141
泡吧会引发胃痛 ·· 142
"胃痛"不可乱揉肚子 ·· 142
过度疲劳可引发胃病 ·· 142
饭后马上游泳伤胃肠 ·· 143
注意节后生活方式，找回肠胃节律 ·· 143
冰箱使用不当易致胃病 ·· 144
饮水机使用不当有害胃的健康 ·· 145
玩麻将将会诱发溃疡病 ·· 145
减肥，减去了胃健康 ·· 146

四季调养好，强身防胃病 ··· 147

四季养胃的原则 ·· 147
春夏易犯哪些胃肠疾病 ·· 148
春季更要暖暖胃 ·· 148
春季尝春鲜，须防肠胃病 ·· 149
春季养胃应"省酸增甘" ·· 149
骤然降雨易使胃部不适 ·· 150
春夏交替，胃肠最需呵护 ·· 151
夏季保胃忌精神紧张 ·· 151
夏季怎么样才能让胃更健康 ·· 152
夏日炎炎，贪凉会伤胃 ·· 152
立夏后食稀食，消暑又养胃 ·· 153
夏季出汗多容易伤脾胃 ·· 153
夏季养胃，从肠做起 ·· 153
那些夏季保胃的小窍门 ·· 155
梅雨季节怎样养胃护胃 ·· 155

秋日冷水浴可以健胃 …………………………………………… 156
秋分养生先养胃 ……………………………………………… 156
立秋：安逸宁静养脾胃 ………………………………………… 157
秋日乱进补，小心伤脾胃 ……………………………………… 158
秋季养胃有四宝 ……………………………………………… 159
中秋品芋头，别忽视胃健康 …………………………………… 159
冬季护胃须防寒 ……………………………………………… 160
冬季一定补好胃 ……………………………………………… 160
寒冬养胃的"五法宝" ………………………………………… 161
冬饮黄酒，养胃健肾 ………………………………………… 162
冬季也应适当吃冷食 ………………………………………… 162

心情，也会影响胃健康 …………………………………………… 163
长期胃部不适与心理有关 ……………………………………… 163
性情忧郁可加重胃病 ………………………………………… 164
紧张、焦虑可加重胃肠负担 …………………………………… 164
生活太紧张易引起胃酸反流 …………………………………… 165
胃炎患者要学会减压 ………………………………………… 165
生闷气，会引起胃痛 ………………………………………… 166
警惕胃肠焦虑症 ……………………………………………… 166
妒忌与胃溃疡的联系 ………………………………………… 167
慢性心身症会演变成消化性溃疡 ……………………………… 167
乐观，胃病的一剂良药 ………………………………………… 167
消化性溃疡的心理治疗法 ……………………………………… 168
治胃病，思想工作别忽视 ……………………………………… 169
洗胃患者的心理护理 ………………………………………… 170
养花种草也能养胃 …………………………………………… 170
男人更需要以"心"养胃 ……………………………………… 171
孩子应防"学习性胃病" ……………………………………… 171

第四章 健康运动送你好胃口

动一动，做做健胃小运动 ………………………………………… 174
多做鼓腮运动有助胃消化 ……………………………………… 174

办公族练习松肩改善脾胃滞气	174
散步可对胃进行有效"按摩"	176
光脚走路健胃法	176
倒立放松健胃法	177
跳跃运动养胃法	178
瑜伽健胃操	178
踏步击腹养胃法	180
跳舞健胃法	180
伸展背脊可使胃舒服	181
简单摆姿势轻松调养胃	181
单举也可调养脾胃	182
凤摆头健胃法	183
体侧运动养胃法	183
活动舌头健肠胃	184

专家推荐的健胃运动 … 185

常练太极拳可健胃	185
腹式呼吸给胃最好的按摩	186
养胃常做八段锦	187
五禽戏养胃	190
脾胃功养胃法	192
导引强胃功	194
保健操养胃	194
扭腰捶打护胃法	196
气功慢跑健胃法	196
捧气贯顶健胃法	197
简单易行的健胃甩手操	198
勤练提肛运动调理胃气	199
固本护胃功	199

第五章 补脾益肠,让胃永远安好

脾胃要相合,胃肠要相安 … 202

| 脾胃相表里是怎么一回事 | 202 |

科学调理肠胃有益健康 …… 203
发现"肠相"和"胃相" …… 204
脾升胃降是脏腑平衡的关键 …… 205
脾和胃都照顾好了才是真的好 …… 205
肠道年轻化是胃健康的保证 …… 206
治未病从调理脾胃开始 …… 207
五行土居中，五脏以脾胃为本 …… 208

调理脾胃的那些门道儿 …… 209

脾经可解脾胃问题 …… 209
饮食过度会伤脾 …… 210
过度劳倦导致脾胃失常 …… 211
清淡的饮食养脾胃 …… 211
黄色食物益脾健胃 …… 212
甘入脾——甘甜的食物适宜补脾胃 …… 213
益气补脾，山药当仁不让 …… 214
甘草汤可以缓解胃痛 …… 215
茯苓性平可益脾安神 …… 216
三七疗胃病，天下第一 …… 216
莲藕，大补我们脾胃的灵根 …… 217
胡萝卜——健脾消食的小人参 …… 218
多吃鸡肉调和脾胃 …… 219
豆腐可治疗水土不服引起的胃不适 …… 220
生冷食物伤脾胃，可用半夏枳术丸来治 …… 220
补中益气汤调理虚弱脾胃 …… 221
健脾美白当数三白汤 …… 222
养气健脾可选山药薏米芡实粥 …… 223
补中益气，就找这三款药粥 …… 224
"夜猫族"如何保养脾胃 …… 224
老年人脾胃虚弱如何改善 …… 225
老年人养脾胃的饮食宜忌 …… 226
孩子厌食，关键在健脾强胃 …… 227
治疗小儿厌食的四大食疗良方 …… 228

捏脊可改善小儿脾胃功能 ·· 229
治疗脾胃虚损常用的四副方子 ······································ 229
补脾益气，找脾俞、足三里帮忙 ································· 230
痛风，治脾是根本 ·· 231
温补脾肾扶正气，四大穴位是灵丹 ······························ 232
脾虚的人就找太白穴 ·· 233
健脾和胃、降逆利水的十大穴位 ··································· 234
脾经当令时，保养很重要 ··· 236
夏季养脾该注意哪些事儿 ··· 236
"苦夏"健脾三法 ·· 237
秋季进食猪肚可补虚健脾 ··· 238
冬季进补，调理脾胃要当先 ··· 239
脚臭，脾湿才是根源 ·· 240
要健脾，先减压 ·· 240
补先天元气，多吃属坤卦的黑色食品 ························· 241
脾胃不舒服，猪脾来帮忙 ··· 242
鸡内金帮营养失衡的孩子找回健康 ····························· 243
春吃甘，脾平安 ·· 243
长夏湿邪在作怪，健脾除湿是关键 ····························· 244
按摩阴陵泉穴可除长夏暑湿 ··· 245
扶脾益胃的内养功 ·· 246
理脾导滞的强壮功 ·· 247
怒胜思，可养脾 ·· 248

如何有效养护肠胃健康 ·· 248

观察便便，了解胃肠状况 ··· 249
要想不累肠胃，就要干稀搭配 ····································· 250
便秘是肠胃健康最大的敌人 ··· 250
哪些食物会造成便秘 ·· 251
肠中常清是长寿的关键 ·· 251
椿根皮可治疗腹泻 ·· 253
痔疮和脱肛的缓解方 ·· 254
排除体内废气，有助胃肠健康 ····································· 255

酸奶,肠道健康好帮手	256
莴苣治疗便秘功效好	256
哪些茶可排毒清便	257
猕猴桃有助于胃肠蠕动	258
麻子仁粥有助治便秘	258
告别便秘的中药偏方	259
久坐白领易便秘	260
孩子肠胃弱,饮食有忌讳	260
准妈妈如何应对便秘	261
新母亲要注意预防便秘	262
老年人便秘常用的食疗良方	262
科学服大黄,助中老年人通腑除宿便	263
卯时,排便的最佳时间	264
日行万步除便秘	265
身体暖了才能告别便秘	265
畅便瑜伽令肠道更健康	266
科学断食保肠胃畅顺	267
双歧杆菌,肠内最"好"的细菌	268
大豆低聚糖护肠有功劳	269
哪些食物可以帮助胃部排毒	270
黄瓜可保持肠道通畅	271
常吃紫菜可清肠防癌	272
运用药膳巧润肠	273
肠道清,体内才畅通	274
用揉腹来保养大小肠	275
每天指压10分钟,成就"肠美人"	276
调肠理气的五大穴位	277
高脂饮食可导致大肠癌	279
情绪紧张可造成结肠紊乱	280
日常饮食中如何关爱肠道	281
保护好胃肠,心宽体壮	282
引起肠异常的三个主因	282
天枢穴,腹泻的克星	283

核桃可解便秘之苦	284
肠道健康的保护神——马齿苋	285
上巨虚穴，治疗腹泻的常用穴	285

第六章 胃病治疗基础常识一点通

胃病的一般知识 **283**

胃病的四大元凶	283
胃病的早期信号	289
胃病会遗传吗	290
"胃弱"是胃病吗	291
中医怎么看胃痛	292
胃病也会传染吗	294
哪些职业者易患胃病	294
白领要格外小心胃病	296
胃病也会引起并发症	297
胃病治疗都有哪些讲究	298
胃病常用检查有哪些	299
胃镜，检测治疗胃病的好帮手	300
不要小瞧胃黏膜活检	301
哪些疾病易被误诊为胃病	302
胃黏膜脱垂是怎么一回事	303
什么是功能性胃病	304
不到万不得已，胃不可随便切除	305
什么是胃大部切除术	306
年轻人也要当心胃癌偷袭	307
年轻人患胃癌的特点	308
胃癌早期都有哪些征兆	309
慢性胃炎会引起胃癌吗	309
慢性萎缩性胃炎的诊断	310
如何治疗慢性萎缩性胃炎	311
慢性萎缩性胃炎与贫血的关系	312
警惕三类胃病癌变	313
怎么认识"无酸无溃疡"	313

慢性胃炎与胃溃疡的关系 …… 314
如何区别胃神经官能症与胃溃疡 …… 315
胃溃疡复发与哪些因素有关 …… 316
如何防止胃溃疡癌变 …… 317
确诊十二指肠溃疡需做哪些检查 …… 318
什么是肿瘤标记物 …… 320
彻底认识胃结石 …… 320
胃穿孔是怎么回事 …… 321
X线钡餐造影如何诊断胃溃疡 …… 322
X线钡餐造影的宜忌人群 …… 323
什么是胃电图检测 …… 324
如何治疗幽门梗阻 …… 324

胃病用药及其原则 …… 325

胃病的用药总原则 …… 325
浅表性胃炎的用药原则 …… 326
黄连素能杀胃癌细胞 …… 327
心血康可治消化性溃疡 …… 328
云南白药也可治胃溃疡 …… 328
用谷维素调治胃病 …… 329
合理使用胃肠动力药物 …… 329
胃痛不能乱用镇痛药 …… 330
慢性胃炎如何加服药物 …… 330
胃药和维生素C不宜同服 …… 331
胃病常用中成药 …… 332
哪些药物会伤害胃 …… 332
"心病"有时需要胃药医 …… 333
口服庆大霉素能否治疗胃病 …… 334
常见胃药及服用方法 …… 335
胃痉挛,解痉药只能吃1天 …… 336
五类药有效保护胃黏膜 …… 337
保护胃,请用肠溶片 …… 338
感冒药服用不当惹胃病 …… 338

治疗慢性浅表性胃炎的中药有哪些 ················· 339

慢性浅表性胃炎怎样用药 ······················· 340

胃癌病人如何正确安排用药 ····················· 341

片、丸、胶囊、剂类药物与养胃 ··················· 341

维生素 C 和维生素 A 具有防治胃癌的作用 ············· 342

对付胃酸的理想抗酸药 ························ 343

洛赛克的适应证及使用方法 ····················· 343

痢特灵和灭滴灵也可用于治疗胃溃疡 ················ 344

前列腺素治疗胃溃疡疗效好 ····················· 344

反酸、嗳气选择什么药物最好 ···················· 345

胃溃疡症状缓解后还需服药吗 ···················· 345

治疗胃溃疡的中成药有哪些 ····················· 346

常用的泻药有哪些 ·························· 347

使用不同助消化药时应注意不同方面 ················ 347

腹泻用药应注意些什么 ························ 348

腹泻病人常用的止泻药有哪些 ···················· 349

使用易蒙停的注意事项 ························ 350

对付胃病常用的微生态制剂 ····················· 350

胃动力药的配伍禁忌 ························· 351

胃病的家庭护理 ····························· 352

慢性胃炎的家庭护理 ························· 352

急性胃炎的家庭护理 ························· 353

胃出血的家庭护理 ·························· 353

胃切除术后的家庭护理 ······················· 354

胃癌患者的家庭护理 ························· 355

胃食管反流的家庭护理 ······················· 356

胃下垂的家庭护理 ·························· 356

胃痉挛的家庭护理 ·························· 357

胃痛患者的家庭护理 ························· 358

消化不良患者的家庭护理 ······················ 358

肠易激综合征的家庭护理 ······················ 359

便秘的家庭护理 ··························· 360

腹泻的家庭护理 …………………………………………………… 361

神经性厌食患者的家庭护理 …………………………………… 361

呕吐患者的家庭护理 …………………………………………… 362

消化性溃疡的家庭护理 ………………………………………… 363

胃结石的术后家庭护理 ………………………………………… 363

胃息肉的术后家庭护理 ………………………………………… 364

胃酸患者的日常饮食护理 ……………………………………… 365

手术后胃瘫病人的家庭护理 …………………………………… 366

胃、十二指肠溃疡急性穿孔的术后护理 ……………………… 367

附录　国医大师们的保胃验方和绝活 ……………………… 369

祝谌予提胃法治疗胃下垂 ……………………………………… 369

周仲瑛巧治小儿厌食症三法 …………………………………… 369

于己百治疗慢性胃炎验方 ……………………………………… 370

俞尚德治疗胃炎验方 …………………………………………… 371

张振中治疗萎缩性胃炎验方 …………………………………… 373

陈镜合治疗胃病验方 …………………………………………… 374

董建华治疗胃病验方 …………………………………………… 376

王怀义治疗萎缩性胃炎验方 …………………………………… 378

谢昌仁治疗胃病验方 …………………………………………… 379

王自立治疗胃病验方 …………………………………………… 380

周学文治疗胆汁反流性胃炎验方 ……………………………… 382

徐景藩治疗胃炎验方 …………………………………………… 383

周乐年治疗胃炎验方 …………………………………………… 384

赵国岑治疗浅表性胃炎验方 …………………………………… 386

高辉远治疗胃、十二指肠溃疡验方 …………………………… 387

印会河治疗胃炎验方 …………………………………………… 388

何任治疗慢性胃炎验方 ………………………………………… 390

何晓晖治疗胃病验方 …………………………………………… 391

邱健行治疗十二指肠球部溃疡验方 …………………………… 393

张杰治疗萎缩性胃炎验方 ……………………………………… 394

第一章 你对胃了解多少

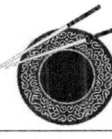

中国有句古话说得好：「民以食为天。」胃口好，过日子也会顺畅。因为食物入口总要经过胃之后，才能「大显神通」，所以胃虽小，但是作用很大。具有几千年历史的中华传统医学也指出，胃是人们所吃食物消化与吸收的大总管，是维持人体活动的主要器官之一。时至今日，随着保健意识的不断增强，人们对胃也越来越重视。可是，对于与健康息息相关的胃，真正了解的人并非多数。下面，我们不妨一起来全面系统地认识一下如此重要的胃，并看看你的胃是否健康。

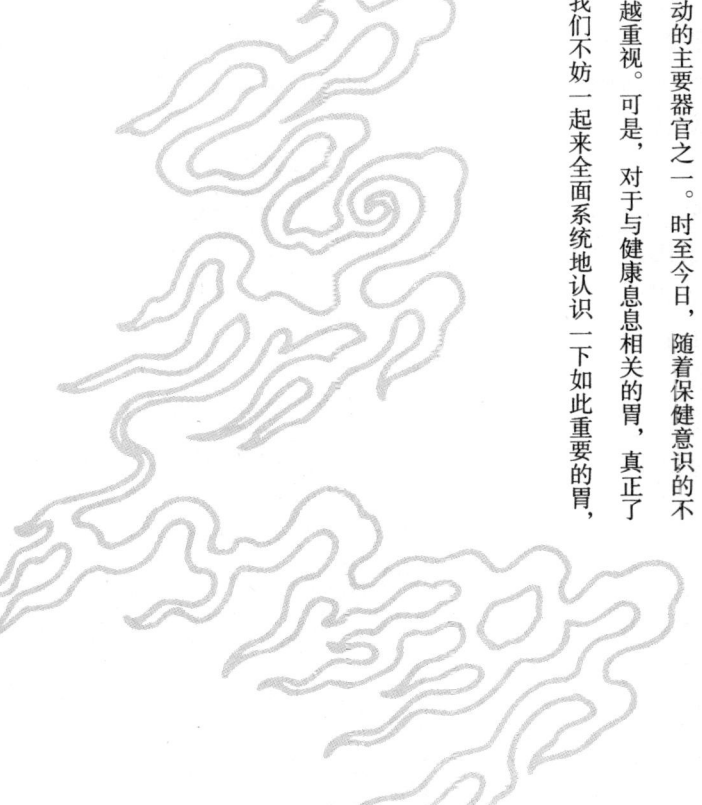

认识你的胃

提起胃，你的第一反应是什么？"胃主要负责对食物的消化"，"胃液是由胃分泌的"，"食物要贮存在胃里面"……没错，胃是人体重要的组织器官，也是最常见、与人们生活联系最密切的器官之一。如果没有胃对人体生理活动的贡献，人体的正常运作就会失控，后果十分严重。而要想健康养胃，我们首先得认识胃，做到知己知彼，才能有的放矢地进行养护。

胃的形态结构与功能

从汉字角度来看，"胃"上面是"田"，下面是"月"。"田"的意思是承受五谷的土地，"月"字则是从"肉"字转化过来，月字旁的字也多与肉或者身体的部位有关，比如说肝胆肠胃等。肉的意思是肉身、肉质。合在一起，"胃"的意思就是在身体内部承受五谷的土地，也就是身体内部储存食物的地方。所以医学上将胃称为"太仓"，也有人将胃称为"酒囊饭袋"。

这个形状犹如弹性袋子一般的胃，位于胸腔的左上部，是消化道最为膨大的部分。这个"袋子"的形状会随着食物的多少而变化，正常成人空腹时胃内容量只有50毫升，胃呈管状。当食物进入胃内，胃就会随之扩张，以适应容纳食物的需要。当胃内容量增加到1500毫升时，胃会呈钩状。这时胃内的压力与张力就会逐渐升高，人就感到基本吃饱了。不仅如此，胃还有两个口，入口处叫作贲门，与食管相接；出口处叫作幽门，与十二指肠相连。从贲门到幽门之间的部分叫作胃体。胃还有两个弯曲的地方，在胃的右上方比较短的弯曲叫作胃小弯，在胃的左下方比较长的弯曲叫作胃大弯。

胃虽然是一个容纳食物和储存食物的"酒囊饭袋"，但同时还具有消化的功能。当食物进入胃部以后，胃壁会舒展开来容纳食物，同时，胃会开始有节奏地蠕动，就像是有一只手在外面通过捏袋子来捏碎里面的食物一样。胃会将其中的大块食物研磨成小块食物，再将

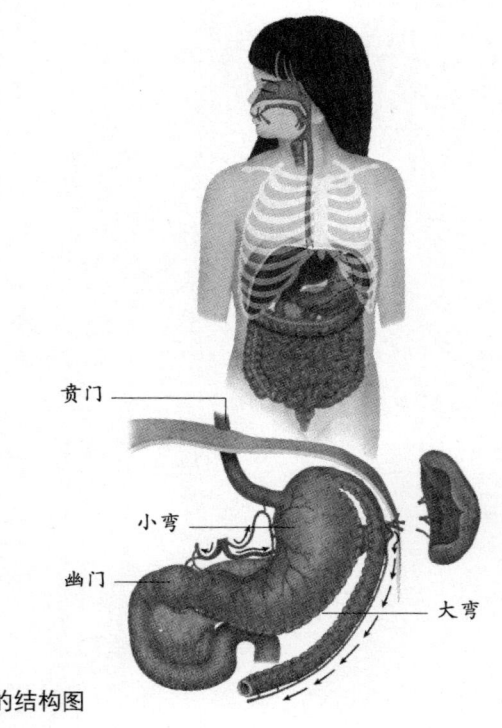

胃的结构图

小块食物研磨成食糜，然后将食糜从幽门处向十二指肠推送。胃还可以将食物中的大分子降解成较小的分子，这样人体就可以更好地吸收其中的营养物质。不过，要完成如此微妙的降解工作，还必须有胃液的参与。人的胃液是一种无色的酸性液体，是人体重要的消化液之一。正常成人每日胃液的分泌量约为 1.5~2.5 升。空腹时平均每小时分泌的胃液量为 30~50 毫升，在消化食物期间，平均每小时分泌的胃液量为 100 毫升。我们常说的"胃酸"就是胃液的一部分。人体吃进去的食物中，甜食和较坚硬的食物可促进胃酸分泌，咸食和软的或流食则恰恰相反。同时，胃酸还能够杀灭随食物进入胃中的各种病菌。除了胃酸以外，胃液中还含有其他有益人体健康的物质，如参与消化的各种酶类，等等。

值得注意的是，胃并非是一个被动的"酒囊饭袋"，对任何进入的东西都来者不拒，它是具有自己喜好的。一般来说，胃喜欢让自己产生更多胃液的食物。胃部消化食物除了胃部蠕动以外，还需要胃液的参与。如果胃液缺乏，人体就容易产生消化不良的症状。消化不良时，可以选择多吃一些生津养胃的食物，如沙参、麦冬等。

胃黏膜屏障的自我保护

在生活中，我们可能会有一些疑问：许多食物含有肉眼看不见的灰尘、细菌等，一般情况下为什么不会伤害到胃呢？更奇怪的是，有时人们会因药物、食物或其他因素造成胃的急性损伤，发生呕血、腹痛，但仅过 2~3 天，胃就会完全康复，竟然好得如此快！其实这些都要感谢像城墙一样保护我们胃的屏障——胃黏膜。

胃黏膜位于胃壁的最内层，很薄，只有 0.5~0.7 毫米。但是，它的表面积却不小，成人胃黏膜表面积约为 800 平方厘米。在胃镜下观察到的正常胃黏膜为橘红色，凹凸不平，而这恰与胃黏膜具有强大的保护作用相适应，它不仅能防止胃液中的胃酸和胃蛋白酶对自身的消化，还能防止各种食物的摩擦、损伤及刺激，从而形成对胃的全面防护。胃黏膜的这种作用就叫胃黏膜屏障，具体可分为四个部分。

第一层屏障叫作流动黏液，是胃液的一种成分。它像润滑剂一样，具有润滑和软化食物的作用，以减少胃壁和食物间的摩擦。

第二层屏障也是一层黏液，医生称之为"黏液罩"，但与流动黏液不同。它很黏稠，紧附在黏膜表面，从而将胃黏膜和胃腔中的盐酸隔离开。在它的下面，每个胃黏膜细胞都在不停地制造、分泌，来中和接触到胃黏膜的盐酸，使胃黏膜不受酸侵蚀。

第三层屏障是胃黏膜的上皮细胞。胃黏膜上皮细胞呈立方形，排列整齐，一个紧挨着一个。细胞表面有薄薄一层磷脂覆盖，就像涂上了防水漆一样。在这些细胞之间，只有某些矿物质能够通过。

第四层屏障是胃黏膜细胞下层。立体结构的血管系统多分布在这里。胃黏膜细胞下层因为受到神经纤维和胃肠道激素的调控，有十分丰富的血液供应，因此是整个系统的调控中心。

不要小看这薄薄的四层屏障，在生活中它们的作用可不小。它们不但使得胃能完成繁重的日常工作，而且遭遇微小伤害时还能够自行修补，更不会消化自身，在身体的自我保护机制中占了重要的地位。

不过，胃黏膜屏障的保护作用也是有限度的，而且它很脆弱，环境、饮食、药物、吸烟、酗酒、细菌感染、情绪变化等因素，都可对其造成伤害。正常状态下，它处于一个损伤与自我修复的动态平衡机制中，保护着胃部的正常运作。一旦胃所承受的负担过重或刺激过强，胃黏膜自我修复的机制就会遭到破坏，导致胃黏膜受损，很难恢复如初。上腹部不适或疼痛，恶心、呕吐、腹泻、食欲不振等一系列胃部不适的症状，就是胃黏膜受损的表现。因而，在日常生活中应时刻控制饮食，避免暴饮暴食和过量饮酒。

促进消化的神奇胃液

胃液是人体中一种重要的物质。分泌适量的胃液能够促进食物的消化，保护胃部的健康。纯净胃液是无色透明的液体，pH 值是 0.9~1.5，因此胃液是一种偏酸性的液体。一个健康的人每日分泌的胃液量一般为 1.5~2.5 升。

下面，我们就一起来了解一下神奇的胃液。

关于胃液的由来，我们要从那些影响胃液分泌的因素讲起。

1. 刺激胃液分泌的因素

食物是引起胃液分泌的生理性刺激物，它能够刺激口腔、咽部、食管的化学和机械感受器而引起非条件反射性分泌。食物进入胃后，会继续刺激胃液分泌，这是因为食物对胃的扩张刺激可作用于胃壁内的感受器引起胃液分泌；食物的化学成分作用于胃，也能够引起胃液分泌。当食物在胃内部分消化而成为食糜进入小肠后，还能引起少量的胃液分泌，这是由于食糜的机械性和化学性刺激作用于小肠的结果。不过这一阶段产生的胃液量比较少，酶原含量也少。

2. 抑制胃液分泌的因素

精神、情绪等许多因素，都可能通过中枢神经系统反射性减少胃酸的分泌。而盐酸、脂肪和高渗溶液则是胃肠道内抑制胃液分泌的三大因素。胃是消化道内唯一能分泌盐酸的器官，当胃内盐酸达到一定浓度时，就会反过来抑制胃酸的分泌，使之维持在一个适当的水平上。盐酸的这一调节机制对消化道的健康具有重要意义。高渗溶液如高浓度的盐水等，进入小肠后能够反射性地抑制胃液分泌。脂肪及其消化产物进入十二指肠，会刺激小肠产生抑胃肽、胰泌素，这些物质会起到显著抑制胃液分泌的效果。因此，有腹胀、纳差等症状的患者，应当减少对高脂肪食物的摄入，以免抑制胃液分泌，加重消化不良症状。

既然胃液是一种混合液体，那么它的各种成分都和人体有着怎样的关系呢？

1. 胃蛋白酶

胃蛋白酶是胃液中重要的消化酶，由胃腺主细胞产生。它先以不具活性的酶原形式分泌，后在胃酸作用下，转变为具有活性的胃蛋白酶。除了胃酸之外，已激活的胃蛋白酶对胃蛋白酶原也有激活作用。胃蛋白酶能水解蛋白质，胨和胨是其主要的水解产物，除此之外，还会产生少量多肽和氨基酸。胃蛋白酶必须在酸性较强的环境中才有作用，pH 值为 2.0 的环境是其发挥功能的最佳环境，当 pH 值升高时，胃蛋白酶的活性会随之降低。胃蛋白酶在胃液中的含量是衡量胃液消化力的一个重要标准。

2. 黏液

胃内的黏液是由黏膜表面的上皮细胞、胃底泌酸腺的黏液细胞,以及贲门腺和幽门腺分泌的,糖蛋白是它的主要成分。除此之外,黏液中还含有多种大分子物质,如糖蛋白等。黏液经常覆盖在胃黏膜表面,具有润滑作用,可防止一些坚硬粗糙的食物对胃黏膜造成物理性损伤。有些研究认为,胃黏膜表面的黏液细胞既能分泌很稠的黏液覆盖于黏膜上,又能分泌碳酸氢根离子,与黏液构成"黏液–碳酸氢盐"保护膜,这层保护膜可以帮助黏膜免受胃酸、胃蛋白酶等物质自我消化作用的损伤,当人们过量饮酒或服用某些药物时,就可能对这种保护机制造成破坏。

3. 内因子

内因子是由人体中壁细胞分泌产生的一种糖蛋白。内因子能够与人体摄入的维生素 B_{12} 结合并形成一种复合物,这种物质可以防止维生素 B_{12} 被小肠内水解酶破坏。当复合物移行至回肠并与回肠黏膜的特殊受体结合,能够促进回肠上皮对维生素 B_{12} 的吸收。当人体缺乏内因子时,维生素 B_{12} 的吸收过程就会出现障碍,红细胞的生成也将受到影响,恶性贫血也可能就此形成。除了胃蛋白酶、黏液和内因子之外,胃酸也是胃液中的主要成分。

胃液除了帮助人体消化外,还具有鲜为人知的帮助疾病诊疗的功效。医生通过检查胃液的性状,就能够推断出患者可能患有的疾病。

比如胃液分泌过多可能是患上了十二指肠溃疡、幽门梗阻、胃蠕动功能减退等;而胃液过少则可能是患上了萎缩性胃炎和胃蠕动功能亢进等。

正常胃液是无色透明的,正常胃液中有少量分布均匀的黏液,当胃内有炎症尤其是慢性炎症时,黏液就会增多。当胃液呈混浊灰白色,混有大量黏液和鲜红血丝时,有可能是因为插胃管时导致的胃黏膜损伤;当胃液呈棕褐色或咖啡渣样时,则可能是患上了胃溃疡、胃炎、胃癌等疾病;而胃液呈黄绿色,很可能是由幽门闭锁不全、十二指肠狭窄所致的胆汁反流等疾病引起。

由于胃液是酸性液体,正常胃液会略带酸味。当胃液出现发酵味,可能是患有胃张力高度缺乏、幽门梗阻;当胃液发出氨臭味,则要警醒是否患上了尿毒症;晚期胃癌病人的胃液会发出恶臭味;而粪臭味则多见于胃大肠瘘、小肠低位梗阻患者的胃液。

胃酸知识全解析

大多数人都知道不少胃病均和胃酸分泌的多少有关,但具体什么是胃酸,它是如何影响胃部工作的,可能就不会了解得那么详细了。

实际上,胃酸就是胃液中的盐酸。正常人的胃是持续并且呈周期性分泌胃酸的,当人们入睡后几小时,胃酸的分泌会达到高峰,而清晨醒来之前则是胃酸分泌的低谷期。

胃酸是由壁细胞所分泌的,它能够激活胃蛋白酶原,促进胃蛋白酶发挥消化分解作用帮助消化;胃酸还能抑制和杀灭进入胃内的细菌,确保胃和肠道的安全;当进入小肠后,胃酸可以促进胰液、肠液和胆汁的分泌,有助于小肠对铁、钙等物质的吸收;胃酸还能促进食物中的麦芽糖、蔗糖等双糖水解，使其中的钙质游离，分解食物中的结缔组织和肌纤维，使食物中的蛋白质变性，易于被消化，从而减少这些食物对肠黏膜的损害。

胃酸以两种形式存在：一种为游离酸，另一种为结合酸，二者的浓度合称为总酸度。胃酸对消化食物起着重要作用，它的分泌有一定的量，不能过多，也不能过少，必须控制在一定的范围内。如果胃酸分泌过多，人们就会出现吞酸、反胃、吐酸水等现象，严重的还会造成食欲降低、消化不良，进而引发胃溃疡或十二指肠溃疡等多种形式的胃病。不过，长久以来，对于胃酸过多的原因并没有一个固定的说法。恼怒忧郁、吃肉过多、胆囊炎、迷走神经发生障碍和血液中氯的新陈代谢失常，都可能是引起胃酸过多的原因。过多的胃酸在胃内发生腐蚀作用，还可能会引起胃泌素瘤、返流性食管炎、胆囊炎等疾病。

有些人认为当胃酸过多时，应该吃一些氢氧化钠进行中和。其实这是不科学的，因为氢氧化钠具有强烈的腐蚀作用，服用时会损伤食管、消化道等，对人体健康造成严重威胁。小苏打片和胃舒平等药物是医生开给胃酸过多患者的一剂良药。小苏打片中的碳酸氢钠和胃舒平中的氢氧化铝都能跟胃液中的酸发生离子反应，从而中和过多的胃酸。

当有人为胃酸过多而苦恼时，也同样有人为胃酸过少而烦忧。胃酸过少可能会使人体的消化作用减退，导致营养不良等。服用适量的稀盐酸能够促进胃液的分泌，增进食欲，将胃液的 pH 值调节到正常的范围，使胃恢复正常的消化功能。

吃饭无规律、进食忽冷忽热、饥一顿饱一顿的人，爱喝冷饮和凉茶的人，经常生闷气或者精神萎靡的人，长期服用刺激性药物的人，患有某些胃病的人，都容易出现胃酸分泌量不正常的问题，应当加以注意。

掀开胃神经的神秘面纱

有时我们的肠胃明明表现出了一系列病症，可是去医院检查时，却什么都检查不出来，而且医生还说胃部等器官并没有问题。那么，这一系列的症状又是如何产生的呢？也许医生说得真没错，你的消化器官就是好好的，出问题的地方在于胃的神经。

胃的神经主要分为交感神经和副交感神经两大类。可能普通人对于交感和副交感这两个词会有些陌生，其实它们无时无刻不在我们的生活中发挥着调节作用。当人体处于紧张活动时，人们常会表现出如瞳孔散大、心跳加快、皮肤及内脏血管收缩、冠状动脉扩张、血压上升、小支气管舒张、胃肠蠕动减弱、膀胱壁肌肉松弛、唾液分泌减少、汗腺分泌汗液、立毛肌收缩等现象，这实际上就是交感神经活动的结果。而当身体在安静状态下时，主要是副交感神经在发挥作用，如增进胃肠的活动、消化腺的分泌、促进大小便的排出、保持身体的能量；瞳孔缩小以减少刺激，促进肝糖原的生成，以储蓄能源；心跳减慢，血压降低，支气管缩小，以节省不必要的消耗，等等。在正常情况下，功能相反的交感和副交感神经总是处于相互平衡制约中。在这两个神经系统中，当一方起正作用时，另一方则起副作用，共同平衡协调以控制身体的生理活动。

具体到胃部，其交感神经主要来自腹腔丛的分支，然后沿着腹腔动脉走行，而副交感神经则来自左右迷走神经，属于脑神经的一部分。二者伸入胃壁内形成黏膜下神经丛

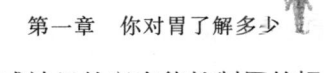

和肌间神经丛，共同调节着胃的分泌和蠕动。概括来讲，交感神经的兴奋能抑制胃的蠕动和减少胃液分泌，副交感神经的兴奋则促进胃的蠕动和加强胃液分泌。

知道了胃神经也能控制胃蠕动和胃液分泌后，我们就能明白为什么有时胃并没有毛病却也常常发生一系列的胃部病症了。在这种情况下，多是由于受到了较强的情绪波动或心理影响，如能尝试着从精神方面调节治疗一下，更容易收到明显疗效。

胃是了不起的供血能手

俗话说，饭饱佐神，但究竟为什么会越吃越困呢？这还得从胃的血液供应说起。而要了解胃的血液供应，就不得不先提一下胃动脉和胃静脉。

胃是胃肠道中供血最丰富的器官。一般情况下，胃的动脉完全来自于腹腔动脉及其分支，并经贲门和幽门两端到达胃，之后沿胃的大弯、小弯分别形成动脉弓，而分支则主要分布于胃前、后壁。大体上胃动脉主要包括有胃左动脉、胃右动脉、胃网膜左动脉、胃网膜右动脉、胃短动脉、胃后动脉、左膈下动脉。

胃的左动脉、右动脉，主要在小网膜内沿胃小弯走行。左动脉与胃食管结合处联系密切，右动脉常为肝固有动脉的分支，但也有可能起自肝总动脉或胃十二指肠动脉等。胃网膜左动脉、胃网膜右动脉，主要分布于结肠韧带内沿胃大弯走行。胃短动脉也称为胃底动脉，一般为4~5支，经由胃脾韧带行至胃底前、后壁。剩下的胃后动脉、左膈下动脉属于其他来源的动脉分支，其中胃后动脉由腹主动脉分出，左膈下动脉由脾动脉分出，并在胃黏膜下层内彼此广泛吻合，形成黏膜下丛及侧支循环。须要指出的是，胃的大部分黏膜都有黏膜下丛发支分布，只有胃小弯处的黏膜直接由胃左动脉、胃右动脉的分支穿过肌层和黏膜下层而分布。因此也有人认为，胃小弯的这种特殊血液供应是该处易患溃疡的原因之一，而且此处溃疡一旦大出血，常常不容易自行停止。

了解完胃动脉，再来看看胃静脉的情况。胃的静脉分布很简单，就是与同名动脉相伴而行，正常情况下汇入门静脉系统。其中胃左静脉又称冠状静脉，负责收集胃小弯侧、胃底部及食管腹腔段的静脉血，最后多注进门静脉、脾静脉，或脾、门静脉夹角。胃右静脉又称幽门静脉，主要接受胃小弯下部的静脉血，最后汇进门静脉。胃网膜右静脉主要汇集的是大网膜及胃体和幽门部大弯侧前后壁的静脉血，最后注进肠系膜上静脉。胃网膜左静脉接受来自胃体大弯侧前、后壁和大网膜的静脉血，最后到达脾门注进脾静脉。胃短静脉收集胃底和胃大弯侧的静脉血，最后汇进脾静脉或其属支。而胃后静脉出现率为65%~80%，主要负责收集的是贲门部、胃底和胃体上部后壁的静脉血，然后引流进脾静脉及其属支。

其实，只要记住胃是肠胃道中供血最丰富的器官这一点就行。胃部供血需要这么丰富的来源，自然是为了保证消化吸收的完成。因此当人们吃饱之后，血液更是集中到胃部努力进行食物消化，这时脑部的血液供应相较于正常时候就会显得有些不足，假如遇到过食，就更容易觉得头昏，想打瞌睡。

胃肠年龄才是你的真实年龄

对于大多数人来讲，胃肠年龄可能是一个陌生的名词。事实上，在生理年龄、心理年龄之外，被称为"人的第三年龄"的就是"胃肠年龄"，也被叫作人的"第二大脑"，其重要性显而易见。

那么，到底什么是胃肠年龄呢？我们都知道，肠胃里分布着众多的菌群，而所谓的胃肠年龄，实际上就是随着生理年龄的增长，肠道内菌群势力分布变化的阶段反映。可以说，胃肠年龄是一种反映体质状况的健康指数。也正因如此，我们要想完整地评论一个人的健康程度，在常规检测之外，还要进一步估计他的胃肠健康状况，来获得全面的分析。甚至通过评估一个人胃肠道的老化程度，我们就可以预估出他的真实年龄。

一般说来，健康人的胃肠年龄与其生理年龄是基本平行，相差不大的。然而，随着社会的不断发展，不健康生活方式的逐渐增多，相当多的人不同程度地存在肠胃不适、腹胀、习惯性便秘或常常腹泻等毛病，这说明胃肠会不同程度地提前衰老。有关调查发现，10~20岁青少年胃肠年龄呈明显老化趋势，而女孩子尤为显著。

胃肠年龄会提前衰老，多与不良饮食习惯等生活因素密切相关。尤其是一些上班族，因为工作压力大、酒宴应酬多等，导致神经、内分泌系统功能失调，肠道功能发生紊乱，进而造成肠道老化。同时，偏食、暴饮暴食、睡眠障碍、排便不规律或便秘，也都是导致胃肠早衰的因素。

胃肠消化道由于是吸收营养的重要器官，也是人体内最大的微生态环境，所以对人体的健康和寿命有着举足轻重的影响。胃肠早衰是个危险的提醒，如果胃肠过早衰老，肠道内的有毒物质就会增多，被吸收入血液后，会对心、脑、肝、肾等重要脏器造成危害，引发多种疾病。此外，人体不能好好吸收营养，也会很快老化。

若想拒绝肠道早衰，拥有健康而真实的胃肠年龄，我们要从细节做起。这些细节主要包括两方面的内容：一方面要有平衡合理的膳食结构，注意荤素兼有以及粗细搭配。平时多摄入膳食纤维是一个不错的选择。因为膳食纤维不仅能加速肠道蠕动，加快粪便的排出，还可以抑制肠道有害细菌的活动，有利肠道内微生态环境的稳定，这两点对于人体均十分有好处；另一方面是要进行适当的锻炼。即便是每天散散步也将会大有帮助。当然，好心情才有好肠道，笑一笑，胃肠年龄十年少。

胃部不适是怎样引起的

常常听到很多人说自己胃不舒服，症状也不一而足，不过其中胃痛、反酸、胃灼烧却是胃部不适最常见的表现。因此，从某种程度上讲，胃就像个娇气的大小姐，动不动就要小脾气，让我们感到不舒服。

既然胃部不适十分普遍且会带来诸多苦楚，我们就很有必要了解一下引起胃部不适的根源，以便在生活中加以预防。总结起来，引起胃部不适的原因主要有以下四个方面：

1. 食物不够安全

若想规避食物不够安全的问题，我们首先要做到选择新鲜安全的食物，其次要保证食物是经过合理加工的。因为前者是避免胃部不适发生的前提，而后者的安全度不能得到保证，残留的病菌就会在肠道中产生毒素，并容易造成急性胃肠炎等胃肠道疾病。

2. 不良的饮食习惯

这是引起胃部不适的最主要原因，基本包括以下四个方面的内容：第一，吃饭速度太快，经常狼吞虎咽，咀嚼次数不够，口腔分泌唾液不足，消化液和食物就不能混合均匀，因而不能进行充分的消化分解，对肠道造成伤害。第二，吃得太油腻，会造成肠道的压力过大，尤其是现在的很多年轻人，忙于工作，常常吃一些快餐，虽然很节约时间，但对肠胃绝对是有百害而无一益。第三，不爱喝水，喜欢喝水的人越来越少，而喜欢喝咖啡喝饮料的人却越来越多，而长期喝咖啡与饮料会对胃造成严重的损害。第四，不爱吃新鲜的蔬菜、水果。这一不良习惯将直接导致纤维素食物进量太少，从而使得肠胃蠕动变慢，造成便秘。

3. 生活作息习惯不佳

生活作息习惯对胃也有重要的影响。现代人生活节奏快，经常三餐时间不定，肠道经常处于过于饥饿或过于饱食的状态，这就使得胃肠蠕动容易发生异常，长久下来，胃肠就会由于负担过重而出现不适的症状。还有一些人胃一难受，就服药解决。俗话说是药三分毒，吃太多药物，肠道有益菌群生存的环境会被破坏，消化能力自然也会随之减弱。此外，很多人在压力面前的自我调节能力不足，精神过于紧张，也直接影响到胃肠功能的正常运行。

4. 胃病引起不适感

胃部不适有时是一种并发症。一些常见的病症，如急性胃炎、慢性胃炎、胃溃疡、十二指肠溃疡等，均会引起胃痛等胃部不适的感觉。

我们如果能从上述四个原因中获得启发，从自身做起，为自己建立起科学健康的生活模式，就会减少许多胃部不适出现的机会，健康和欢乐就会常留我们心间。

呕吐和恶心是如何产生的

恶心、呕吐是很常见的胃部不适症状，从表面上看，它们好像只是不起眼的小毛病，但实际上却对人们的日常生活影响重大。所以对其不可掉以轻心，而了解其产生的原因就显得尤为重要。

为此，我们首先要弄明白到底什么是恶心和呕吐。恶心是人们的一种主观感受，是一种可以引起呕吐冲动的胃内不适感，常常会伴有头晕、流口水、脉搏缓慢、血压降低等症状；呕吐则是指东西吃下一段时间后，通过食管逆流出口腔，或隔宿吐出的一种反射动作，是一种常见的临床症状。

恶心、呕吐既有联系，又有区别。大多数恶心是呕吐的前驱感觉，但也有少数是不会引起呕吐的孤立现象，表现为上腹部特殊不适感。正因如此，恶心和呕吐的产生机理基本一致，都是大脑呕吐中枢接受刺激后产生的反应。如果反射仅停留在恶心阶段而不发展至呕吐的产生，其原因可能是刺激的量还不足以引起质的变化。

具体说来，引起恶心的原因可分为三个：第一，当人们看见恶性刺激的东西如污血、浓痰时，胃内产生的强烈厌恶感导致恶心的产生。第二，当人为刺激舌根、咽部时，人体被动产生的生理反应引起恶心。第三，胃病常常会导致恶心，另外胆道系统、胰腺、肝脏、腹膜等病变，同样会引发恶心。

而引起呕吐的原因就更多了。除了少部分是正常的生理反射外，大部分发生呕吐的情况，是一些疾病的病理反射，甚至是病人处于濒危时的表现。所以要遵照具体情况要具体分析的原则，例如，用于消化的器官以及泌尿生殖器等器官的感受器，在病变或受到机械性刺激时，位于延髓的呕吐中枢被激活，便会引起呕吐反射；患了脑瘤、颅脑损伤或脑膜炎疾病的人容易呕吐，是因为患这些病容易直接刺激呕吐中枢，从而引起呕吐；有人闻到某种特殊的恶臭味或血腥味，就会发生呕吐，这是由精神因素引发的；晕车、晕船时的呕吐现象，则是由视觉或内耳器官受刺激引起的；怀孕妇女妊娠反应出现的呕吐症状，是通过刺激呕吐中枢产生的一种反射，属于正常现象。不过，在某些情况下，例如醉酒或者误食有毒的食物时，需要催吐，因为呕吐能将某些有害物质吐出来，有一定的自我保护作用，这时就要另当别论了。

总之，恶心呕吐要加以重视，将可能引起的疾病扼杀在摇篮中。

胃肠道胀气的原因

我们可能都会有这样的体验，有时吃完饭后，腹部会疼痛或不适，还会伴有恶心、打嗝、肚子胀等症状，这些都是典型的胃肠道胀气。

胃肠道胀气是人们对消化不良引起的一系列症状的总称，主要表现为嗳气、腹胀腹痛和矢气（放屁）。这是由于胃肠道的气体有三种出路：通过口排出，叫作嗳气；通过肛门排出，叫作排气；剩下的一部分则被肠壁吸收。如果胃肠道潴留的气体量过多，就会有胀气感。这些不适一般都会自愈，但如果症状过于严重，甚至影响到正常的工作和生活，就要赶紧看医生了。

那么，引起胃肠道胀气的原因有哪些呢？从大的方面来说，一是消化不良，二是大量吞入空气。

消化不良也叫胃肠道蠕动失常，是引起胀气的重要原因之一，但还可以分为更具体的原因：

（1）所吃食物的纤维素含量过多，容易导致消化不充分，影响到胃肠道的正常蠕动而产生腹胀。

（2）胃和十二指肠如果有慢性炎症，食物的消化功能会受到影响，也会导致胃肠道的正常蠕动功能失调，产生胀气。

（3）长期服用抗生素，抑制了肠道内正常菌群的生长，进而导致食物发酵，不能被充分消化吸收而产生气体。

（4）在压力过大的情况下，精神紧张、情志抑郁，也会使得人体消化不良，生成胀气。

大量吞入空气也是引起胃肠道胀气的主要原因之一，同样可分为几种不同的类型：

①年轻人经常性胃肠道胀气，是因为他们闲暇时间聚会多，吃饭的时候经常是边吃边说，甚至大笑大闹。而工作繁忙的时候很多人又会狼吞虎咽，不仔细咀嚼，在不经意之间便会吃进许多空气，引起胀气。

②有些婴儿因为患有吞气症而常常胃肠道胀气。吞气症是因为婴儿在吮奶时吸入了大量的空气，造成奶液留在胃上部，而吞下的空气多聚集在胃下部，空气不能及时逸出。只能进入小肠和大肠，使肠壁肌肉产生阵发性痉挛，引起不适症状。

③运动后如果在短时间内大量饮水或大量饮饮料，特别是饮碳酸饮料时，人们就非常容易吞入空气，而饮料进入肠道后，也容易释放大量的气体，引发胀气。

尽管胃肠道胀气有这么多细节性的致病原因，但是有关它的相关预防也并不太难。只要养成进食时不说话、细嚼慢咽等好习惯，以及常常吃一些稀软少渣食物，我们就能够大大减少胀气的发生。

什么叫"胃排空"

胃是消化道的瓶颈，自身具有强大的修复功能。当胃受到损伤时，就需要在适当的排空状态下，通过胃壁来完成自我修复的工作，从而使其在短时间内痊愈。所以，健康养胃的关键之一便是促使胃排空，让胃得到充分的休息与拥有修复的时间。

胃排空是胃消化功能的主要运作机制之一，指食物由胃排入十二指肠的过程。胃的排空是间断进行的，主要可分为三个阶段。首先食物进入胃部，刺激胃壁，产生促进胃排空的动力，这时幽门括约肌便会开放，胃运动加强，胃内压也相应变大，当胃内压大于十二指肠压时，胃里的食物就在压力作用下进入十二指肠，第一阶段结束。第二阶段的主要作用是抑制胃的运动和排空，进入十二指肠的食物会依靠肠壁的各种感受器，通过反射性作用，引起胃运动减弱，排空减慢。最后一个阶段，胃的运动又会增强，因为进入十二指肠的盐酸会逐渐被中和，消化的食物会逐渐被吸收，如此当对胃的抑制作用消失时，一次顺利的胃排空也就完成了。此时胃内的另一部分食物又会被排到十二指肠，开始新的消化旅程。

胃排空的动力可分为直接动力和原始动力两类。胃排空的直接动力是指幽门两侧的压力差，一般说来，在身体可以接受的范围内，压力差越大，胃排空就会越容易。而胃排空的原始动力则是指胃内压的增高，是由胃运动产生的。

影响胃排空的因素也可以分为两类，即促进因素和抑制因素。促进因素分为两种：一种是胃内食物容量，容量越多，促进作用会越明显；另一种是胃泌素的含量，胃泌素又被称为促胃液素，所以胃泌素分泌得多，胃排空的速度也快。而抑制因素包括肠胃的反射作用以及肠抑胃素的含量，促胰液素、抑胃肽、胆囊收缩素等都属于肠抑胃素，含量多的时候，抑制作用也会增强。

必须要注意的是，胃如果不能得到足够的休息，就可能产生胃排空障碍，还有进一步发展成为器质性病变的危险。饭后感觉腹部过于饱胀、恶心呕吐、早上起来口臭等，这些症状往往与胃排空障碍有关。为了防止产生胃排空障碍，我们要在日常生活中做好预防工作，而养成良好的饮食和生活习惯是其中的重头戏。例如，少吃酸性食品，尽量不吃高脂肪食物，不抽烟，适当饮酒。当然，我们还可以运用胃排空理论来控制饮食，帮助自身减肥。

关于胃动力，你知道多少

如果常看电视，我们就会发现，各种和肠胃有关的药物广告都常常提到"增强胃动力"这一疗效。但是你真正地了解什么是胃动力吗？胃动力是不是越强越好呢？

所谓胃动力，就是指胃部肌肉的收缩蠕动力，主要表现在胃部肌肉收缩的力量和频率两方面。简单来说，就是胃运动的快慢和力度。正常情况下，胃是保持着某个运动节奏和强度的，但当胃动力发生障碍时，就会出现另外的三种情况：

（1）胃动力低下。这是最为常见的一种情况，难怪我们总是听到"增强胃动力"的口号。胃动力低下主要表现为胃部运动速度减慢，收缩幅度减弱，进而造成食物在胃里待太长时间。所以胃动力不足的人会老感到吃下的食物难以消化、腹胀、稍微吃一点就撑。

（2）胃动力亢进。这是由于胃较之正常时候蠕动更快、收缩力更强造成的。胃动力亢进一方面容易导致食物通过胃肠的速度加快，另一方面，由于胃肠的过度收缩，容易引起胃肠内压力增加，食物不易通过。如此长期下去，很可能诱发肠易激综合征、弥漫性食管痉挛等其他肠胃疾病，同样不可小视。

（3）反流。顾名思义，指的是胃内容物也包括从十二指肠流入胃的胆盐和胰酶等，反流入食管的现象。正常情况下食物是随着胃肠的规律运动自上而下行走的，但当胃窦与十二指肠运动失调时就可能出现反流，伴随反流而来的还常有呕吐、咽喉烧灼等症状。

可见，胃动力还真是慢了不行，快了也不好，平衡持久才是正道。另外，要预防胃动力障碍，最主要的还得靠自己严守度量，三餐有度，不暴食不过量，保证让胃不超负荷，这样胃动力才能源源不断、有节持久。

小心肠胃也会感冒

大家想必都听说过鼻子感冒，似乎很少听到过肠胃感冒这种说法吧？事实上，肠胃的确也会感冒。

医学上将肠胃感冒称之为"胃肠型感冒"。胃肠型感冒和日常的普通感冒一样，都是由病毒感染引起的。也就是说，当病毒入侵到上呼吸道使得上呼吸道感染时，我们就会患上日常性的感冒，而假如病毒入侵胃肠道，使胃肠道受到了感染，胃肠型感冒就发生了。二者的病理是相通的，不同之处在于，胃肠型感冒是以胃肠道症状为主，比如腹泻、腹胀、腹痛、呕吐等等，而咳嗽、发热的症状相对较少或退居其次，往往不易引起人们注意。或者大多数患者会先出现胃肠道症状，随后一般的感冒症状才跟着表现出来。

胃肠型感冒，一般多发生在季节交替时节，如回春入秋、春夏交替的时候，并且一般发病急、发病快，但其本质上还是一种自限性疾病，也就是说不治疗，身体自身也会自愈，比如由胃肠型感冒引起的腹泻。当感染上了胃肠型感冒时，最好最安全的方法就是多喝水、注意休息、清淡饮食、忌生冷食物,并不需要服用抗生素。但如果是儿童、老人等抵抗力较低的人群,为了防止胃肠型感冒引起的并发症,可以针对不同的症状进行处理,比如出现腹泻症状可服用止泻药,出现发热症状可服用退烧药。

胃如何保持其正常位置

胃是一个内部中空的储藏、消化器官,正常情况下位于腹腔的左上方。又因为它的收缩性很强,当我们停止进食5小时以后,胃里就会变得空空的,而胃也会缩小呈一根小管状,和黄瓜有些相似。而一旦我们酒足饭饱之后,胃又会变得充实,好像一个饱满的茄子。

那么,这一缩一胀之间,胃是如何保持它自己在腹腔里的正常位置呢?

原来,胃能在装进了沉甸甸的食物后还能维持好它的位置,都要归结为韧带的功劳。胃主要就是通过韧带,与周围的器官紧紧地连在一起。你一定很想知道究竟是哪些韧带在胃保持其正常位置的过程中发挥了积极的作用吧?下面我们就为大家逐一介绍。

1. 肝胃韧带和肝十二指肠韧带

肝胃韧带主要是连接着肝左叶下横沟和胃小弯,肝十二指肠韧带连接着肝门与十二指肠,这两条韧带共同构成了小网膜,为双层腹膜结构,里边还隐藏着血管、淋巴、神经等组织。

2. 胃结肠韧带

胃结肠韧带连接着胃和横结肠,并且向下延伸为大网膜,为四层腹膜结构。大网膜组织内含有吞噬细胞,对入侵疾病有重要的防御功能。

3. 胃脾韧带

主要连接的是胃大弯左侧和脾门。

4. 胃膈韧带

主要连接的是胃大弯上部的胃底和膈肌。

5. 胃胰韧带

主要连接的是胃窦部后壁和胰头颈部的腹膜皱襞。

正是靠了以上五条韧带,胃才能和周围的器官紧密连接,才能保证在空满大小的状态下都能维持在相对固定的位置。如果这些韧带一旦松弛或出故障,那就很可能导致胃下垂或胃扭转。

胃病家族的详细档案

胃病并非是单一种类病症的名称,而是一个拥有众多家族成员的大家族。我们平时常见的急性胃炎、慢性胃炎、胃溃疡、胃息肉、胃癌、胃下垂、胃出血、胃黏膜脱垂等,都是这个家族的重要成员。

具体来说,这个家族有着怎样的故事呢?下面就让我们一起打开胃病家族的档案,与它们进行一次亲密接触。

1. 急性胃炎

急性胃炎是由于饮食不当引起的胃部炎症,以夏、秋两季发病率较高,潜伏期为12~36小时。沙门氏菌是引起急性胃炎的主要元凶。对急性胃炎"验明正身"并不是一件难事,做一下大便常规检查及粪便培养,或是验血,就可以确诊了。此外,急性胃炎有一个帮凶,它们经常协同作案,这个帮凶就是急性肠炎,它们常被合称为急性胃肠炎。患上此症的病人多表现为恶心、呕吐在先,继以腹泻,每日3~5次,甚至连续数十次不等,大便多呈水样,深黄色或带绿色,恶臭,有时还会伴有腹部绞痛、发热、全身酸痛等症状。所以,当确诊得了急性胃炎之后,我们就要尽量卧床休息,并且口服一些淡盐水,以防止脱水。另外,及时使用止泻药、选用有针对性的抗生素及中成药,也是不错的选择。常见的治疗急性胃炎的药物包括藿香正气水、保和丸、香连化滞丸、人参健脾丸等。

2. 慢性胃炎

慢性胃炎也是一种常见病,多发病。它的发病人群主要集中于中年以上的人们,并且有随年龄增长而发病率增加的倾向。其发病率在各种胃病中居首位。它有"两兄弟":慢性非萎缩性胃炎与慢性萎缩性胃炎。此外,慢性胃炎的发病因素很多:急性胃炎的遗患,刺激性食物和药物的影响,过度吸烟,十二指肠液反流,免疫因素,感染因素如幽门螺杆菌感染等。胃液分析、血清检测、胃肠X线钡餐检查、胃镜和活组织检查(这是诊断慢性胃炎的最好方法)等检查手段可以帮助明确诊断。经过临床治疗发现,大部分非萎缩性胃炎可逆转,少部分可转为萎缩性,而且萎缩性胃炎随年龄逐渐加重,但轻症亦可逆转。因此,对慢性胃炎治疗应及早从非萎缩性胃炎开始,对萎缩性胃炎也应坚持治疗,因为少数萎缩性胃炎可能演变为胃癌。

3. 胃溃疡

胃溃疡是一种多病因疾病。各种与发病有关的因素,如胃酸、胃蛋白酶、感染、遗传、体质、环境、饮食、生活习惯、精神因素等,都可以在胃部防护机制减弱的情况下促使溃疡发生。胃溃疡主要特点是慢性、周期性、节律性上腹痛。常见症状有嗳气、反酸、胸骨后烧灼感、流涎、恶心、呕吐、便秘等。

4. 胃息肉

胃息肉是指胃黏膜表面长出突起的乳头状肉。上腹部不适与隐痛是最为常见的症状。息肉可因表面溃疡、糜烂出血。绝大多数胃息肉癌变率只有0.4%。但有一种弥漫性息肉,癌变率可高达20%。所以,一旦发现胃息肉,人们就应该及时做胃镜检查,采用胃镜下电切术将息肉切掉。此外,要加强自我保健,把住吃喝一关,尽量不给胃加重负担。只要提高警惕,就可将胃癌拒之门外。

5. 胃癌

任何年龄均可能发生胃癌,尤以50~60岁居多,男女发病率之比约为3.4:1。我国胃癌发病率高,其死亡率又占各种恶性肿瘤之前位。胃癌的病因尚未完全清楚,目前知道:吸烟者胃癌发生率明显高于不吸烟者;胃癌病人家族中的发病率比非胃癌病人家族发病率高4倍;癌前疾病(胃溃疡、慢性萎缩性胃炎、胃息肉、残胃等)能够进一步演变为胃癌。70%的早期胃癌可无症状,或只有轻微上腹不适,常被误诊。40岁以上有慢性胃病史,或近期出现消化不良者当警惕胃癌。胃癌治疗效果取决于能否早期诊断,手术治疗是根治胃癌最有效的方法。

6. 胃下垂

胃下垂多是由于膈肌悬吊力不足，肝胃韧带、膈胃韧带功能减退而松弛，腹内玉下降及腹肌松弛等因素，加上体形或体质等因素，使胃呈低张的鱼钩状即为胃下垂。胃下垂明显者有饭后上腹不适，饱胀，伴恶心、嗳气、厌食等症状，有时腹部有深部隐痛感，常于餐后、站立及劳累后加重。

7. 胃出血

胃出血的死亡率高达 10%，引起胃出血的常见疾病包括溃疡、胃癌、出血性胃炎和口服阿司匹林等药物后引起的急性胃黏膜病变，还有严重烧伤和大手术等引起的应激性胃溃疡导致的胃出血等。另外，肝硬化病人因门脉高压多有食管胃底静脉曲张，静脉血管爆裂也会发生大出血，并且十分凶险。

8. 胃黏膜脱垂

胃黏膜脱垂的祸首是胃窦部炎症，且青睐 30~66 岁的男性病人。胃黏膜脱垂时症状可轻可重，绝大多数人胃黏膜脱垂可以复位，仅有轻度的腹胀，嗳气不适。如果不能立即复位，则可能出现上腹疼痛、烧灼感、恶心、呕吐、消化不良、上消化道出血。严重的胃黏膜脱垂甚至会发生嵌顿，"堵塞交通"，从而发生幽门梗阻。

以上便是胃病家族的主要成员的档案。我们不仅可以由此了解到一些常见胃病的具体情形，还可以在与它们相遇的时候做到知己知彼，百战不殆。

别把胃病当小病

我国是一个胃病多发的国家。据相关部门统计，全国大概有 90% 以上的人都患有不同程度的胃炎。初闻此言，很多人都会感觉既莫名其妙，又震惊无比。明明大多数人平时并没有什么胃病的典型症状，为什么全国还会有如此多的胃病患者呢？科学家以多年的研究与胃病的临床治疗经验为依据，为我们揭开了事情的真相。

原来，在众多的胃病患者中，有相当一部分人在通常情况下是并不能察觉到症状的。即使能够偶尔感到上腹不适或是反酸，这些症状也会很快消失。如此情况便使得他们并不像一些"老胃病"患者一样对于自己出现的不适那样挂心。实际上出现上述情形的最大原因就是此类患者大多数比较年轻，身体底子比较好，免疫力也较强。这样，在疾病发生初期，不适迅速消失常会令患者误以为自己出现不适纯属偶然。

除此之外，即使有时症状比较明显，但是由于患者多属于平时工作繁忙、早出晚归的上班族，他们也常会选择热敷或是服用止痛药来熬过不适，而很少选择去医院就诊。

正是上述两类患者将胃病当成了一般小病，才导致了他们的病情被一误再误，以至于最后向更严重的方向发展。中医认为，人以胃气为本，胃病生百病。一旦胃部出现不适症状，影响的不仅是胃部自身的功能，还会对其他脏腑器官乃至整个生命造成不可挽回的影响。若是不注意及时防治，人们就可能出现久治不愈的头痛晕眩、心烦失眠、记忆减退、四肢无力、肌肉酸痛、全身疲乏、耳鸣眼花、牙齿松动、面色无容、胡思乱想等多系统多器官功能紊乱症候群。

因此，我们千万要抛弃把胃病当小病的观念。一旦胃部出现不适，就需要及时与医生取得联系，并在医生的指导下进行必要的治疗，以免延误比较严重的病情，造成严重的后果。

特殊人群，特殊的胃

胃和人一样，有着自己的成长与衰老，有着自己的一生，那么在其一生中是否也有着某些特殊时段呢？这些特殊时段的胃又是什么样子？下面就让我们一起来看看吧！

首先是婴儿时期的胃。新生婴儿的胃主要呈水平位，胃的肌层发育还不完全，贲门也较宽，括约肌不发达，其关闭作用也不够强，所以容易发生呕吐和溢乳。另外婴儿的胃容量有一个不断成长的过程，一般来讲，满月的新生儿胃容积为30~60毫升；3个月后约为100毫升；1岁左右方可达到250毫升；而要达到与成人胃容量相当，则须等到7岁以后。

其次，再来看看准妈妈的胃。准妈妈的胃可是肩负着两个人的营养任务，但偏偏就是这个时候的胃爱闹别扭。在怀孕早期，由于胎盘分泌的某些物质有抑制胃酸分泌的作用，准妈妈非常容易出现胃酸减少、消化酶活性降低的情况，恶心、呕吐等现象的出现就是由此产生的。同时由于贲门括约肌松弛，胃内容物易至食管下段，极易造成不适感。再加上胎盘产生的孕雌激素的关系，使得准妈妈的胃、肠平滑肌张力减退，活动减弱、胃酸分泌减少、肠胃蠕动减弱，所以大多数准妈妈常会遇到腹胀、食欲减退、便秘等情况。不过幸好这些只是胃部暂时的小情绪，随着妊娠期的结束，肠胃又会恢复其正常工作。

最后需要关注一下的是老年人的胃。随着年岁的增大，胃也在慢慢地衰老：胃蠕动、胃张力减弱，排空速度变慢；胃酸、各种消化酶的分泌逐渐减少，黏膜、肌层也逐渐变薄；总体上整个胃会逐渐松弛下垂。而消化不良、便秘等问题更是常常找上门来。这个时期，更应该注意选择营养丰富且易消化的食物，适当做些腹部运动，以增强腹部动力。

总的说来，每个时期的胃都有各自不同的特点，我们在了解其特点后，就要随着具体情况的改变，有针对性地选择相应的护理，做到灵活有效地护胃，让胃健康相伴一生。

看看你的胃是否有毛病

既然已经对胃有了大体上的了解，我们下一步是否就要着手准备养胃了呢？不要心急，我们还有一个重要环节没有做——看看你的胃是否有毛病。这是全面了解自己胃部健康状况的重要基础。每个人的胃都是不一样的，通过下面这一部分的介绍，我们学习认识自己独特的胃，而且还能用快而准的方法判断自己的胃是否受到"骚扰"。

你关心自己的胃吗

胃是人体特别"倒霉"的器官之一,一直为了身体健康而默默付出。心情郁闷的我们通过暴饮暴食来发泄,重大压力下的我们靠烟酒咖啡来解愁,经常加班的我们总是三餐不定……这些都对胃造成了严重的伤害。胃为我们承担了这么多,我们又为它做过什么呢?养胃并不是老年人的专利,胃的健康需要时时护养,所以,请在忙碌的同时关心自己的胃,经常问问它:胃,你好吗?

纸上谈兵终觉浅,我们具体该怎么做,才算是关心胃这个朋友呢?这就要从以下几方面来着手了。

1. 养成减压不熬夜的好习惯,对废寝忘食说"再见"

在当今社会,加班已经不是陌生的名词,但如果把加班当作常态,不给自己喘息的时间,甚至造成精神焦虑、紧张,好胃口因此失去,就得不偿失了。关心胃,首先就要减轻身体的疲惫感,避免让身体总处于应激状态中。因此,即使工作再忙,也要按时吃饭,告别废寝忘食,不要因小失大。

2. 有选择地吃东西,切忌暴饮暴食

饮食要注意多样化来保证营养均衡,但并不是对所有的食物都来者不拒,某些食物会刺激胃酸分泌过多,损伤胃黏膜,例如过烫、过于刺激性的食物,因此要有选择地吃东西。而对于那些自己特别喜欢的食物,千万不可一次吃个够,暴饮暴食对胃可没有好处。

3. 自己动手做饭,胃会更加健康

在外就餐对于现代人来说是再经常不过的事,但在方便的同时也增加了患胃病的概率。如果能够自己动手做饭,胃部健康状况会得到明显改善。少吃烧烤食品,患胃癌、肠癌的可能性就会降低;少吃快餐,胃的消化功能会得到提高。因此,关心胃,就减少在外就餐的次数,增加在家吃饭的次数吧。

4. 定期体检,早发现早治疗

胃部不舒服就随便在药店买点药吃,相信很多人都这样做过。这看似很方便,但实际上可能会延误治疗,耽误病情。所以胃部感觉不适时要及时就医,经过医生诊断后进行规范治疗。除此之外,每年定期体检对发现隐藏的病症也是大有帮助的。

了解了这几点,你今天就开始关心自己的胃吧。

1分钟快速测试胃的健康状态

你的胃现在健康吗?想了解自己的胃吗?完成下面的12道题,就能让你在1分钟为,快速测试出胃的健康状态。

将所有选项的分数累加,算好总分,看下面的测试结果。

(1)如果你得分是0~8分,恭喜你,你拥有基本健康的胃,你的胃酸指数是1级,不多不少刚刚好。给你的唯一建议就是保持良好的护胃习惯,坚持下去,胃病就与你无关。

(2)如果你得分是10~28分,你需要注意了,你的胃有点小麻烦,你的胃酸指数是2级，胃酸多了点，不过还在生理性反酸范围之内。建议你学习些护胃知识，培养起良好的护胃习惯。一定要尽快采取积极措施，祝你早日拥有一个健康的胃。

（3）如果你得分是30分以上，你必须要十分重视你的胃，它的健康状态不容乐观，你的胃酸指数是3级，胃酸明显过多，已经属于病理性反酸。建议你立即去医院看医生，千万不能大意。你要立即采取行动，防止胃健康状况进一步恶化。

问题 \ 选项	A（0分）	B（0分）	C（0分）	D（6分）
一日三餐规律吗？	非常规律	比较规律	不太规律	通常不规律
有过胃部反酸的感觉吗？	从不	1~2次/月	3~5次/周	6次以上/周
经常抽烟吗？	从不	偶尔	经常	长期
经常饮酒吗？	从不	偶尔	经常	长期
有过腹胀的现象吗？	无	1~2次/月	1~2次/周	3~5次/周
有过上腹不适的感觉吗？	无	1~2次/月	1~2次/周	3~5次/周
心窝处有过烧灼不适的感觉吗？	无	1~2次/月	1~2次/周	3~5次/周
有过嗳气的症状吗？	无	1~2次/月	1~2次/周	3~5次/周
是否有咽喉炎，每年发作频繁吗？	从不（或没有咽喉炎）	偶尔	经常	长期
是否有慢性咳嗽，药物治疗后病情有所缓解吗？	疗效很好（或没有慢性咳嗽）	尚可	一般	差
感到胃部不适时，你会怎么做？	根据医生建议选择适合自己的胃药	不采取特别措施，但会比较注意良好的护胃习惯	有自己的秘方，比如一些食疗的方法，严重了再吃药	随便吃药或不管它，习惯了
健康体检的情况	1次/年	1次/2年	1次/3年	1次/3年以上

大便是自我检测肠胃是否健康的法宝

虽然把粪便在大庭广众之下拿来"研究"总有不雅的嫌疑，但实际上粪便的确很重要，它是检验胃肠道健康的依据之一。作为胃肠道的最终"产品"，大便是否健康，也会反映出肠胃的健康状况如何。不要对几天不排便或排便不成形不以为意，这些不正常的排便现象很可能是某些胃肠疾病的先兆,要多加注意了。

健康的大便需要符合下面的四条标准:

(1)大便颜色:健康大便呈黄色或者黄褐色,但受胆色素含量及所吃食物的影响,深浅不一。通常情况下,所吃食物以蔬菜为主的人,比起以肉食为主的人,大便的颜色相对较浅些。

(2)大便形状:一般是成形的圆柱状,直径为2~3厘米。

(3)排便频率:只要每天不超过3次和每周不少于3次都属于正常范围(特殊情况:少数健康人一天3次或3天一次)。

(4)排便时间:每次的排便用时应该是5~10分钟,时间太长或太短都不太好。健康的排便时间是早上5~7时。

那么,在哪些情况下大便是不健康的呢?主要有两种情况,即便秘和腹泻。便秘是指每周排便次数少于3次,排便时费力,同时有不尽感、下坠感,排出的粪便干结坚硬。特别注意的是,可能少数健康人排便次数也比较少,但如果排便时没有不尽感和下坠感,也不用担心。腹泻是指每日排便次数超过3次,或者每天排便1次,另外排便量大于200克、粪便含水量大于85%时也是腹泻。

粪便颜色异常会直接反映胃肠道疾病,因此在生活中要注意观察粪便颜色,防止病变。如果出现绿色粪便,胆囊有可能出现问题;如果出现陶土色粪便,胆管有可能堵塞;如果大便鲜红带糊状,很可能是急性小肠炎。如果不正常排便的同时还伴有贫血、消瘦、发热等症状,一定要尽快看医生,以免耽误病情。

从舌苔可以辨胃病

传统中医学讲究以望、闻、问、切对病人进行诊治,其中,望是中医辨识病症的重要步骤。望舌也属于望诊的一种,也可以叫作舌诊。舌通过经络与五脏相连,因此人体的健康状况可能会反映于舌象,通过舌诊就可以判断人的身体状况。舌质能够反映脏腑的虚实和气血的盛衰,而舌苔则可以用来判断感受外邪的程度以及胃气的盛衰。因此,舌诊在疾病的诊断尤其脾胃病的诊断中起到重要作用,舌头更是堪称脾胃功能的晴雨表。

下面让我们先来了解一下关于舌诊的简单知识。在中医学领域中,舌被划分为舌尖、舌中、舌根和舌侧几部分。中医认为舌尖属心肺,舌中属脾胃,舌根属肾,舌两侧属肝胆。通过观察舌的不同部位,能够判断身体不同部位是否存在疾病。这无疑是个了解自己身体健康状况的好办法。

1. 舌质

是指舌的本体,主要包括色、形、态几个方面。舌色指的是舌的颜色,舌形指的是舌质的老嫩、胖瘦、芒刺、裂纹等,舌态指的是舌体有无震颤、歪斜、痿软、强硬等。健康人的舌质为色泽淡红,含蓄荣润,胖瘦老嫩适中,运动灵活自如,表示气血充足。但外感初起或内伤病情轻浅者,也可能会表现出这样的舌质。

2. 舌苔

舌苔是指舌面上的一层苔状物,由胃气所生。通过舌苔变化来辨别胃病,也是我国传统医学中重要的诊断方法之一。清代医学家章虚谷曰："舌苔由胃中生气以现，而胃气由心脾发生，故无病之人，常有薄苔，是胃中之生气，如地上之微草也，若不毛之地，则土无生气矣。"舌苔的变化能够反映一些胃病的规律，因此通过观察舌苔来了解和认识胃病的本质和发展，具有不可忽视的意义。健康人的舌苔一般表现为薄白的一层，这是因为通过咀嚼和吞咽动作，加上唾液、饮食的冲洗，舌表面的物质被不断地清除，薄而均匀地平铺在舌面，仅有舌面中部、根部稍厚。我们通过照镜子，观察舌苔的颜色、厚薄及润燥，就能为自己做一些简单的判断。因此，舌苔也被称为天然的胃镜。

（1）苔色。苔色的变化十分多样，不同的苔色所代表的胃病也不一样，常见的有黄苔、棕苔、无苔等。当舌苔颜色由白变黄，舌边舌尖由淡红变红，舌边留有齿印时，是消化不良、胃肠积滞有宿食的表现；如果舌苔由黄变棕，甚至变黑，而且舌边舌尖变深红，很可能会有大便干结的症状；胃阴虚的时候，会表现为舌红无苔，舌面光滑如镜。

（2）厚薄。薄苔在大多数情况下见于胃病的初期，病邪在表，病情较轻；厚苔则说明了病情严重，并已传里，这种情况可能是由胃肠积滞引起的。一般来说，舌苔愈厚表示病情愈重。但舌苔的形成说明了胃气的有无，舌苔虽厚，表明胃气尚存，而少苔则表示机体正气不足，无苔则说明了胃气大虚，缺乏生发之机。舌面上有不规则的舌苔剥脱，剥脱处光滑无苔，称为花剥苔，多属胃的气阴不足，若兼有腻苔，则表示痰湿未化而正气已伤。另外，如果舌有腐苔，即舌面出现苔质疏松如豆腐渣，堆于舌面，易于擦去的情况，则多半属于实热蒸化、胃中食浊，是胃中宿食化腐的表现。

下面再列举几种患胃病时舌头可能会出现的常见状况：

1. 淡白舌

舌质淡白，舌体胖嫩，舌苔白色稀薄。多为胃气虚弱或气血不足。

2. 淡白舌黑燥苔

舌质淡白，舌体胖，舌苔灰黑燥裂。脾失健运、湿浊不化、痰湿上蒙清窍。

3. 淡红镜面舌

舌质淡红而嫩，边有裂纹，舌面光莹无苔、平滑如镜。胃阴不足或气阴两虚。

4. 淡红花剥舌（地图舌）

舌质淡红，舌体歪，舌苔白腻有剥脱，呈地图状。胃之气阴两虚，痰湿阻络。

5. 淡红舌黄糙苔

舌质淡红，舌苔黄燥，粗糙如砂石。胃肠热结夹湿，湿热化燥。

6. 红舌无苔

舌质红而嫩、中有裂纹，除舌边有少许残存之苔外，余光莹无苔。胃肾气阴两伤。

7. 齿痕舌

舌质略红，舌体胖大而有齿痕，舌中间有纵裂，苔薄白而颗粒粗松。脾虚湿滞，兼有内热。

8. 裂纹舌

舌质淡白透青紫，舌体胖大，中有深裂纹，舌边裂纹如刀割，舌苔白腻而不匀。气血俱衰，肾阴不足。

9. 暗红舌焦黄苔

舌质红而偏暗，苔焦黄如锅巴，厚而有裂。胃肠热结，腑气不通。

10. 暗红舌黄燥苔

舌质绛红晦暗，舌体薄瘦。舌苔厚而焦黄燥裂。实热燥结于胃肠。

11. 红绛瘦舌

舌质红绛，舌体瘦长，两条黄色垢苔厚积，燥裂成块，余处光剥无苔。胃肠热结伤阴而兼阴虚火旺。

从口唇看胃健康

《黄帝内经》中指出："口唇者，脾之官也。""脾开窍于口。""脾之合肉也，其荣唇也。"这是说脾开窍于口，脾胃有问题有时就会表现在口唇上。

健康的嘴唇应该是红润、鲜活而有光彩的。然而在现实生活中总会看到有些人的嘴唇发白、没有血色、干燥，甚至起皮、裂口子。这是为什么呢？在中医里，脾和胃是息息相关的，如果你嘴唇干裂得厉害而又找不到其他病因的话，或许可以问问自己最近胃口如何，胃部有没有其他不适，从这个方向找找原因。以下这些不健康的嘴唇都相应地反映了某些胃部情况。

上唇颜色焦枯发黑，而且胃口也不大好，吃饭不香，容易腹胀、腹泻或便秘，这主要反映了脾胃消化不良。而如果下唇苍白，并伴随有上吐下泻、胃脘阵痛的现象，则是胃虚寒的表现。另外，我们平时认为的嘴唇颜色鲜红（超过正常的红润程度）也并非气血充沛的体现，而往往可能是有"热"在下身。胃阴虚或胃火旺导致火气上行，嘴唇自然鲜艳如火，同时还会伴随着口臭。而嘴唇干燥、易脱皮、开裂、肿胀，也大多是由胃火过盛导致。

另外，从口味的变化也可预知脾胃的病变。正常人的口中并不会产生异常的味觉，如果出现了什么异常的味道，那么很可能就是脾胃功能失调或其他脏腑病变的反映了。总结起来，常见的口味异常有如下几种。

口淡，指的是感觉口中淡而乏味，饮食无滋味，并且常伴有食欲减退的情况。这多是由脾胃气虚或脾胃得了寒症引起。

口苦，指的是感觉口中有苦味。多是由肝胆火旺、湿热内蕴所致火邪上炎所导致。

口甜，指的是感觉口中有甜味。多是脾胃湿热或脾虚的原因。如果是脾胃湿热，那么除了口甜之外，还会觉得口中黏腻不爽。

口酸，指的是感觉口中有酸味。多是由肝胃郁热、肝胃不和引起。

口黏腻，指的是口中黏腻不爽，常常还伴有舌苔厚腻的症状。多是由于湿浊停滞、痰饮内停或饮食积滞等所致。

综合看来，从唇色和口味两方面皆可判别脾胃健康与否，所以日常生活中，如果口唇出现以上异常现象，那自己也可诊断出大概是脾胃出了问题。接下来再根据病情的轻重情况酌情治疗就可以了。

从鼻子看胃健康

胃与鼻子看似没多大关系，但是中医认为，肺开窍于鼻，而胃经起于鼻部，因此胃的经脉与鼻窍也是相连的。另外，鼻头左右两侧的鼻翼是胃腑的反射区域。因此胃腑的一些情况也会在这个区域反映出来。

仔细观察一下那些不健康的鼻子，如果是鼻翼发红，则一般是由胃热导致的，在这种情况下，人们还常会同时出现易饿、口臭、牙龈肿痛等症状。其主要是由脾的运化能力不足，食物潴留于胃，积久化热所致。

另外，也有人的鼻子表现为鼻头发青，这种情况说明该患者脾胃功能不好，并常伴有腹痛的症状。青色是肝的颜色，如果肝气疏泄太过，横逆冲犯脾胃，在鼻子上也能看出来。

除以上两种情况外，其他常见的鼻部不适还有鼻腔干燥、流清鼻涕、鼻子出血甚至嗅觉失灵等情况。这些多是由脾胃虚弱、气津不足、水谷精微无法上输濡养鼻窍，或脾气不能摄血或肺虚火上冲鼻窍所引起。

掌握了由鼻子看胃健康后，至少能大致分辨出胃热或胃虚，如果再结合其他症状则可进一步做出更明晰的判断，这样就更容易决定下一步的调理治疗方式了。

从眼睛看胃健康

肝开窍于目，而目之所以能看东西，全是仰赖着肝血的滋养。而脾胃又是气血生化的源泉，主统血，所以肝血是禀受于脾胃的。因此一旦脾胃功能失调，气血不足，肝血不能上濡于眼，就容易引起一些眼部不适。

一般来讲，视力疲劳、视物模糊、眼睛红肿、眼睑下垂、黑眼圈等问题，都有可能由脾胃功能失调引起。如果同时还常伴有食欲不振、大便稀薄、舌淡、脉缓弱无力等症状，那就需要进一步确定了。

具体来讲，黑眼圈多预示着脾胃血气浑浊。胃经是气血充沛的一条经络，眼袋处是胃经的起始点，浊物多易积累于此，而黑眼圈正是浊物积聚、血气浑浊的体现。

其他的眼部症状大多需要配合其他临床诊断才能得出准确的判断，这时就得认真听取医生的诊断了，切不可仅凭自己的一己之见，轻易下结论而耽误了治疗。

从耳朵看胃健康

《灵枢·脉度》中有"肾气通于耳，肾和则耳能闻五音矣"的说法。肾是先天之本，然而先天之本依旧离不开后天之本脾胃的滋养，如果一个人的脾胃虚弱，气血生化失去了源头，必然导致肾精亏损，耳窍失养，从而引起一系列的耳部问题。

脾胃虚弱的人，体内水湿如果不能及时运化，内生痰浊，导致耳道闭阻，就极易出现耳鸣、耳聋等症状。

另外，如果脾胃运化能力弱，气血生化乏力，导致肾精不足，耳朵得不到肾精的濡养，也容易出现耳鸣、耳聋等问题。

最后要注意的是，耳鸣、耳聋有可能是由脾胃运化不足导致，但并不意味着所有的耳鸣、耳聋问题都和脾胃有关，如果没有其他相关的脾胃症状显现，还是不能仅凭此就下结论。

从前后阴看胃健康

前阴包括溺窍和精窍，是人体外生殖器与尿道口的统称，是排尿和男子排精、女子排出月经及娩出胎儿的器官。后阴就是肛门，是粪便排出的器官。根据前后阴的状况，也可判断出胃部的健康状况。

关于前阴，中医学认为，脾和肾共同主管着水液的代谢化生。脾气健旺，排尿就通畅；脾虚则会出现排尿不畅甚至不能排尿的现象。而脾和胃是紧密联系的，脾虚不仅会导致脾的升降功能失调，也常常导致胃部的病变。

后阴，在中医上又称之为"魄门"。《素问·五脏别论》中说："魄门亦为五脏使，水谷不得久藏。"魄门的启闭功能与脾气的升提和胃气的通降是密切相关的。脾胃功能正常，则魄门启闭正常；脾胃功能失常，就会导致魄门启闭失常。如脾不升清，就会出现大便泄泻清稀，并有不消化的食物残渣，肠鸣腹痛等症状；如果胃失和降，则会出现腹胀、便秘等症状。另外，如果脾胃功能失常，还可能会出现脱肛和便血等症状。

可见，由前后阴的排泄情况也可知晓脾胃健康与否，只要多留心，身体总会将其病变告知我们。同时也说明了脾胃健康的重要性，一旦脾胃发生病变，身体诸多部位都会受其影响，所以更需要将日常的健康保胃战进行到底，争取拥有一个不生病的胃。

看手掌知胃病

俗话说，手是人的第二张脸。同样，检查胃是否有毛病，看手掌也不失为一种快捷简便的方法。中医认为，人体是一个有机的统一体，每一个局部的信息都透露着全身的状况。而人的双手更是分布有十二经脉的82个经穴和224个奇穴，基本囊括了与体内所有脏腑器官有关系的穴位。既然手掌上分布着如此多的信息，我们更不可错过认识学习它的机会了。

首先，我们需要先了解一下健康手掌的基本情况。正常健康的手掌，大小薄厚基本上和本人的体型是相符的，也就是说看着顺眼自然，不会给人以太大或太小的突兀感。颜色上稍稍呈淡红或微红色，皮肤光滑润泽，掌心、掌背肌肉丰满而有弹性，手指活动灵活自如。当然，根据不同人的生活工作习性，每一双手亦会稍有不同。比如脑力劳动者的手相较于体力劳动者的手相就会更为细腻光滑些，而户外工作者的手可能会略显褐色或黑色等。但总体上都是光润明亮、健康灵敏的。

了解了健康手掌后，接着来看看亚健康的手掌和胃病的关系。

1. 比较颜色

身为黄种人的皮肤，微微泛黄是很正常的，不过这种黄中还应该充盈着淡红，红黄隐隐、气色均匀。若是过于偏黄，则就有可能是脾胃气血不足了。

另外在手掌上，有一个区域是与胃相对应的，我们称之为胃区。观察胃区，是获取胃部信息最快捷的通道之一。可究竟哪个部分是胃区呢？伸开你的手掌，找到从中指根纹到掌根部横纹、竖直平分线的中点及其周围区域，这部分就是俗称的胃区。接着我们可以观察一下自己的胃区：如果胃区出现黄茧，则说明胃腑湿热，或出现了慢性炎症；如果出现的是鲜红色的针刺状斑点，则多提示胃出血；若是疏散的白点，且无明显的凹凸改变，则提示着胃腑有虚证或炎症；而假如出现暗青、暗黄色或暗紫色，且皮肤干枯或凹陷，则预示着胃腑有虚证或胃腑气血瘀滞，经络堵塞。

除胃区外，观察手掌鱼际处也能够获得一些胃部情况：若手掌鱼际处的脉络呈现青色，则说明胃里有寒气；呈红色，则是胃腑有热证；若手掌鱼际处脉络发黑，则表示胃腑气滞血瘀。

2. 看肌肉软硬

健康人的手掌掌部肌肉应该是软硬厚薄适中，富于弹性的。如果手掌太瘦并且还硬邦邦的，那说明这个人的胃消化功能、脾运化功能可能不够健全。如果整个手掌肌肉僵硬坚实，缺乏弹性，并且手掌颜色晦暗，则表示着手掌的主人可能脾胃气血失和，消化不好，体内废物积滞，新陈代谢速度下降。

3. 比较寒热凉湿

我们经常会遇到有的人尤其是女性双手发凉，其实这是脾胃虚寒，消化吸收能力较差的表现。同时可能与脾胃虚寒相伴的还有腹泻、疲倦乏力等现象。如果总觉得手湿湿的，易疲倦、身体乏力，那可能是心脾两虚的原因。其次，当人的脾胃有积热，心火盛，心理压力大时，精神容易紧张，手掌也容易多汗。

4. 观察指甲半月痕迹

指甲上的半月痕可以说是人体气血循环状况的标志牌。当脾胃消化功能不好时，半月痕就会逐渐模糊、减少甚至消失。若十个手指只有拇指有半月痕，则说明身体气血已经濒临透支状态，需要尽快调理脾胃，增强营养。如果已经完全没有半月痕，那么即使身体现在还没有生病，也需要赶紧补养身体，增强体质了。

5. 艮位是脾胃的反射区

在中医里，手掌被分为九个区域，其中代表着脾胃的叫艮位。我们可以先找到自己的艮位，艮位处在大拇指丘的下半部，生命线下半部的范围内。然后仔细观察，会发现艮位微微上隆，因为在正常情况下，艮位是九区中位置最高的。艮位的肌肉柔软、红润并且很少有杂纹分布。但如果艮位上出现了"#"纹，并且伴随着青筋浮起，颜色苍白而青黄，用手按压时肌肉也松软没有弹性，那就说明脾胃已经发生了病变，需要尽快就医做进一步检查了。如果艮位明显松软，用手指按压后指印凹陷久久不消失，则显示着脾经、胃经气血循环不良，同时也代表心脏气血衰弱。最后如果艮位出现的是杂乱不一的纹理，那表示着胃肠功能紊乱，气血失衡。如果只是有青筋浮现，那也是脾胃不和的征兆。

6. 从生命线了解脾胃

摊开手掌，上面布满了无数长长短短粗细形态各异的线。其中有三条是最主要的，它们就是大家都很熟悉的生命线、智慧线和感情线。这里我们就来看看怎么从生命线看胃的健康状况吧。

生命线，起自食指和拇指的中间位置，沿着大鱼际呈弧形分布，逐渐向手腕处延伸，整条线呈淡红色，细长、深透、明朗，不中断。但假如生命线起点偏向拇指一侧，纹线细且颜色较浅，则说明手掌的主人脾胃功能较差。如果生命线上段和中段出现岛纹，末端也分布有羽状线或岛纹，则提示着此人脾胃气血虚弱、有病变，很可能容易发生消化不良等病症。如果生命线中段接近大鱼际处有青筋浮现，则说明手掌主人的胃肠功能可能出现了紊乱或便秘。

没想到吧，小小的手掌竟然有如此多的门道！实际上身体自有着它的一套语言。我们只要学会了这套语言，就能更好地和身体沟通，知道它是健康还是微恙，明白它需要我们怎么去护理。倾听着身体的声音，我们只需给其所需，它自然会回报我们一个完美健康的身体。

由胖瘦看胃健康

在大街上转一圈，我们不难发现各种身材的人真是林林总总，纷繁杂乱。有的人胖，但胖得健康活泼、招人喜爱，有的人却胖得有气无力，慵慵懒懒；有的人瘦，瘦得面色焦黄、没精打采，而同样是瘦，有的人却是神采奕奕、精神焕发。一般提到胖瘦，人们总是容易将其与胃口好坏吃得多少相联系。非常有意思的是，这一观点获得了科学上的证实。

拥有肥胖体型的人很多，发胖的原因也各不相同。但对于大多数胖人来说，他们发胖的根本原因是吃得多且吃得香，也就是说能吃能消化能吸收。这类胖者，一般大多是白白胖胖的、身体健康有力，即使胖也让人见了觉得天真可爱。《脾胃论》中有述："胃中元气盛，则能食而不伤，脾胃俱旺，则能食而肥。"中医理论认为这类人之胖的根源在于自身胃中元气旺盛。因为元气旺盛，因此不仅能吃得多，并且吃多了也不会伤胃。这类人的脾胃无疑是健康的。

相较于单纯的发胖，还有另一类胖人，这类人胃口并不太好，吃得也不多，易饥饿，但吃一点点就觉得胀；或者就是总不觉得饿，一天不吃也没什么饥饿感。到吃饭时，吃好或吃不吃都无所谓。但即便如此，还是在变胖。其实这种胖并不是真实的胖，而是虚胖。虚胖的人经常容易感到手脚没劲，精神不济，稍微一活动就觉得累，整日懒洋洋的，没什么活力。如果用手按一下他们身上的肉，还会发现，一按一个坑，指印久久不散。这种胖主要是由脾气壅阻、痰湿内盛所致，长久如此，也容易对胃造成损害，进一步导致胃动力不足甚至引发其他病症。

说完胖人，再来看看瘦人又有哪些不同情况。有的人平时很能吃，并且吃了不一会儿就饿，但就是不见胖，反而瘦骨嶙峋，这又是什么原因呢？这种情况在中医上专门有个对应的名字——"消谷善饥"。"消谷"说的是消化食物，"善饥"就是容易感到饥饿的意思。往往这种情况是由胃火过大产生的，胃火大，食物就消化得快，食物进入胃就仿佛把干柴投到烈火中，一会儿就烧尽了。如果再加上脾气亏虚、运化无力，不能保证全身的营养供应，身体肌肉得不到营养，自然就逐渐消瘦了。

事事都是有反则有正，与"消谷善饥"一类瘦人相对应，健康的瘦人不仅仅瘦，而且肌肉显得紧实富于弹性，从面色上看颜色红润、气血充足，整个人显得精神有活力。而且可能由于经常锻炼，身材会显得苗条迷人，这是一种真正健康的瘦。这类人的瘦，自然是平时多方保养兼锻炼的结果，胃部健康自然更不在话下了。

自古以来，环肥燕瘦各自所爱，但只要胃好了，能吃能消化，能给身体提供所需营养，身材只是外在形式，而由内在散发出来的健康美自会让你别具魅力！反之，如果胃不好，吃得再营养也没法消化吸收，这样的人无论胖瘦都不过徒有其表，没有精神没有健康的胖瘦，又有什么意义呢？

口腔气味预知胃病类型

在生活中我们有时候会受到口腔异味的干扰，这种会从口腔里散发出来的难闻的口气，虽然看起来只是一个小小的毛病，但令别人厌烦，使自己尴尬。它会使患者由于不敢与他人近距离交往而产生自卑心理，情况较为严重的还会影响到正常的人际关系，而口臭在身体不舒服时会显得格外严重。一般说来，一个身体健康、口腔清洁的人很少会有令人尴尬的口腔气味出现，这说明大部分口腔异味并不是一种独立的疾病，而是一种疾病的象征。

为了身体健康,我们需要常常留心自己的口腔气味。那么，如何自测口气呢？很简单，只要将左右两手掌合拢并收成封闭的碗状，放在面前，将手掌包住嘴部及鼻头处，然后向聚拢的双掌中呼一口气，紧接着用鼻吸气，这时就能闻到自己口腔中的气味了。

口腔气味是个信号，可以用来预知胃病，分为不同的几种情况。

1. 馋性口臭，也称为酸性臭

在嗳气时经常会闻到这种臭味。大部分的患者是儿童，由于他们的肠胃道功能比较脆弱，容易导致胃肠功能障碍从而引起消化不良。一般经过治疗，胃肠功能恢复后，口臭也就随之消失。

2. 胃火口臭

多数是由火热之邪犯胃所导致的。症状除了口臭之外，患者还可能会感觉到面部发红发烫身体发热，口唇干燥，想吃凉性食物，严重的会有口舌生疮、牙龈肿痛的症状，如果能清泻胃火，口臭便会自愈。

3. 食积口臭

是指口中有酸腐臭味，一般是由吃得过饱而伤到胃，或是食物停滞在胃中而引起，还会伴有嗳气严重、食欲不佳等症状。要注意消食导滞，吃利于消化的胃药，口臭便会消失。

4. 幽门螺杆菌感染者易有口臭

经研究发现，幽门螺杆菌是导致许多胃病的罪魁祸首，其感染者的口臭发生率明显高于未感染者，原因可能是因为受到幽门螺杆菌感染而直接产生硫化物，从而引起口臭，而一旦根治幽门螺杆菌后，患者的口臭症状便会明显减轻。

如果是因为吃刺激性食物，如大葱、蒜、萝卜等而引起的口腔异味则不用担心，只

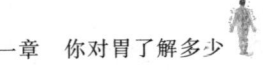

要不再吃这些食物，口臭自然会消失。

胃消化不良喜欢招惹谁

胃的主要功能就是对食物进行初步消化，虽然看起来是一个很简单的任务，但其出现异常时也会影响人们的日常生活。以下便是消化功能异常为人们带来的困扰。

如果你是老年人，稍不注意就可能会有消化不良的症状。人在上了年纪之后，胃肠蠕动减弱，消化功能减退，消化腺分泌功能降低，导致食物在进餐后的很长时间内不能完全消化。食物在胃中停留的时间越长，消化不良、胃内饱胀的感觉就会越明显。

如果你是工作繁忙、进食不规律的上班族，平时精神压力大而且运动量少，你的消化功能很可能会受到影响，甚至出现由自主神经功能性紊乱而引起的消化不良。一般说来，由于胃的平滑肌和血管经常性痉挛、收缩，胃肠组织就会出现供血不足、营养供应障碍的情况，反酸、饱胀、嗳气等消化不良的感觉也会由此产生。一旦出现如此情况，一定要及时治疗，否则可能诱发胃溃疡、胃炎等更为严重的疾病。

如果你的职业是出租车司机、长途运输司机或其他专业驾驶员，作为一名开车族要在平时多注意自己的肠胃功能，谨防消化不良。长时间驾车的人有时会吃过饭就开车，缺少食物消化的时间，而在开车时，精神需要高度集中，大部分血液被供应到紧张的肌肉和大脑里，只有少部分的血液流到肠胃中。如果经常处于这种状态，消化不良便极易出现，也会伴有胃痛、胃胀、嗳气等症状。

如果终日辗转于酒桌上忙于应酬是你生活中必不可少的一部分，身为一名酒桌族的你，可要当心自己的肠胃了。经过研究发现，酒精会使食管黏膜受刺激而充血、水肿，从而形成食管炎，甚至会破坏胃黏膜的保护层，导致胃酸分泌过多、胃蛋白酶增加，引起胃黏膜充血、水肿和糜烂，导致胃的消化功能受到影响。

如果你是"空中飞人"一样的出差族，环境的不断变化可能会导致胃肠功能的不适。经常出差，不但要面对舟车劳顿，适应不同的环境，调整作息习惯，还可能存在水土不服、饮食不得当等健康隐患，这样比其他人就更容易出现肠胃的健康危机，常常会消化不良。

总之，无论你的职业是什么，都要注意胃的消化功能，及时调整生活方式，拥有一个更加健康的生活。

老打嗝可能是胃出了毛病

说起打嗝，想必每个人都再熟悉不过了。但是日常见怪不怪的打嗝，怎么也会和胃病扯上关系呢？别急，我们这里先要区别两种不同的"嗝"。具体说来，打嗝是指胃里的气体及少量消化液和食物突然反流到食管或嘴里的现象，并同时伴有"嗝"的响声。平时，即便是健康的人也会有打嗝现象。然而还有另一种顽固性打嗝，顽固性打嗝简单说来就是常打嗝，而且一旦打起来就不易停下。这里说的打嗝和胃病的关系，主要就是指第二种顽固性打嗝。

人会打嗝，从单纯的生理方面来看主要是由膈肌痉挛收缩而造成的。膈肌每平稳地收缩一次，我们的肺部便吸入一口气。由于它是由脑部呼吸中枢控制，所以正常情况下，膈肌的规律活动也是如呼吸一样自主运作的。而打嗝时，横膈肌不由自主地收缩，空气被迅速吸进肺内，两条声带之中的裂隙骤然收窄，因而引起奇怪的声响。

在医学上，打嗝，也称为呃逆。对于产生顽固性打嗝的原因，中西医分别有着不同的见解。西医认为打嗝主要是由膈肌痉挛所致，而中医则将其辨证地分为胃中寒冷、胃气上逆、脾胃阳虚、胃阴不足等不同情况，也就是说，从小小的嗝声也能听出胃的不同病变。

现在，就让我们竖起耳朵，来仔细区别一下各种顽固性打嗝的特征吧！

（1）嗝声沉缓，但连续不断，同时打嗝者还会觉得胃脘不舒服，伴有口淡不渴、舌苔发白的特征。那么我们大体可以断定打嗝者的胃部有寒气潴留，多由过食生冷或胃体积寒引起的寒邪阻遏，胃气不降导致。在这种情况下，病症得温则减，得寒愈甚，是因为寒气得温则行，遇寒则凝的缘故。

（2）嗝声很洪亮，短促而有力，并可能伴随有烦躁口干、口臭、喜欢生冷饮食、舌头发红、舌苔变黄、小便赤黄、大便不畅等特征。在这些情况下，洪亮的嗝声要告诉我们的很可能是胃上火了。因为胃肠积热，郁而化火，胃火旺盛上冲，所以嗝声听起来较为洪亮、有力，好像从口中冲出来一样。

（3）嗝声听起来很低沉，打嗝时会感觉气息不连续。而打嗝的人平常面色就稍显偏白，舌头颜色也较淡，四肢还容易感到寒凉，稍微动动就容易觉得累。如果这些症状都有，那就说明打嗝者的脾胃可能有些阳虚了。因为脾胃阳气受损，脾主升和胃主降的功能不能正常发挥，由此虚气上逆，故而嗝声比较低弱。

（4）最后一种嗝声听起来短促而连续。如果打嗝的人同时还容易感到舌干、烦躁、口渴、食欲减退、不思饮食、大便干燥、舌头发红且舌苔减少，那么可能是由于打嗝者胃阴不足的关系。热病耗伤胃阴、郁火伤阴或过食辛温燥热的食物都有可能使得胃中津液不足，导致胃失濡养，气机不顺而打嗝。另外还需要注意的是，如果以上病症轻微，那么基本可不治自愈，嗝也会自动停歇。但如果是少数危重病人晚期打此类嗝并伴随如上症状，则可能是元气衰败，胃气将绝的征兆。

可见，普通的打嗝还真不是小事，背后可能隐藏着其他更多的病因。因此针对这种生活中的小事，我们还真该多留个心眼。如果发现有不对劲的地方，应当及时到医院检查，征询医生的意见，这样才能早发现早治疗，把疾病消灭在萌发状态。

肚脐也可告诉你胃的好坏

肚脐，是我们曾经和母亲的牵绊，也是我们离开母体时的伤疤。也许大部分人会以为肚脐不过是脐带完成其使命后难免留下的一个印记，平时反正也用不到，就对之不闻不问，懒得去关注了。然而，在中医里，肚脐被认为是一个很重要的穴位——神阙穴，也是所有穴位之中唯一一个能看到能摸到的穴位。对于肚脐的重要性，中医里甚至还有着"脐为五脏六腑之本"的说法。而通过观察肚脐的位置、形状或者挤压肚脐，我们也可得到一些关于胃部健康的知识。

首先，让我们先来关注一下肚脐的形状和位置。一般情况下，肚脐处于髂前上棘水平的腹部正中线上，直径为1.0~2.0厘米，通常是一个小凹陷或一个小突出。与这个正常位置相比，肚脐偏左的人，可能肠胃功能欠佳、容易有便秘等问题；肚脐向上延长，快要成为一个顶角在上的三角形的人，胃、胆胰脏的功能可能不大好；如果是肚脐向下，可能得注意一下是不是有胃下垂等慢性肠胃疾病了。

除了肚脐的形状、位置外，胃部的健康状态也可以通过挤压肚脐测试出来：

先用手挤压一下肚脐的正上方，如果会产生疼痛感和饱胀感，那可能说明胃腑出现了气滞，这是胃经气血受阻不扬的表现。胃经气血受阻时，也容易产生饮食减少、嗳气、腹痛等症状。

另外还可以用双手一齐挤压肚脐，如果肚脐的周围有明显疼痛感，那表明此人的肠胃蠕动较慢，容易出现腹痛、闷胀、嗳气、反酸，甚至恶心、呕吐的现象，严重者还会伴有腹泻与便秘交替的症状。

此外，如果挤压肚脐时，感觉肚脐左上方有硬块或者突起周围有硬块，则说明脾胃或肠府气血瘀滞、经络堵塞。同时，我们可能还会感觉肚子里边有气，或发出响声，或有东西滚动等。

现在你不会再认为肚脐无用了吧。透过肚脐，我们能了解到这么多的肠胃信息，这足以说明肚脐和胃的关系。因此要想胃健康，平时也应注意一下对肚脐的照顾，保持肚脐温养，防止寒邪入侵，从多方面小细节上做好护胃工作。

食欲改变预示胃部病变

"食色，性也"面对着各色各样的美味，很多人都会食欲大发，大快朵颐。不过，有时我们也会遇到提不起食欲或食欲过旺的情况。提不起食欲时，明明知道肚子饿却怎么也不想吃，又或者本来很想吃的，可一见到食物摆在眼前就又不想吃了。食欲过旺时，总想着吃东西，可是却发现在吃了好多甚至太多后体重居然下降了，甚至身体还产生了其他毛病。我们不禁要问，食欲改变和胃有关系吗，是不是胃出了问题？

食欲，即饮食欲望，是一种在进食前或进食过程中产生的对食物的愉悦感觉。如果美味佳肴在前，那么即使是在进食结束后（不饿的情况下）也会产生食欲。而若是食欲发生变化则不外乎降低和增强两种情况。下面我们就来分别看看这两种情况的产生是否和胃有关，如果有，从食欲改变又能反映出胃出了什么问题？

先来看看食欲下降是怎么回事。俗话说"人是铁饭是钢，一顿不吃饿得慌"，到底是什么原因导致了不思饮食呢？一般讲来，精神方面的因素有疲劳、紧张、思虑等。生理方面，妊娠、久不运动、过食、便秘亦可导致不思饮食。但如果引发食欲下降的原因不属于上述提及的范围，我们就得进一步看看是不是胃部出问题了。根据临床经验，急性胃炎或胃癌患者通常情况下都会出现食欲消失的情况。患有急性胃炎的人，往往一看到或想到食物就反感。而在胃癌的早期，患者经常会感到食欲不振，尤其厌恶肉类。另外慢性胃炎也会带来食欲减退，患者或在一开始进食时还能保持一定的食欲，但刚吃不久食欲很快就消失。这么看来，不思饮食还真不可轻视，如果没有特殊的原因就出现食

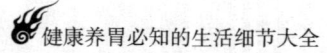

欲减退，还是应该尽早到医院检查一下是不是胃部发生了病变，及早发现及早治疗。

与食欲下降相反的另一种情况是食欲亢进。一般而言，食欲亢进与胃病并没有太多的直接关系，而是常和甲状腺功能亢进、糖尿病、下丘脑肿瘤、十二指肠溃疡等疾病有关。不过如果当胃液分泌过多即胃动力过强，也可能出现食欲亢进。

总体看来，不能吃或太能吃这么简单的事背后都可能潜伏着某些疾病，而且还不是一般的小毛病。对此，我们能做的除了日常注意保养外，还得树立起"身体没小病"的概念，千万不可小视甚至无视身体给我们发送的小信号，如果遇到自己没法把握的情况，切莫抱有侥幸的心理，该上医院还是得上医院，该看医生还是得看医生，如果不能防患于未然，至少也需做到小病先治。

常感冒可能是胃出毛病了

如果稍微留心一下，我们就会发现现在的人太容易感冒了，几乎一年四季都有人在感冒，有时甚至刚好没几天又中招儿了。不过有的人几乎就不怎么感冒，不管周围喷嚏声声，依然一脸淡然，自在游走于感冒群中，真可谓"感冒丛中过，一病不沾身"。面对此景，我们不禁要问一声，人和人的差别为什么会这么大呢？

其实并不是人和人的差别大，而是常常感冒的你免疫力太弱了，稍稍一有点风吹草动，身体就抱恙。身体的免疫力，也就是中医上讲的元气，起着保护身体不受外邪风寒入侵的重要作用。元气充足，则身体免疫力强，即使天气突变或遭遇流行感冒也能独善其身；元气不足或虚弱，则身体的免疫力就会下降，不能产生足够的抗体去战胜疾病，虽然大病不来但小病常扰。

从中医的角度看，一个人免疫的强弱、体质的好坏是"禀受于先天，充养于后天"的，而脾胃是后天之本，人的一生，只有源源不断地从后天之本得到精微物质的营养，才能拥有健康的体质和强壮的体魄。如果供应的源头出了问题，身体得不到营养护卫，免疫力就会开始下降，进而抵抗疾病的能力就会降低，频频感冒也就不足为奇了。

现在的上班族，除了精神方面压力大外，加班、外餐、酒会都容易造成饮食、作息不规律，进而影响了胃部的正常工作。短时间内虽然看不出什么，但常常如此，免疫力自然会受影响，所以一有小风小雨感冒就匆匆找上门。而感冒后由于工作的关系，不能得到及时的休息，身体元气得不到彻底恢复，这样下一次流感来袭时就又在劫难逃了，如此形成恶性循环，身体状况只会跟着越来越差。

感冒，说是小病就是小病，因为它太常见了，而且似乎也就那么几天，撑一撑就好了，对身体也没什么大的影响。但实际上这是身体抵抗力下降的一个信息，它是在提醒着我们应该关注一下免疫力，关注一下我们的胃部消化、营养吸收了，假如我们对此依然视而不见，坚持认为感冒不是病，甚至还抱着"常生小病，不生大病"的想法，那么到身体崩溃的时候，再来讲护胃养胃可就真晚了。

第一章 你对胃了解多少

睡不好，可能是胃部不适引起

失眠，一直是困扰都市白领的一大问题。简简单单的一宿无梦，一觉睡到天明似乎离上班族们越来越远。那么到底是什么偷走了我们的优质睡眠呢？

正常情况下，因精神紧张、工作压力、环境不适，都会出现偶尔的短暂性失眠。然而这里要说的是经常性地睡不着、睡不好的病理性失眠，临床上也称之为失眠症。

引起失眠的原因很多，但脾胃不和是其中最常见的原因之一。俗话说胃不和则卧不安。脾胃不和，在脾主要表现为运化功能失调，水湿潴留在体内，致使体内湿气旺盛，湿盛而化痰，痰热上扰心神，人就容易失眠了。同时，脾胃不和的人还常常会出现胸闷、腹胀、口苦、痰多等问题。人们若是总拖着这样一副身体，怎么可能会有好的睡眠呢？

然而谁又是导致脾胃不和的罪魁祸首呢？是长期的饮食不规律。如今的上班族经常会遇到下面的情况：虽然已经下班了，但为了完成手头的工作总是加班到很晚，晚饭的点饿过了，有时加班完后会补个夜宵。而到了第二天早上，为了多睡一会儿，早餐时间又在不知不觉中被占用了，或者即使勉强吃了个早餐，也是在边赶路的情况下囫囵咽下的。晚饭时不是吃得很晚，就是腹中空空。睡觉时，无论是带着一个胀鼓鼓的胃，还是一个空落落的胃，都不容易睡好。

其实，做好防止由脾胃失和引起的失眠是非常简单的。能做到三餐定时定量，基本就没大问题了。如果有时需要加班，那也不妨先把晚饭吃了，休息一会儿，再继续工作。另外，要尽量避免咖啡、茶等刺激性饮品。如果长久地靠咖啡因一类物质来提神，只会把自己带进一个怪圈。当然中午不妨稍稍打个小盹，为下午的工作提供充足的精力。不过，最根本的方法还是应该尽量保证晚上的睡眠时间。

相信只要长期坚持，日久成习惯，脾胃就会在调理中逐渐恢复到正常的工作状态。这样，我们在经历了一天的劳累后，优质的睡眠自然不请自来了。

梦见抢食，得小心你的胃

据研究表明，每个人每晚都会做梦，只不过大多数梦在醒来后都忘记了。不过即使仅仅是那部分我们记得的梦，也已经足够千姿百态，气象万千。梦，有好有坏，有的令人喜，有的令人忧。自古以来，梦更是以其神秘牵动着我们找寻它的意义。当然，过度的牵强附会不免有伪科学之嫌，但作为一种潜意识的心理反应，梦的确也会透露出部分身体健康信息。

早在我国古代就有着疾病致梦的说法。当时的思想家、医学家普遍认为，生理疾病是做梦的一个原因。东汉思想家王符就有过"阴病梦寒，阳病梦热，内病梦乱，外病梦发"的说法。不过我们在这具体要说的还是和胃有关的梦境。

也许不少人都有梦到吃东西的经历，不过有一些人他们不仅梦到吃东西，而且常常还是抢食，不仅抢食，抢的居然还是已腐烂变质的食物。做了这样的梦估计心情够糟了，平白无故的，身体和大脑为什么会发出这样的信息呢？其实，出现这样的信息可并不是无缘无故的。当代养生专栏作者李思博在其《由梦说健康》中就记载了这样的病例：

患者梦到自己身处在一场大地震中，却没有惊慌逃命，而是忙着大吃特吃腐烂的食物，吃得很难受，可是又吐不出来，直到醒时嘴里也还留有腐烂食物的味道。最后经诊断，这名患者得的是胃溃疡。

李思博在书里分析说，地震本是动荡之地，腐烂的食物让人难受，醒后嘴里还有异味，这些都是胃不舒服的反应，胃是在通过梦境把这种不舒服传递出来。再结合患者近期压力大、饭后胃会隐隐作痛等情况，确认这一梦境反映的是胃部出了毛病就没什么疑问了。

可见，当身体出问题时，即使在睡眠中，身体也会设法通过梦境把不舒服的信息传达给我们。而当遇到不愉快进食一类的梦境时，我们最好多留心一下胃部等消化系统，这种情况可能是它们有什么话要告诉我们。

痘痘，可能是胃虚的原因

青春是当今社会的一个重要的关键词。无论什么东西，似乎只要和"青春"一挂钩就多多少少显得不那么招人厌了。不过，"青春痘"却是一个例外。它虽然也与青春有关，但带来的是与青春有关的烦恼。这烦恼具体表现在以下两个方面：其一，青春痘并不总是年轻人的专利，当青春已不再，痘仍赖着不走，这种尴尬只有自己心知；其二，花样年华时谁不想拥有一张白净无瑕的面孔，放眼望去，谁又甘于以年轻为借口对痘痘们视而不见，一张张面孔后真正隐藏的可能是一本本曲折的战痘史。

只要对中医知识稍有了解的人都知道，痘痘们活跃往往是胃火过盛的一种体现。然而，你可能不知道的是，胃火盛也得看情况，这"火"也不可盲目打压。

假若是由于过食或进食了辛辣油腻之类的食物引起的上火长痘，那么只要控制食量，饮食清淡，痘痘也就会自然消退，并不用刻意地服用药物去火。非常可惜的是，生活中不少长痘者因为急于祛痘就随便找一些去火药来吃，结果可能痘痘没去成，反倒把胃弄坏了。这又是怎么一回事呢？

原来吃进口中的食物是需要脾胃的运化以转变为气血的，假如脾胃虚弱了，吃进去的东西就不能完全被转化，而且其中一部分还会变成痰湿。又加之这痰湿不会主动消失，所以它便会随着血液周身流动。假如这时肝火又旺，那么污浊的痰湿可能就会随着火气上升，从面部皮肤排出来。如果是这种情况，那么脾胃虚弱便是痘痘的根源所在。如果再一味寒凉攻伐，胃就会变得更加虚弱了，痘痘也会出现不仅不消，反而源源不断滋长的势头。

因此，长痘的确很可能是胃出了小问题。我们必须进一步努力地寻找问题的关键所在，才能做到有的放矢，不仅可以成功地祛除痘痘，还可以将胃调理好，做到真正的标本兼治。

呕吐背后的各种胃病

引起呕吐的原因多种多样，但这里我们主要还是围绕胃，来看看什么样的呕吐对应着什么样的胃部疾病。

我们如果常常在吃了不干净的食物之后，出现反复恶心、呕吐反复发作、呕吐物中含有未消化食物的症状，而且一经吐完上腹便能感到舒服很多，腹痛症状也有所减轻，那这种呕吐估计是由于急性胃炎引起的。如果在呕吐的同时还伴随着腹泻，那可能就是急性胃肠炎了。

另一种由胃肠道梗阻引起的呕吐也较为多见，这种呕吐多发生在吃完饭的数小时后，并且以傍晚时分为多，呕吐量一般比较大，且伴有酸臭味。吐出的东西常常是未经消化完全的，甚至是隔夜的食物，吐完之后腹部随即感觉舒适。那么这种呕吐可能是由十二指肠球部溃烂和胃窦幽门区的胃癌所引发的。

最后一种也是最为疼痛的呕吐，发作时次数一般不多，不过一旦发作便伴随着上腹刀割一样的疼，而且这种疼会马上扩散到整个腹部。发生这种呕吐时多半是胃与十二指肠溃疡急性穿孔。

一般说来，发生病理性呕吐时肯定是身体某个地方生病了，这时我们能做的就是赶紧配合医生积极治疗。另外，除以上几种呕吐是和胃有着密切关系外，其他的消化器官发生病变时也能引发呕吐，但不管如何，当病情发展到经常性呕吐这一地步时，医院和医生就是我们必须求助的对象了。

腹泻也可能由胃病引起

腹泻，指的是排便次数增多、粪便性状改变，如大便稀薄、水分增加，或含有脓血或未消化的食物的一种症状。它是消化系统疾病中最为常见的一种表现，在一般人的认知中，多以为腹泻就是由肠道疾病引起的。然而，事实上还存在着另一种情况，那就是胃病也能引起腹泻，换言之就是腹泻也可能是由胃不健康造成的。

在医学范畴里，我们一般称这种专门由胃病引起的腹泻为胃源性腹泻。如果发生胃源性腹泻，患者可能还会有消化不良的表现。此种腹泻大多发生在早晨起床后或吃晚饭时，大便次数明显增多，不过并不会伴随腹部肠绞痛。如果你发现：从形色上看，大便主要呈深褐色，并且带有泡沫；总体上为糊状的时候居多，较少呈水样；并会伴有一种如臭鸡蛋般的刺鼻性恶臭的情况，就可以初步断定已经患上胃源性腹泻了。

不过，实际上胃源性腹泻只是一种概括的称呼，是由胃部疾病所引起的腹泻的泛指。很多人往往会进一步问，究竟有哪些胃病会引起腹泻呢？概括说来，主要包括以下几类：

（1）由胃酸过少或缺乏引起。这种腹泻背后可能隐藏的疾病有慢性萎缩性胃炎、胃黏膜萎缩、晚期胃癌等。

（2）胃酸分泌过多。因胃泌素瘤引起的腹泻就属于这种情况。

（3）胃大部切除、胃空肠吻合术后或胃肠瘘管形成时，胃内容物流入肠腔过速也会引起这种腹泻。

（4）肠内容物或胆汁经常反流入胃，致使胃内细菌繁殖，黏膜发生慢性炎症，胃酸分泌缺乏或被碱性肠内容物所中和，也是引起胃源性腹泻的原因之一。

当然，如果不是专业人士，人们是很难分辨出上述详细的病因的。之所以将胃病引发腹泻的原因介绍得如此详细，就是希望能够引起你的注意——腹泻还可能存在另一种潜在的病因。至于更深入的答案，还是需要专业医师来替你解答。

腹胀，未必仅是胃动力问题

随着科技的不断发展，社会生活节奏的不断加快，人们也越来越向"四体不勤"的方向发展。除了少数人乘着各种交通工具联系业务，大部分人还是整日端坐在办公室中办公。所以面对日益频发的腹胀问题，大部分人可能都会得出这样一个结论：不断反复出现的腹胀与运动时间减少有着密不可分的关系。只要服用一些助消化的药物来帮助胃肠增加蠕动的频率就可以了。然而，现实情况却往往并非如大家所想的那样。

腹胀实际上可细分为两种情况，一是主观上的感受，也就是说我们感到腹部的某个地方或者整个腹部都胀胀的；二是一种客观现象，即观察发现一部分或整个腹部隆起胀满。在这里我们抛开生理性的腹胀，如妊娠中晚期的妇女、肥胖者的腹壁脂肪堆积和一般的过食消化不良等情况，专门来看看腹胀都可能是哪些胃部疾病给我们发出的信号。

（1）如果在发生腹胀时还伴随着呕吐，那么可能是胃幽门梗阻的原因，不过胆道及胰腺病变，功能性消化不良及吞气症等功能性病变，有时也会导致这种情况的发生。

（2）如果腹胀的同时还伴随着嗳气，即俗称打嗝，那多是由于吞气症、功能性消化不良、慢性萎缩性胃炎、胃下垂、溃疡病及幽门梗阻等疾病引起。

（3）腹胀的同时，胃部还出现振水音，那么可考虑一下是不是胃潴留或胃幽门梗阻的原因了。振水音又是什么呢？它主要指的是当身体仰卧时，医生一只耳朵凑近仰卧者上腹，同时一手以并拢的3~4个指端稍用力地急促反复向下冲击被检查部位，从而听到的一种气液冲撞的声音。正常人在刚吃过饭或喝了大量水后，上腹部都会出现振水音，但如果在早上空腹时或餐后6~8小时以上仍有这种声音出现，那就提示可能着幽门梗阻、胃潴留或胃扩张了。

另外，由腹胀的部位也可大概知道一些胃部病变。如上腹非正常性膨胀很可能是由萎缩性胃炎、胃幽门梗阻、胃扩张、胃癌引起，不过肝硬化、胰腺癌也可能会出现这一症状。另外，左上腹部膨胀也多见和胃部疾病有关。

总之，腹胀有可能不仅仅是过食、胃动力不足这么简单。我们如果平时不留心，腹胀时仅希望靠着几片健胃消食药来解决问题，就可能会带来非常糟糕的结果。

饭后恶心，警惕胃病

"工作了一天，是该停下来休息休息，享受美味恢复精神的时候了。可是为什么在吃过饭之后会觉得这样恶心呢？真是扫兴。本来想借此机会好好享受一下美味的，结果却成了受罪。"王宏轻声地抱怨着。

其实，在现实生活中，类似王宏这样情况的人并不少见。即便是身体非常健康的人，也常常会因为某些刺激物而产生恶心的感觉。不过，如果这种恶心常常是饭后发作，那就得警惕一下是不是胃病的原因了。

如果恶心还伴随着其他肠胃不适和感冒症状，那可能是患了胃肠型感冒的原因。胃肠型感冒实质上也是一种感冒病。这种情况其实就是由于生病，身体不适，进而导致的不思饮食，恶心想吐。对此，我们无须过分担心。随着感冒的痊愈，身体恢复健康后，恶心症状也就跟着自然消失了。

如果是其他情况，就该小心一些了。因为饭后恶心很可能是胃部疾病的信号。虽然仅从单一的恶心并看不出到底是患了何种胃病，但至少可以说明你的胃很可能不健康了。一般情况下，很多胃病都能引发恶心的感觉，如急慢性胃炎、胃溃疡等。此外，不同的胃病还会伴随着其他消化系统方面的病症。若想得知其中原委，患者可以根据多种症状来进行判断，也可到医院检查。

烧心，说的是心，烧的是胃

在日常生活中，不知道你是否常会因为进食过快或过多而产生烧心感，或者当吃了某些特定的食物如酒、辣椒后，上腹或下胸会出现一种灼烧的感觉？这种灼烧感，因为产生的部位通常是在胸下边一点的地方，所以形象地称之为烧心。不过烧心从本质上来说却是一种消化系统症状，它和心的关系也许没有字面上的那么紧密。

对于多数人来说，最常见的引起烧心的原因，就是过食或进食过快，以及对特定食物的敏感。然而，也有一些人，他们日常尽管很注意饮食，但也可能发生烧心的情况。

在烧心的患者群中，年轻人所占的比例很小。通常情况下，年轻人只会偶尔发病，而且经常是一次性的，来势汹汹却很少反复。而对老年人来说，随着年纪增大和消化系统功能的减退，即使非常小心，也可能常常出现烧心的状况。只要天气变冷、饭菜稍凉，或者吃了不好消化的东西等情况出现其中之一，烧心就可能随时"驾临"。

烧心并不会像其他心部病痛那样对生命产生严重威胁，但是那种灼烧感和可能伴随的酸水上涌的感觉，却会给人带来很多身体和精神上的痛楚。一般情况下，如果它只是偶尔出现，除了注意日常饮食外，我们可以服用一些抗酸的药物或者运用中药来调理一下肠胃功能。但如果是经常性的严重烧心，那就得去医院检查，考虑是不是胃或其他消化器官发生了严重病变。

为什么日常偶尔性的烧心可以通过调理胃部功能来防治呢？这是由中西医对于烧心的病理分析皆涉及胃部所致。在西医看来，烧心主要是由胃食管干流病所致，慢性消化性不良的饮食习惯如睡前饮食、常喝酒、饮用浓茶，都能导致烧心的发生。而中医则认为引发热心的主要原因有三。

1. 脾胃湿热

胃是水谷之海，主要负责容纳饮食水谷，所有吃的东西都得先进入胃里消化，如果胃受寒或者受热了，这种寒或热就会集中到中焦。或者饮酒过度导致化热生湿，湿热已久，定会伤及脾胃，产生中宫如同火烧火燎一样的感觉。

2. 阴虚内热

如果一个人脾胃虚弱或已经生病了，再加上情感郁结，气郁化火，火郁伤阴，阴虚内热，五内煎熬，阴液不足，那也容易导致心中像火一样灼烧。

3. 热物所致

热的东西吃多了，或者过量饮酒，饮食过快，都能够伤及食管或造成胃的物理性损伤，进而导致进食时有火灼感、刺破感。不过这种情况下，一般很快就可以恢复。

综上，我们不难发现，无论是中医的观点，还是西医的看法，均提及烧心与胃有着密切的关系。所以烧心虽然烧的是心，但还是得去胃那里找原因。偶尔性烧心的话注意一下胃功能的调理和养护就行；常发作的话，要记得赶紧去医院进行检查，胃病没小事，早检查早发现早治疗。

胃酸过多，胃部虚弱的信号

胃酸是胃部消化液的一部分，如果食物的化学性消化离开了胃酸，那就无从谈起。然而，如果胃酸过多，也不是一件好事，胃酸过多不仅代表着胃部出了问题，而且还会进一步引发胃溃疡等更严重疾病。

具体而言，因胃酸过多表现的症状可细分如下。

（1）吐酸，酸水由胃中吐出而没有咽下的，称之为吐酸。

（2）吞酸，酸水由胃里上泛又立即回咽下去的，即属于这种情况。

（3）反酸，有呕吐酸水的症状，但较为轻微的，都称之为反酸。

另外，烧心也常由酸水过多引起，但前面已经详细分析过，这里我们就只集中围绕吐酸、反酸一类来讨论。

"吐酸"作为病名出现，最早见于《黄帝内经·素问》，"诸呕吐酸，暴注下迫，皆属于热"。意思是说，像吐酸一类的病症有可能是由胃热引发的。巢元方在《诸病源候论》中进一进步做了补充，认为"噫醋者，由上焦有停痰，脾胃有宿冷，故不能消谷，谷不消则胀满而气逆，所以好噫吞酸，气息醋臭"。也就是说，吞酸有可能是停痰、脾胃阳虚的表现。

而对于反酸，中医上主要认为这是脾胃虚弱或寒邪犯胃的表现。如果人的脾胃虚弱，禀赋不足，或者过于劳倦损伤了脾胃，导致吃得少，脾胃渐渐失去了正常运转的功能，就有可能引发反酸。另外，它也有可能是胃阳郁遏的表征。假如这个人的身体素质不太好，不小心感染了寒邪，那么胃阳郁遏也可能引起反酸；如果贪食了生冷寒凉的食物，导致中阳虚衰，水饮津液不能很好地运行，也会造成反酸。

综上可知，当处于虚弱状态时，脾胃就容易受到各种外因的感染而引发胃酸过多。因此，要根治这一病症，除了服用碱性药物以治标外，我们还要注意健脾养胃，以达到治本的目的。如果胃强健了，外邪入侵的机会就会大大减少，胃酸过多的情况就不会那么频繁地出现了。

嗳气，胃气失和了

嗳气，其实和我们日常所指的连续性打嗝并不是一回事。打嗝主要是因为膈肌或肋间肌痉挛引起，一般较为短促，且多连续性一打就是一阵不容易停止，而嗳气的声音较为平缓冗长。当吃饭过饱时，我们通常会感觉胃里有股气会出来，此种情形也被大家称之为"打饱嗝"，实际上这里的饱嗝指的就是嗳气。

嗳气可分为生理性和病理性两种，生理性的嗳气如过饱时的饱嗝。至于病理上的嗳气，反流性食管炎、慢性胃炎、胃溃疡、十二指肠溃疡和功能性消化不良都可伴有嗳气的症状。不过常常还有一类人是处在中间情况，他们并没有什么严重的胃病，但不把那口气吐出来胃就不好受，因此自己会有意识地嗳气。在这种情况下，即使胃部还没有出现大的病症，也说明胃气失和了，或者也可能是胃部某些病变的前兆，同样须要谨慎对待。

嗳气，实际上是属于中医名词，古时候也成为"噫"，指的是一种胃中浊气上逆，由口而出的病症。不过，由于它太常见了，所以大家一般都将其当成正常小事看待。实际上，除去过饱所引起的情况外，其他时候的嗳气都很可能是胃气失和脾胃虚弱的表现。下面我们就从中医的角度看看嗳气都可能预示着哪些更为具体的胃部问题。

（1）如果嗳气伴有不消化的腐臭味道，嗳气闷浊恶心，胸脘痞闷，饮食不思，大便有不消化的酸腐臭味或便秘，舌苔厚腻，那么基本可以判断是由饮食潴留胃里过久引起的。暴饮暴食，或吃太多油腻荤腥之类难以消化的食物，导致脾胃运化失常，不能及时地消化食物，食物潴留胃中，浊气上逆便产生了嗳气。

（2）如果嗳气频繁，声音比较响亮，还伴随着胸闷、胁肋隐痛、舌苔薄白的症状，那么很可能是肝气犯胃的原因。这种情况可能是由于患者情志内伤，忧思恼怒而致。

（3）如果嗳气断续，嗳气低弱，而且还带有回呕清水的症状，人的面色㿠白或萎黄，舌质淡苔薄白，无心饮食，那就可能是脾胃虚弱了。脾胃气虚，运化不了食物，升降功能失调，浊气不降，上逆形成嗳气。

总之，嗳气的发生，轻则说明胃气失和，升降失常；重则就和其他胃部病变相关了。但要仅凭嗳气来确认具体是什么胃病比较困难，一般需要和其他病症相互结合，才可做出判断，不过那时估计就需要去医院诊断了。

便血，可能源于胃热胃虚

"大便出血了！大清早就发生这么一件闹心事，怎么会突然便血呢？是身体的哪儿出毛病了吗？"张玉一下子叫了起来。

的确，突然间见到便血常会令人惊慌失措。不过，千万不要过于焦虑。诱发便血的原因众多，我们可以通过身体传达的一些信息来判定便血产生的原因。

便血，主要指的是血由大便而下，或者大便与血混杂，或者大便前后下血，或者纯为血便的情况。引起便血的原因很多，病位可能涉及食管、胃、小肠、大肠等。如果病症严重，建议还是到医院确诊。不过你也可先参照以下内容，自诊看看是不是胃部的原因。

如果最近一直辛辣食物不离口，麻辣烫、酸辣粉……总之，对于生冷油腻等刺激性食物来者不拒，一切只以享受美食为宗旨，将饮食宜清淡的提醒抛之脑后，在短暂的快乐之后，留下的是延绵不断的苦痛。这时，你的身体可能已经出现了以下症状：唇干舌燥、牙龈红肿、口臭口苦，甚至舌头还长了疮，舌头发红舌苔泛黄，大便秘结，肛门灼热。如果上述症状中的大部分都出现在了你的身上，那么毫无疑问，你的便血是由享受过度、胃热伤络导致的。过多的辛辣食物累积于胃，积热化火，灼伤胃络，迫血妄行，血溢脉外，下渗肠道就形成了便血。另外，嗜酒无度，喜食甘肥厚味，也会伤及脾胃，使脾胃运纳失常，湿浊内生，聚湿化热，湿热损伤肠道络脉，血溢于外而造成便血。

除去胃热，胃虚也可导致便血。如果便血的症状主要表现为先便后血，或血便混杂，或下纯血，同时血色紫暗，或便如柏油。面色看上去没有光彩，且神情疲惫，同时身体乏力，脘腹处还会隐隐作痛，口淡而不渴，舌质较平时淡，舌苔白润，那估计就是脾胃虚寒导致的了。脾胃虚弱，以致不能统摄血行，血无所归，溢于脉外，离经之血下渗大肠就形成了便血。

总之，如果便血和胃相关，那么不外乎胃热或胃虚这两个原因。胃热的话，就考虑如何忌嘴祛火；胃虚的话就从调理入手，慢慢地增强胃气。当然如果以上原因都不是，那么你最好是找医生帮忙确诊一下，然后再从根子上治疗。

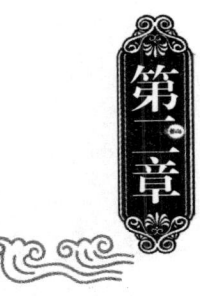

第二章 饮食与养胃：吃出胃健康

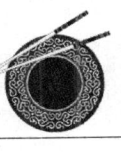

平时我们打招呼时常常会说「吃了吗」，这句中国人见面时的客套话，充分说明了人们对「吃」的重视。但是，我们不仅仅要会吃，还要吃得明白，吃得踏实，因为饮食与养胃息息相关。要想拥有一个健康的胃，对「吃」就得更加关注了。最基本的要做到注意饮食习惯、仔细选择食物等。你可别小瞧了「吃」这么一件小事，在生活中只要多加注意，我们就可以避免打针和吃药，轻轻松松地吃出胃健康来。

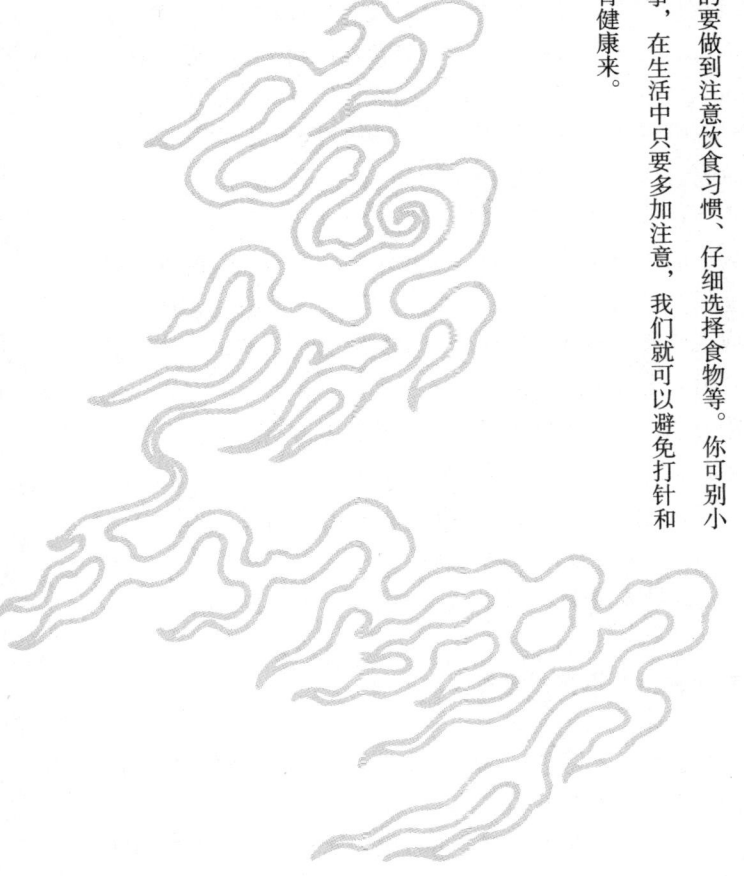

饮食习惯决定胃健康

我们常常说"早饭要吃好,午饭要吃饱,晚饭要吃少",这种值得提倡的饮食习惯虽然看起来很简单,但真正做起来却难度不小。饮食习惯是一个人在"吃"这方面长期行为的体现,所以饮食习惯会对胃的健康产生巨大的影响。不过不要担心能否改正现在的不良习惯,如果能认真看下面的内容,并能坚持每天都有一个小变化,经过一段时间后,好的饮食习惯和健康的胃与你的距离便不再遥远。

不饿也要吃早餐

很多人习惯不吃早餐,因为他们觉得不吃早餐也不饿。实际上,这对人体健康不仅没有任何好处,还可能会导致疾病的产生。

可能有人会有这样的疑惑:早上起来并没有饥饿感,为什么还要吃早餐呢?这种在早上饥饿感不强,感觉到胃要经过一段时间才能苏醒的感受,很大程度上就是因为不吃早餐而造成的,相当于胃的一种自我保护。不过,即使没有饥饿感,食物经过一晚的消化吸收,在起床后早已"无影无踪",这时候大脑和肌肉需要营养供给,必须要进食大量碳水化合物来保证身体机能的正常运行和思维的活跃,否则虚弱的身体不能满足整个上午的工作强度。这些碳水化合物,主要来自水果、蔬菜和全麦谷物,因而必须要吃早餐,而且要吃好,这样才能为大脑和肌肉活动提供充足的能量。

那么,如果不吃早餐,会对身体造成怎样的影响呢?首先,对消化系统造成危害,肠胃因此"造反"。如果不吃早餐,前一天吃进去的食物早已被排空,胃长时间处于饥饿状态,胃酸及胃内的各种消化酶只好"消化"胃黏膜。长此以往,细胞分泌黏液的正常功能就会遭到破坏,很容易造成胃溃疡等消化系统疾病。有时因为早餐不足,到午餐时会过度饥饿而大量进食,造成消化系统的负担。

其次,不吃早餐还会对大脑造成危害,使人反应迟钝;对部分腺体造成危害,导致慢性病的产生;对胆囊造成危害,导致胆结石产生;还可能会造成胃结肠反射作用失调,产生便秘。如果早餐质量不佳甚至不吃早餐,人体只能利用体内贮存的蛋白质,长此以往,会导致皮肤干燥、起皱,造成贫血、营养缺乏症等疾病,从而加速人体的衰老。

所以,即使再忙再累,为了自己的身体健康,一定要记得吃早餐。

进食早餐不宜过早

人在睡眠时,大部分器官都得到了充分的休息,而消化器官却仍在消化吸收晚餐存留在胃肠道中的食物,到早晨才渐渐进入到休息状态。

如果早餐吃得过早,就会干扰胃肠休息,加重消化系统负担,久而久之,人们便容易患上胃肠疾病。另外,早晨人体处于自然环境的排出期,身体内血液混浊,前一天的代谢物需要清理。如果过早进食,可能影响排出工作的正常进行。而且,人经过一夜睡眠,从尿、皮肤、呼吸中消耗大量的水分和营养,早晨起床后仍处于一种生理性缺水状态。专家建议,早餐适宜在8点半至9点之间进行。早晨醒来之后不要立刻起床,先在床上平躺15~30分钟,再起来喝杯温水帮助清理肠胃中的垃圾。

饭前喝点汤可以养胃

有句俗话说得好"饭前先喝汤,胜过良药方",说明饭前喝点汤对身体大有好处,营养学家也指出科学的进餐顺序应该是汤—蔬菜—饭—肉,半小时后再吃点水果,按照这样的顺序进餐,不仅能使食物得到充分的消化吸收,还可以养胃,可谓一举两得。

食物进入口腔后会沿着食管一直到胃、肠,如果在正式吃饭前先喝口汤,就像给胃肠道增加了润滑剂,可使食物顺利下咽,这样能防止干硬食物刺激消化道,从而有益于胃肠对食物的消化和吸收,同时适量汤水有助于食物被稀释,使食物消化起来更容易些。

饭前喝些汤,不仅利于消化,还对胃的保护有一定好处,是养胃的好办法。饭前喝点汤就像运动前的准备活动一样,作用在于调动整个消化器官,使其处于"作战"的状态。这时消化腺开始分泌消化液,消化器官开始蠕动,为进食做好充足的准备,经过这样的预热,当食物到来时,就能充分发挥各消化器官的作用,使之协调而自然地进入工作状态。消化腺能分泌足够的消化液来消化食物,胃排空便能顺利进行,不会造成胃的负担,因此在吃完饭后也会感觉特别舒服,还能预防食管炎、胃炎等疾病的产生。

不过,饭前喝汤不要急,也不要喝过烫的汤,太热的汤很容易对娇嫩的胃肠道造成伤害,要想真正做到喝汤养胃,就要慢慢喝,有选择地喝。某些专家经过研究发现,喝汤速度越慢越不容易胖,汤就像涓涓细流一样滋润胃肠道,这样做既能充分享受食物的味道,还能给食物的消化吸收留出充足的时间,从而提前产生已经吃饱的感觉。这时候所感觉到的吃饱了,就是吃得恰到好处,胃也不会有压力,会保持健康的状态。

吃快餐吃出胃不适

快餐是指预先做好的能够迅速提供给顾客食用的饭食,既有中式快餐也有西式快餐,常见的有汉堡包、盒饭等。如今我们常说的快餐,一般都是指西式快餐,例如肯德基、麦当劳、必胜客等供应的食品。

由于具有大众化、节时、方便的优点,快餐逐渐成为一种普遍的生活方式,并因此出现了"快餐文化"和"速食主义"。尤其是上班族和学生族,迅速成为快餐的忠实"粉丝"。不仅如此,快餐对小朋友的诱惑更大,有些家长甚至把快餐当成给孩子的奖励。但是,这并不是一件值得庆祝的事情,相反,我们还需要提高警惕,因为前者危害文化,后者危害健康。

"洋快餐"具有高热量、高脂肪、高蛋白质、低矿物质、低维生素和低膳食纤维的特点,因此被营养学家称为"能量炸弹"和"垃圾食品"。快餐一般都含有大量的调味料和较多的人工添加剂，利用色香味刺激顾客的食欲，同时快餐的食物以肉为主缺少蔬菜水果，所以营养供应不均衡，对人体健康十分不利。

快餐主要以油炸食物为主，油炸食物脂肪含量高，不易消化，很可能会引起消化不良等胃部不适的症状，甚至有些人在吃完快餐后会胸口饱胀、恶心、呕吐、腹泻，有些反应比较剧烈的人还可能会食欲不振，好几天都没有胃口。这是由于油脂在高温下会产生一种叫"丙烯酸"的物质，这种物质很难消化，所以在吃完快餐后会有吃一顿顶三四顿的感觉。而油炸食品虽然口感好，但缺乏维生素和水分，经常吃很容易上火引起便秘。

快餐的卫生问题同样令人担忧，在油炸食品中也含有许多细菌，容易引起胃部不适。细菌多主要有三个原因：第一，原材料不够卫生，有许多油炸的原材料都是快坏甚至已经坏掉的，商家通过油炸来掩盖，敏感的胃肠道容易受到感染；第二，使用的油不一定卫生，最恶劣的行为是使用地沟油，但是即使商家使用合格食用油，为了节约成本还可能将油反复高温加热使用，使油脂炸焦变黑，产生一些胃肠道难以消化的有害物质；第三，快餐一般都是在极短时间内通过高温烹制而成，食物的外面已炸得焦黄发硬但是里面却还没有熟透，一旦没有炸透很容易引发胃病。

除了油炸食物，快餐中造成胃部不适的另一个罪魁祸首就是冰镇饮料。饮用冰镇饮料会使咽喉受到过冷的刺激，导致局部血管收缩，而胃黏膜很柔嫩，分布着丰富的血管。当受到冰冷刺激时，黏膜下血管会急剧收缩，血液供应骤然减少，会伤害到消化系统的免疫力，极易引起急性胃肠炎。如果胃黏膜不能及时修复，便可能会导致炎症、溃疡等胃部疾病的形成。

所以，要想胃舒服，就少吃快餐吧。

细嚼慢咽防胃病

不知道你有没有注意到这样一种现象：那些吃饭时细嚼慢咽的人在饭后一般不会有肚子胀、不消化的感觉，而那些吃饭习惯狼吞虎咽的人，则会容易吃多，经常会感觉肚子胀胀的不舒服。很显然，细嚼慢咽是一个好习惯，而且有关专家也提出，吃饭时最好每口饭咀嚼20次再下咽，这样不仅利于人体对食物中营养成分的吸收，也对胃的健康有好处。

当食物进入口腔后，进行的第一关考验就是咀嚼。食物经过牙内齿的咀嚼和舌头的搅拌后变碎，然后通过咽部，进入食管再被送到胃里。食管把嚼碎的食物推入胃的过程是十分艰辛的，其动作就像蠕动的虫子，这样才把食物一点一点慢慢地推到胃中。如果食物没有经过细嚼而被下咽，食管壁黏膜和胃黏膜很可能因为食物过于粗糙而受到损伤，进而引起胃病，而慢咽可以防止被噎到，能够对食管和胃起保护作用。

细嚼慢咽对人体有很多好处，其中一个重要作用就是能够预防胃病。在细嚼慢咽的过程中，身体通过条件反射，使胃、肠、胰、胆这些消化器官逐渐转入活跃状态，使消化过程能够顺利进行，不会因胃中有大量积食而造成肠胃负担加重，食物能够更好地被消化和吸收，防止消化不良引起胃病。人在感到饥饿的时候才会选择进食，这时候食欲十分旺盛，很容易因吃得过多而造成肠胃负担，通过细嚼慢咽能够有效减少食物的摄入量，不会造成胃的"压力"过大，还能控制体重，有益于减肥。

食物在口腔中咀嚼的过程，主要发生的化学变化就是与唾液结合从而促进唾液淀粉酶的生成，而唾液淀粉酶是促进消化的主要原动力，同时口腔分泌的唾液能够在食物表面形成一种对胃有保护作用的膜，更加全面地保护胃。但如果吃饭时咀嚼次数不够，新陈代谢的速度便会减慢，在大量营养流失的同时，还可能造成胃的不适。由于细嚼慢咽可以大幅提高食物的吸收比例，所以在身体得到足够的营养后食欲也会降低，在这两方面的作用下，食物的残渣大量减少，整个消化系统的负荷大幅减轻，胃当然也是其中的受益者，这时身体也有能量和机会清理长期积存在肠胃中的垃圾。胃的生存环境变好了，胃病自然也少了。

虽然细嚼慢咽好处多多，但有些人却很难做到。细嚼慢咽真的那么难吗？其实只要做到吃饭时往嘴里塞得少一些，咀嚼得慢一些久一些，吃饭花的时间多一些就可以了。不信你就试试吧！

吃饭宜吃八分饱

如今人们对饮食的质量十分重视，都会选择吃健康而有营养的食物，但是在对待饮食的量上，"吃饭宜吃八分饱"的观点还没有得到普遍认可，大多数人的要求仍然是吃饭就要吃到十分饱，甚至很多人一日三餐都是狂吃海饮、毫无节制。现在在上班族中还流行"补偿式晚餐"：早饭、午饭都随便吃点，工作一天回到家后再用一顿大吃大喝来弥补。这对有病的胃来讲无疑是雪上加霜。

那些在饭后常常揉着肚子、扶着腰、打着饱嗝的人们，虽然满足了一时的口腹之欲，但是短期内的暴饮暴食给身体带来的健康灾难却是难以挽回的，不仅体重在几年内会一直上升，对全身的伤害甚至还会持续很多年。

我们如果每天每顿都吃得太饱，会造成身体超负荷运转，从而带来一系列健康问题，引起多种疾病。

1. 容易引发胃肠道病

人的消化系统只有得到定时休养，才能保持正常工作状态。如果吃得太饱，上顿的食物还没来得及消化，下顿的食物又填满了胃部，这样胃排空就不能顺利进行，消化系统得不到应有的休养，消化功能就会受到影响。

2. 容易引起肥胖

现代人常吃高脂肪高蛋白的食物，消化时本来就比较困难，而吃得太饱后多余的营养物质堆积在体内，对消化吸收更加不利，肥胖和一系列的富贵病便会随之出现。

3. 容易引发疲劳感

吃得过饱，大脑反应会变迟钝，进而加速大脑的衰老。而且人们在吃饱后，身上的血液都会跑到消化系统参与工作，使人长期处于疲劳状态，造成精神不佳。

4. 可能会引发癌症

经过科学家的研究发现，吃得太饱后，具有抑制细胞癌化功能的因子的活动能力会降低，增加患癌概率。

对于那些常常吃得过饱的人，专家建议他们要在平时多吃些凉拌菜和粗粮，利用其中的粗纤维来增加饱腹感，以减少其他食物的摄入量，慢慢养成八分饱的习惯。

过晚进食易致胃病

现在人们工作繁忙，单位离家又远，忙碌一天回到家后就不早了，做完晚饭后差不多就已经到了八九点，经常会导致晚餐时间过晚。有些人在晚上常常会看球赛、参加聚会等活动，其间常常会吃夜宵。无论是晚餐时间过晚，还是夜间食用夜宵，这些不健康的饮食习惯都会对胃有很严重的损害。根据科学家的研究发现，经常过晚进食和吃夜宵，会引起胃部不适，甚至会引发胃炎、胃溃疡、胃癌等胃部疾病。

晚餐吃得过晚，或者吃油炸烧烤类的夜宵，都会加重胃肠道负担，并对胃黏膜造成不良影响，甚至增加患胃癌的风险。由于胃黏膜上皮细胞的寿命很短，每隔2~3天就需要在夜间进行再生，以修复胃黏膜受到的损伤。如果晚饭的进食时间总是太晚，占用了胃黏膜细胞再生的时间，胃肠道得不到很好的休息，就会导致胃黏膜的损伤无法及时修复，破坏了胃的自我调节功能，增加患胃病的概率。

过晚用餐还会使食物大量囤积在胃内，从而促使胃不断分泌胃液。过多的胃液对胃黏膜也有损害，因此经常过晚进食不仅会使胃黏膜长期处于待修复状态，而且胃黏膜被频繁刺激，受损程度会越来越严重，胃炎、胃溃疡等胃病就会趁机而起。如果晚饭常吃一些油炸、烧烤、腊制的食品，其中的致癌物质会进一步伤害胃部，极易导致胃病的产生。过晚进食也不符合人体的生命活动规律，这样既增加胃肠负担，可能会造成胃黏膜充血等胃病，影响睡眠，继而因为休息不好而造成身体抵抗力下降，导致胃癌产生。

过晚进食对老人和小孩来说尤为不利，但有些老人为了等子女回家一起吃饭，尽管已经饥饿万分，但是仍然坚持忍受。而在小孩子肚子饿了要求吃饭时，爷爷奶奶就会哄孩子说"再等等，爸爸妈妈马上就回来了，大家一起吃晚饭"。老人和小孩的胃肠道功能本来就弱，晚饭又不能按时吃，长此以往，胃病自然难免发生。

因此，晚饭时间最好选择在下午5~7时，尽量杜绝夜宵。

边工作边吃饭易患慢性胃病

职场中的人在工作时间忙，到了吃饭时间也很忙，经常是嘴里嚼着食物，手上不停地按键盘，目光还要集中在屏幕上。这时大脑必须频繁调动眼睛、耳朵等感官系统，来参与声光信息的处理，身体各器官依然处于紧张的工作状态。如此一来，吃饭时间用来休息和充电的意义就没有了，胃难免会选择反抗。

更重要的是，这种饮食习惯非常不科学，不仅会影响食物的消化和营养的吸收，对肠胃功能十分不利，还可能会因此引发慢性胃病，导致食欲减退、新陈代谢紊乱，那样可就得不偿失了。

人在工作的时候，大脑需要大量的血液供应，以确保能量充足。如果此时还在吃饭，胃也不是好欺负的器官，当然会与大脑争抢有限的血液资源，这就会让胃很不舒服，因为消化是一项紧张而繁重的工作，得不到充足的血液供应，消化功能就会被削弱，容易导致消化不良等胃病产生。如果胃的消化功能在长时间内都受到阻碍，很可能会引起慢性胃病。

除此之外，一边工作一边吃饭，还在无形之中拖延了进餐时间，加重了消化系统的负担，胃迟迟得不到休息，慢性胃病可能会因此而发。如果在吃饭时还在交流讨论工作，额外的口腔活动会使食物咀嚼的精细度降低，胃就需要用更长的时间来消化比较大的食物，负担加重，也会导致慢性胃病。

消化是一项须要多脏器和组织器官配合的过程，包括咀嚼、吞咽、蠕动等动作，眼、鼻、口、舌等多种器官都需要参与其中。所以为了自己的身体健康，尽量不要边吃饭边工作。

饭后不宜马上吃水果

现在人们的生活水平不断提高，无论是在外边吃饭，还是在家里就餐，很多人都已经习惯在饭后吃点水果。实际上饭后马上吃水果是一种错误的生活习惯，这会影响到胃肠道的消化功能，进而引起腹胀、腹泻或便秘等。

为什么饭后不宜马上吃水果？据科学研究发现，主要有四方面的原因。

（1）水果属于容易腐败的食物，如果饭后马上吃水果，会延长其在胃中的停留时间，可能会进一步加剧水果氧化腐败的程度，对身体健康产生不利影响。

（2）人们在吃饭的时候，会有大量食物进入胃内，胃内食物必须经过1~2个小时的消化过程，才能被缓慢排出得到进一步的消化吸收。如果在饭后马上吃水果，之前进入胃内还没来得及消化的脂肪、蛋白质就会堵在胃内，水果只能堆积在胃部，不能被正常地消化，从而引起消化不良。如果食物留在胃内的时间过长，就容易引起腹胀、腹泻或便秘等。

（3）水果中一般都含有大量的有机酸，饭后如果马上吃水果，其中的有机酸就会与其他食物中的矿物质相结合，形成难以消化的物质，引起消化不良等疾病。

（4）水果除了富含维生素外，还含有较多的膳食纤维，而膳食纤维会对一些营养成分的消化吸收有影响，例如会影响微量元素的吸收，所以饭后不能马上吃水果。

吃水果最好是在两餐之间。对于那些血糖过高的人，尤其不能饭后马上吃水果。

做菜勾芡保护胃

很多人习惯在做菜的时候进行勾芡。勾芡是指在菜肴接近成熟时，将调匀的淀粉汁淋在菜肴上或汤汁中，以增加汤汁的浓度和汤汁对原料的附着力。勾芡不仅能使菜品口感滑润，还能"锁住"菜肴中的营养成分，更重要的是芡汁能保护胃黏膜，对胃十分有好处。

勾芡要用到芡汁，芡汁是用淀粉和水搅拌调和而成。芡汁里所用的淀粉，不能选择已经霉变和过期的，一般常用的有绿豆淀粉、土豆淀粉、麦类淀粉等。这些质量有保障的淀粉对人体健康是绝对安全的，可以放心食用。由于淀粉在高温下会发生糊化而具有黏性，并且经过糊化后的淀粉具有很好的吸水能力和吸收异味的能力，而我们常吃的一些菜肴的汤中含有许多无机盐、维生素等营养物质，通过勾芡会使汤汁裹在原料上，减少食物中营养素的损失。因此经过勾芡后的菜，不仅营养价值高，而且香气扑鼻、口感浓郁，令人食欲大增。

经过勾芡后的菜，除了味道好和营养丰富外，在食用后进入胃壁时，还可以形成一层保护胃黏膜的保护膜。这是因为淀粉是一种多糖聚合物，由多个葡萄糖分子脱水缩合而成，当淀粉遇到胃酸时，会与胃酸发生作用而形成胶状液的物质，而这种物质会附在胃壁上，形成一层薄薄的保护膜，能够防止或者减少胃酸对胃壁的直接刺激，从而起到保护胃黏膜的作用。所以千万不要小看了勾芡这个简单的工序，一个小动作不仅能使营养物质得到很好的保存，还能起到保护胃的作用，真是一举两得。

当然不是所有的菜都适合勾芡，有些菜则是不需要勾芡的，例如土豆本身就含淀粉比较多，炒土豆丝时就不用勾芡；口味清爽些的菜也不用勾芡；在做红烧、酱汁类的菜肴时也不用勾芡。

勾芡的菜适合有胃病的人。但是需要特别注意的是，在给糖尿病患者做菜时，不要勾芡，否则会影响餐后血糖，对身体不利。

吃辛辣食物有讲究

有句俗话说"四川人不怕辣，江西人辣不怕，湖南人怕不辣"，大部分南方人的餐桌上永远少不了辣椒。而对于北方人来讲，大葱和大蒜几乎是每顿的必备食物。辛辣食物对人们的吸引力十分大，有些人吃辛辣食物时甚至会辣到流泪流汗也不肯停下。喜欢吃辣的人很多，但是会吃的人可不多，吃辛辣食物也是有学问的。

首先要明白到底什么是辛辣食物。辛辣食物是指具有辛辣味道的刺激性食物，生活中常见的辛辣食物有辣椒、胡椒、芥末、生葱、洋葱、生蒜、韭菜、花椒、姜、白酒等，这些食物能促进食欲，使人"发热"，有驱寒的作用，但也可能会使人"上火"。

在生病服药期间，特别是服用中药时，不少医生会嘱咐"禁食辛辣食物"。当胃溃疡患者看医生时，得到的忠告也都是不应摄入辣椒等辛辣食物。在传统医学看来，辛辣刺激的食物会刺激患者的胃黏膜，从而促进胃液分泌，引起消化功能紊乱，可能会导致药物失去疗效，还有可能会加重胃溃疡患者的病情。但是这样的嘱咐让不少患者感觉很纠结，究其原因主要表现在两个方面：第一，如果严格禁食辛辣食物，可能会导致食欲下降；第二，担心吃了辛辣食物后会影响治疗效果。

不过通过近几年的医学研究发现，少量的辛辣食物可以促使胃黏膜血液量的增加，能够有效刺激胃黏膜修复，从而减少有害物质对胃黏膜的伤害，起到保护胃的作用。同时，大蒜这种辛辣食物还能有效地杀灭幽门螺杆菌，能够保护胃黏膜。因此，专家建议说，适当食用辣椒、大蒜等辛辣刺激食物对胃有益。尤其是在风寒感冒时，可以用辣椒和生姜熬汤喝，来增强辛温解表的作用，利于风寒感冒的治疗，而在食欲不振及消化不良时，可以食用辣椒等辛辣食物，因为辣椒有健胃、助消化的药用功能，而且其中所含的辣椒素能刺激舌部味觉细胞，增加食欲，富含的纤维素还能促进肠胃蠕动，促进消化。对于脾胃虚寒的人来说，适当吃些辣椒等辛辣食物可以暖胃驱寒，对身体有利。

但是，凡是热证病人都不宜食辛辣食物，有大便干结、小便发黄症状的患者也不宜食用，否则会加重病情，伤害到身体。

不要空腹喝牛奶

目前，牛奶早已成为很多家庭必不可少的食物之一。牛奶中有大量的蛋白质、乳脂肪、脂溶性维生素等营养物质，而且口感好，所以很多人都十分喜欢喝牛奶。牛奶中含有的酪蛋白，能够起到中和稀释胃酸的作用，从而能在胃黏膜表面形成一层保护膜，所以牛奶是胃病患者的理想食物。不过牛奶虽然好，却不宜空腹喝。

牛奶中虽然含有充足的蛋白质，但是蛋白质必须在胃中经过胃蛋白酶及小肠的消化，分解成为各种氨基酸后，才能在小肠内被吸收利用。从营养方面考虑，空腹饮用牛奶会导致其中的营养成分不能被很好地吸收。因为人体的能量来源主要是糖、脂肪和蛋白质三大类营养物质，其中糖提供人体所需热量的 2/3 以上，而蛋白质一般不作为热量来源，是一种用来修补人体组织的营养素，只有在体内糖和脂肪来源不足时，蛋白质才会转化为热量被消耗掉。空腹时喝牛奶，可能会因胃排空太快而使得一部分蛋白质不能被分解成氨基酸，还会有一部分氨基酸在小肠内还没来得及吸收就被排入大肠，在大肠内这些蛋白质和氨基酸只能被分解腐败而变成对人体有害的物质，这样蛋白质既不能发挥应有的作用，还增加了人体的负担，所以尽量不要空腹喝牛奶。

在清晨尤其不能空腹喝牛奶。早上起床后人体肠胃空空荡荡，这时空腹喝牛奶，会使蛋白质在缺少糖和脂肪的情况下被迫转为热量而被消耗，它就不能起到更大的营养作用，还会增加胃的负担。加之牛奶具有催眠镇静的作用，早晨正是人们精力旺盛的时间，喝牛奶后人们会有昏昏欲睡的感觉，反而对学习和工作不利，因而喝牛奶的时间十分讲究。

什么时间喝牛奶好呢？最好在晚上喝牛奶，这时牛奶中的钙可以缓慢地被血液吸收，整个晚上血钙都得到了补充，就不必再溶解骨中的钙，防止了骨流失、骨质疏松症，所以最好在睡前喝牛奶。

还需要注意的是，蛋白质在胃内被消化后会产生促进胃酸分泌的物质。所以，牛奶虽然有保护胃黏膜的作用，但是不宜饮用太多。

睡前不宜加餐

对于许多职场白领和学生来说，睡前加餐很可能是每天晚上的必修课。不过，吃点夜宵虽然很普遍，但这种不良的饮食习惯不仅会影响睡眠，导致肥胖，还会迫使胃肠道处于超负荷的紧张工作中，长期下去，就有导致胃溃疡的危险。

睡前进餐会使食物在较长的一段时间内停留在胃内，而为了消化这些食物，胃就会不停地工作，以至于促使胃液大量分泌，对胃黏膜造成长时间的刺激。久而久之，胃黏膜就会发生糜烂、溃疡，这样胃肠道的抵抗力便会被大大减弱。如果在睡前加餐时还吃了油炸、烧烤、煎制等含有致癌物质的食品，就会更容易对胃黏膜造成不良影响，进而导致胃癌的产生。

一般说来，白天是胃的"上班"时间，胃会按照正常的蠕动节奏来进行"工作"，胃肠道的消化吸收功能都会持续进行，而一般会在4~6小时内，胃里的食物就会排空一次。当到了夜间时，胃也会随着人的下班而进入休息时间，在这个时候，胃的蠕动会减慢并且自动开始对胃黏膜进行修复。胃黏膜是一个很复杂的分泌器官，并且胃黏膜上皮细胞的寿命很短，只能在夜间胃肠道休息时进行更新，一般2~3天就需要在足够的时间内来进行胃黏膜的修复。如果经常性睡前进餐，食物会长时间停留在胃部，增加胃的负担，这就相当于是让胃处于"加班"状态，使其得不到很好的休息和调整。因此胃黏膜的再生和修复就不能圆满地进行，不能正常修复受损的胃黏膜，就容易引发胃炎、胃溃疡等疾病。

此外，在睡前加餐会影响到睡眠，特别对孩子十分不利。一般说来，正常的小孩子在入睡时所需要的时间是10~30分钟，但是如果小孩子在睡前的1小时内加过餐，就需要30~50分钟才能入睡，尤其在进食过多的高蛋白脂肪食物后，孩子的整个肠胃系统都处于高负荷运行状态，甚至在睡着后消化器官仍得不到安歇，不仅会影响孩子的睡眠质量，也容易使孩子受惊做梦，心理状态受到干扰。

所以为了身体健康，无论男女老少，都不要睡前加餐。

补给营养需要有个度

现在人吃东西都注重营养，有些人还会为了得到更加充足的营养而选择进补。其实为了营养全面，不一定非要吃营养价值高的贵重补品，更不能盲目进补。补给营养是有讲究的，要因人、因时、因地有度地进补，这样才能真正达到健康养生的目的，否则营养过度，不仅不利于吸收，还可能会因此增加肠胃负担。

人们在患病的时候常常会想到增加营养，这时进补往往不会有明显的效果。一般说来，当人体在患病时，无论是患何种疾病，体内各部分的器官和系统的正常生理功能都会发生不同程度的紊乱，而胃肠道的收纳、消化和吸收功能的失调往往会特别明显，常常会出现口中乏味、不思饮食、消化不良等症状。一般具有丰富营养的药物和食品，大多数都有温热和高蛋白、高脂肪的属性，如果在这时增加营养，势必会增加消化系统负担，使病程延长。因此在患病期间，应该多吃一些清淡爽口的食物，等到疾病愈后，人体的胃肠道功能恢复正常，再增加营养就能收到良好的补益效果了。

对于青少年来说，补给营养就更需要把握度了。青少年正处于发育的旺盛阶段，犹如旭日东升，本来阳气就盛，如果盲目进补，甚至服用人参、参归、参茸等胶膏之类的补品，就很容易上火，出现烦躁不安、鼻子出血、便秘干结等症状。同时，青少年的肠胃道比较脆弱，承受不了这么强的高营养食物，容易出现食欲减退、消化不良等症状，营养不成反而会招祸。有些老人在自己吃补品时还会给怀抱中的小宝宝也尝上几匙，以示宠爱，这更是千万使不得的。小宝宝是"稚阳"之体，体内精血、津液还不充实，如果营养过度，很容易出现不良反应，对身体健康没有好处。

所以为了营养均衡，进补一定要科学，合理调配一日三餐，而且加强体育锻炼，才是根本所在。即使体弱多病的青少年，也应及时请医生或营养师检查，找出原因，对症下药，才能奏效。一定不能营养过度，否则损害到胃肠道就得不偿失了。

吸烟可引发多种胃病

吸烟有害健康，这是尽人皆知的事实，至于具体有什么危害及此种危害是怎么形成的却很难讲得非常清楚。即使在很多人的常识中已经明确了吸烟危害的主要器官多为咽喉、肺等呼吸道器官，可是吸烟与胃又有什么联系呢？据科学研究发现，吸烟确实会危害胃部健康，甚至能引发多种慢性胃炎和消化性溃疡等胃部疾病。

其中导致胃部病变的最大祸源还是大家所熟知的尼古丁。吸烟时，所产生的尼古丁能作用于吸烟者的迷走神经系统，使其胃肠的功能活动紊乱，造成胃与小肠的接口处，即幽门括约肌松弛，胆囊收缩，进而使得碱性的胆汁、肠液容易反流入胃，对胃黏膜造成损伤刺激，久而久之引发慢性胃炎和消化性溃疡。

其次，吸烟时还能增加胃蠕动和促进胃酸分泌，在胃黏膜屏障被破坏的基础上，胃酸又进一步加重了胃黏膜的损害。

最后，吸烟会影响前列腺素的合成。前列腺素可增加胃黏膜的血流量，起着排出毒素，抑制胃酸分泌的作用，有利于修复受损伤的胃黏膜。而前列腺素的合成减少将导致胃黏膜的保护因素减弱，进而容易使胃黏膜屏障遭到破坏而发生胃炎。

而对于胃病患者，吸烟无疑只会给治疗造成妨碍。第一，与普通患者相比，吸烟者的胃病发病率本就高得多，而在相同的药物治疗下，吸烟者治愈率却比普通患者低。有关人士做过比较，给同是慢性胃炎或溃疡病的患者使用同一种药物治疗，非吸烟组的治愈率为90%，而吸烟组的仅为63%。第二，即使治愈了，吸烟者也更容易再次复发。在上述两组被治愈的患者中，停药1年后非吸烟组复发率为53%，而吸烟组的则要高出其31%。

所以，为了身体的健康，戒烟势在必行。尤其是对于胃病患者来说，如果不先戒烟，胃病痊愈从何说起？

先吃主食后吃肉易消化

生活好了，菜品多了，过去老一辈们"两个馒头过一餐"的日子早已退出了历史舞台。然而今天的我们似乎又走向了另一个极端：以能吃上众多美味的菜肴为荣，尤其是逢年过节、朋友聚会的时候，基本上都是鱼肉当主食，而真的主食倒成了点缀，大多不过在最后用餐快结束时稍稍露个面，甚至有时连露面的机会都没有。

从两个馒头过一餐到推崇大鱼大肉、以鱼肉为主食，人们的饮食观念在不知不觉中已经发生了重大的变化。而进食顺序的改变在很大程度上扰乱了胃部消化原本正常的秩序，影响了消化的过程。只要我们稍稍调整一下，进餐时先吃主食，再吃其他肉类，估计消化起来就没这么困难了。具体说来，原因主要包括以下四个方面。

（1）主食的成分基本上为淀粉，而消化淀粉需要唾液淀粉酶的参与。所以先进主食有利于刺激唾液分泌淀粉酶，从而进一步刺激胃酸的分泌，增强胃的消化能力，以达到消化食物的目的。

（2）米饭、面条等主食容易被人体消化吸收，因此不会给肠胃消化增加负担。

（3）碳水化合物容易让人有饱腹感，所以在吃过主食后，荤菜的摄入量自然会随之减少。而平时聚会人们之所以容易遇到消化不良的情况，主要就是因为食用了过多肉类等油腻食物的原因。如果肉类的摄入量减少，那么无疑更有助于食物的消化吸收。

（4）碳水化合物在人体的代谢过程中几乎不会产生毒素。相比而言，一些高蛋白或高脂肪类的食物，在人体代谢中会产生许多对人体有害的物质。因此先吃主食，相对减少肉类的摄入，对于身体健康也是有好处的。

随着社会生产力的不断发展，我们的生活条件变得越来越好了，只是可惜的是优越的生活条件和丰盛的食物似乎并没有为大家的健康状况带来什么实质性的改变，反而是各种疾病越来越多了。实际上不少疾病都是吃出来的，大米、馒头自然比不上鸡鸭鱼肉奢华，但是千百年流传下来的饮食习惯自有它的道理。主食简单说来就是一餐中占主要分量的食物，如果只顾口腹之欲而颠倒主次，出现各种消化问题也就不难理解了。

优质早餐应四忌

早餐是一天中的黄金餐，甚至有"早上应该吃得像国王"这样的说法，但是国王的早餐具体是什么样的，估计只有做御膳的人才最清楚。所以，所谓"早上应该吃得像国王"只是一个形象的比喻。要吃好优质早餐，我们应当对早餐的禁忌有所了解。具体来说，优质早餐的禁忌主要表现在以下四个方面。

1. 忌凉

曾经有段时间，早餐喝一杯果蔬汁的观点十分流行。几乎到了早上，人手一杯果蔬汁。只是需要提起注意的一点是，果蔬汁虽然营养丰富，但也并非任何汁液都可以在早餐时饮用。通常情况下，黄瓜、西瓜一类的凉性蔬果汁应该尽量避免在早餐时饮用。此外，还需要注意尤其是在夏天不能因为贪凉就喝冰咖啡、冰果汁、冰红茶、冰牛奶等。

因为早晨刚睡醒时，夜间的阴气未除，大地温度尚未回升，身体各个系统器官都还未"睡醒"，体内的肌肉、神经及血管主要还呈现收缩的状态，假如这时匆匆喝下些冰冷的东西，必定会刺激体内各个系统更加收缩，进而导致血流不顺。也许偶尔喝一两次凉性饮料对身体并无大碍，但日子一久必定会损伤胃气，到时就会发现再营养的东西身体也吸收不了，那么随之而来的就是身体抵抗力降低，以及各种疾病的困扰了。

所以，准备早餐时，尤其在秋末冬初，最好是挑一些热稀饭、热燕麦片、热豆花、热豆浆、芝麻糊等来护胃养胃。

2. 忌油腻及油炸食品

早餐不宜吃过多油腻的食物，特别是炒菜、炖菜类。因为过多的油脂除了容易造成人体多余脂肪增加外，还会给胃肠的工作带来负担。另外由于早晨身体还处在一个调整期，如果过多地摄入油脂，会增加胰腺的负荷，长期下去容易导致胰腺炎的发生。

而对于油炸食品类，除了油脂过多外，往往还有着更多的危害。其中最典型的要数传统早餐中的油条、油饼了。其虽风味独特，但食物在经过油炸后不仅本身所含的营养素已经被大量破坏，而且油脂在反复的高温加热后，其中的不饱和脂肪酸会产生出一些有毒害作用的聚合物质，如二聚体、三聚体等。最后，明矾的使用及铝含量的严重超标也会对健康造成威胁。

3. 忌常吃方便面

早餐是人体一天中最重要的动力来源之一，所以一定要注意均衡营养。方便面除了含有大量糖类外，其他人体所需的营养素，如蛋白质、维生素和矿物质等，都是缺乏或者极其微小的。常常以方便面当早餐的话，方便是方便了，可是方便久了，营养不均衡就容易导致胃肠消化吸收功能紊乱，甚至诱发胃病。

4. 忌匆忙

随着生活节奏越来越快，现在大家吃早餐也变得越来越匆忙。有的人常常吃前晚的剩饭，有的人干脆就吃快餐，甚至还有人就以几片饼干或一个苹果取而代之。而且看看上班的洪流，就会发现更多的人不管吃的是什么，都是边走边吃，行色匆匆。

如此匆忙地吃早餐，一方面不能保证早餐食物的品质、营养，另一方面，匆匆忙忙进食的习惯常常让人食不知味，使得嗅觉、味觉以及胃肠的反应处于呆滞状态，这就直接影响了胃肠消化功能和吸收功能。时间一久，还会让人形成一种无序进食的状态，甚至都不习惯于坐下来认真就餐。从长远来看，无论是对胃肠还是整个身体的健康都没有任何好处。

以上四点，就是保证黄金早餐具有黄金般价值的最起码要求。当然如果你还想为自己的早餐增值的话，不仅要坚决避开以上这些不良习惯，而且还要注意培养起一些好习惯。只要能使自己的身体处于最佳状态，我们就可以信心满满地说自己早餐吃得像国王，甚至超过国王了。

咸甜混食利脾胃

前面我们提到了优质早餐的四忌，接下来就继续再为这份早餐润一下色吧！

很多人都会觉得咸甜应该分食，但实际上单独大量集中地吃甜食会增强对胃酸分泌的刺激，使胃液无法及时得到盐分的补充。所以早餐只吃甜食，很多人都会觉得太过甜腻，肠胃也不好受。同样，如果只吃咸的，缺乏甜味的辅助调节，也会让人感到味觉疲乏、口味单一，不利于食欲及消化。所以，经过如此对比，我们不难发现最科学的方法就是咸甜混吃。

例如，早餐喝甜粥，那就应该适当配些肉包子或凉拌菜，而喝甜牛奶时可以再搭配点咸面包或菜包子。其他两餐也可以在主要的咸食之外，再加一点甜点。对此，我们可以参照一下西方的饮食结构，他们咸味的菜肴远不如中国多，却很强调正餐后的少量甜食。这样不仅可以调剂味觉，增进食欲，促进消化，同时也会增强人们进餐时的愉悦感，让人们更容易觉得吃得很幸福。

另外，还需要注意的就是咸甜混吃，不是说咸甜各一半，而是应当以咸食为主，甜食主要起到的只是调剂口味、助消化、养脾胃的效果，真正大量的营养物质还是得从正餐主菜中来。

边吃边喝易伤胃

许多人都有边吃饭边喝东西的习惯，如喝个汤、喝杯水等，甚至有时还会觉得用汤送饭会更利于吞咽消化。而另一种更为常见的习惯是在聚餐时，大家吃吃喝喝，饮料啤酒一瓶"干"了再接一瓶。事实上无论哪种情况边吃边喝，都不是一种健康的进食习惯。

一般情况下吃饭时喝少量的汤是不存在什么大问题的，但如果是边吃边喝，甚至大量用水、汤等送饭就有些不明智了。因为一旦开始进食，人的口腔、胃肠等消化器官就会条件反射地分泌消化液，如口腔分泌唾液，胃分泌胃酸等，这些消化液各自含有不同的消化酶，与食物混合得越充分，对食物的消化吸收越有利。而边吃饭边喝汤，一方面汤水会将唾液胃液等消化液冲淡，降低其消化作用；另一方面，也易使得食物未经仔细咀嚼就进入胃肠，从而加重胃肠的消化负担。久而久之，很容易给胃带来伤害。

那么，怎么吃喝才科学健康呢？

科学研究表明，最好在进餐前1小时分几次饮水，而且要注意每次喝的量要少，一般以200~300毫升一次为宜，中间间隔十多分钟后再喝第二次。如此在空腹状态下喝的水在胃内一般只停留几分钟，然后很快就会进入小肠，被吸收到血液中，1小时左右就可以补充给全身的组织细胞。这样，在进餐前先喝好水，等进餐时体内的水分刚好可以达到平衡，从而保证了各消化器官能够分泌充足的消化液，增进食欲，帮助消化。所以实际上只要身体能够提前储备好水分，吃饭时就不用再喝汤了。

站着吃饭最健康

从古至今，人们吃饭的方式经历了一轮轮演变，其中花样还真有点繁多，比如我们常见的就有站着吃、坐着吃和蹲着吃三种，其他还有如斜躺着吃、跪着吃等，其中跪着吃又可细分为脱鞋吃和不脱鞋吃等。面对这么多的吃饭方式，我们可能就会有个比较了，到底哪种吃饭姿势才是最健康的呢？

如果纯粹从理论角度讲，最健康的进食姿势无疑当属站立。在站立状态下，食物可以得到更好地吞咽与消化。尤其是对有烧心、反酸等胃部不适的患者而言，选择站立姿势进食最为合适，因为这样能尽量减少对胃和下腹的压迫，尽量避免胃内的胃液和食物反流入食管。

而在众多吃饭的姿势中，最不健康的要数蹲着吃饭。蹲着吃饭现在已经不太常见了，然而在一些偏远的山区，蹲着吃饭基本是人们的日常饮食习惯之一。蹲着吃饭容易压迫腿部和腹部，造成血液流畅受阻，进而引起胃部供血不足，影响胃部对食物的有效消化和吸收。

我们大多数人都已经习惯了坐着吃饭。人体呈坐立姿势时，胃部最轻松舒适，因此以这个姿势进食时，人会感到最放松。一般情况下，坐姿对于食物的消化、吸收不会造成什么阻碍，但因为太过舒适，所以往往存在着一不小心就进食过多的危险。

总体上来说，站着吃饭最健康，然而一般人可能会觉得站着吃饭实在太累人，即使为了健康也不愿意去做,而且如果同桌吃饭时,大家都坐着就你一个人站着也有点不像话。那么在这种情况下,就要尽量做到端正坐姿,腰背竖直,不含胸弓腰,不压胃,使食物能顺利通过食管进入胃内。不过如果只是一个人吃饭,或者情况适合,那不妨调整一下以往的进食习惯,试试站着吃饭的感觉。

边吃边看不利于胃健康

不少人都有边吃饭边看电视的习惯,尤其是在晚餐时,卸下了一天的工作负担,边吃饭边看看娱乐节目或某个新上映的大片,别提多惬意了。

然而在这种惬意之下,埋藏着的就是胃部健康隐患。之所以这么说,其原因主要有两个方面。

1. 影响消化

身体的脏器要正常工作是需要一定量的血液供给来维持的。吃饭的时候,心脏附近的血液会流向胃部,以帮助胃消化食物。如果此时边吃饭边看电视,就会导致大脑也进入工作状态,需要一定的血液来支持脑部运转。然而人体内血液总量是有限的,胃部和大脑同时需要更多血液,就容易出现供血不足的状态。胃部得不到充足的血液供应就会降低胃蠕动,引起消化不良,日久累积还可能会产生其他胃部疾病。

2. 影响食欲

一般来说,边看电视边吃饭容易出现两种情况。一是太过投入而导致忘了吃,一是太过尽兴而吃太多。然而不管哪种情况对胃健康都是极为不利的。

吃饭时如果对于电视节目太过专注,往往容易忽视了食物的味道,食不知味,使本来已经出现的食欲因受到电视的抑制而降低或消失,久而久之容易出现营养不良现象。而另一种情况,容易导致胃内不知不觉中累积了过多的食物,超出胃的正常工作能力,给胃蠕动带来过多的负担,同样不利于食物的消化吸收。

所以,在家中吃饭时最好就不要把电视打开,或者等吃完饭 20~30 分钟后再专门安心看电视。如果一定要看,那也应尽量少看或不看紧张刺激情绪的节目。

莫要独自一人进餐

据营养学家研究指出:经常单独进餐的人容易患胃溃疡和十二指肠溃疡。这是什么原因呢?

让我们先看看一家人进餐的状况:当一家人心情舒畅地围着餐桌吃饭时,大家的心态是平和的,每个家庭成员咀嚼着自己爱吃的美食,有说有笑,既交流了感情,又享受了佳肴,气氛融洽,十分温馨。在这种充满亲情的环境下共进午餐(或早餐、晚餐)时,心情轻松愉快。在人们精神愉悦时,其胃液的分泌也相对地旺盛,可促使肠胃加快蠕动,使食物尽快地消化和吸收,消化系统也就保持畅通无阻。这种阖家欢乐的场面会使我们的身体也受到感染而快乐工作,也就在不知不觉之中提高了身体机能的工作效率。

而一个人单独进餐情况就大不相同了。想象一下你一个人吃饭时的场景。一个人吃饭，因为没有伴，吃起来很慢，因此有的人一边看报一边吃饭，有的人一边看电视一边咀嚼，有的人则一边想着不愉快的事情或没完成的工作一边进餐，默默地吃，慢慢地嚼，一顿饭往往从热的吃到冷，要花两顿饭的时间。这种看似时间双重利用的做法实际上对胃有着巨大的伤害。下面我们就从心理和生理两方面来解释这个问题。

从心理的角度上看，单独进餐的人心情不开朗，容易产生孤独、烦恼、忧郁等不良情绪，而不良情绪对消化系统会造成极大伤害。从生理的角度上看，单独进餐能使人体胃肠的血管收缩，阻碍正常的消化活动，抑制胃中消化液的分泌，这对胃部来说，是十分危险的征兆。

我们知道，从胃壁分泌出的胃液中含有盐酸等，胃液可以使食物消化、溶解。当一个人单独进餐时，他的饮食没有固定的节奏，胃肠的蠕动也不会有一定的节律性，这就对食物的消化起了很大的负面影响。此外，一个人进餐未免会感到情绪低落，这种不良的情感信号也会对胃的功能产生影响。所以，能和家人一起用餐不仅仅是一种幸福，更是一种健康。

暴饮暴食危害多

暴饮暴食，指的是突然性的在某一次进餐中进食过多的情况。除由于心理等因素造成的暴食外，对于平常人而言，在节庆、聚会时暴饮暴食似乎已经见怪不怪了。也许不少人会想，好不容易到了节庆日，难得有时间好好吃一顿，吃得多一点又有什么关系呢，回头慢慢消化不就行了吗？可是，暴饮暴食带来的危害可能超出你的想象。

1. 损伤胃黏膜

一次性过量饮食，首先会对胃壁产生直接刺激，使娇嫩的胃黏膜受损；其次，胃壁急剧扩张还会刺激胃酸大量分泌，再加上菜肴、靓汤和调味品也会促使胃酸分泌增多，而胃酸过多后很容易造成的后果就是使得胃、十二指肠黏膜受侵蚀、充血、水肿，严重时还会出现出血、糜烂，甚至溃疡等情况。如果反映在身体外部，则主要表现为上腹部不适、疼痛、饱胀、恶心、呕吐、反酸、嗳气、食欲不振等。

2. 引发急性胃扩张

急性胃扩张，指的是短期内由于大量气体和液体积聚，使得胃和十二指肠上段高度扩张。一般而言，暴饮暴食是引起急性胃扩张的主要原因之一。

我们知道，饥饿状态下，人的胃会收缩为管状，容量大概仅为50毫升，一般情况下的容量大致为500毫升，但当胃由于暴饮暴食而被撑到最大限度时可达2000毫升以上。如果一次性吃下过多食物，就会导致胃壁平滑肌被猛然牵拉，而瞬间牵拉过度会使得平滑肌的回缩能力降低。平滑肌回缩能力的降低或暂时丧失，会进而导致胃壁麻痹，造成食物大量堆积于胃内，使胃无法正常蠕动，进而还会造成腹胀、消化不良、呕吐等不适。如果情况特别严重，甚至还可能出现胃壁坏死或胃穿孔。

3. 加重胃病

暴饮暴食还会导致患者原有的胃病加重。比如对于胃下垂患者来说，过食后很容易感到上腹部持续疼痛，并且进食的时间越长，疼痛的时间也就越长，另外还会引起腹胀、饭后恶心、呕吐等情况，并且容易因消化不良而更加消瘦。

饭后不宜马上百步走

散步不仅是一种日常的休闲娱乐方式，还是一种最为简便健康的运动方法，甚至民间还流传着"饭后百步走，活到九十九"的说法。这里要稍微提醒你的是，饭后散步的确有益健康，但是这种"饭后"可不代表放下饭碗就出门散步。

假如饭还含嘴里，脚就往外走了，这样的散步不是我们所提倡的。究其原因主要有两个方面。

（1）饭后立即散步会影响胃肠的消化功能。因为刚吃完饭，大量的食物都还堆积在胃部，胃为了消化这些食物需要大量血液和能量帮助。如果在这个时候立即散步，心脏就必须让一部分血液流向肢体活动的部位，致使消化道供血量减少，进而使胃蠕动减缓，不利于食物的消化和吸收。另外还容易导致胃胀、胃痛等症状，长此以往，还可能引发慢性胃肠病。

（2）饱食之后，胃部正处于充盈状态，这时即使是很轻微的运动，也会使胃受到震动，增加胃肠负担，甚至可能导致胃下垂。所以这时的胃只宜静坐修养，受不得车马劳顿。

既然饭后不能马上散步，那何时散步最合适呢？

据相关专家的意见，饭后最好是静坐30分钟后再活动。如果是散步，那么步行速度要适中，以不觉疲劳为度。对于老年人，一开始可以先慢慢走，过个五六分钟后再加快节奏，以避免脏器承受不了运动的压力，而且步行时间以20~30分钟最为合适，运动量无需过大。最后还要注意，饭后的散步一般不宜安排在午饭后，因为中午日光强烈、温度高，并不利于出行，最好的散步时间还是在晚饭后。

饭后洗澡影响胃部消化

饭后不宜剧烈运动，这是小孩子也知道的常识；那饭后如果不马上运动，洗个澡总可以吧？实际上，不少人都会这么想，甚至有着饭后冲个热水澡习惯的人也并非少数，尤其是在炎热的夏季。实际上，即使是洗澡，在刚吃完饭后也是不适宜的。

因为洗澡的时候，热水会刺激皮肤，使肌肉和皮肤的血管扩张，体内血液循环加快、血液流量增加。这就会使得本来应该集中在胃部进行消化的血液部分被撤走，导致胃部供血不足，从而无法正常消化吸收。

另外，洗热水澡时，还常常伴随着出汗，即皮肤毛孔扩张，对水分的蒸发加速，这就进一步减少了身体的有效循环血流量。在这种情况下，机体就会自动调整全身的血液供应，使得整个消化系统的供血量愈发减少，而减少后的血液量显然很难满足消化和吸收系统的需求，所以必然会给消化吸收带来不良影响。经年累月下来，不仅会使胃部消化功能降低，甚至还会引发消化不良等胃部疾病。

所以饭后最好还是不要马上洗澡，如果要洗，至少也得等到半小时后。另外结合前边提到的饭后不宜马上散步，你会发现其实它们讲的都是同样的道理。所以只要弄清楚了大原则：饭后最重要的事是保证胃肠能够有效地消化吸收食物，然后在生活中尽量避免在饭后半小时到 1 小时内去做一些干扰胃肠消化的事就行了。

饭后不宜立马 K 歌

又到同学聚会的时候，几个老同学先约着聚了聚餐，酒足饭饱之后再三三两两地到 KTV 唱上几个小时，不仅弥补了饭桌上交流时间过短的不足，而且吃完唱唱顺道助消化。现在不少的年轻人都是这么做的。殊不知，实际上就是这种"助消化"的方式伤了胃。

从现代医学角度来看，人在大量进食后，随着胃部容量的增大，血液分布量也随之增大，而胃壁则会变薄。这个时候如果 K 歌，就容易使得隔膜下移，从而加重腹腔压力，引起消化不良等胃部不适症状。

另外，在 K 歌的过程中，人们还容易食用大量爆米花、开心果等零食，或者由于口渴等原因饮大量饮料或酒。有的 KTV 甚至还提供自助，这就更容易导致人们在不知不觉中加了一餐，从而导致胃部消化负担加重。

那么，饭后何时 K 歌才更为健康呢？

专家的意见是，最好饭后 1 小时再 K 歌。这个时候，胃里的食物基本消化，正是唱歌的最佳时间，而且 K 歌前最好先选一两首易唱的歌，唱完后休息一会儿，让声带也缓一缓，然后再继续。另外，K 歌过程中要注意护嗓，避免用嗓过度，累了的时候就多与他人轮唱，间歇休息。最后还要注意避免长时间逗留在 KTV 房间中，以免由于不通风的环境引起头疼、头晕等不适症状。

吃过就睡伤害多

很多人都有饭后睡会午觉的习惯，但是由于午休时间紧张，所以常常是刚吃完饭就匆匆躺下。实际上，刚吃完就睡是很不利于胃健康的。

（1）饭后是需要肠胃功能旺盛的时期，如果此刻马上去睡觉，就会造成当机体大部分组织器官开始进入代谢缓慢的休整状态时，胃肠道却被迫工作，使整个机体处于不平衡状态。长此以往，很容易引起人体消化功能的紊乱和对营养吸收的不良，也容易引起心口灼热、反流等消化不良症状，甚至可能造成各种胃病。

（2）如果是晚上吃完就睡，不仅影响消化，还会使得胃黏膜得不到修复的机会，这样胃在大量分泌胃液消化食物的同时，还会造成对胃黏膜的破坏，导致胃糜烂、胃溃疡等病的出现。

（3）睡觉时即使胃仍被迫在工作，但整个消化过程无疑还是被减慢了，大量食物不得不长时间地停留在肠道内，这样就容易促使胺类、氨、吲哚等有毒物质的产生，从而导致肝肾负担增加，也易对大脑产生毒性刺激。

（4）如果饭后就立即睡觉，大脑的血液流向胃部，由于血压降低，大脑的供氧量也随之减少，容易造成饭后极度疲惫。平日就有着血液供应不足状况的人，饭后立即就睡，还会导致中风。

其他关于饭后就睡的危害，还有如导致肥胖、泌尿结石、冠心病、高血压、神经衰弱等疾病的发生，等等。

所以说刚吃过就睡危害多，不仅容易伤胃，而且也不利于身体健康，甚至还会引发其他各种疾病。因此即使时间再紧张，如果饭后要补个午觉的话，最好也是先休息10~30分钟再睡。

冷热混吃易伤胃

人们在搭配饮食方面的天赋可以说是与生俱来的，从夏天吃火锅到冬天吃冰激凌，再到冷热混吃，可谓搜罗万象、极尽所能。有的人也许只是为了图个新鲜好玩，不知不觉中就形成冷冷热热混吃的习惯了。这里先撇开此种搭配法给人体带来的新奇感不论，先来看看它都能给胃造成哪些伤害。

1. 使胃平滑肌陷入麻木状态

胃部蠕动，主要是靠着胃壁平滑肌的不断扩张和回缩运动来完成的。冷热食物混杂着进入胃部，会使胃壁平滑肌因受刺激而过度频繁地大力扩张和回缩，这种扩张和回缩一旦超过了某个限度，就容易使得平滑肌降低或暂时失去弹性，陷入麻木状态。随着平滑肌的弹性丧失，必定会导致胃壁无法正常蠕动。如果经常发生这样的情况，胃部动力就会出现障碍，从而诱发消化不良等胃部不适。

2. 损伤胃黏膜

过冷或过热的食物会对胃黏膜产生不同程度的损伤，如果两者混合进入胃部，无疑只会加重损伤程度。轻者可导致胃肠难受，部分消化功能失调，引发食欲不振、胃痛等胃部不适症，重者甚至可能引起胃肠出血。

3. 加速血管的收缩，影响胃肠道正常消化

冷热混吃会导致血管急遽收缩，血压增高，甚至出现头痛、头晕、恶心。同时这种混吃也不利于胃肠道的正常消化，很容易引起胃痛、胃胀、腹胀、腹泻等各种症状。不少人常常因为吃了热食冷饮而腹泻，就属于这种情况。

过量食用盐易患胃炎

盐是人们的日常生活必需品之一，但必需品也有个度的限制，一旦过量，同样会健康受到危害。

很多人都知道，长期食盐过量会引发高血压、心脏病和中风等症。除此之外，食盐过量还会引起胃炎、胃溃疡，增加胃癌发病率。根据调查显示，我国每年都会有十几万人因为胃癌病发而死亡。在各种饮食因素中，食盐过量就居于首位。

很多人都喜欢吃腌渍食品，比如酸菜、辣白菜、熏肉、火腿、腊肉等，并且一般都是作为一种传统风味来享受。以前很多地方是因为有的季节没有足够的新鲜食物，才采取腌渍这种保存方法。实际上只要认真观察便可以发现，腌渍后，不论是蔬菜或是肉类都会马上脱水。不仅如此，腌渍食品之所以能够长期不腐不坏，还在于高浓度的盐分使蛋白质凝固，细菌脱水死亡，从而抑制了食物的腐败。同理，我们人体作为血肉之躯，一旦摄入过量的高盐食物也会受到危害。例如腊肉，它里面含有的食盐，会使我们人体内的有益菌脱水死亡，并且其渗透压高，对胃黏膜将造成直接损害。

另外，高盐食物还能使胃酸减少，并抑制一种叫作前列腺素 E_2 的物质，而前列腺素 E_2 恰恰具有提高胃黏膜抵抗力的作用。所以前列腺素 E_2 一旦减少，就更容易对抵抗力差的胃黏膜造成慢性充血、水肿、糜烂，甚至引发胃炎、胃溃疡等疾病。

除了引发胃炎、胃溃疡外，食用过量盐还有导致胃癌的危险。因为很多高盐食物里都有含量很高的硝酸盐，它一到胃里就会产生化学反应，首先被还原菌转变为亚硝酸盐，接着又与食物中的胺结合成亚硝酸胺，而亚硝酸胺是一种具有极强致癌性的物质。很多胃癌病例，就是由此造成的。

前边说的过量食盐容易引发胃炎、胃溃疡、胃癌之类的大病，基本上是日积月累造成的。然而日常生活中，食盐过量也可以引起反胃、烧心之类的小毛病。食盐的主要成分是钠和氯。这两种物质在人体内主要起维持酸碱平衡和调节渗透压的作用，尤其是氯，是合成胃酸的主要原料。因此，如果过量食盐，就会刺激胃酸大量分泌，从而造成饭后1小时左右出现烧心和反酸水的情况。

由此看来，过量食盐不可取，低盐饮食才更健康。所谓低盐饮食，指的是每天摄入的食盐量在5~6克之间。据调查，目前我国北方居民每天吃盐量在15~18克之间，南方居民吃盐量在10~12克之间，离低盐的标准都还有很大的差距。所以，在平时生活中，应尽量吃得清淡一些。

饮水不足或过量均伤胃

喝水只是生活中很普通很微小的一件事情，然而此事虽小，却重要得很。如果不注意科学饮水，饮水不足或过量饮水都有可能给胃带来伤害。

1. 饮水不足

如果饮水不足，人体处于缺水状态，就容易破坏人体正常的新陈代谢速度，破坏肠胃正常工作。因为胃在消化固体食物的时候需要不少水分，只有水分充足了，才能保证胃酸的正常分泌，保证食物能被分解成均匀的微粒状流体，进入消化过程的下一个阶段。如果这时身体水分不足，胃肠的压力就会相当大，但仍须强行工作，吸收营养的能力自然就会大大下降，不仅影响消化质量，还容易导致营养吸收不良。

因此，为了保证胃能够在消化食物的时候有充足的水分，即使不渴，最好也能在进餐前1~1.5小时喝点水。因为大概当我们喝下一杯水一个半小时后，水通过黏膜分泌到胃中，反而为消化食物做好准备。

2. 饮水过量

饮水不足会给胃带来伤害，然而过犹不及，如果饮水过量，同样也不利于胃部健康。

一般情况下，排除天气、运动等影响，成年人的每日饮水量在1000~1500毫升之间。其中，既包括我们直接喝进去的水，也包括了所吃的食物中含的水。如果长期过量饮水，容易导致胃体膨胀，胃中消化液被冲淡，进而造成消化不良，对胃以及身体营养吸收都会造成严重的损害。

另外，如果饮水过量，还可能引起"水中毒"。因为正常肾脏每天最多只可排出10~20升尿量，如饮水过量，肾脏来不及将其排出体外，体内积存的水分便会稀释血液浓度，影响体内电解质平衡。这些多余的水还会被吸收到组织细胞内，使细胞水肿，使人出现头昏眼花、虚弱无力、心跳加快等症状，严重时甚至会出现痉挛、意识障碍和昏迷。

因此，喝水的量多少为宜还真是个问题。曾经有人研究后指出，一个人至少每天应该喝 8 杯水，实际上，这只是给大家提供了一个参考数值，真正自己喝多少水身体感觉最良好，还是应该自己去作出判断。比如对于常运动的人来说，可能就会喝得多一些，而对于不常运动又习惯喝汤的女性而言，也许不需要喝 8 杯。但不管怎样，喝下水后只要自己感觉身体良好，就可以算是合适了。

运动后补水讲究多

在剧烈运动后，不少年轻人都喜欢只顾着一时痛快而随手拿起一瓶冰镇饮料一饮而尽。实际上，这种做法是很伤胃、伤身的。一般来说，运动后尤其是夏天剧烈运动后，人体会大量失水。举例来说，如果慢跑或跳有氧舞蹈 1 小时以上，会流失 500 毫升左右的汗，而如果是在烈日下打篮球，则流失的水分将可能近 1000 毫升。所以在运动后及时补水是很必需的，但如果像以下这样补水可不行：

1. 忌冷饮

如果运动后就接着喝大量冰冻饮料，这些凉凉的东西进入胃部后容易导致胃壁肌肉失去弹性，不能蠕动，甚至引发恶心、呕吐等急性肠胃炎症状。而如果是胃炎患者，那更容易因喝冰冻饮料而加重病情，引起胃穿孔。

2. 忌碳酸饮料

碳酸饮料的主要成分是糖及二氧化碳。其中大量的糖分会影响训练的质量，加重运动的肌肉酸痛；而其碳酸气，会限制人体对钙的吸收；至于二氧化碳，因为人体在运动后肺活动会加剧，支气管空气流动比较湍急，如果在此时吞入大量二氧化碳，很可能引起"炸肺"。

3. 忌大量白开水

如果运动后不能马上饮用冷饮、碳酸饮料，有的人又选择喝大量白开水。但实际上随着大量白开水进入胃部，将会导致胃酸被大量稀释，引起胃部不适。同时，过量饮用白开水还会造成体内电解质紊乱，引起水中毒。

那么运动后到底该如何补水才是正确的呢？

1. 多次少量

运动补水实际上可分为运动前、运动中、运动后三个阶段。运动开始前 1 小时内可以先补充 500 毫升左右；如果运动强度很大，那么在运动中每 15~20 分钟可饮水 150~200 毫升，每小时的总补水量不超过 600 毫升，这样既可以保持体内水的平衡，又不致因为大量饮水增加心脏和胃肠的负担。

2. 淡盐水最合适

可以在纯净的食用水（矿泉水或凉白开）内加 0.7%~0.9% 的食用盐，这样可以及时补充体内流失的盐分，并保持体内电解质的平衡。

3. 慢补水

喝水的时候不要过快过多，第一口水漱口之后吐出。之后每喝一口水最好都能在口腔内轻漱几秒后再缓慢喝下。这样做不但可以很快就能解渴，而且能有效地控制自身的饮水量，有效地避免在喝水后产生腹胀与疲惫感。

另外，除了专门运动，很多人还喜欢早晨做一些轻度锻炼，在这种情况下，最好也能在运动之前就补充一些水分。因为人体在经过一夜的睡眠后，水分会有所丢失，全身组织器官以及细胞处于相对缺水状态，因此可在运动前先喝 150~200 毫升的淡盐水。

酒后喝茶给胃带来双重伤害

交际应酬，少不了觥筹交错，等迷迷糊糊地回到家，一般人都会喝杯热茶解解酒。殊不知，这种做法不仅不能收到解酒的功效，反而会给胃带来双重伤害。

我们都知道，饮酒伤胃。中医认为酒似水，但性属火，多饮久服伤津耗血，损胃扰神。现代医学研究也表明，长期饮酒或一次性大量摄入酒精，可发生急性胃黏膜炎症。因为过量的酒精摄入会使胃黏膜保护层遭到破坏，使胃液中的氢离子反弥散进入胃黏膜，引起胃黏膜充血、水肿，甚至糜烂。

如果在这种情况下，我们再大量饮茶，茶内所含的大量咖啡因、茶碱不仅会刺激胃黏膜，还会使胃部毛细血管扩张，加速酒精的吸收速度，加重酒精对胃的损伤程度。因此，如果酒后再接着饮茶，给胃带来的就是双重伤害了。

那么你也许要问：如果酒后不能饮茶解酒，又该怎么办呢？

实际上，除了茶外，还有其他更多的解酒办法，比如蜂蜜水、果汁等，且每种解酒方式都有其各自的主要功效，如果能对症解酒，那就更好了。

1. 蜂蜜水解酒，减轻头痛症状

美国国家头痛研究基金会的研究人员指出，这是因为蜂蜜中含有一种特殊的果糖，可以促进酒精的分解吸收，减轻头痛症状，尤其是红酒引起的头痛。另外蜂蜜还有催眠作用，能使人很快入睡，并且第二天起床后也不头痛。

2. 番茄汁解酒，缓解酒后头晕

番茄汁富含特殊果糖，能有效帮助促进酒精的分解吸收。实验证明，如果一次饮用 300 毫升左右，有助于缓解酒后的头晕感。饮用前若加入少量食盐，还有助于稳定情绪。

3. 芹菜汁解酒，缓解胃肠不适、颜面发红

芹菜中含有丰富的分解酒精所需的 B 族维生素，如果酒后胃肠不适，适当喝些芹菜汁能得到明显缓解。而对于胃肠功能较弱的人，则可以在饮酒前先喝芹菜汁以做预防。此外，喝芹菜汁还能有效消除酒后颜面发红的症状。

4. 香蕉解酒，减轻酒后心悸、胸闷

如果饮酒后感到心悸、胸闷时，可以立即吃 1~3 根香蕉。因为香蕉能够迅速增加血糖浓度，使酒精在血液中的浓度降低，以达到解酒目的，同时减轻心悸症状，消除胸口郁闷。

5. 酸奶解酒，有助排出酒后烦躁

酒后喝酸奶，不仅能够保护胃黏膜，延缓酒精吸收，而且由于酸奶中钙含量丰富，因此对缓解酒后烦躁的症状也颇有疗效。

以上这些解酒方法可以帮助你在以后的时间里以正确的方法解酒。"茶能解酒"，这种说法不管其缘起何时，至今现在都已经被证明没有科学依据。不仅如此，考虑到酒后喝茶对胃造成的伤害，所以即便你是茶痴，酒后时分最好还是别喝茶吧！

早晨一杯淡盐水有助于祛胃火

过量食盐和饮水不当会给胃带来伤害，然而并不意味着我们就必须对盐和水畏若虎狼、敬如神明。实际上，只要喝对了、吃对了，就无须过分担忧。比如这里要为你介绍的"早晨一杯淡盐水"，对于胃火过旺的患者来说就是一种不错的饮水食盐方法。

早晨起床时，身体经过一夜的睡眠，正处于一种轻度缺水的状态，这时如果喝一杯清水，可以起到增加食欲，促进食物消化和吸收，预防消化不良发生的作用。尤其是起床后常常觉得口中苦淡无味的朋友，更可以试试饮用淡盐水。取少量盐，粗盐、细盐或精盐均可，先加开水冲调，等食盐完全溶化后再加入少量冷开水，使之成为温盐水即可。这样不仅可以缓解口苦症状，还能祛除口臭、清理胃火、增强食欲、清理肠部内热。

不过，对于高血压、肾炎等患者来说，长期喝淡盐水容易导致体内钠含量过高，继而加重病情，所以最好还是以喝凉白开为宜。

此外，对于不适宜喝淡盐水的人而言，除了喝清水外，还可以喝什么呢？早晨除了喝凉白开外，蜂蜜水也可作为备选之一。清晨空腹饮一杯蜂蜜水，既可补充水分，又可增加营养，对于老年人来说，还能起到促进排便的作用。不过，现在市场上的蜂蜜多种多样，如桂花蜜、槐花蜜、枣花蜜等，每种蜂蜜都有相适应的功效，因此在选择的时候，最好根据自身需要挑选最适合的。

挑食偏食有损胃健康

总有些人，对于特定的某些食物就是喜欢不起来，不是因为过敏，只是出于单纯不喜欢。换句话说，也就是这部分人都很任性挑食。一般而言，大多数人都知道挑食偏食容易导致营养不均衡，却不知道挑食偏食也会有损胃健康。

比如有的人只喜欢吃肉，甚至无肉不欢，而对于蔬菜水果却视而不见，这样不仅会造成体内多种维生素的缺乏，还容易导致胃肠肿瘤。

还有些人偏爱零食而不吃正餐。虽然见他们时时在吃着，但看起来仍瘦骨嶙峋，面色也不好。原因之一则是营养不均衡，二是自身胃的消化吸收也不好。没节制、不规律的饮食会使胃肠不停蠕动而得不到休息，胃肠分泌的消化液得不到调节，长期下来就容易造成胃肠功能紊乱，消化不良。这样由于胃的消化吸收出了问题，反过来又影响了身体的营养吸收。

还有些人,见到自己喜欢的食物就多吃,不喜欢的食物就不吃,常常饥一顿、饱一顿。这种饮食习惯同样会对肠胃的消化功能带来严重的破坏,造成胃肠道的功能失调,还可能引发各种肠胃疾病,如慢性胃炎、胃溃疡等。

正常的饮食习惯要求摄入的食物要尽量多样化,因为各种食物所含的营养成分不完全相同,每种食物都至少可提供一种营养物质。目前世界营养协会已证实,人体必需的营养素多达40余种,这些营养素必须通过食物摄入来满足人体的需要。所以在日常饮食中,应尽量做到全面均衡的多样化饮食,每样食物可以少一点,但不能过于挑食或偏食,除非是因为过敏等客观原因不得不将某种食物排除。

人体是一个有机的整体,饮食不均衡的后果也会通过多方面的"恶果"体现出来。人是需要通过多种食物来达到健康营养的,胃也需要多种食物来供养,而一旦出现偏食挑食,不仅仅会导致整个身体营养不良,胃也会为之受损。

巧吃零食不伤胃

从小时候起,无论是父母还是师长、医生,都会提醒我们不要吃零食,小孩子多吃零食容易影响正餐的消化吸收。然而只要有足够的自制力,零食也同样可以吃得津津有味、丰富多彩,让我们既能享受生活,又能补充营养,还没有伤胃的顾虑。

首先,吃零食得考虑一个"谁需要吃"的问题。

一般而言,像儿童以及一些吃饭挑剔的白领女性,身体虚弱的老人,都可以而且应该每天适量吃些零食。因为儿童的胃很小,胃功能还不发达,一次正餐吃得并不会太多,而成长又需要很多的营养,所以适当地吃些零食会更利于营养的补充。至于食量小的白领女性,以及胃功能退化的老人,适量吃些零食也同样可以弥补三餐之外的营养不足。

另外,胃炎等疾病患者的消化能力较弱,一次食入大量食物会加重肠胃负担,不仅消化吸收不理想,有时甚至会加重病情。此时也可以采用"少食多餐"的方式,正餐不宜吃得过饱,而餐间可以适当吃些零食。不过如果是胃酸过多的患者,最好少吃零食,避免使胃经常处于工作状态,胃蠕动增加,胃酸不断分泌,导致胃壁溃疡等病症的加重。

其次,要解决的是"吃什么"和"怎么吃"的问题,只有把这两个问题都处理好了,才能算是真正地吃好了零食。以下几点吃零食的方法原则,一般来说都是应该遵循的。

1. 根据个人情况选择

每个人因为身体状况、饮食情况的不一样,所选的零食也应该不一样。对于三餐能量摄入不足的人,可选择富含能量的零食,如坚果类食物;对于三餐蔬菜、水果摄入不足的人,便应选择蔬菜、水果;对于需要控制能量摄入的人,如胖人和血糖高的人,则尽量少吃或不吃含糖或含脂肪较多的食品。而对于胃病患者来说,首选的应该是营养丰富且易于消化的食物。比如水果,不仅能促进消化,增强食欲,补充大量的维生素C,而且其中的果胶还有预防便秘的作用。

2. 选择营养食品

零食也要以健康为第一原则,所以水果、奶制品、坚果一类的健康营养食物应作为

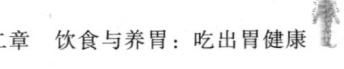

零食的挑选对象，而过甜、过咸，味重的食物如糖块、奶油蛋糕、可乐、雪糕、冰激凌、膨化食品，以及炸薯片、炸鸡块等油炸食品，都应尽量避免。

3. 合理的进食时间

一般来讲，在两餐之间，即上午 9 点钟、下午 3 点钟吃为好。晚餐后 2~3 小时也可吃些零食，但睡前半小时则不宜再进食。

4. 量要有度

零食的食量，应以不影响正餐的食欲与食量为度。如果因为零食的关系而导致正餐的食量受到影响，那就表明零食吃多了。不过，无论零食如何营养，仍取代不了正餐。从计量上来说，零食提供的能量应掌握在不超过全天总能量的 5% 为宜。

综上，只有先了解了自己的身体情况，先确定自己适不适合吃零食，然后再进一步根据其他条件确定自己可以吃哪些，什么时候吃最好，应该吃多少为宜。这样全面考虑清楚了再理性地吃，才能既不影响胃部的消化健康，同时达到补充营养、享受美味的目的。

含枣核生津助消化

大枣，自古以来就被认为是补中益气、养血安神的滋补食品。对于脾胃虚弱的胃病患者来说，还具有强健脾胃的作用。目前，随着交通和加工技术的发展，什么时候想吃枣了，超市里转一圈就可以直接拎回家，甚至还出现了方便食用的无核枣，正深深符合了都市懒人们的心意。

大枣也不仅仅只是枣肉具有滋补作用，枣核的益处也不可低估。明代的著名医学家李时珍早在 400 多年前就倡导"常含枣核令口行津液，咽之佳"的养生方法，通过含枣核以刺激津液的产生进而达到滋养五脏的目的。而历代养生家对于吞津咽液的养生方法也尤为推崇，认为其不仅可以缓解口干口渴，还具有滋润皮肤干燥、改善便秘、美容养颜等功效。

现代实践研究也证明，吃完枣后将枣核含在嘴里，有促进唾液分泌的作用。而唾液中含有的多种酶类，不仅能够帮助消化，而且还有助于增强机体免疫能力。尤其是对于脾胃虚弱的人来说，可润泽肓肠，促进消化。

所以在吃过枣肉后，最好可以尝试着把枣核在嘴里含 10~15 分钟，用舌尖不断地翻动，待口中的津液较多时，再徐徐咽下。这样就不仅发挥了枣肉的补益功能，顺带连枣核的生津功能也利用了。

有些食物不宜空腹食用

当我们饥饿时，就会想办法填饱自己的肚子。不管是蔬菜、水果，还是谷物、饮料，只要能够顺手拿到的，都会被我们拿来充饥。可是，有一些食物是不能够空腹食用的，因为空腹食用这些食物可能会伤害我们的胃。下面就列举几样不宜空腹食用的食物。

（1）柿子：柿子中含有较多的果胶、单宁酸，空腹吃与胃酸会发生化学反应生成难以溶解的凝胶块，易形成胃结石。此外，还要注意未熟的柿子不能吃，因为未成熟的柿子中含有一些毒素，食用会对人体产生损害。

（2）番茄：番茄含有大量的果胶，空腹食用容易与胃酸发生反应，会产生胃胀感，不利于身体健康。

（3）香蕉：香蕉能够润肠通便，是一种很有营养的水果，但香蕉也是不宜空腹食用的。这是因为香蕉中含有较多的镁元素，空腹吃香蕉会使人体中的镁骤然升高而破坏人体血液中的镁钙平衡。香蕉还含有丰富的钾，空腹食用会使血中钾离子浓度大幅升高，从而对心血管系统产生抑制作用，出现心律不齐等不适症状。另外，空腹食用香蕉会加快胃肠的蠕动，促进血液循环，加重心脏负担，不利于身体健康。

（4）橘子：橘子中含有大量的有机酸、果酸、山楂酸、枸橼酸等，空腹食用会使胃酸猛增，对胃黏膜造成不良刺激，使胃胀满、嗳气、吐酸水。

（5）山楂：山楂中含有大量的酸性物质，空腹食用可能会使胃部生出过量的胃酸，从而对胃黏膜产生强烈的刺激，并将引发胃部胀满、吐酸水等症状，甚至会形成胃溃疡。

（6）红薯：红薯中含有单宁和胶质，会刺激胃壁分泌更多胃酸，引起烧心等不适感。

（7）大蒜：大蒜含有强烈辛辣味的大蒜素，空腹食用会对胃黏膜、肠壁造成强烈的刺激，容易引起胃肠痉挛、绞痛等。

（8）冷饮：空腹状态下饮用各种冷饮，会刺激胃肠发生挛缩，长此以往将导致各种酶促反应失调，诱发肠胃疾病。在女性月经期间食用冷饮还会使月经发生紊乱。

（9）白酒：空腹饮酒会刺激胃黏膜，容易引发胃炎、胃溃疡等疾病。并且，空腹饮酒容易引起醉酒并引发身体不适。

（10）茶：空腹饮茶会稀释胃液，降低消化功能，还会引起茶醉。茶醉的具体表现为心慌、头晕、头痛、乏力、站立不稳等。

防治幽门螺杆菌对胃脏的伤害

我们每天都要食用多种食物来保证获得充足的营养，从而维持人体的正常活动。在这些食物里，也许就隐藏着能够伤害胃部的"危险分子"。

有一句俗话说得好："病从口入，祸从口出"。许多胃病就是吃出来的。食用不干净的食物能够引起的胃部疾患很多，因此我们要注意食物的卫生。尤其当炎热的夏季来临时，各种致病性细菌也活跃起来，吃了腐烂变质或不卫生的食物，就可能会引起胃炎，出现胃痛、胃胀等不适症状。短期的胃部不适带来的只是一时的痛苦，更为可怕的是能够引起严重胃部疾病的致病因素，特别是幽门螺杆菌。

幽门螺杆菌感染是慢性活动性胃炎、消化性溃疡、胃黏膜、相关淋巴组织淋巴瘤和胃癌的主要致病因素。它被国际癌症研究机构定为Ⅰ类致癌原。幽门螺杆菌和胃病的关系十分密切，下面就让我们来一起了解一下。

一个正常人的胃壁有一系列完善的自我保护机制，如胃酸、蛋白酶的分泌功能，不溶性与可溶性黏液层的保护作用以及有规律的运动等。这些保护机制能够抵御从口而入的大多数微生物的侵袭，但幽门螺杆菌却能够突破这一坚固的屏障。幽门螺杆菌能穿透黏液层，在胃上皮细胞表面定居，破坏胃上皮细胞，引起各种类型的急、慢性胃炎。

幽门螺杆菌感染也会导致人体消化性溃疡病的产生。感染了幽门螺杆菌的人患上十二指肠和胃溃疡的危险性会大大增加。约 1/6 的幽门螺杆菌感染者会患上消化性溃疡病。长期以来，人们都把遗传因素、胃酸过多、胆汁反流、吸烟等认为是消化性溃疡的病因，其中胃酸更被认为是消化性溃疡发病的主要因素。因此，产生了一种"无酸无溃疡"的说法。以运用某种药物中和胃酸或抑制胃酸分泌是治疗消化性溃疡的传统治疗方法。这种疗法对于消化性溃疡病确实是很有成效的，但存在一个问题，即一旦停药，溃疡病又会复发。这就给消化性溃疡病的患者带来了极大的痛苦。在一些新的研究中，科学家通过分析一些消化性溃疡病患者的胃液发现，很多消化性溃疡病患者的胃酸分泌正常，有的趋于正常。由此可见胃酸的分泌并非溃疡病的主要病因。胃黏膜防御能力降低，导致胃酸的攻击作用加强很可能是形成溃疡的主要原因，而幽门螺杆菌正是能够降低胃黏膜抵御能力的有害细菌。除了引起胃炎和消化性溃疡，幽门螺杆菌还有可能导致胃癌的发生，因此，想要保护胃部健康，我们就要注意防止幽门螺杆菌从口而入。

幽门螺杆菌的传染力很强，可通过肢体、不洁的食物和餐具、粪便等途径传播。因此，为了防治胃病，我们在日常生活中要养成良好的卫生习惯，如生吃蔬菜、水果要洗净，不要吃发霉变质的食物，存储在冰箱里的食物，要煮熟煮透才能吃。另外需要注意的是，幽门螺杆菌存在于胃病患者的口腔和唾液中，采用分餐制可以降低感染幽门螺杆菌的概率。当你的家中有胃溃疡和胃炎患者的时候，采取分餐制来避免食物被污染，无疑是一个明智的选择，这可以防止引起不必要的交叉感染。

保护胃部健康，除了防止"菌从口入"，还要注意饮食定时定量，少量多餐，全面摄取营养，细嚼慢咽，多吃软烂易消化的食物，少吃生冷酸辣、油炸、烟熏、腌制的食物。

对症饮茶有益胃部健康

茶文化是中华文化中不可略去的一章，品茶对于中国人来说，既是一种饮食习惯，更是一种渗入骨子里的文化象征。在品茶之道中，也闪烁着古老的养生智慧。

要想通过喝茶来养胃，首先得弄清楚自己的胃是属于寒凉型还是燥热型。胃寒者宜以温性茶养，胃热者宜以凉性茶养。如若选择错误，不仅无法养胃，反而会给胃带来伤害。

一般来说，胃寒者常因天气变冷、饮用寒凉之物而引发胃部疼痛，且疼痛时胃部常伴有寒凉感，如能热敷，症状即可减轻。胃热者的常见症状则有口渴欲饮、大便秘结、牙龈肿痛等。

弄清自己到底属于胃寒还是胃热之后，再区分各种茶的温凉性质，就基本掌握喝茶养胃的秘诀了。

茶叶根据发酵程度由低至高可以大致分为绿茶、清茶（包括乌龙茶、铁观音、大红袍）、红茶、黑茶（普洱茶）等几类。一般来说，绿茶和清茶中的铁观音由于发酵程度较低，属于凉性的茶；清茶中的乌龙茶、大红袍属于中性茶；红茶、普洱茶属于温性茶。

因此胃寒的人不宜饮用绿茶，因为绿茶属于凉性茶，饮用后会感到不适，而应该饮用中性茶或温性茶一类可以暖胃的茶。而抽烟喝酒、容易上火等胃偏热的人则适宜饮用凉性茶。另外，对于胃寒者来说，喝红茶时加一点奶或糖也可起到很好的温胃养胃作用。但对于喝奶茶会引起腹泻者以及血糖较高者就不宜饮用了。

此外，喝茶除了能养胃之外，还有一个十分重要的作用——防止幽门螺杆菌的感染。幽门螺杆菌是世界上感染率最高的细菌之一，是慢性活动性胃炎的直接病因。有研究指出，茶叶提取液对于幽门螺杆菌有抑制作用。因此，喝茶在养胃的同时，也能起到预防胃病的作用。

好胃，以饮食来养

"好胃是养出来的"，几乎每个人都知道这句简单的话，甚至某些注意养生的人常常会把它挂在嘴边，但是到底要用什么方法来养胃，却是一个大问题。正如我们在日常生活中所了解到的那样，胃是否健康与所吃食物具有密切的联系。俗话说得好，"药疗不如食疗"，好胃当然也可以以饮食来养。如果你想了解具体的食物，那就快来看看下面的介绍吧。

常吃鱼可以暖胃

很多人都喜欢吃鱼，红烧、清蒸、油炸都是烹调鱼的好方法。鱼不仅口感好，而且是很好的保健食品，经常吃鱼既能够促进智力发育、降低胆固醇和血液黏稠度，还能预防心脑血管疾病。除此之外，吃鱼还有一个鲜为人知的优点——暖胃。

鱼含有丰富的叶酸、维生素、铁、镁等营养元素，因此是一种低脂肪、高蛋白的食物。另外，鱼在中医古籍中被称为暖胃佳品，在冬天吃尤为合适，而且常吃鱼能够减轻胃部炎症，延缓癌症细胞的扩散。不过，鱼的种类很多，每种鱼的保健功效并不完全相同，其烹饪做法也有差别。下面要介绍的是几种我们常吃的鱼，在了解这些小知识之后，你就能根据自己的实际情况合理选择适合自己的鱼类了。

1. 鳟鱼

鳟鱼是鲑鱼的一种，通常栖息在淡水中，养殖比较广泛。鳟鱼肉是一种温型药，也具有暖胃作用，一般会用于治疗冻疮、胃痛等疾病。常常因胃寒而疼痛的人可以用鳟鱼加葱、花椒同煮后食用，暖胃效果很明显。如果外出旅游，最好也吃点鳟鱼，因为旅途中人们常吃生冷的食物，饮食也不规律，肠胃功能会因此减弱，容易受寒，而吃鳟鱼就可以起到暖胃保健的作用。

2. 草鱼

草鱼是一种典型的草食性鱼类，饲料来源广而且生长迅速，是四大家鱼之一。草鱼肉味甘、性温，而且肥而不腻，有开胃、暖胃、滋补身体等功效，是一种很好的温中补虚的养生食品，特别适合身体瘦弱、食欲不振、脾胃虚寒、胃痛的人吃。暖胃是治疗胃痛过程中非常重要的一环。为此，我们可以用草鱼一条，加豆蔻、砂仁各3克同煮，会有很好的效果。

3. 鲢鱼

鲢鱼也称为白鲢，是一种大型的养殖鱼类，也属于四大家鱼之一。鲢鱼肉质鲜美，营养丰富，具有暖胃、祛除胃脾寒气的作用，常常用来缓解胃痛和脾胃虚弱的治疗，尤其适用于因胃寒疼痛或消化不良而引起的慢性胃炎。在烹饪鲢鱼时，最好选择清蒸或是油浸，这样最能体现出鲢鱼清淡、鲜香的特点，而且营养流失少。

4. 带鱼

带鱼由于肉嫩体肥、味道鲜美，且只有中间一条大骨，没有其他细刺，食用起来十分方便，所以受到很多人的喜爱。带鱼也被称为刀鱼，是一种海洋鱼类，具有很好的暖胃功能，还有补虚以及保护皮肤等功效，所以脾胃虚弱、消化不良的人特别适合吃带鱼。新鲜的带鱼是银灰色的，且有光泽，在购买时尽量不要买黄色的带鱼，因为这种带黄色的鱼很容易腐败变质。

既然吃鱼好处多多，那么怎样才能买到新鲜的鱼呢？一般来说，新鲜健康的鱼游在水的下层，在呼吸时鳃盖起伏非常均匀，而浮在水面上的鱼，不是氧气不足，就是快死掉了，这种鱼最好不要购买；新鲜活鱼的眼睛是略微凸出的，眼球黑白分明，眼面发亮，它的鱼鳞，也应该紧贴着鱼的身体。

了解了这些之后，在回家的路上可不要忘了买条鱼好好暖暖你的胃。

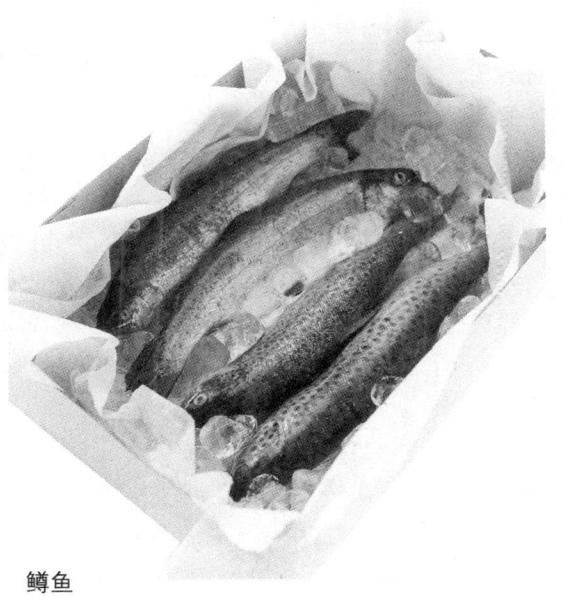
鳟鱼

红薯增强胃动力

在冬天寒冷的街头，经常能看到捧着热乎乎的烤红薯吃得不亦乐乎的人。烤红薯香甜可口，有的还被烤得流出糖汁，香气扑鼻，真是人间一大美味，难怪会受到众多人的追捧。更重要的是红薯营养丰富，具有抗癌、增强胃动力等作用，常吃对人体有很大的好处。

红薯又被称为番薯、山芋、地瓜等，是一种很常见的多年生草本植物，其蔓细长，茎匍匐在地面上，块根藏在地里面。它的皮一般会发白或发红，肉大多是黄白色。例如我们爱吃的烤红薯，但也有少部分红薯的肉是紫色的，被称为紫薯，具有很高的营养价值。红薯不仅可以直接吃，还可以用来制糖、酿酒和制酒精，应用十分广泛。根据《本草纲目》的记载，红薯性平、味甘，有补虚乏，益气力，健脾胃，强肾阴的功效。此外，红薯还是利肠道，增强胃动力的好食物，同时它的营养价值高，是世界卫生组织评选出来的"十大最佳蔬菜"的冠军。

红薯中含有大量不易被吸收、消化的纤维素和果胶，它们能够刺激消化液的分泌，从而增强胃的蠕动，提高胃部的消化能力。红薯虽然富含淀粉，但它是一种很好的减肥食品，热量很低，只有大米的1/3左右，而且红薯中的纤维素和果胶具有阻止糖分转换为脂肪的特殊功能。吃红薯不仅不会使人发胖，还会增强胃动力，促进排便，给自己一个更干净的肠胃。

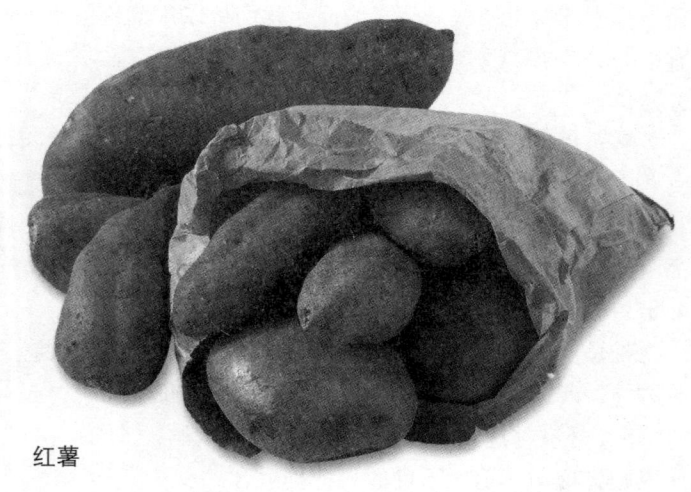

红薯

红薯还含有丰富的胡萝卜素、钙、磷、镁等矿物质和亚油酸等，其中胡萝卜素可以促进胃部上皮细胞的成长，抑制上皮细胞的异常分化，消除可能诱发癌症的活性氧，以及阻止致癌物质与细胞核内的蛋白质的融合，从而增强胃动力，增强胃部的免疫力，预防癌症的发生。而矿物元素和亚油酸能保持胃内血管的弹性，使其处于相对年轻的状态，这样胃在消化食物时就会比较顺利和迅速。胃动力足，胃自然就健康。

红薯虽然能够增强胃动力，但由于红薯中缺少蛋白质和脂质，因此要搭配蔬菜、水果以及蛋白质食物一起吃，才不会营养失衡。另外，红薯一定要在蒸熟煮透后吃，因为其中的淀粉颗粒含量不经过高温破坏，很难消化。还有一点需要注意的是，红薯中的糖分较多，不宜一次性食用太多，以免刺激胃液过度分泌，所以吃红薯时最好搭配一点咸菜，可有效抑制胃酸，食用起来更加健康。

不过，现在流行的红薯养生法并非人人都适合。如果食用红薯后出现腹泻的症状，就别勉强了，适当的运动也可以增加胃动力。

胃虚患者要常吃豆类

豆类食品是我们在日常生活中常吃的一类食物，既包括黄豆、绿豆、黑豆等豆科植物，也包括豆豉、豆汁、黄酱，以及腐乳等经过再加工的食物，尤其是大豆，还享有"田中之肉"、"绿色的牛乳"等美称，其营养价值很高。毫不夸张地讲，在数百种的天然食物中，豆类最受营养学家的推崇。

豆类食物中含有丰富的优质蛋白质、不饱和脂肪酸、矿物质和维生素等营养物质，常吃可以提高人体的免疫力，而且在中医看来，豆类味甘性平，具有和中益气、健脾化湿的功效，对胃虚的人来讲尤为适用。加之豆类食物一般价格都比较低廉，因而在很多人的餐桌上都会有一席之位，深受人们的喜爱。

胃虚是由于人体胃气、胃阳或胃阴虚损不足，而导致的胃生理功能减弱的一类常见疾病。胃虚患者常常会因为胃部不适而影响到正常的生活,令人十分苦恼。不过经过科学研究发现,常吃豆类对胃虚患者十分有好处,因为豆类食品中不仅含有高蛋白、低脂肪,还含有大量对人体胃肠有益的纤维素。这些纤维素是豆类食品中不溶性的碳水化合物,不能被人体的消化酶消化,没有甜味,大多数难溶于水,但是可以清洁消化壁,刺激胃肠道蠕动,促进胃肠道中有益细菌的生长,具有增强胃肠消化功能的作用。同时,它们还能减轻胃的负担,稀释和加速食物中一些有毒物质的排出,还能阻碍胃肠道对中性脂肪和胆固醇的吸收,影响脂质代谢,使得肠胃内壁处于比较轻松的状态。另外,食物纤维还具有通便作用,有益于肠内压的下降,可以预防便秘,达到保护胃肠道,缓解胃虚的作用。

有句谚语叫作"每天吃豆三钱,何需服药连年",意思是说每天吃点豆类食品,可以有效抵抗疾病的产生。当把大豆加工成豆腐、豆腐干、豆腐皮等豆制品后,钙含量会明显增加,而且吃起来更为方便,所以如果家人不喜欢直接吃豆子,可以买一些豆制品吃,同样可以起到保护胃的作用。我们不仅要会吃豆类食品,还要会买。购买豆制品要把握"少量购买、及时食用"的原则,最好到有冷藏设备的副食商场、超级市场购买,一般真空袋装的豆制品原则上要比散装的豆制品卫生,而且保质期长,携带起来比较方便。因为豆制品不能一次吃太多,所以真空包装在储存时也会比较放心。一旦发现豆制品表面发黏,就不要食用了,否则不仅不能起到保护胃的作用,还可能引起其他疾病。

不过,吃豆类食品不能一次吃太多,要采用细水长流式的吃法,才能更有效地起到保护胃,减轻胃虚的作用。

山楂可帮助胃消化

"都说冰糖葫芦儿酸,酸里面它裹着甜;都说冰糖葫芦儿甜,可甜里面它透着那酸"听到这首歌,就好像品尝到了冰糖葫芦那种既酸又甜的感觉。我们对于冰糖葫芦并不陌生,看到那一颗颗红红的果子,想起那浓郁的酸甜口感,真会情不自禁地咽口水,而冰糖葫芦的主要原料就是山楂。

山楂又叫作红果,几乎含有水果中所有的营养成分,其中有机酸和维生素C的含量最高。山楂独特的酸甜口感,既适合生吃,又适合加工成山楂片、山楂酒等食品。除了食用价值出众,山楂还具有很高的药用价值,它能够健脾胃、助消化,还可以治疗高血压等疾病,所以长期以来,山楂一直是深受人们喜爱的一种果品。

深受大家欢迎的山楂也引起了医者对它的研究兴趣。我国古代的医学家早就注意到山楂具有软坚消积的作用,因而在很多利于胃肠道消化的药物,如保和丸、山楂丸等中都采用了山楂。更有趣的是,在中药里用来助消化、治腹泻的常用方剂——焦三仙中,山楂就是其中的"一仙",是专门用于消肉食积滞的上品。除此之外,若在煮老鸡的时候加上几颗山楂,肉就会很容易煮烂。这两者均是山楂具有消积肉食功效最有力的明证。

正是由于山楂具有消积肉食的功效,所以对于那些在吃肉或吃油腻物而感到饱胀的人而言,可以适当吃些山楂、山楂片、山楂水或山楂丸等来促进消食。因山楂中富含多种有机酸,能够保持山楂中的维生素C以及其他的营养物质,即使在加热的情况下,山楂的营养结构也不容易被破坏,所以在山楂制成山楂糕等食品后,还能有很好的健胃消食的功效。同时山楂内含有胡萝卜素和黄酮类物质,可以减少自由基的生成,能增强胃部免疫力,抵抗胃癌。

不过,我们在食用山楂时要注意,山楂本来就有浓郁的酸味,经过加热后会变得更酸。而在市场上卖的山楂小食品含糖很多,要少吃,尽量选择食用鲜果。如果难以忍受鲜山楂的酸味,在食用时可以适量加一点糖,制成像冰糖葫芦那样美味可口的食品,既饱口福,对胃健康也是大有好处。

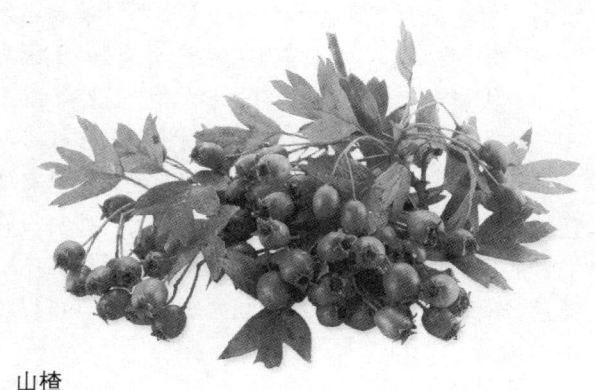
山楂

适当饮醋预防胃病

醋是人们日常生活中必不可少的调味品,不仅可以为菜肴增加味道,还有着多方面的作用。首先,醋能帮助消化、增加食欲、促进胃酸分泌,适当饮醋十分有利于身体健康。其次,醋还具有消毒杀菌的神奇功效。夏季是细菌易滋生的季节,此时在食物中添加足量的醋,不仅可以调味,还可以促进胃部消化,杀菌于无形之中。由此可知,食醋可以在一定程度上减少胃病发生的概率。

我国是世界上产醋最早的国家。平时大家常用的醋可分为酿造和配制两种,其中大部分都是酿造醋,只有少部分白醋是配制醋。酿造醋主要由粮食、水和盐等酿造而成,区别就在于不同的醋是由不同的粮食酿造而成。例如,香醋的主要原料是糯米,米醋的主要原料则是大米,而陈醋是由高粱酿造的。这样一来,在不同的醋中含有的营养物质就有了细微的差别。不过像氨基酸,维生素 B_1、维生素 B_2、有机酸、蛋白质、糖类等营养成分,是普遍存在于所有种类的醋当中的,而且由于它们易溶于醋中,很容易被身体吸收,所以我们在平常的生活中适当吃些醋是很有好处的。

醋可以帮助因有胃病而食欲不振的患者开胃,还能促进胃液的分泌,使患者的食欲旺盛。另外,醋独有的酸味还可以加速唾液的分泌,促进食物的消化速度。醋中含有的醋酸及柠檬酸则能够渗透食物,增加食物的营养,改善体质,使胃肠更加健康。由于醋酸能杀菌,食醋还可改善胃部发炎的状况。当胃病患者因为不适而出现一定程度的神经衰弱甚至经常性失眠时,食醋可以帮助他们来消除疲劳,缓解症状。如果胃病患者喝了酒,不妨也喝点食醋,

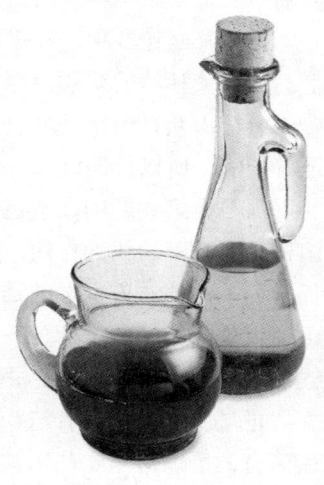
红酒醋和白醋

能降低胃肠道和血液中的酒精浓度，起到醒酒的作用。

醋虽然给人们的生活带来了很多方便，但是日常饮用醋需要多加注意，否则好事也可能变成坏事。第一，人们不应该空腹食醋，不经开水稀释的也不要喝，因为空腹食醋和浓度过高的醋都会促使胃分泌胃酸，从而引起胃病，而在饱食餐后饮用醋最为理想。第二，饮醋必须在没有胃病或不适的情况下摄取，胃溃疡和胃酸分泌过多的患者要尽量少食用醋，否则会导致胃病加重。第三，任何东西都是有一定限量的，醋也不例外。一般来说，一个健康成年人每天的食醋量是20~40毫升。

此外，做菜时放什么醋也是有讲究的，像凉拌黄瓜类的凉菜一般用陈醋；熏鱼一般就用熏醋；做海蜇头放陈醋，但是要想味道更好，还可以再加些香醋；酸辣汤则一般用香醋，因为香醋的味比较香，做出来的汤口感会更好一些。

番茄增强胃部抵抗力

在世界性卫生组织推荐的亢癌或保健食品中，番茄位居前列。经过科学研究发现，番茄能增强胃部抵抗力，抑制胃癌的发生，那些几乎每天都吃番茄制品者，癌症的发病率要比每周仅吃两次番茄者降低50%左右。难怪口感鲜美、物美价廉的番茄，会受到很多人的好评。

在营养学家看来，番茄是一种对人体健康十分有帮助的食物。它含有丰富的维生素C、胡萝卜素、蛋白质、有机酸等营养物质，其中维生素C可以有效提高胃部癌变的抵抗力，苹果酸、柠檬酸等有机酸，可刺激食欲，增强胃酸，帮助提高胃部的消化能力，调整整个胃部的功能，有效增强胃部的抵抗力。番茄中还含有番茄碱，可明显降低因组织胺所致的毛细血管通透性的升高，具有抗炎、利尿的作用。《陆川本草》一书中还记载了番茄具有健胃消食、治疗食欲不振的作用，所以消化功能较差或多食荤腥油腻食品的人，在饭后进食番茄是很有好处的。

番茄素，是一种能够有效抑制胃内细菌滋生，提高胃部抵抗力的物质，而在自然界中，番茄素含量最高的食物就是番茄。不过，番茄素必须在加热或有油脂的情况下才能被人体吸收，特别是番茄在加热之后，对增加番茄素的吸收格外有益。因为通过加热，番茄的细胞壁被破坏，这时番茄素才能得到充分释放。像番茄汁、番茄酱、番茄沙司等番茄制品都是经过加热处理的，能大大提高人体对番茄素的吸收利用率，因而要常吃这类食物。不过，需要注意的是番茄红素对氧化反应十分敏感，经日光照射后含量会有所降低，所以在贮藏番茄制品时要尽量避光避氧，放置在阴凉处。在烹调时也要注意，番茄或番茄制品不能油炸，否则番茄素会被大量破坏，就起不到增强胃部抵抗力的作用了。

当然番茄也可以生吃，可把番茄当成水果来补充维生素C，或者是在盛夏作为消暑

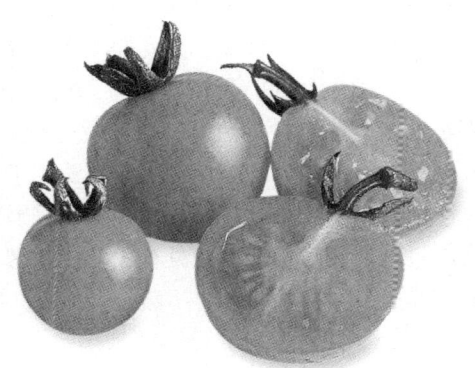

番茄

食物。但在空腹状态下最好不要食用番茄。因为番茄含有较多的果胶和单宁酸，在空腹状态下食用会与胃酸生成硬块，从而引起恶心呕吐等胃部不适症状，严重者甚至还会引发胃溃疡等疾病。

除了以上的注意事项，我们还需要注意的是未成熟的青番茄也不宜吃。因为在未成熟的番茄中，含有大量有毒的番茄碱，人吃后会出现头晕、恶心、呕吐、流涎、乏力等中毒症状。而番茄成熟呈红色后，番茄碱的含量就会减少，对人体就没有危害了。

常吃山药保护胃黏膜

山药是我们日常生活中一种很常见的食物，其口感细腻，味道香甜，而且山药中含有丰富的蛋白质、维生素、无机盐、微量元素等营养成分，受到很多人的喜欢。山药又被称为淮山药，是一种多年生的缠绕草本植物，既是蔬菜，又是一味中药，在东南亚一带被广泛地作为医疗食补之材。山药在我国的产区分布十分广泛，北至河北、山东，南至广西、广东均有种植，可谓是南北皆宜的食品。

在中医看来，山药具有健脾、补肺、固肾、益精等多种功效，并且对于保护胃黏膜，促进胃健康也有不错的疗效。山药中含有的淀粉酶和多酚氧化酶等酶类物质能帮助胃肠消化，有利于脾胃的消化吸收功能。而山药中独有的黏蛋白能滋润胃黏膜，保护胃壁，起到强胃、健胃的作用。同时，山药中含有的可溶性纤维，能促进胃肠道的蠕动，帮助消化，利于排便，还可以控制饭后血糖的升高，控制进食欲望。

虽然山药的模样貌不惊人，土褐色的外皮，外形一般是较细的圆柱状，咀嚼时口感微酸发黏，但山药的确好处多多，被誉为"食物药"，对身体健康十分有好处。那么如何烹饪比较好呢？最简单的烹饪法就是做山药粥，将山药去毛洗净后去皮，然后将其切成3~4厘米长的山药段，每天做粥时与米一起放入锅中，煮熟后就可以食用了。

除了山药粥，为胃部不适的家人做一碗健胃护胃的山药桂圆红枣汤也是很好的选择。做法也很容易掌握，先将红枣泡软，山药去皮后洗净切成小块，将这两种原料放入锅中加清水烧开，等到山药煮软后，再加入适量的桂圆肉继续煮，等到桂圆肉煮散后，再放入适量的砂糖或者蜂蜜调味就可以食用了。虽然比起山药粥要稍微麻烦一些，但是红枣、桂圆与山药一起熬汤，不仅能起到保护胃黏膜的作用，还能补气血、健脾胃，是不可多得的养生佳品，绝对美味又健康。

购买山药时要注意三点：第一要掂重量，大小差不多的山药，较重的会更好一些；第二要看须毛，同一品种的山药，须毛越多的越好，一般须毛越多的山药口感更糯，营养也更好；第三看横切面，山药横切面的肉质应该是雪白色的，这说明是新鲜的，如果发黄甚至类似铁锈的颜色，就不要购买了。

由于山药皮中含有部分皂角素以及其黏液中含有少量植物碱，少数人在接触时可能会因过敏而发痒，所以在处理山药时尽量避免直接接触，最好用削皮的方式，并且削完后手要马上多洗几遍，要不然就会抓哪儿哪儿痒。

消化不良就吃菠萝

每当菠萝上市时，我们走近卖水果的小摊，就会被那些成熟菠萝的香甜气味所吸引。虽然菠萝的外表不够油光水滑，还甚为粗糙，但是菠萝对身体健康可是有着相当多的好处。李时珍在《本草纲目》中提到，菠萝可以健脾胃、固元气。而且菠萝在烹调中也有一席之位，经常被用作肉质嫩化剂，例如美味的菠萝咕老肉、菠萝牛肉就是两个典型的"菠萝菜"。

菠萝又名凤梨，味道甜美可口，香味丰厚浓郁，菠萝中的营养物质十分全面，含有丰富的多糖、有机酸、维生素及钙、磷、铁、钾等元素，还含有蛋白质、脂肪以及食物纤维等。菠萝的诱人香味便是来自其成分中的酸丁酯，这种物质还具有刺激唾液分泌及促进食欲的功效。菠萝中大量的食物纤维可以促进胃的蠕动，对治疗便秘十分有效，而其特有的蛋白酶，可以在胃内帮助分解蛋白质，补充胃液的不足，提高胃对食物的消化、吸收功能，减轻消化不良的症状，是一种对胃肠道十分有益的水果。

现在很多人常吃大鱼大肉，因而他们常常会出现消化不良的症状，胃部十分难受。为此，饭后吃点菠萝可以帮助人们解决消化

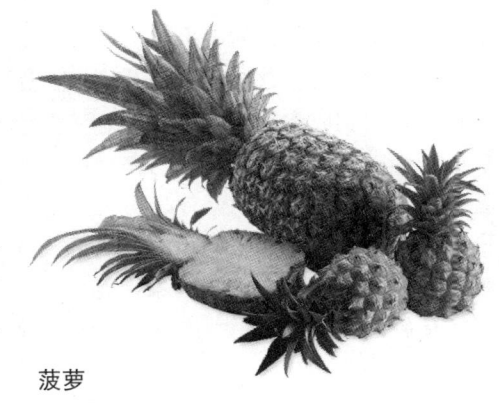

菠萝

不良的烦恼。如果你的身边有人常常会有便秘困扰以及经常性消化不良，不妨给他推荐一下这个简单的菠萝小偏方：每天清晨食用一片新鲜的菠萝，坚持一段时间后就会有很好的效果。

菠萝的挑选也是很有技巧的，那些表皮呈淡黄色或亮黄色，用手轻轻按压感觉到挺实而微软的菠萝，一般都是成熟度比较好的，而生菠萝的外皮色泽铁青或略带褐色。如果买到的菠萝的突顶部充实，切开后香气馥郁，果肉软同时厚实而果心细小，颜色呈橙黄色，说明它已达到九成熟。这样的菠萝果汁多，糖分高，香味浓，风味好。需要注意的是，如果买来后不是立即食用，最好选果身尚硬，色光为浅黄且带有绿色光泽，约七八成熟的菠萝，这样的菠萝存放时间比较长，过几天再品尝时，就达到美味香甜的口感了。一旦发现买来的菠萝有汁液溢出，那就不要再食用了，因为这时的果实已经变质，食用后不仅不能帮助消化，还可能会引起其他疾病。

菠萝营养充足，一般人群均可食用，而且特别适宜身热烦躁和消化不良的人，但患有溃疡以及凝血功能障碍的人应禁食菠萝，发热及患有湿疹疥疮的人也不宜多吃。

胃胀用绿萼梅来解

古人把松、梅、竹称为"岁寒三友"，其中梅花一直被视为不畏强暴，敢于抗争和

坚贞高洁的象征。绿萼梅也是梅花的一种，又叫作白梅花、绿梅花等，不仅具有观赏价值，而且可以治疗胃胀，真可谓是"才貌兼备"。

绿萼梅是一种乔木，属于蔷薇科。原产地是我国的西南以及台湾地区，如今在南方的很多地方都可以见到它的身影。绿萼梅花色洁白，香味十分浓郁，还有"花中君子"的美称。它性味甘辛，作为一味中药，具有生津解郁、理气和胃的功效，经常用于因气滞而引发的胃胀。绿萼梅最大的好处就是能够理气，而且在调理脾胃，疏理气血的同时，不会伤阴，这一点非常难得，所以包括老年人和小宝宝在内的大部分人，都可以用绿萼梅来保健，来解决郁闷心烦、肝胃气痛、食欲不振等病症。

胃胀是指病人感觉到胃内鼓胀，外观又有胀满的形态表现的一种病症，同时还可能伴有胃部疼痛、恶心、呕吐、不能进食等临床表现。胃胀发生时可以食用绿萼梅，能有效缓解肝气郁结，减轻胃部的胀痛感。另外，将绿萼梅与粳米同煮熬粥，对治疗胃胀，避免消化不良有很好的效果。

为了治疗胃胀，患者还可以试一下做绿萼梅小丸子。首先取适量的五花肉和绿萼梅，放在一起同剁成肉馅，然后加入盐等平时常用的调味品，把肉馅捏成大小适中的小丸子，最后把小丸子放入蒸锅蒸熟，稍微放凉些就可以食用了。这种绿萼梅小丸子在吃时不仅会有肉丸子的香味，还会有淡淡的梅花香味，口感独特，尝一次就会让人爱不释口。

还有一个治疗胃胀的小偏方值得一试。原料除了绿萼梅之外，还要用鸡蛋1枚。将鸡蛋的一端开孔，然后放入绿萼梅7朵，再将其封口，放在蒸锅上蒸熟。在食用时去梅花只吃蛋，每天吃1枚，连续吃7天，就会有令人惊喜的效果出现。

橄榄油杀菌又护胃

日常生活中，我们烹饪时一般都是用花生油或者大豆油，不过近几年随着人们对健康的重视程度越来越高，橄榄油也开始逐渐走进人们的生活，在厨房里有了一席之位。橄榄油，是从油橄榄鲜果中经过加工提取出来的果油，含有蛋白质、矿物质、脂肪酸等营养成分。虽然在中国橄榄油不是很"热"，但在西方，橄榄油应用却很广，它的历史甚至要追溯到几千年前的地中海沿岸国家。橄榄油在西方被誉为"液体黄金""植物油皇后""地中海甘露"等，受到很多西方人的喜爱。

很多人都知道橄榄油是美容佳品，而橄榄油的药用价值却很少有人知晓。橄榄油不仅可以有效地保护食用者的心血管，还有很好的护胃功效。这是因为在橄榄油中含酚类抗氧化剂的含量很高。通过研究发现，酚类化合物具有强有力的抗细菌黏附特性，对多种细菌都具有良好的杀伤效果，特别能够抑制幽门螺杆菌的生长。橄榄油比一般含酚类化合物的食物具有更好的疗效，因为它还能抑制对很多抗生素已经产生耐药性的幽门螺杆菌的生长。

橄榄油除了含有丰富的含酚类抗氧化剂，被人食用进入十二指肠后还能产生前列腺素。营养学家认为，人体内的前列腺素可以调节胃液的酸度，能够刺激胃黏膜的形成，对胃黏膜具有保护作用。因此经常食用橄榄油可以有效帮助胃病患者恢复胃健康，而对没有患胃病的人则可以起到预防的作用。除此之外，橄榄油还有一定的通便作用，可以帮助清理肠胃,及时排出人体内的垃圾。

可供食用的优质橄榄油是通过物理冷压榨工艺,从初熟或成熟的油橄榄鲜果提取出来的一种天然果油汁,也是世界上唯一一种以自然状态的形式供人类食用的木本植物油。橄榄油的性状与制油工艺密切相关,并且需要从低压到高压分道进行。低压首榨橄榄油色泽是浅黄色的,是最理想的凉拌用油和烹饪油脂。

既然橄榄油可以护胃,那么要怎么做才能最大限度地发挥其作用呢?第一,可以用橄榄油煮饭。在煮饭时加入一匙橄榄油,可使米饭更香,还可以改善消化系统的功能。第二,可以用橄榄油煎炸食物。因为橄榄油具有很好的抗氧化性而且不饱和脂肪酸的含量很高,所以它在高温加热时化学结构仍能保持稳定,是最适合煎炸的油类。第三,直接食用橄榄油。慢性胃炎、溃疡患者每天早晚空腹喝一勺橄榄油(10毫升左右),可迅速减轻胃部不适的症状。

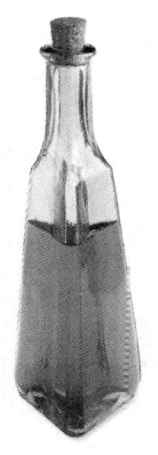

橄榄油

酸梅汤营养美味又开胃

酸梅汤是一种传统的消暑饮料,在炎热的季节,很多人会买乌梅来自行熬制,里边放点白糖去酸,冰镇后饮用。酸梅汤不仅营养美味,而且可以开胃,常饮酸梅汤确实可以祛病除疾,保健强身,酸梅汤是炎热夏季不可多得的保健饮品。

从营养成分上来说,酸梅汤中含有丰富的有机酸,例如柠檬酸、苹果酸。除了这些常见的有机酸,酸梅汤还含有一种特殊的枸橼酸,能有效地抑制乳酸,并能驱除使血管老化的有害物质,具有消除疲劳、开胃的功效。另外,在夏日疲惫时,喝杯酸梅汤还可以起到很好的提神作用,能够让肌肉和血管组织在短时间内恢复活力。除此之外,酸梅汤中的酸性物质还可以促进唾液腺与胃液腺的分泌,可以生津止渴,在出外游玩时还能避免晕车,也可以促进消化,减轻肠胃负担。

从中医的角度来讲,肝火旺盛的人更要多喝酸梅汤。因为它不但可以平降肝火,还能帮助脾胃消化,兼有滋养肝脏的功效。另外,消化不良的人也宜多喝酸梅汤。因为酸梅汤有利于身体的酸碱平衡。乌梅不仅含有多种维生素,特别是维生素 B_2 的含量非常高,还是一种不错的碱性食物。当吃多了肉类等酸性食物而产生不消化、食欲不振的病症时,我们喝点酸梅汤有助于体内血液的酸碱值趋于平衡,促进消化,具有开胃健脾的作用。

除此之外,酸梅汤还有很好的抗菌力,不但能帮助消化、增进食欲,还具有清肠胃、驱虫、防止腹泻等功效。而在盛暑期间饮用酸梅汤,不仅酸甜可口,起到开胃、补充水分的功效,还可以解暑,比碳酸饮料好得多。所以在夏季这个易疲劳和上火的季节,不妨把酸梅汤作为日常的饮品。

在日常生活中,我们还可以根据口味不同,在家自制不同风味的酸梅汤。例如用绿豆 100 克、酸梅 50 克,加入白糖煮成绿豆酸梅汤,能够清热解暑、生津止咳。当然还可以用酸梅 20 克、甘草 10 克以及红枣 10 枚,再加入适量的白糖,煮一锅红枣酸梅汤,同样可起到解渴健胃的作用。

红茶比绿茶更养胃

茶是国人比较喜欢的饮料之一,其中以绿茶最为普遍,但实际上胃病患者最好喝红茶,红茶比绿茶更养胃。绿茶是没有经过发酵的茶,较多地保留了鲜叶内的天然物质,其中茶多酚、咖啡因能保留鲜叶中的85%以上,对于防衰老、杀菌、消炎等有很好的效果。不过,很多过敏体质的人在喝绿茶时容易引发呕吐,而且绿茶中叶绿素的含量比较多,容易对肠胃产生较大的刺激。而红茶是经过发酵烘制而成的茶,茶叶中的茶多酚在氧化酶的作用下发生了酶促氧化反应,其含量相比绿茶少了很多,对胃部的刺激性也就随之减小了。所以,胃病患者最好改喝红茶。

红茶的祖先在中国,世界上最早的红茶是由福建武夷山茶区的茶农们制作而成的,名字叫作"正山小种"。这是一种全发酵型的茶,具有干茶的色泽,而且在冲泡时茶汤以红色为主调,所以叫作红茶。红茶种类较多,产地也很广,其中以祁门红茶最为出名。红茶的饮用方法很多,这与红茶的品质特点有关。如果就调味方式而言,红茶有清饮法和调饮法之分;就花色品种而言,有工夫饮法和快速饮法之分;就茶汤的浸出方式而言,又有冲泡法和煮饮法之分。不过无论是用什么方法喝红茶,大多数都是用茶杯来冲饮,只有在很少的情况下才会用壶,例如冲泡红碎茶。

喝茶时要注意不能空腹喝茶,这是因为茶叶中所含有的茶多酚具有收敛性,会对胃有一定的刺激作用,在空腹的情况下刺激性会更强。如果人在没吃饭的时候就饮茶,会明显感觉到胃部很不舒服。不过红茶是一种全发酵茶,经过熟化后能够产生茶多酚的氧化产物,这种氧化产物能够促进人体消化,因此喝红茶不仅不会伤胃,反而能够养胃。喝红茶时再加点奶,还可以起到一定的温胃作用,而且可以消炎,保护胃黏膜,所以尤其适合脾胃虚弱的人饮用。喝茶的时间最好在饭后,但不要吃完饭马上就喝,要留给胃一个缓冲的时间。

胃病患者不能喝很浓的红茶,每次放大约3克茶叶就足够了,口味淡者可放得更少些。如果要喝加有牛奶的红茶,尽量保证茶和牛奶的比例为1:50。也就是说放3克红茶时,用150毫升左右的牛奶来冲泡。每杯茶要冲泡3~5分钟,这样口感佳,对胃的养护作用也好。

无论喝红茶还是喝绿茶,以下几点都要尽量做到:第一,不要用茶水送服药物,而且在服药前后的1小时内也最好不要饮茶,否则可能会使药物

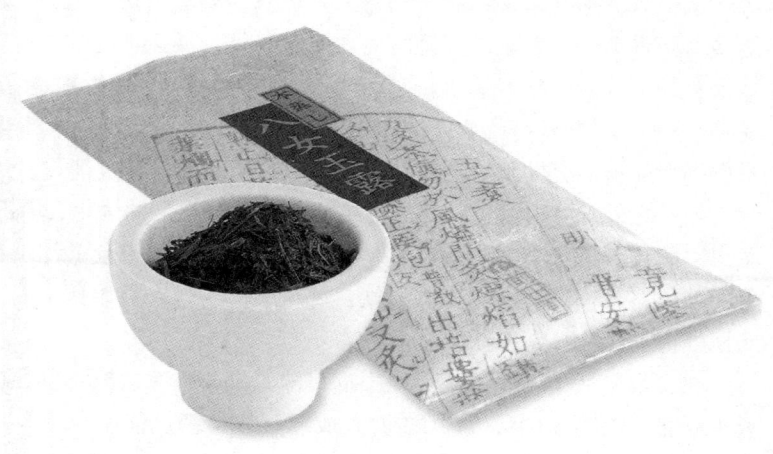

蒸青茶

失效；第二，人参、西洋参不宜和茶一起冲泡服用；第三，忌饮浓茶来解酒；第四，少女忌喝浓茶。

大蒜可以防胃癌

在北方人的餐桌上，常常会见到大蒜的身影。大蒜虽然具有强烈的刺激性气味，但是具有良好的杀菌消炎作用，因而受到很多人的喜欢。大蒜是一种多年生的草本植物，按皮色的不同可分为紫皮种和白皮种两种。紫皮蒜的蒜瓣少而大，辛辣味浓，而白皮蒜又可分为大瓣和小瓣两种，辛辣味较淡。这两种大蒜都是既可以单独食用或当作调味品来用，同时又可以入药，是使用价值很高的食品。

大蒜中所含的挥发油约占整体的0.2%，油中的主要成分是大蒜辣素，是大蒜中所含的蒜氨酸受到大蒜酶的作用后水解而产生的。它使得大蒜具有消炎灭菌的作用，尤其对于治疗上呼吸道和消化道感染、霉菌性角膜炎等有很显著的功效。对于胃病患者来说，常吃大蒜有助于防止病情的恶化。尤其是能够防止久病成癌。因为大蒜中丰富的大蒜辣素及其同系物具有抑制癌细胞活性的作用，因此癌细胞就不能正常地生长代谢，最终会因代谢减慢而死亡。

经过研究发现，在人们常吃的食物里，含有机锗最丰富的就是大蒜。当有机锗化合物在和一些抗癌药物合用时，无论是在抑制肿瘤的局部生长，还是在防止肿瘤转移等方面，都具有良好的协同作用。同时，有机锗化合物还能够刺激人体使其产生干扰素，而干扰素具有的抗癌作用是很明显的。有机锗化合物还可以给受损的免疫系统提供不同程度的修复作用，也能激活自然杀伤细胞和巨噬细胞，有利于癌症的控制。除此之外，有机锗化合物能够降低血液的黏稠度，这样就会阻碍癌细胞对血管壁的黏附、浸润和破坏，从而对阻止癌细胞的扩散起着很重要的作用。

虽然大蒜抗癌效果明显，但它经不起"热"考验，为了发挥其抗癌的作用，最佳的食用方法就是将其捣成蒜泥后生吃。因为大蒜只有被碾碎后，它所蕴藏的蒜氨酸与蒜酶两种成分才能互相接触，从而形成大蒜素，并且要在放置10~15分钟后再食用，这样能最大限度地起到防癌的作用。大蒜不宜与碱性食物同吃，在碱性条件下食用会降低大蒜素的杀菌作用，影响其特有的功效。

不过，大蒜味道比较辛辣，对胃有一定的刺激作用，不宜一次性食用过多，更不能空腹食用。每日尽量在吃饭时生吃2~4瓣大蒜，长期坚持下去可防胃癌。

选对开胃菜有助于胃部杀菌

开胃菜，一般指的就是餐前的小配菜，既可以在主菜之前吃，也可以同主菜一起食用。一般来讲，开胃菜的主要目的在于刺激味蕾，以达到增加食欲等功用。在西餐中，通常是以生菜等蔬菜沙拉为主，而中餐则丰富得多，常见的有酸菜、泡菜等腌制蔬菜，以及花生、鱼干之类的小吃，等等。

不过现在随着营养知识的普及，除了部分老年人还保留把咸菜当开胃菜的习惯外，很多年轻的家庭主妇都已经在创制各种更健康的开胃菜了。这里，就为你介绍几种既能杀菌又能开胃的小菜，让你不仅仅能吃得开心，更能吃得放心。

1. 蒜泥拍黄瓜

原料：黄瓜150克，水发黑木耳50克，蒜泥4克，香油、醋、酱油、盐、味精适量备用。

做法：黄瓜洗净，切去瓜尾，用刀拍酥裂，横切成块，放入盘中，黑木耳洗净用沸水焯烫至熟，捞出控水放在黄瓜上，将调料洒在黑木耳上，吃时拌匀即可。

杀菌食物：大蒜

大蒜是公认的杀菌能手，对各种球菌、杆菌、真菌、病菌均有杀灭和抑制作用，但是由于大蒜中的蒜酶遇热会失去活性，所以为了充分发挥大蒜的杀菌防病功能，最好生食。

2. 醋熘白菜

原料：白菜200克，酱油、醋、姜末、白糖、食油、盐适量备用。

做法：将白菜洗净，先切成六分宽的长条，再切成一寸长的斜方片；锅放在炉火上，放入食油烧热，下姜末煸炒出香味时，放入白菜，翻炒几下，加入精盐、白糖、酱油炒匀，再烹入醋急炒几下，待闻到醋味时，出锅即成。

杀菌食物：醋

食用醋，不仅能抑制细菌的繁殖，而且对多种病菌都有较强的杀伤作用。研究表明，几乎所有的有毒病菌，在醋中仅能存活30分钟。此外，醋还能调节胃肠功能。醋味酸、微甜、略带香味，当人们闻到醋香，尝到醋味时，消化液就会自然分泌出来，正所谓"醋能开胃"。

3. 凉拌番茄

原料：番茄400克，洋葱100克，香油、醋、白糖、盐、胡椒粉各适量。

做法：先将备好的番茄放入沸水中烫洗去皮，切成0.6厘米厚的橘瓣形片，放于盘中备用；随后将洋葱切成细丝，以开水烫过之后沥干备用；接着将洋葱丝放于码好的番茄之上，撒上调料拌匀后腌渍30分钟；最后加入香油拌匀之后即可食用。

杀菌食物：洋葱、番茄

洋葱含有的蒜辣素和抗氧化的微量元素硒都具有很强的杀菌力，不仅能有效刺激消化腺的分泌，增进食欲、帮助消化，还有消除体内的自由基，增强新陈代谢和抗衰老的作用。另外中医认为，洋葱性温味甘辛，有健脾消食，理气和胃的功能。对由脾胃阳虚所引起的腹冷痛、没胃口等症状均有一定的辅助治疗作用。

番茄本身也有着很好的开胃作用。含有大量的柠檬酸和苹果酸，对人体的新陈代谢大有裨益，可促进胃液生成，加强对油腻食物的消化。每天吃2~3个番茄，可满足一天维生素C的需要。而番茄含有的酸碱物质，能对多种细菌和真菌有抑制作用。另外酸甜可口、风味独特的番茄本身也是开胃食物。平时常食不仅能生津开胃、消滞解毒，也有助于食物消化吸收。

4. 凉拌蒲公英

原料：蒲公英300克，蒜末、剁辣椒、盐、香油各适量。

做法：将蒲公英洗净后放入淡盐水中焯一下，随后捞出浸于凉水中。待蒲公英变凉之后捞出沥干备用。随后，将准备好的调料放入沥干的蒲公英中拌匀后即可食用。

杀菌食物：蒲公英

除了我们日常熟知的葱、蒜、醋外，蒲公英也是一种常见的杀菌消炎食物。其对金黄色葡萄球菌耐药菌株、溶血性链球菌有较强的杀菌作用，对肺炎双球菌、脑膜炎球菌、各种杆菌及卡他球菌也均有一定的杀菌效果。最重要的是近来还有研究表明，蒲公英对抑制幽门螺杆菌及保护胃黏膜也有一定作用。在临床上，蒲公英也常被用来治疗浅表性胃炎、胃溃疡以及由胃热类引起的疾病。

除了以上提到的几种抗菌食物外，圆白菜所含的硒也有助于增强人体内白细胞的杀菌能力，平时可以榨成汁饮用。但需要注意的是，蔬菜毕竟不是药，本身也可能含有细菌，在食用前一定要充分洗净，不能因为它们具有抗菌、杀菌作用就掉以轻心。

黄色蔬菜有助于抗胃炎

如果你早晨去菜市场转一圈，一定会觉得各种蔬菜的颜色是那么逗人喜爱。然而蔬菜的颜色除了好看之外，更是其营养含量的象征。

一般来讲，根据蔬菜的颜色可将其分为三类：绿色蔬菜、浅色或白色蔬菜、红色或黄色蔬菜。其中，白色蔬菜如大白菜、白萝卜、土豆等，主要含水分和糖。绿色蔬菜如菠菜、芹菜、韭菜、包心菜、莴苣等，主要含维生素B_1、维生素B_2和维生素C，以及丰富的胡萝卜素、微量元素。

不过这里主要说一下黄色蔬菜，因为黄色蔬菜一般含有丰富的β胡萝卜素、抗酸性维生素等。其中β胡萝卜素具有抗氧化、解毒的作用，而其中的抗酸性维生素，可以防止萎缩性胃炎。据研究，血中含抗酸性维生素量多的人患萎缩性胃炎的概率会减少50%以上。所以说多吃黄色蔬菜有助于抵抗胃炎。

一般而言，常见的黄色蔬菜主要有番茄、胡萝卜等。对于胃炎患者来说，平时多注意吃一点黄色蔬菜，对于控制胃炎病情的发展无疑是有一定帮助的。那么面对着这些黄色类蔬菜，又该如何食用才能收到最佳的食疗效果呢？

1. 番茄榨汁保护胃黏膜

番茄的酸甜可口，其酸味由柠檬酸、苹果酸、琥珀酸等有机酸组成，具有消除胃部不适、缓解胃痛和胃炎的功效。另外番茄中含有的番茄红素成分，具有很强的抗氧化作用，能有效祛除引发包括癌症等各种疾病的自由基。

将番茄榨汁是最理想的食用方法之一，如果每天坚持饮用200毫升的番茄汁，对胃黏膜能起到很好的保护作用。而如果空腹时感到胃痛，或吃完油腻食物后感觉烧心，也可以喝上一杯鲜榨的番茄汁来缓解这些症状。不过对于急性胃炎患者，应避免饮用生冷果汁或水果。

2. 胡萝卜炒陈皮瘦肉丝宽胸理气

原料：胡萝卜200克，陈皮10克，瘦猪肉100克。

做法：胡萝卜切丝，猪肉切丝后加盐、黄酒拌匀，陈皮浸泡至软切丝。先炒胡萝卜至熟后出锅，再用油炒肉丝、陈皮3分钟，加入胡萝卜丝、少许盐、黄酒同炒，加水少量焖烧 3~5 分钟，加入香葱即成。

胡萝卜炒陈皮瘦肉丝可算是胃炎患者的一道家常菜，不仅味美，还能治病。除了针对胃炎外，对由肝郁引起的胃痛也有一定的缓解作用。

另外，其他对于胃炎患者有帮助的食疗菜谱还有如生姜橘皮汤、橘皮粥、桂花心粥等，不过需要提醒胃炎患者注意的是，对于疾病而言，食疗只可能起到一定的辅助作用。

巧吃白萝卜护胃养胃

白萝卜，民间一般又称之为"小人参"，从现代营养学角度来看，白萝卜不仅含有水分、维生素、矿物质、蛋白质等营养元素，还含有木质素、胆碱、氧化酶素、淀粉酶、芥子油等有益成分。其含有的芥子油及助消化作用的淀粉酶、木质素，使得萝卜具有很好的助消化作用。其中含有的多种酶，还能消除致癌物质使细胞发生突变的作用，从而达到抗癌的目的。白萝卜中还含有干扰素诱生剂，能刺激胃肠黏膜产生干扰素，进而起到抗病毒感染、抑制肿瘤细胞增生的作用。

中医认为，萝卜具有消积滞、化痰止咳、下气宽中、解毒等功效，可用于食积胀满、小便不利等症。可见萝卜对调理脾胃的作用非小。

那么，如何运用白萝卜养胃护胃呢？下边就让我们一起学学吧！

1. 生食：助消化、抗癌

白萝卜中含有多种酶类、木质素、干扰素诱生剂等，但这些成分均不耐热，在 70℃ 的高温下便会被破坏。所以如果需要借助白萝卜助消化和抗癌的话，最好的方式就是生吃。生吃时既可直接食用，也可榨汁饮用，饭前饭后均可。

2. 砂锅羊肉萝卜汤：冬季暖胃养胃

对于胃病患者来说，萝卜最好是熟吃，其中又以炖汤最为适宜，而这里所要推荐的砂锅羊肉萝卜汤更可谓是寒冬里的暖胃良方，同时还具有御寒活血补气，增强机体免疫力的作用，尤其适合脾胃虚寒者食用。

其做法也不难，羊肉可以先用沸水氽一下，去掉血沫，然后加上葱姜在砂锅里煮，待羊肉炖烂后，把切成小块的萝卜下到锅里再炖一会儿，加入香菜末就可以出锅了。

另外，常见的萝卜汤还有排骨海带萝卜汤、虾皮粉丝萝卜汤等，对于胃病患者来说，都可谓是护胃良方，冬天常吃的话对于养胃有不小的帮助。

体虚者可用红糖温胃

红糖，本是一种常见的食用蜜糖，然而近来却悄然刮起了一阵保健红糖热，各种关于红糖的保健品，如姜汁红糖、益母红糖、玫瑰红糖、阿胶红糖等层出不穷。其实这并非商家的有意炒作，而是因为红糖本就是一味温胃的滋补药。

红糖的有益成分，大部分都源于甘蔗的营养成分，其中不仅含有可提供热能的碳水化合物，还含有人体生长发育不可缺少的苹果酸、核黄素、胡萝卜素、烟酸和微量元素锰、锌、铬等各种元素。因此红糖能快速补充体力、增加活力，所以又被称为"东方的巧克力"。

第二章 饮食与养胃：吃出胃健康

中医认为，红糖具有益气补血、健脾暖胃、缓中止痛、活血化瘀的作用。可见红糖在滋补及温胃方面的确具有自己的独特功效。

不过如何发挥红糖的温胃滋补作用，在中医上是有一定讲究的。如果想要达到温胃的作用，那么应注意喝法。

1. 生姜红糖汤

做法：生姜 250 克，绞汁；红糖 150 克。然后小火同煎至糖完全溶化。每次 2 匙、温开水送下。

功效：生姜具有温肺止咳、温中止呕的作用，与红糖的温胃和中相配合。对于肺寒咳嗽、呕逆少食，肺胃不和的患者有明显疗效。

2. 枣茶

做法：红枣 10 枚，加水煮烂，放入红糖，兑入红茶水后一次服下。

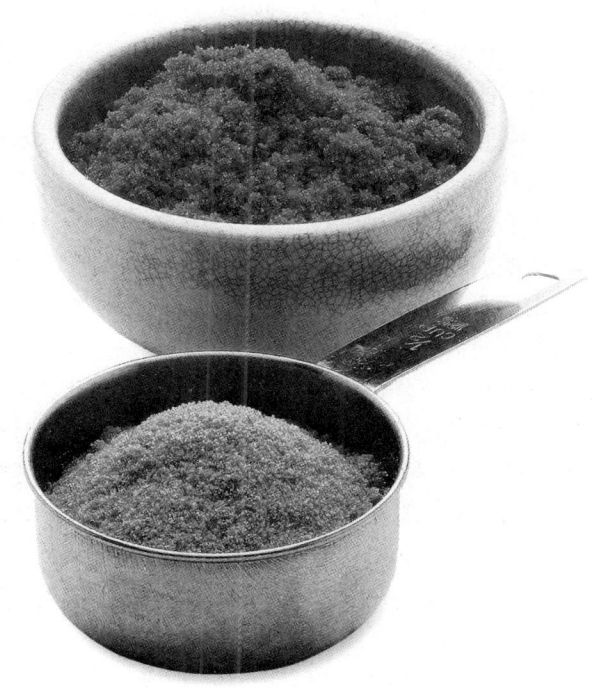

红糖

功效：红枣与红糖均具有补益气血、健脾和胃的作用。对于婴幼儿和中老年人尤为适宜。

另外，其他常见的吃法如红糖鸡蛋主要是能大量补充营养，让老年人面色红润，有精神，虽然也有一定的温胃作用，但在总体效果还是不如生姜红糖及枣茶。所以在选择吃法上还是须要注意和病症相适应。

不过，目前市场上又流行起了一种叫"黑糖"的红糖。其实，黑糖与传统的红糖都是以相同的方法制做出来的，其在营养与食用功效上也相同。也就是说黑糖具有与普通红糖一样益气补血、健脾暖胃、缓中止痛、活血化瘀的作用。如今，很多女性都喜欢用黑糖制作黑糖椰果布丁来作为产后或生理期温胃暖气血的食物。

黑糖椰果布丁的做法并不复杂，主要包括以下几步：先将蛋白打散，再将牛奶加热到 40℃左右之后缓缓倒入蛋白中，一边倒一边搅拌，搅拌均匀之后，布丁液就做好了。然后将布丁液进行过滤，刮去泡沫，放入碗中之后放入蒸锅蒸 15 分钟。最后将黑糖、椰果与水一起调成汤汁浇于布丁表面即可。

适量红酒防胃病

一直以来，人们都认为饮酒会刺激胃黏膜充血、肿胀，不利于胃健康，然而最新研究指出，每天饮适量红酒，不仅不伤胃，反而还有助于预防胃病。

某项研究在对 4902 名成年男女的吸烟、喝酒、喝咖啡等许多生活习惯进行长期跟踪调查后发现，有 1634 人被测出幽门螺杆菌阳性。但与滴酒不沾的人相比，那些每天饮用红酒 3~6 杯的人，感染幽门螺杆菌的概率要低 11%。如果饮酒量再适度增加，感染概率又会下降了约 6%。而英国研究人员在最新一期《胃肠学杂志》上也撰文指出，适度饮红酒可能会降低一个人感染幽门螺杆菌的风险，而幽门螺杆菌正是引起胃溃疡的主要原因之一。

为什么适量饮红酒有助于防止胃病呢？美国旧金山一家医院的研究人员称，因为红酒在酿制过程中产生了一种被称为多酚的物质，这种物质的杀菌能力相当强，可杀死引起胃病的幽门螺杆菌。

由此看来，红酒之所以能预防胃病主要在于对幽门螺杆菌的杀菌作用，所以一般人在有条件的情况下可以适量饮用一些。但这并不等于说喝红酒就能完全防止胃病的侵袭，除了感染幽门螺杆菌可致胃病外，其他还有很多原因也能导致胃病的产生。要从根上预防还是须要规范饮食习惯。另外，红酒的主要作用在于杀菌预防，因此对于一般的胃病患者来说，就不太适合饮用了，因为其中所含的酒精还是会对胃产生一定的刺激作用，尤其是对胃炎、胃溃疡患者来说，不利于溃疡的痊愈。

啤酒花可防治胃病

啤酒花，又称为蛇麻花，是一种多年生草本蔓性植物，古时候多作为药材使用。1079 年，德国人首先在酿制啤酒时将其作为添加物，从而使啤酒具有清爽的苦味和芬芳的香味。从此后，这种"蛇麻花"便有了啤酒花之称，且被誉为"啤酒的灵魂"。

不过我们在这里要讲的只是这种植物的本身及其具有的功效，而与啤酒无关。据《本草纲目》记载，蛇麻花味苦、性凉，有健胃消食、镇静安神的功效，可用于食欲不振、腹胀等。

现代医学认为，啤酒花中含有的啤酒花多酚在与幽门螺杆菌结合后，会使幽门螺杆菌失去附着在胃壁的能力，从而达到防治由幽门螺杆菌引起的胃溃疡等疾病。日本千叶大学所进行的实验即为最好的证明，其在用人体细胞进行的实验中，给幽门螺杆菌分泌的毒素施以啤酒花多酚，然后进行培养。结果发现，和没有施以啤酒花多酚的情况相比，幽门螺杆菌对人体细胞的损害能力降低了十分之一。

那么，在日常生活中，我们怎样才能运用啤酒花来防治由幽门螺杆菌引起的胃病呢？在没有成品西药的情况下，以下两个小方子可以先供参考。

（1）啤酒花、合欢花各 6 克。沸水浸泡，代茶饮。啤酒花具有镇静安神、健胃消食的作用，合欢花也可镇静安神，所以除能抵抗幽门螺杆菌外，对于食欲不振、消化不良、虚烦不安、失眠头昏等也有一定疗效。

（2）啤酒花 8 份，白屈菜 2 份，研细末，冲服，每次 1 克，日服 3 次。这个方子，主要就是针对胃溃疡患者，因此更偏向药物一些。啤酒花和白屈菜在药店均可买到，二者按量搭配食用即可。

啤酒花在中国的东北、华北，以及山东、甘肃、陕西都有栽培，新疆北部还有野生啤酒花。如果条件允许，在夏秋季酒花盛开时，也可直接采摘新鲜的花朵泡茶饮用或做成菜肴食用。这样就既可以享受新鲜的食物，又能收到防病治病的功效。

第二章 饮食与养胃：吃出胃健康

大麦茶可解腻养胃

随着日式料理的盛行，清香可口的大麦茶也逐渐进入到老百姓的日常茶饮中。纵观众多粮食作物，能够做成茶的似乎只有大麦。大麦茶不仅带有天然的粮食醇香，而且不含茶碱、咖啡因等成分，糖含量也非常低，因此可以说是既具有了茶和咖啡的香，而又避开了其不利的一面，无怪乎马二就赢得了大多数人的喜爱。

从现代医学的角度看来，用焙炒过的大麦制成的大麦茶含有人体所需的多种微量元素、氨基酸、多种维生素、蛋白质、矿物质及不饱和脂肪酸、膳食纤维等。长期饮用大麦茶，不仅能够增强胃动力和胃部抵抗力，增强胃部消化、吸收功能，更能有效缓解胃溃疡引起的胃痛。

《本草纲目》记载说，大麦性平味甘，有消食平胃之功效。将大麦制成茶饮用后，能去油腻、健胃宜气。可见，大麦茶对于养胃护胃来说，的确可算是行家里手。

那么如何借助这位行家来帮助我们养胃呢？其实与其天天喝不如选对的时候喝，喝在关键地方，才会更有助于这位行家大显身手。

1. 饭后一杯助消化

大麦茶有去食疗胀、消积化谷食的功效，如果一不小心吃得过饱，或者因为饭后少运动而造成胃部胀满、胃动力不足，食物难以消化，这时如果喝一杯大麦茶就会收到很好的助消化效果。

2. 解腻去辣佐餐喝

在聚会时，大家经常会选择火锅、烤肉等较平时更为油腻、辛辣的饮食。如果在大快朵颐之时，能喝一杯浓浓的温热大麦茶，不仅可以解油腻，还能促进消化。热腾腾的大麦茶具有养胃、暖胃、健胃的作用，可以减少滚烫的食物对胃黏膜的刺激。另外，吃日式料理，也适合喝杯温热的大麦茶，一方面可以清除生鱼片留在口中的异味，另一方面也能避免冷食伤胃。

到了夏季，白领们在外出就餐时，还可以将大麦茶作为佐餐饮料。

蜂蜜和蜂王浆有助胃病治疗

蜂蜜、蜂王浆，历来就是美容滋补的圣品，现在随着生活水平的逐步提高，也越来越频繁地出现在普通人的生活中。然而除了滋补食疗以外，蜂蜜、蜂王浆对于调理肠胃、辅助胃病治疗也有着不小功效。

我们先来看看蜂蜜的功效。

1. 抗菌消炎，促进组织再生

蜂蜜中含有大量的营养成分，这些营养物质不仅可以促进胃部对食物进行消化、吸收，增强食欲，提高免疫力，而且对于伤口愈合也有一定的帮助，因此胃溃疡及十二指肠溃疡患者适量饮用蜂蜜，可以促进胃溃疡面愈合，进而对溃疡起到一定的防治作用。

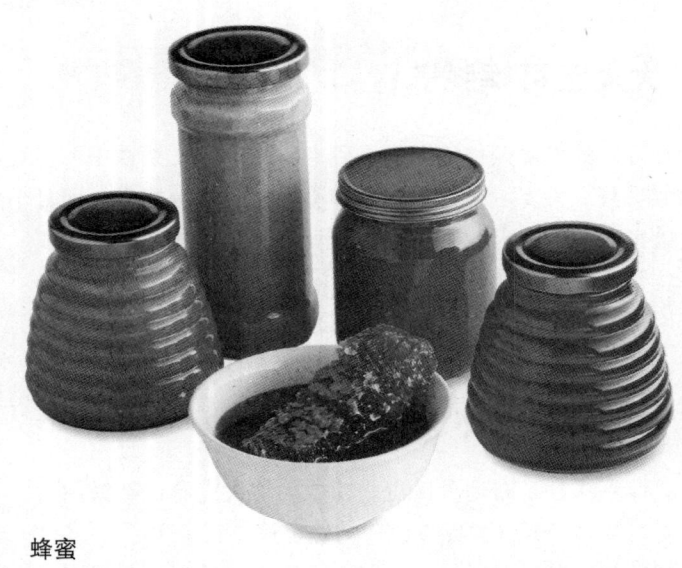

蜂蜜

2. 调节胃酸

蜂蜜还可以调节胃酸分泌，抑制胃酸过多。因此，对于患有胃酸过多、胃溃疡等疾病的患者，可以选择在饭前1小时左右先喝一杯温热的蜂蜜水。这样就可以抑制胃酸过量分泌，降低胃酸浓度，进而起到保护胃黏膜的效果。

3. 消除积食，增强胃蠕动

蜂蜜调节胃酸的作用是双向的，如果进食过饱，喝点蜂蜜能有助于胃酸分泌，增强胃肠的蠕动作用，缩短排便时间。

4. 缓解胃痛，减轻胃烧灼感

对于由酸、气等原因导致的胃痛，胃部灼烧，可将两勺蜂蜜加半杯温水混合喝下，能起到很好的缓解作用。

不过需要注意的是，蜂蜜的使用也是因人而异的。曾有研究表明，一些人在服用蜂蜜之后会出现胃痛的情况。另外，日常使用蜂蜜调理胃肠最好在早晚，尤其是早晨一杯蜂蜜水更为适宜。

了解完蜂蜜之后，我们再来看看与蜂蜜属于同源产品的蜂王浆。蜂王浆，也常被称为蜂皇浆、蜂乳、蜂王乳等，主要是由工蜂上颚腺和舌腺分泌的用以喂养蜂王幼虫的浆状物质，颜色为乳白色至淡黄色，具有酸、涩、辛辣味。与蜂蜜相比，蜂王浆的营养更高、更复杂。

蜂王浆，主要可以辅助治疗胃炎等多种疾病。胃炎患者如果坚持每天3次，每次食用一汤勺纯蜂王浆，对于帮助改善和治疗胃痛、胃胀、嗳气等症状均有很好的疗效。同时，蜂王浆还能增进食欲，帮助治疗营养不良。

除去胃炎患者，对于一般人而言，如果需要选择食用蜂王浆进行保健养胃，则最好于每天早晚空腹服用，每次蚕豆大小的分量即可。

蜂蜜和蜂皇浆都是很好的营养食品，它们在护胃养胃方面也确实具有一定的功效，但是在服用时需注意：一方面其作用只是辅助治疗，不可盲目选择；另一方面，目前市场上的蜂蜜质量参差不齐，对于蜂王浆尤其如此，挑选时应注意保证品质，这样才有可能收到预期疗效。

炒米也可养胃治胃

炒米，根据各地的主食不同，所使用的原料也有所不同。比如内蒙古地区一般用糜子米，南方地区一般用大米、高粱等，而北方地区一般用的则是小麦、荞麦，所以北方人一般都称之为炒面而不说炒米。但不管如何，其制作的大概流程和方法却是基本一样的。

这里我们先来说明一下炒米的主要做法。

以蒙古的糜子炒米为例，先将纯净的麻糜子用水浸泡，然后上锅闷蒸，再在炒锅上炒熟，等冷却后去掉外壳即可。加工好的炒米，色黄而不焦，米坚而不硬。不过，大部分南方地区一般都是先将已去壳的米炒熟，然而再打磨成粉。而北方地区的炒米就更简单了，直接将荞麦、白面等面粉炒熟即可。另外，在食用时，也会根据各地的饮食习惯添加一些其他食物，如牛奶、干果、红糖等。

其实，追溯起炒米的历史来，它不过是旧时候贫苦人家常备的食物，只是在这里我们却要学习一下如何运用这种贫苦食物来养胃、治胃。下边就是我们推荐的几种养胃吃法。不要小看它们，有的甚至对治疗胃病有不小的功效呢！

1. 蒙古炒米

蒙古族人吃肉，总要加上一些炒米。这样不仅可以缓解油腻，还能预防消化不良和腹泻。对于慢性萎缩性胃炎的患者来说，不妨一试。一般情况下，蒙古吃法是将炒米直接放进肉汤里或加入牛奶冲泡面食，如果不想仿效蒙古风味，那么直接用开水冲泡也可。

2. 炒米煮粥

对于胃肠消化能力不强的人来说，大家都知道应吃一些易消化的食物，然而什么食物最容易消化呢？据相关对照试验表明，在米粥和炒米粥中，炒米粥更容易被胃彻底消化。另外，其所形成的淀粉胶浆对消化道黏膜具有很好的保护作用，因此有很好的养胃功效。在煮炒米粥的时候，还可以选择搭配一些病人喜欢的食物来增强营养。

3. 红糖炒面

将荞麦、白面等面粉炒熟，然后里面加入适量的红糖、植物油、花生仁等，再继续炒，直到它们浸入面粉中后，最后关火放凉。吃的时候用热水冲泡即可，或者在饥饿时配水干吃也行。

这其实可以算是一种自制的方便面，现代人之所以易患胃病很大一个原因就是饮食饥饱不定，而这一"方便面"正好可以让上班族们在顾不上吃饭的时候先垫垫肚子，缓解胃部不适，减少胃酸过多对胃的伤害。同时，其本身就有温胃养胃的功效，不仅能马上充饥，也有利于消化，尤其适合胃病患者食用。

4. 炒米盐茶

先将大米100克、茶叶15克、生姜5片、食盐5克，混匀放入铁锅内用文火炒至米色微黄，然后加冷水，用适量文火煎至500毫升，温度适中后取汁。一日1~2次，可根据病情轻重适当调节。

这种吃法主要是对急性胃肠炎有很好的治疗作用，其中茶叶具有较强的抗菌作用，可杀灭消化道中的致病菌，同时又具有很强的收敛作用；生姜能止呕止吐；大米炒黄后不但可提供营养，还可起到黏膜保护作用；另外，食盐可以补充电解质，调节电解质平衡。因此对于由急性胃肠引起的腹泻、呕吐及脱水症状都有很好的缓解作用。

以上就是怎么利用炒米来养胃治胃病的常见方法，俗话说"三分胃病七分养"，可

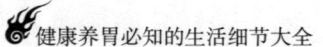

别小看炒米的养胃功能，不少老胃病患者就是靠炒米把胃养好的。

巧做米饭也养胃

米饭，作为一种几乎餐餐可见的主食，日久天长也难免让人产生厌烦心理。可是不吃主食对胃又不好，那怎样才能在养胃的同时，将米饭变得讨人喜欢呢？下面和大家来分享一下几种常见的养胃米饭，胃病患者不妨在家里亲自做一做。

1. 山药饭

做法：莲子去皮、去心，加水煮烂，然后再放入洗净切碎的山药、薏苡仁（薏仁）、扁豆、粳米，煮熟即可。

功效：山药，含有蛋白质、糖类、维生素、脂肪、胆碱、淀粉酶等成分，还含有碘、钙、铁、磷等人体不可缺少的无机盐和微量元素。中医认为，山药具有补脾养胃、补肺益肾的功效，粳米补中益气。山药饭对于脾胃虚弱、慢性胃炎等胃病患者来说，可谓是滋补佳品。

2. 清明菜糯米饭

做法：将清明菜500克去杂洗净，切碎。糯米淘洗干净；油锅烧热，下葱花煸香，投入清明菜煸炒，加入精盐炒至入味；锅内加适量的水，放入糯米、清明菜，用铲子拌匀，将上面抹平，烧沸后，改为文火煮熟，出锅即成。

功效：清明菜，味甘，性平，无毒，具有调中益气，止咳化痰的功效，内服对于高血压、消化性溃疡有一定疗效，同时还具有镇痛作用。而糯米具有温和的滋补作用，对于补虚、补血、健脾暖胃、止汗有一定功效，尤其适用于反胃、食欲不振等脾胃虚寒的患者。因此这道清明菜糯米饭不仅具有开胃健脾的功效，同时对于胃虚胃寒及十二指肠溃疡患者也都有所助益。

营养丰富的养胃饭不仅使原本普通的大米焕发了青春，令人们品尝到了美味，还将积极的养胃功效发挥到极致。胃部不适与深受胃病困扰的朋友们，不妨在征求医生的意见之后来试一试吧。

多吃鲫鱼有助防治胃炎

鲫鱼肉质细嫩，肉味甜美，营养价值高，是很多人都喜爱的肉质食品。鲫鱼的药用价值也不可低估，其性味甘、平、温，具有和中补虚、除湿利水、温胃进食、补中生气之功效，对于脾胃虚弱、胃炎、胃溃疡等患者来说，都具有很好的滋补食疗作用。这里主要就针对胃炎患者，为其推荐几道有助防治胃炎的鲫鱼吃法。

1. 木瓜莲子煲鲫鱼

做法：先把鲫鱼洗净去肠脏，用慢火稍煎至微黄；莲子去心和眉豆一起洗净，用清水泡片刻；木瓜洗净后去皮，切成块状。然后一起放入瓦煲内，加入清水2500毫升（约10碗水量），先用武火煲沸后，改用文火煲至2个小时，调入适量食盐和少许生油便可。

功效：木瓜性平味寸，具清心润肺、健胃益脾的作用；莲子可养心、益肾、补脾、涩肠；眉豆性平，味甘能够调中益气，健脾益胃；再配上鲫鱼，则可收到清润、益肺、健脾、养胃的功效。

2. 鲫鱼糯米汤

做法：将鲫鱼去鳞、鳃及内脏，洗净，与糯米同时放入锅中，加水适量，先用急火烧沸，后改用文火煨至半熟；生姜和葱白切成碎末，但姜放入量不要太多，3~5克为宜，将葱姜同时放入鱼汤中煮沸5分钟；最后加入藕粉、细盐，稍煮即成。

功效：糯米对脾胃具有温补作用；葱白、生姜则有辛温解表、通阳、散寒、和胃的功效。配合鲫鱼食用对于脾胃虚弱、不思食、纳少无力、胃炎、胃溃疡等都有一定的辅助治疗作用。食用时，鱼汤和鱼肉既可分开，亦可同时食用。每日1次，每次1~2小碗，温热而食，连食5~7天，可以补中益气，健脾和胃，很好地防治胃炎。但要注意，不要冷却后食用，也不宜与咖啡、浓茶等共饮，且炖汤过程中不可用油脂或其他调料。

除了以上这两个方子外，其他的鲫鱼吃法对于胃炎的防治也可以起到一定的作用。不过需要注意的是，鲫鱼在做汤时最有营养，且如果是为了防治胃病，最好以清汤为宜，至于像水煮鱼之类的辛辣汤品还是尽量避免为好。

选好点心可养胃

胃病缠身，如何吃得香？更何况天天都是那几样菜，虽说对脾胃好，可是天天吃谁都有个厌烦的时候。最重要的还是想吃的零食点心不能吃，不想吃的药又得时时见……

不知道你家里的胃病患者会不会发出这样的感叹，如果为了疾病护理，而让胃病患者的日子都过得如此郁闷的话，那不良的情绪也会不利于病人康复的。所以对于有胃病患者的家庭来说，怎么把好吃和养胃结合起来确是一大关键。不过，以下我们将要介绍的这几样药用点心，就是把药做成了美味的食物，这样既有美味可享，又能治病，估计病人也不会再埋怨郁闷了吧！

1. 八珍糕

做法：黄芪、白术、山药、山楂、茯苓、陈皮、湘莲末、党参各5克放入锅内，加适量清水后煎煮滤汁。过滤好的药汁里加入粳米粉、糯米粉、白糖，搅拌均匀后蒸熟，切成小块即可食用。

功效：平和温补，健脾养胃。尤其适用于脾肾虚弱所致的腹虚腹泻、食欲不振患者。

2. 橘红糕

做法：鲜橘皮10克，剁碎成小颗粒后加适量的糖拌匀。加入面粉，混匀后放入蒸锅蒸熟。冷却以后切成小块即可食用。

功效：健脾理气。适用于食欲不振、消化不良的患者。

3. 红枣丸子

做法：锅内加入适量的清水、白糖、麦芽糖浆煮开，然后放入红枣泥。用小火慢慢熬煮的同时，不停搅拌，等汁水收干，枣泥变成深褐色关火。加入肉桂粉和蜂蜜，搅拌均匀后放凉。将冷却的枣泥搓成丸子并塞入一颗松子。露出松子的一端朝上，放在盘子里。

功效：健脾益胃，补气养血。红枣含有丰富的纤维素，尤其适合胃溃疡患者食用。

4. 黄芪虾丸

做法：陈皮、黄芪、山楂、茯苓、山药、红枣洗净后加水煮沸，用小火熬煮至汁液色泽变深，过滤去渣，放凉。虾肉剁碎，加适当调料和药汁，搅拌至黏稠成泥。虾泥搓成丸子后下锅微微炸一下，捞出来沥干油并蘸上一层蛋液，再滚一层面粉，重新下锅炸到表面为金黄色即成。

功效：帮助消化，增进食欲，增强胃肠蠕动，对消化性溃疡患者尤其有益。

以上都是一些传统的食用药用点心，基本上都是以一味或几味中药为原料，加以粳米面粉蒸煮而成。作为胃病患者的日常点心，不仅可以丰富胃病患者的食谱，而且还能在好吃的基础上不离养胃，对于有老胃病患者的家庭来说，时常备下一两份是不错的选择。

鸡肫鸭肫助养胃

民间有一种说法叫"吃啥补啥"，当然如果割裂来看，不免显得有些想当然、不科学。但实际上中医里确有"以脏补脏"的说法，只不过怎么补需要掌握好分寸，比如本身已经患有脂肪肝，就不能再通过吃肝类等脂肪过高的食物来补肝。而对于我们这里要讲的养胃来说，鸡肫和鸭肫不吝于天然良品。

鸡肫和鸭肫，即鸡胃和鸭胃。鸡胃，中医认为其味甘性平、无毒，有消食导滞，帮助消化的作用。它常被用来治疗食积胀满、呕吐反胃、泻痢、疳积等病症。而鸭胃，其味甘咸平，有健胃之效，味美无油且肉质紧密，最适合秋季食用。尤其是对胃病患者来说，食用鸭肫既可帮助促进消化，又能增强脾胃功能。

当然，讲了那么多鸡肫鸭肫对胃的好处，没有食谱还是一切无从谈起，那么接下来我们就来看看该怎么做才能最大限度地发挥它们的养胃功效吧！

1. 卤鸡肫（鸭肫）

做法：鸡肫（鸭肫）剖开（连内肫皮），先用冷水洗净，后用细盐3匙，米醋小半碗，分别反复擦洗，随后用水分别将它们冲洗干净之后，沥干水分备用；取一只锅放于灶火上，待锅热之后放入2匙植物油，用大火烧热油后，先放入2片生姜，随即倒入鸡肫（鸭肫），翻炒2分钟后放入1匙黄酒再次翻炒，至香味飘出的时候加入约一碗半的清水；先用中火将锅中的汤汁烧开，再改用小火炖煮半小时；当汤汁熬制到大约还有半碗的量时，加入细盐、黄酒、酱油、茴香等调味品（如果你比较喜欢甜食，还可以加入1匙白糖）；随后将火稍稍加大，并用锅铲不停地搅拌，随着汤汁越来越浓，用锅铲不停地将浓汁浇在鸡肫（鸭肫）上；最后改用小火，直到汤汁快烧干时关火装碗盛出。

功效：此方具有健脾助消化的功效，适合慢性胃炎和胃下垂患者食用。每日1~2次，还可用于佐餐。只是需要注意一点，在胃炎急性发作期症状严重时，不宜食用。

2. 姜片鸭肫

做法：将新鲜的鸭肫洗净，放进锅中，加入适量的姜片、花椒、清水，然后炖至鸭肫熟烂，调入盐、味精出锅即成。鸭肫以熟烂为宜，可用筷子插鸭肫，若能轻易穿透则为熟烂。

功效：帮助胃部消化，适宜患有消化不良、食欲不振等疾病的患者食用。需要注意的是，孕妇不宜食用鸭肫。

3. 菠菜鸡肝鸡肫汤

做法：将三者分别洗净，将300毫升水烧开后加入同煮，熟后放油、盐、姜丝调味即可。

功效：温中，消食导滞，降逆止呕。尤其适宜脾胃虚寒型胃下垂者。

另外，其他如谷芽麦芽煲鸭肫、萝卜鸭肫汤、金钱草鸡肫汤等，也是食疗上常见的补胃益胃食品。一般情况，利用鸡肫鸭肫来做菜肴，只要把握住不要过于辛辣刺激，都能收到一定的养胃效果。

胃病患者可多食猴头菇

猴头菇，其菌肉鲜嫩，香醇可口，有着"素中荤"之称，并与熊掌、海参、鱼翅并称为四大名菜。因其远远望去似金丝猴头，故称"猴头菇"，同时又像刺猬，故也有"刺猬菌"的叫法。

20世纪70年代以来，现代医学陆续证明猴头菌有良好的药用价值，其含有的不饱和脂肪酸、多糖体、多种氨基酸、多肽类及脂肪物质，有健胃，帮助消化的功效，而且还能用于辅助治疗胃炎、胃溃疡等胃部疾病。而其中的多糖体和多肽类更能有效抑制胃部致癌细胞中的遗传物质合成，起到预防胃癌的作用。从中医的角度看，猴头菇性平味甘，有利五脏、助消化、滋补身体等功效。因此，营养学家们建议，胃病患者多食猴头菇，不仅可以有效提高胃部免疫力，增强胃部抵抗病菌的能力，而且对于胃及十二指肠溃疡、慢性胃炎、胃癌等病症均有辅助疗效。

猴头菇味道鲜美，适宜与鸡肉一起煲汤。下面就为你推荐一款砂锅鸡脯猴头菇：

原料：水发猴头菇800克，鸡脯肉600克，干贝50克，火腿120克，冬笋100克，腐竹80克，清汤、葱、姜、精盐、料酒、熟猪油各适量。

做法：将水发猴头菇挤干水，切成片；鸡脯肉切成块；干贝去筋，洗净；火腿切成片；冬笋用刀拍松，切成块；腐竹洗净，切成段。先将备好的腐竹、冬笋、干贝分别用开水氽熟后放入砂锅内烧热，随后加入熟猪油，烧至六成热时，加入猴头菇片、鸡脯肉块、火腿片，锅上旺火，加入葱、姜、料酒、精盐、清汤，炖至鸡脯肉软烂，出锅即可。

功效：健胃养胃。尤其适用于胃溃疡、胃炎患者。

另外，猴头菇和猪肝或排骨一起煮汤，也具有很好的养胃效果。不过需要注意的是，猴头菇一定要煮至软烂如豆腐，这样其营养成分才能完全析出，从而有利于人体吸收。

土豆护胃有功劳

提起土豆，大家再熟悉不过了，超市里的各种薯片、麦当劳里的炸薯条等随处可见。它不仅可以做主食、菜肴，还能做零食，可谓一身而多用。不过我们这里主要要探讨的还是土豆的健康吃法及养胃疗效。

中医认为，土豆性平味甘，归胃经，能和胃调中，治疗胃炎、胃溃疡等疾病。而现代医学也表明，土豆含有大量淀粉、蛋白质和各种维生素，能促进胃对食物的消化。土豆在进入胃内后，还可以调节胃内酸碱度平衡，起到保护胃黏膜的作用。

不过，尽管土豆是胃黏膜的保护神，但由于吃法众多，科学性不能得到有效保证，因此只有真正吃对了，才能收到养胃疗效，否则像炸薯条、薯片之类的土豆制品，不仅养胃无功，还容易给胃带来伤害。下面便是我们为胃病患者精心选择的土豆做法。

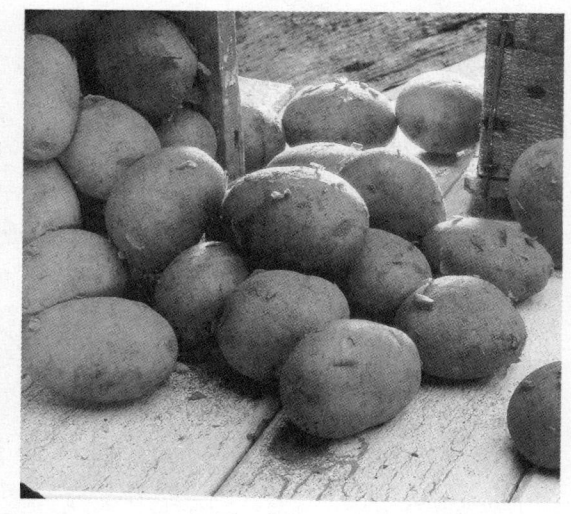

土豆

1. 土豆蜂蜜膏

做法：将新鲜的土豆洗净后捣烂，用纱布包住，挤出汁液。然后将土豆汁放入锅内煮沸，慢熬到浓稠的时候，加入蜂蜜搅拌均匀，改小火慢慢煎成膏状。

功效：冷却后，每日空腹食用2次，每次1汤匙。以20天为一个疗程。有助于胃病治疗，尤其适用于胃和十二指肠溃疡等症。不过在治疗中应注意忌食辣椒、葱、蒜、酒等刺激性食物。

2. 生土豆汁

曾经有说法认为，土豆生食易引起中毒。不过，据研究发现，生土豆汁中含有大量有特殊保护作用的黏液蛋白，可保持血管弹性，有利于胃部溃疡的康复。另外，生土豆汁内还含有大量淀粉、B族维生素和微量元素，对于保护胃黏膜，防治溃疡面扩大有很大的帮助。所以对于这种吃法就仁者见仁智者见智了。如果你胃肠实在接受不了，最好就停止服用，如果觉得没有什么不适症状且感觉良好，那不妨继续喝。

不过喝生土豆汁时应注意在榨出来后就马上饮用，而且在喝完生土豆汁后，最好过半小时再进餐，以免胃液被稀释，对消化造成不利影响。另外，即使在饮用了土豆汁并无不适症状的情况下，最好也不要过量饮用，而对于胃肠功能不完善的儿童来说，最好还是避免为宜。

总而言之，土豆的吃法多种多样，只要自己觉得喜欢合适便可多样搭配。但一般而言，如果要发挥土豆和胃调中、宽肠通便、益气强身等作用，最好还是选择蒸、煮、炖一类的烹调方式。

胡萝卜可增强胃部抵抗力

胡萝卜是一种色泽鲜亮、散发着淡淡药香味的常见菜。它以营养丰富、味美可口的特点深受大众喜爱。其实，除了食用价值之外，胡萝卜还有着一定的药补疗效。

第二章 饮食与养胃：吃出胃健康

中医认为，胡萝卜性平、味甘，有健脾和胃的功效，适用于有胃肠不适症的患者服用。而现代医学研究进一步表明，胡萝卜之所以能增强胃部抵抗力，主要得益于其中丰富的胡萝卜素。胡萝卜素能增强胃壁细胞活力，维持胃黏膜层的完整，从而达到增强胃部抵抗力，预防胃炎、胃溃疡等症的目的。因此对于胃虚患者而言，如果想要提高胃部抵抗力，那不妨先从食用胡萝卜入手。

一般市场上常见的胡萝卜分为红、黄两色，其中黄色的营养价值更高，食用时炒、烧、凉拌皆可。不过对于胃病患者而言，最好选择胡萝卜汤或者胡萝卜粥，尤其应忌生食。下面便为大家介绍一道炖汤和米粥。

1. 胡萝卜炖肉

方法：取胡萝卜适量，与生鱼、猪瘦肉、红枣、陈皮同炖，调味。也可搭配牛肉牛腩、羊肉，或加适量的生姜、大葱、蒜等调味。

功效：可以有效改善脾胃气虚，温胃暖胃，增强胃部抵抗力。

2. 胡萝卜粥

方法：胡萝卜250克，洗净切片；粳米100克。同放锅内共煮粥，调味。

功效：改善消化不良，健脾和胃，下气化滞。

总的来说，熟食比生食更容易吸收。胡萝卜的烹饪应注意辅以适量的油和肉类，另外烹调过程中加醋会导致胡萝卜素流失，因此应尽量少用或不用醋。只要掌握了这一大原则，利用胡萝卜来增强胃部抵抗力基本上就不是什么难事了。

香蕉可防治胃溃疡

香蕉，作为热带水果中的平民，随着交通运输的发展，全国各地一年四季都能食用到。除了作为日常水果，味美香甜、营养丰富外，最新研究表明，香蕉还有助于预防胃溃疡。

从中医的角度看，香蕉性味甘寒，具有清热凉血、解毒润肠的功效。不过这似乎和胃溃疡还是没什么关系，那么香蕉到底是怎么预防胃溃疡的呢？究其原因主要有二。

1. 香蕉可以使人心情愉悦

很多实验都表明，情志不畅是导致胃溃疡发生的重要原因。一个人如果常常忧思、焦虑、恼怒不安，就会对食欲造成一定的影响，或者造成胃酸分泌过多进而影响胃部消化，甚至损伤胃黏膜，长久累积而形成胃溃疡。

香蕉能促进大脑产生一种5-羟色胺的物质，可帮助有效改善情绪，甚至可以减

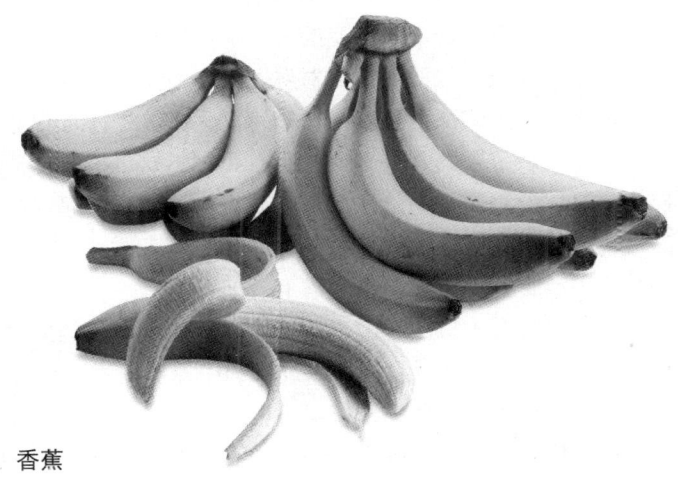

香蕉

轻疼痛，减少引起人的情绪不佳的激素。所以，当心情不愉快时，不妨通过吃香蕉来调节一下，心情舒畅了，胃也才能更好地工作，从而减少胃溃疡的发生概率。

2. 保护胃黏膜

澳大利亚人的一项研究发现：香蕉中的果胶和卵磷脂不仅能够参与构成胃黏膜的保护屏障，使胃黏膜细胞免于胃酸等有害因素的侵袭，而且还能促进胃黏膜细胞生长，从而起到对胃溃疡病的保护和治疗作用。另外，香蕉和牛奶的混合食用还可以有效抑制胃酸的分泌，降低胃酸浓度，缓和对胃黏膜的刺激。

正是因为以上两个原因，香蕉不仅可以起到预防胃溃疡的作用，而且还能在胃溃疡发生后起到一定的治疗功效。不过如果你觉得单纯地吃香蕉没新意的话，不妨来尝试下边的这道香蕉薯泥：

原料：香蕉、土豆各50克，草莓10克，蜂蜜1小匙。

做法：香蕉去皮、用汤匙捣碎，土豆洗净，去皮，移入电饭锅中蒸至熟软，取出压成泥状，放凉备用。将香蕉泥与土豆泥混合，摆上草莓，淋上蜂蜜即可。

功效：香蕉和土豆都有保护胃壁的功效，蜂蜜能调和二者，同时也是护胃良品，三者结合，不但是美食，对于胃溃疡患者来说更是不可多得的良药。因此，如果你心情不好，或是本身就患有胃溃疡的话，一定要尝尝这道香蕉薯泥。

番木瓜可助消化

番木瓜，原产于东南亚，大概17世纪明朝后期时传入我国，因外形与中国木瓜相似，所以称之为"番木瓜"。当然，现在番木瓜也已经在我国生根发芽，在海南、广东、广西、云南等南部地区已成为一种日常水果，而由于交通的便利，实际上南北方各地的人们都能随时品尝得到。

番木瓜，其果肉鲜嫩多汁，质地柔软，且含有番木瓜碱、木瓜酶、木瓜蛋白酶、木瓜凝乳酶、维生素C、维生素E、糖分、蛋白质、脂肪、胡萝卜素、隐黄素、蝴蝶梅黄素等多种营养成分。尤其是其中的木瓜酶，可将肉类的结缔组织和蛋白质分解，让肉吃起来更鲜嫩可口，更可以促进胃对蛋白质的消化与吸收。至于木瓜蛋白酶，可以将脂肪分解为人体重要能源之一的脂肪酸，从而提高胃动力，增强胃消化能力。另外，其中的木瓜碱还具有抗肿瘤的功效，对淋巴性白血病细胞具有强烈抗癌活性。而从中医方面来看，木瓜性平、微寒，味甘，归肝、脾经，食之有助消化、治胃病、清心润肺之功。

所以，在日常的水果享受之余，我们不妨也把番木瓜搭配些肉类来当菜肴食用。这样不仅可以使得肉类的蛋白质更容易吸收，还可以起到提高胃肠消化能力的作用。下面这道番木瓜鲩鱼尾汤就值得大家一试：

原料：番木瓜1个，鲩鱼尾100克。

做法：将番木瓜洗净削皮切块备用，然后将鲩鱼尾放入油锅中煎片刻，随后将番木瓜块、少许生姜片及适量的清水放入锅中，加盖煮1小时左右即可。

功效：木瓜鲩鱼尾汤不仅可以促进消化，还能暖胃和中、消食化滞，尤其是对于消化不良、痢疾、胃痛、胃溃疡、十二指肠溃疡患者来说，更是营养丰富的滋补品。

另外，因番木瓜性寒，如果想要通过吃番木瓜促进消化的话，不宜饭前空腹食用，而最好选择在饭后，且适宜吃几块即可。

常吃橙子可防胃癌

色彩鲜黄亮丽的橙子不仅富于香气，且果肉酸甜适度，在胃口不好时吃一点可以起到促进食欲、健胃消化的作用，是冬季最受人们欢迎的水果之一。然而，橙子除了增进食欲之外，还有着另一个更重要却不太为人熟知的效用——防胃癌。

究其原因，主要是橙子中含有丰富的抗氧化物，包括170种以上的植物化学物质，其中黄酮类物质就有60多种，而胡萝卜素则有17种，是所有水果中抗氧化物含量最高的食物之一。其中黄酮类物质具有抗炎症、抗肿瘤、强化血管和抑制凝血的作用，类胡萝卜素则具有很强的抗氧化功效。在综合效果上，橙子具有很高的抗氧化功能，不仅能强化免疫系统，抑制肿瘤细胞生长，而且还有助于使肿瘤细胞转变成正常细胞。

所以，在冬季橙子上市的时候，每天吃上一两个，不仅可以开胃下气帮助消化，而且还有助于抵抗胃部炎症，预防胃癌。

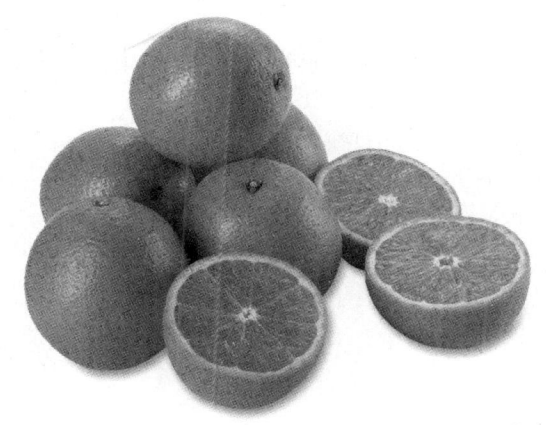
橙子

不过需要注意的是，在空腹状态下不宜食用大量橙子，因为这样会刺激胃肠，引起胃部不适。且过食橙子还易导致"橘皮病"的发生，使人体皮肤发黄，在这种状态下，只需停止食用，症状即可消退，但最好还是不要贪食为宜。另外，中医上还认为有口干咽燥、舌红苔少症状的人不宜吃橙子，因为这类症状多由肝阴不足所致，橙子吃多了更容易伤肝气。

苏打饼干有助缓解胃酸过多

现代人生活的快节奏、无规律常常导致胃长期处于混乱状态。久而久之，人体的胃酸分泌就容易出现失调。据相关调查显示，在胃病患者中，超过三分之二的胃病都是由胃酸过多所引发的。所以如何在紧张的生活工作中及时缓解胃酸过多，就成为每个人都该掌握的生活小技巧了。

我们熟悉的碱面馒头、面条都是缓解胃酸的健康食物，可是当条件不方便时，还有什么随手可及的小食品来补这个缺呢？苏打饼干可以说是专门为这个时候所预备的。相比较一般的饼干，苏打饼干是在面粉中加入酵母，揉成面团，发酵后再加入面粉经过二次发酵后烘焙而成的。因此其含有更多的碳酸氢钠，这些碳酸氢钠在进入胃部后会在胃里产生离子反应,从而中和过多的胃酸,有效避免因胃酸过多而给胃壁带来的伤害。同时它也可以帮助我们缓解由胃酸过多引起的胃痛、反酸、烧心等症状。

所以,平时在办公室里放上一小包苏打饼干,不能按时吃饭时,吃上两块,能及时帮助调和分泌过多的胃酸。而如果因为加班的原因,需要加点餐,苏打饼干配上牛奶蜂蜜或红茶也是不错的组合,不仅能迅速缓解饥饿,而且通过保持胃中始终有食物在消化,还可以有效避免因过度饥饿带来的正餐过食导致的胃部过度扩张。

不过食用苏打饼干也有一些需要注意的地方。

(1)苏打饼干一般为咸甜味,因其加入了精盐,所以吃多了会使体内盐含量增加,影响身体健康。

(2)饼干几乎都不可避免地含有精炼混合油,苏打饼干也不例外,常吃容易增加脂肪含量。

(3)苏打饼干通过高温烘烤后,会产生一种丙烯酰胺的致癌物,所以能不吃时最好就不吃。

(4)不可把苏打饼干当正餐,苏打饼干只是在缓解胃酸上具有良好的作用,然而作为正餐而言,其营养是绝对不充分的。

所以,综上所述,苏打饼干只能算是一种有效的应急食品,在这个范围内,它是有益的,但一旦超出应急这个度,再多食就无益了。

梅子果脯可预防胃溃疡

据日本和歌山县立医科大学的专家对1600名志愿者进行的调查,发现喜欢吃梅子果脯的人相较于其他一般人患上胃炎和胃溃疡的概率要少很多。随后,科研人员就此进行了进一步的实验研究,结果发现这都是由于梅子果脯中含有抗酸化物质丁香树脂醇的原因。

还有研究发现,每颗梅子果脯中约含11微克的丁香树脂醇。实验中,如果在每毫升幽门螺杆菌培养液中加入50微克丁香树脂醇,那么过一会儿约有一半的幽门螺杆菌失去活力,停止游动;而当每毫升培养液内注入的丁香树脂醇增加到500微克后,所有幽门螺杆菌都失去活力,并停止游动。由此,不难得出食用梅子果脯可抵抗幽门螺杆菌,进而帮助防止胃炎、胃溃疡的结论。

但是,即便如此,对于果脯类食物来说,我们还是不能掉以轻心。目前市面上常见的果脯一般分为低糖和高糖两类,虽然大多都是低糖为主,但其含糖量一般仍可达30%左右,甚至更高。因此对于胃酸过多的患者来说,多吃也许更容易刺激胃酸分泌。另外,果脯在加工的过程中还不可避免会受到二氧化硫的污染,而实际上很多果脯也都有二氧化硫等添加剂超标的危险。所以,如果想要通过经常吃梅子果脯来抵抗幽门螺杆菌,

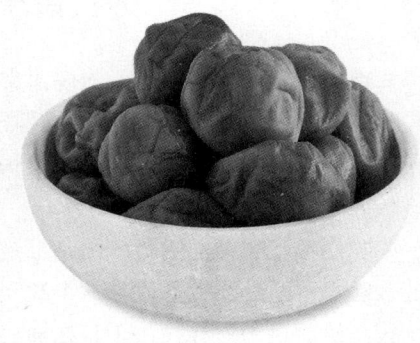

梅子果脯

我们不妨自己在家动手做：

（1）先将果子洗净，去蒂、去子、去皮，将果肉均匀切成片，沥干水分；

（2）将沥干水分的果肉上锅蒸，直到果肉透亮，散发出浓浓的果子清香，且放在嘴里感觉绵软熟烂为止；

（3）将熟烂的果肉晾凉，然后放入干净的盆里，捣烂成果泥，并且根据个人口味，和上蜂蜜、白糖等搅拌均匀；

（4）将果泥中析出的果汁沥出，然后用小勺把果泥舀在干净的铁质案板、硬木板或塑料案板等不容易粘连的地方，铺成扁块晾晒；

（5）晾晒过程中，要保持翻晒，以免底部长毛变质。一般在晾晒七八天后，当果脯变得晶莹透明时就可以吃了。

这样只要自己多动动手，无添加剂无有害物质残留的健康果脯就摆在面前了。只有食物品质保证了，才能进一步来谈其功效，否则很可能胃病没能预防，倒由此而出现了其他的健康问题，就得不偿失了。

嚼嚼槟榔也能防胃病

中医认为，槟榔味苦、性辛、温，归胃、肠经，有行气消积、杀虫的功效。而经现代医学验证，槟榔里含有的主要成分——槟榔碱，能使幽门螺杆菌瘫痪，失去与胃黏膜的黏附能力，从而被排出体外。因此槟榔也就具有预防胃病的作用，同时也是治疗胃炎、胃溃疡等胃部疾病的良药。

槟榔具有防治胃病的作用，可是如果实在不想嚼槟榔，我们还可以采用其他方法食用，比如下面将要提到的槟榔茶饮和槟榔粥。

1. 槟榔蜂蜜饮

原料：槟榔片15克，蜂蜜30毫升。

做法：先将槟榔片用清水浸泡2小时，再将槟榔片与所浸泡的水一起放入锅中煮沸。然后撇去浮沫，以小火煮30分钟，挑开槟榔片，取出汁液。最后将蜂蜜调入，搅拌均匀之后即可饮用。

功效：槟榔蜂蜜饮对于幽门螺杆菌引起的慢性胃炎及十二指肠溃疡有良好的治疗效果。

2. 马齿苋槟榔粥

原料：马齿苋250克，槟榔25克，粳米125克，白砂糖10克。

做法：将新鲜马齿苋除根，去老黄叶，用清水洗净，用刀切碎备用；再将粳米淘洗干净，与槟榔一同放入锅内，加入适量的清水，用大火煮沸。煮沸之后，改用小火，待煮至米开花之后倒入马齿苋，再煮几沸，即可食用。在食用之前，加入白糖调味。

功效：马齿苋槟榔粥具有清热益胃止痢的功效，是防治幽门螺杆菌引起的胃病的良药。

不过在食用槟榔时，我们还是需要控制住量，因为其中的槟榔碱除了具有抵抗幽门螺杆菌的作用之外，还可导致人体神经兴奋，如果直接食用或食用过多都容易引起心跳加速，血液循环加快，甚至产生"被噎住"的感觉。

乳香树胶可治疗胃溃疡

你也许已经发现，我们提到的很多食物之所以具有治疗胃病的作用都是因其含有某种抵抗或杀灭幽门螺杆菌的成分。虽然之前已经列举了那么多食物，但我们还是要提一下乳香树胶。

乳香树胶，指的是一种名为乳香的植物产生的树胶，树胶凝结后呈块状或颗粒状，可咀嚼，并有好闻的香味。其实乳香树胶防治胃炎、胃溃疡的原理基本和大多数食物一样，主要还是因为其对幽门螺杆菌的杀灭作用。然而不同之处在于，乳香树胶是一种相对发现较晚的治疗药物，因此对于那些已经具有的相当抗药性的幽门螺杆菌来说，采用乳香树胶治疗的效果更为明显。

其实，对于乳香树胶的杀菌效果早已是经过了严格的科学实验验证的。据诺丁汉大学的研究人员对乳香树胶能否有效杀灭幽门螺杆菌进行的深入分析显示，仅需 0.06 毫克剂量的乳香树胶，即可杀灭导致胃溃疡的大部分病菌。

可非常遗憾的是，乳香这种树木主要生长于希腊和中东等地区，其虽具有良好的杀灭幽门螺杆菌的作用，但对于普通人来说还是不怎么容易获得。不过随着制药业的发展，以乳香树胶为主要成分的治疗药物必定会逐渐增多。这对于胃炎、胃溃疡患者来说大概也可算是一件喜事吧。

但各位患者应注意，最好不要把希望寄托在新药的研发使用上。对于胃病患者来说，最重要的还是日常养护，如果只是想着依靠某种新药而解决问题的话，首先治疗方向就弄错了。新药只是在治疗已经有了很强抗药性的疾病方面可以发挥一时疗效，如果不从根源上入手，再多新药也会随着病菌的抗药性增强而失效。

秋冬孜然入菜可暖胃

孜然是常见的调味品之一。其名字是从维吾尔族音译过来的，在一些少数民族的饮食习惯中，人们常常用孜然来对牛羊肉除腥解腻，而美味香喷的烤羊肉更是因孜然而增色不少。

实际上，孜然除了作为调味品具有增香、提味的效果外，其药用价值也非常高。据我国明代医术《普济方》记载，孜然气味甘甜，味辛性温，具有理气开胃、温中暖胃的功效。因此对于消化不良、胃寒疼痛、肾虚便频、月经不调等病症都可起到辅助治疗的作用。

既然孜然有温胃理气之功，那么不妨在秋冬胃病易复发时加些孜然入菜，借着孜然来暖暖胃。孜然的使用可以是整粒的，也可将它磨碎，或直接用孜然粉来烹制菜肴。食用时又可分为生食和熟食。生食主要是在炒菜、煎烤时放入生孜然，经过加温后使之散发出香味。熟食则是先将生孜然放入锅中，用小火炒香磨碎。吃的时候，用食物蘸着吃即可。平时做菜时，如炒土豆丝、青椒、豆腐等，都可以放一点生孜然来烹调。这里为大家推荐一款秋冬暖胃的经典菜肴：孜然羊肉。

原料：羊腿肉250克、大葱葱白1段、香菜2根、红椒1个、孜然1大勺、辣椒面1小勺、生抽1小勺、料酒1小勺、盐1/2小勺、糖1/2小勺。

做法：将羊腿肉洗净控水切丁，加料酒、生抽稍稍腌制几分钟；大葱、香菜、红椒切段备用；待锅热之后，倒入2大勺油，等油七成热以后把羊肉放进去，大火煸炒到羊肉表面微微有点焦黄，盛出来备用。将锅洗净后，放入孜然，并用小火炒出香味；再放入辣椒面。当香味传出之后，放入羊肉、盐与糖，最后将切好的大葱、香菜与红椒放入，翻炒均匀之后即可盛出食用。

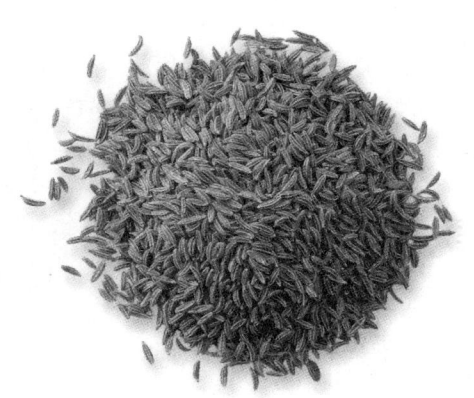

孜然

功效：孜然羊肉不仅容易消化，还具有益气补虚、温中暖下的疗效。它尤其适合胃虚胃寒患者食用。

白胡椒可暖胃理气

胡椒，因其含有芳香油、粗蛋白、淀粉及可溶性氮等，所以常被使用来调味增香、去腥解腻、促进食欲。然而除了作为简单的调味品外，胡椒在温胃理气、治疗胃胀等方面也有不错的疗效。

一般来讲，胡椒可分为黑白两种。更多家庭调味所用的是黑胡椒，而白胡椒药用价相对高一些，调味作用稍次。其味道与黑胡椒相比更为辛辣，因此散寒、健胃的功能更强。这里我们主要介绍的就是白胡椒。中医认为，白胡椒性温热，善于温中散寒，对胃寒所致的胃腹冷痛、肠鸣腹泻都有很好的缓解作用，另外还可促使机体发汗，对治疗风寒感冒也有一定疗效。

下边我们就来看几道以白胡椒为主料的汤品点心吧！

1. 白胡椒红糖饮

原料：白胡椒40粒，红糖适量。

做法：将白胡椒压碎后放入瓷缸里，再加入适量红糖煮沸。放凉后饮用即可。

功效：驱寒暖胃、减缓胃胀气，同时也治疗风寒感冒。

2. 白胡椒火腿汤

原料：白胡椒15克，火腿肉50克，青菜叶150克，盐少许。

做法：先将白胡椒打成细粉、火腿肉切薄片、青菜叶洗净备用；然后将火腿、白胡椒粉放入锅内，加水适量，烧沸，放入青菜叶，再烧沸即成。

功效：温中散寒，有效缓解由胃虚带来的胃寒疼痛。

3. 白胡椒红枣丸

原料：大枣7枚、白胡椒7粒。

做法：大枣 7 枚去核，每个内各放入白胡椒 1 枚，用线扎好，蒸熟，然后捣烂制成绿豆大小的丸子，每次服用 7~10 丸。

功效：白胡椒红枣丸不仅具有温胃补血的功效，还可以有效地治疗胃寒疼痛。

最后，在使用白胡椒做菜肴时应注意，最好是在菜肴出锅前加入，因为白胡椒不宜高温油炸。另外，在日常吃凉菜时也可加些白胡椒粉，以达到祛凉防寒的功效。

食花治胃病

在一般人眼中，花主要就是用来欣赏的，然而实际上传统医学里就有不少以花入药的例子。如今，我们也常会喝点菊花、玫瑰之类的花茶，所以以花入菜、食花治病其实也算不上什么奇事。这里就让我们一起来看看哪些常见的花菜可以治胃养胃吧！

1. 丁香桂鸡

原料：嫩鸡 1 只，丁香花、肉桂、葱、姜各 10 克。

做法：丁香花洗净，与洗净切块的鸡肉一同放入锅中，加适量清水，再添加少许肉桂、葱、姜，用小火慢熬。熬至鸡肉快熟时捞出，卤熟即可食用。

功效：丁香桂鸡不仅有温胃降逆的功效，还可以有效地缓解脾胃虚弱患者的呕吐、食积不化等症状。

2. 扁豆花粥

原料：干扁豆花 10~15 克，粳米 100 克。

做法：将粳米淘洗干净之后，放入锅中，加入适量清水后进行熬煮，待粥快熟时，放入扁豆花。改用小火煮几分钟，可闻到花香出锅即可。

功效：扁豆花粥不仅可以有效地增进食欲，增强胃部消化吸收功能，还可以帮助人们减轻由脾胃虚弱引起的腹泻等。

3. 栀子花腊肉

原料：栀子花 200 克，腊肉 100 克，姜、葱各适量。

做法：锅内放油，热后加入姜丝和葱花爆香，然后将栀子花、腊肉放入锅内同炒，调入适量的调味品，熟后出锅。

功效：栀子花腊肉有清热养胃之功，对于胃热患者来说，可以有效缓解胃热烧心、反酸等症状。

4. 厚朴花乌骨鸡汤

原料：乌骨鸡 1 只，枸杞子 30 克，竹笋 50 克，火腿 20 克，厚朴花 20 克。

做法：将乌骨鸡去内脏洗净后，同枸杞子、竹笋与火腿一起放入锅中煮，在起锅之前 2~3 分钟放入厚朴花。最后放入调味品，待入味之后即可盛出食用。

功效：厚朴花乌骨鸡汤可以起到滋阴补血、强健脾胃的功效。

除了以上四种花，其他如茉莉、玫瑰、菊花、桂花、南瓜花等都是平时常见而又易得的可食用花，如果感兴趣，不妨多关注一下每种花的功效及吃法，做个食花的养生主。

沙棘果油可帮助修复溃疡

沙棘果，也称为醋柳果、酸刺果，在古时候还有着"圣果"之称。其果肉含有极三富的维生素C、维生素E、维生素A、维生素P、胡萝卜素、儿茶素、香豆素、植物甾醇、黄酮类、脂肪酸（不饱和）、有机酸及人类必需的氨基酸和近20种微量元素。尤其是维生素C的含量，远远高于鲜枣和猕猴桃，从而也被誉为天然维生素的宝库。

除去较高的食用价值之外，沙棘果还有很高的药用价值。我国民间很早就有用沙棘来治疗消化不良、胃炎、胃溃疡、十二指肠溃疡等胃部疾病的传统。而经临床发现，经沙棘果压榨而出的沙棘果油更是有着帮助胃部抵抗伤害、修复胃黏膜、避免胃溃疡复发等功效。

经沙棘果压制而成的沙棘果油在治疗胃溃疡方面疗效更为显著。其主要由棕榈酸、棕榈烯酸、硬脂酸、油酸、亚油酸、亚麻酸等多种有益脂肪酸组成，其中不饱和脂肪酸高达70%，而类胡萝卜素和维生素E以及多种微量元素硒、镁、锌、铁、锰等含量也较为丰富。沙棘果油中所含的β-谷甾醇为抗胃溃疡的有效成分，能有效地保护胃黏膜及抑制胃酸分泌，使胃黏膜受损程度降低。而大量的维生素A、维生素E和黄酮则可以为胃黏膜修复提供大量营养，有助于促进胃黏膜组织再生，从而加速溃疡愈合。

更妙的是沙棘果油还能与脂肪结合，有助于排毒清肠，调理胃肠，消除体内杂质。另外，沙棘果油还具有调节血糖、防癌抗辐射、消除自由基、延缓衰老等作用。

在日常生活中，胃溃疡患者如果需要利用沙棘果油来帮助修复溃疡，可以直接选择沙棘果油胶囊服用。如果只是出于日常健胃需要，那么沙棘果醋、沙棘果酱都可作为不错的佐餐选择。

醪糟可活血养胃

醪糟，即江米酒，又称糯米酒、甜酒、甜酒酿等，是我国民间的一种传统食品，基本南北各地均有，做法上也大同小异。总的来讲，醪糟蜜香浓郁，口味香甜醇美 且酿制工艺简单，营养丰富，所以很受人们欢迎。

醪糟主要是以蒸熟的糯米为原料，经加入发酵剂（酒曲）发酵而成。其中，糯米本身含有多种碳水化合物、蛋白质、B族维生素、矿物质等营养成分。中医则认为糯米味甘性温，入脾肾肺经，具有温胃健脾、益气止泻、生津止汗的作用。

经发酵后，糯米中的淀粉转化成单糖和低聚糖，更有利于人体的消化吸收，同时发酵过程中所产生的有机酸不仅使醪糟变得酸甜可口，而且还可刺激消化液分泌，促进食欲。发酵过后的糯米，人体对于其原有的维生素、矿物质都能吸收得更容易、更充分。

从中医的角度上看，发酵后的糯米，由于产生了少量酒精，不仅增强了其补益功能，更具有了活气养血、活络通经、滋阴补肾及润肺之功效。因此对于身体虚弱、大病初愈的病人来说，尤其具有良好的滋补作用。

对于普通人或胃虚的患者来说，夏天喝一点江米酒，不仅开胃提神，还能刺激消化腺的分泌，增进食欲，有助消化，同时兼具清热解暑的作用。冬天热吃，可以温胃养胃、活血行气，帮助人在冬季里提升阳气、促进血液循环、增强体力。冬天醪糟的食用方法，除了常见的醪糟汤圆、醪糟蛋汤外，还有醪糟红枣酿山药。

原料：山药250克，红糖、枸杞子、白糖、醪糟各适量。

做法：先将山药洗净去皮切块后放入蒸锅中蒸熟；将红枣、枸杞子洗净备用；当山药稍稍冷却之后装入盘中备用。将醪糟、红枣、枸杞子、白糖一起放入锅中，并放入适量清水勾芡成汁，最后将汁液浇在山药之上即可。

功效：醪糟红枣酿山药具有活血养胃、滋阴健体的功效。

最后要提醒一下，有些胃病患者不宜过食醪糟。一般而言，因为醪糟里含有大量的糖，所以胃食管反流患者不宜多吃，且因醪糟里含有少量酒精，所以胃溃疡严重的患者也最好少食。

芦荟可治疗胃溃疡

芦荟，本是一种观赏性植物，但随着科学研究的发现，其食用功能也越来越受重视。在这里，我们就主要来看看食用芦荟都能给胃肠带来哪些益处，以及食用芦荟都有哪些需要注意的地方。

1. 增进食欲

芦荟在日本被视为苦味健胃剂，因其含有的芦荟大黄素甙、芦荟大黄素等有效成分可以起到增进食欲、大肠缓泻作用。因此对于食欲不振、胃消化不良、呕吐、恶心等因实证致虚而失去食欲的患者来说，服用芦荟可以起到恢复食欲的作用。

2. 治疗胃溃疡

芦荟汁具有消炎、杀菌、愈合伤口、增强免疫功能的作用，同时其丰富的黏液还可以黏附在破损的溃疡面上，不但可以保护胃黏膜免受损伤，而且还可以促进溃疡部位以及周围组织再生，从而对由胃酸过多引起的十二指肠溃疡起到很好的治疗作用。

3. 调理胃肠、通便

从现代医学角度看，芦荟中的芦荟素成分可增加大肠液的分泌，增加脂肪酶的活性，从而使得失调的大肠自律神经功能得以恢复。而从中医上讲，芦荟性寒主泄，所以对于由实热所引起的便秘，采用芦荟治疗可收到良好的效果。

了解芦荟的功效后，芦荟都可以怎么吃呢？

1. 生吃

生吃是最简单的方式，只需折2~3厘米的生叶，清洗干净，然后轻轻削去带刺和绿色部分的皮，单取中间的果肉部分即可食用。同时也可用来榨汁或做沙拉。需要注意的是，并不是所有的芦荟都适合食用的，如果想自己购买芦荟回家种植食用的话，一定要事先向供应商说明，选择可食用的芦荟。

2. 芦荟茶

一般超市里都有直接加工好的芦荟茶，买回家直接冲泡即可。

3. 熟食

芦荟熟食，可清炒，也可做汤做甜品。如苹果炖芦荟、芦荟瘦肉汤、银耳芦荟枸杞子粥等都是值得一试的食用方法。

不过总体上说，芦荟性寒，所以不宜长期食用，且每人每天不宜超过30克，尤其是胃虚胃寒的患者及孕妇、老人和儿童，食用时更得小心。而且采用芦荟治病时也应先分清病症虚实，中医上认为芦荟只宜用于实证引起的胃部疾病，若为虚寒之症，再服用大寒大苦的芦荟就只会加重病情。

生姜护胃功效好

民间自古流传着"冬吃萝卜夏吃姜"的说法，孔子在他的饮食经里也提到过"每食不撤姜"，也就是说孔子对于姜的重视已经到了每顿都食的地步。那么姜到底有些什么功效，以至于古人对其这么强调呢？这里我们从护胃的角度一探究竟。

1. 杀菌开胃

炎热的夏季，高温之下不少人都变得困倦绵软不思饮食，这时如果在饭前吃上几片生姜，有助于刺激唾液、胃液和消化液的分泌，增加胃肠蠕动，增进食欲。另外，夏季多食凉菜，如果在凉菜里加点生姜丝或生姜汁，还能起到杀菌的作用。

2. 温胃驱寒

夏天出门，常常早上还好好的，中午一场大雨就下来了，如果不小心在外淋了雨受风寒，一般人回家后都会赶紧喝碗姜汤驱寒。这是因为生姜性辛、微温，具有良好的发汗解表，温中止呕之功。另外当吃了过多寒凉食物而引起腹胀、腹痛、腹泻、呕吐时，也可以喝碗生姜汤或生姜汁，因为生姜中含有的"姜辣素"能有效刺激胃肠黏膜，使胃肠道充血，在温胃的同时增强消化能力，加速体内新陈代谢，从而缓解胃部不适。

3. 调治胃溃疡

生姜是治疗盐酸－乙醇性溃疡的有效药物，因为生姜中所含有的姜烯成分，具有保护胃黏膜细胞的作用。同时，相关实验也证明，生姜泥和生姜浸出液对于创伤愈合有着明显的促进作用。胃及十二指肠溃疡患者，如果坚持服用生姜汤，可有助改善溃疡症状。

4. 有助预防胃癌

生姜汁液能在一定程度上抑制癌细胞生长，同时如果在服用抗肿瘤药物期间食用一些生姜的话，还能减轻药物的副作用。另外，通过模拟胃液条件的实验，发现生姜对亚硝化反应有明显阻断作用，并且其抑制亚硝酸合成的有效成分对热稳定，也就是说，不管是在生食还是熟食的情况下，其抑制亚硝酸合成的作用仍不会受大影响。

综上，我们可以发现生姜不管是在开胃杀菌这类小地方还是在预防胃癌这类重大险情上，都时时刻刻地呵

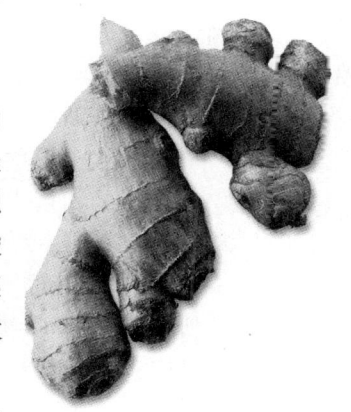

生姜

护着我们的胃。

常吃海带防胃癌

一般提起海带，大家都会不由自主地想起其含有丰富的碘，常吃可预防甲状腺肿大。然而，实际上海带还是一位防治胃癌的高手。

海带本身营养丰富，含有碘、钙、磷、硒等多种人体必需的微量元素，其中钙含量是牛奶的10倍，含磷量比所有的蔬菜都高，此外还含有粗蛋白、脂肪、粗纤维、无机盐、胡萝卜素、硫胺素、核黄素等营养物质，且含有不少其他特殊的营养和药用价值。据现代药理研究证实，海带中含有的一种褐藻氨酸物质，可起到预防胃癌的作用。

另外，由于海带中含有丰富的纤维素，可以吸收水分与胆固醇，因此常吃海带可以帮助及时清除肠道内的废物和毒素，有效防止便秘的发生，从而对胃肠消化性溃疡及胃癌起到预防作用。

既然常吃海带有好处，那么怎么吃才最健康呢？在这里，对于胃病患者来说，我们就不推荐凉拌海带之类的了，而主要选择两个海带汤来一起分享一下。

1. 海带炖鲫鱼

原料：海带20克，鲫鱼1尾（约300克），盐、生姜、葱、花椒、料酒各适量。

做法：先将海带泡发切丝备用，再将鲫鱼去鳃和肠杂，留下鳞，下油锅煎至颜色略黄；最后将盐、生姜、葱、花椒、料酒、海带加入，炖煮40分钟即可食用。

功效：海带炖鲫鱼不仅对胃癌引起的恶心、呕吐有治疗作用，还可以起到预防胃癌的目的。

2. 海带炖豆腐

原料：豆腐250克，海带125克，精盐、姜末、葱花、花生油各适量。

做法：将干海带用温水泡好，切成菱形片，备用；豆腐切成大块，放入锅内加水煮沸，捞出晾凉，再切成小方丁；炒锅加油烧热，放姜末、葱花，煸香后，放入豆腐、海带，加水适量，烧沸后改用小火，炖30分钟左右，加盐调味后即可出锅。

功效：海带炖豆腐具有防治胃癌的功效。

另外，除了海带之外，还有研究表明只要是海草一类的食物，都具有一定的防治胃癌的作用。所以如果平时吃海带腻了，不妨用海白菜、海藻等一类海菜换着吃。

甘蓝类蔬菜预防胃癌效果好

甘蓝类蔬菜是世界卫生组织曾推荐的最佳蔬菜之一，因其所含的维生素 K_1 及维生素U，能有效帮助抵抗胃部溃疡，保护并修复胃黏膜组织，保持胃部细胞活跃旺盛，降低病变概率，所以也被誉为天然的胃菜。

甘蓝类蔬菜主要包括结球甘蓝（圆白菜）、赤球甘蓝(紫甘蓝)、皱叶甘蓝(皱叶包菜)、球茎甘蓝、羽衣甘蓝、孢子甘蓝、花椰菜、西蓝花和芥蓝等。

中医认为，甘蓝性平味甘，无毒，归胃、肾二经，具有益脾和胃，缓急止痛的作用，可以治疗上腹胀气疼痛、嗜睡、脘腹拘急疼痛等疾病。另外，甘蓝除了含有维生素 K_1 及维生素 U 这两大抗溃疡因子外，还含有一些硫化物的化学物质，正是这种物质可以起到很好的预防胃癌作用。

常见的甘蓝类蔬菜很多，各种菜的抗癌机理也稍有不同，以下为大家介绍几种常见的甘蓝类蔬菜。

1. 花椰菜

花椰菜，也叫花菜或白花，含有丰富防癌物质钼。钼属于一种微量元素，可阻断致癌物质亚硝酸胺的合成，起到抗癌防癌作用。美国约翰霍普金斯大学和法国国家科学研究中心的研究人员指出，花椰菜还含有一种化学物质，不仅会产生特殊味道，也会杀死可能导致胃癌的幽门螺杆菌。此外，花椰菜还含有一种可以刺激细胞活动的酶——小硫化物，这种酶可以起到阻止癌细胞形成的作用。所以常吃花椰菜对预防食管癌、胃癌等都有一定帮助。

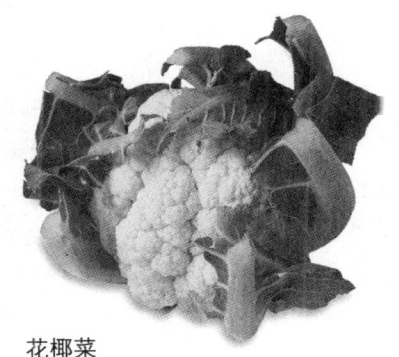

花椰菜

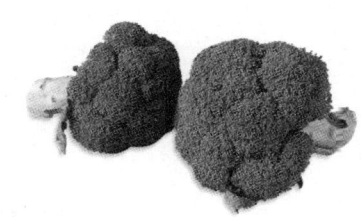

西蓝花

2. 西蓝花

提到西蓝花，不少人都知道其具有显著的防癌功效。研究表明，患胃癌时人体血清硒的水平明显下降，胃液中的维生素 C 浓度也显著低于正常人。而西蓝花里刚好含有大量维生素 C，相较于白菜、番茄、芹菜都要高出不少，因此食用西蓝花，不仅能给人体补充一定量的硒和维生素 C，且其含有的丰富胡萝卜素，还能进一步起到阻止癌前病变细胞形成的作用，进而抑制癌肿生长。此外，相关研究表明，西蓝花中还含有一种叫萝卜子素的酶，这种酶能通过提高致癌物解毒酶的活性进而起到预防癌症的效果。

3. 卷心菜

卷心菜，也叫包菜或洋白菜，其抗癌防癌效果也日益受到人们的重视。与花椰菜一样，卷心菜也含有丰富的微量元素钼，能抑制亚硝酸盐的形成，另外其含有的天然维生素 U，也可帮助修复受伤的肠胃黏膜，促进胃及十二指肠溃疡愈合，防止癌变。由于卷心菜中含有果胶及大量的粗纤维，能结合并阻止肠内毒素的吸收，促进排便，从而起到调理清洁胃肠，预防胃癌肠癌的作用。

从以上三种典型的甘蓝类蔬菜的分析中，可看出这类蔬菜在预防胃癌方面的特殊贡献。在日常食用时，对于可生吃的卷心菜来说，如果打成汁饮用或做成沙拉食用，效果会更好，而如花椰菜和西蓝花，则需注意在烹饪时时间不宜过长，这样才不致丧失和破坏其防癌抗癌的营养成分。

反酸者饮食宜碱忌酸

胃反酸是一种很常见的胃肠道疾病的症状，当胃内的胃酸过多时，酸性分泌物便会刺激胃黏膜，引起反酸，使人产生烧心的感觉。造成胃酸过多和反酸的原因有很多，如果在日常生活中不加以注意,很可能就会因胃内酸碱失衡而产生不适的感觉,因此要十分注意自己的饮食习惯,需要把握的一个关键点就是宜碱忌酸。

那么哪些食物是"碱",哪些食物是"酸"呢?含有钾、钠、钙、镁等矿物质较多的食物,例如蔬菜、水果、乳类、大豆和菌类食物等,它们在体内的最终代谢产物常呈碱性,这些食品就是适宜食用的碱性食品。酸性食品是指经过消化、吸收、代谢后,最终产物呈酸性的食物,例如动物的内脏、肌肉,植物的种子也即五谷类食物等。需要特别注意的一点是,食品的酸碱性与其本身的pH值无关,一定不能根据其口味来判断食物是酸性还是碱性,味道是酸的食品不一定是酸性食品,像橘子、柠檬等水果就是碱性食品。常吃碱性食物有助于维持体内酸碱平衡,对于胃反酸的患者来说,更是要减少酸性食物的摄入,多吃碱性食品,以免刺激胃液分泌过多。

哪些食物会伤你的胃

既然食物中有一些"优秀成员"可以用来养胃,反之,也会有一些"恶势力"可以伤害到我们娇弱的胃。面对这些丰富而又多样化的食品,我们很可能会被它们的外表所蒙蔽。那么我们该如何区分这些"优秀成员"与"恶势力"呢?到底哪些食物会对我们的胃造成伤害呢?相信看完下面的内容之后,上述疑惑就会被轻松解决的。

咸猪肉容易导致胃病

咸猪肉、火腿、香肠等经腌渍后,不仅风味独特,而且易于保存。尤其是在过年之前,许多家庭都会自行腌制一些咸猪肉来做年货,以迎接新年的到来。不过,据医学研究发现,长期食用咸猪肉,人们患上胃炎、胃溃疡等疾病的概率会增加,甚至还会有癌变的可能。如此严重的后果便不得不引起人们的重视。

由于腌制猪肉是一种流传甚广的风俗,所以各地制作咸猪肉的方法也多种多样。不过,总的看来,大部分做法还都是秉承着以下的原则:通过腌制的方法,使用大量食盐对新鲜猪肉进行保存。可见,经过腌制的咸猪肉,因为其含盐量高,是一种很典型的高盐食物。

高盐食物对人体损害很大,因为它在食用后会破坏胃黏膜,使胃酸分泌减少,而胃酸减少会影响消化功能,导致消化不良,引发胃炎、胃溃疡等疾病,还可能会引起一些慢性疾病,潜在威胁很大。在高盐食物损伤胃黏膜细胞后,机体就要对它进行修复,但是如果在修复期不注意保养,很可能会造成细胞的反复损伤和反复修复,一旦出现修复失常,细胞就很容易突变,随着突变细胞增多,胃病就会慢慢往胃癌的方向发展。

同时,咸猪肉还含有大量的亚硝酸盐,它在胃内经过细菌的作用以后,可以生成一种致癌性非常强的物质,即亚硝酸铵,这种物质会很容易导致细胞癌变,提高人体患胃

第二章 饮食与养胃：吃出胃健康

癌的概率。而早在1994年，亚硝酸盐就被世界卫生组织定为致癌原，对人体的伤害非常严重，是日常生活最常见的致癌原之一。

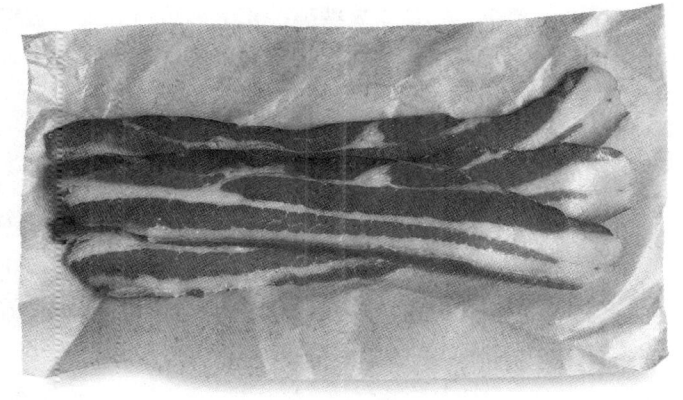

咸猪肉

无论咸猪肉口感再怎么独特，它也是一种肉类食物。众所周知，肉类食物很不易被消化，如果大量的食物在胃内潴留时间过长，容易发生腐败变质现象而导致胃病的产生。因而最好少吃咸猪肉。

除了自家腌渍的咸猪肉，由于现在工业食品加工的方便，盐腌蔬菜、熏肉和熏鱼、火腿肠、香肠、鸡肉肠、牛肉肠等都纷纷出现在人们的日常生活之中。然而这些食品即使再方便、美味，也无法回避其含有大量的硝酸盐和亚硝酸盐的事实。如果经常使这类有害物质潴滞胃中，便会转化为强烈的致癌物质，那么离胃癌也就不远了。事实上，喜欢吃熏肉和腌菜也成为日本、韩国以及我国胃癌发病率偏高的重要原因之一。

多吃新鲜水果、蔬菜、豆类以及奶制品有助于防治胃癌，因为蔬果中含有的大量维生素C、维生素E等都可以阻止亚硝酸盐形成，所以在生活中要养成良好的饮食搭配习惯，少吃腌渍食品，多注意补充绿色蔬菜和果类。从一日三餐做起，将胃癌防患于未然。

粽子吃多了胃受罪

粽子是我国的一种特色食物，其味道清香淡雅，软糯滑腻，口味多样，颇受人们的喜爱。相传粽子是为了纪念屈原而制，是中国历史上文化积淀最深厚的传统食品。在每年的端午节前后，人们总是习惯买点粽子来缅怀这位伟大的爱国诗人。粽子好看又好吃，但是可不要为了发扬传统而餐餐以粽果腹，而忘记其他种类食物的摄取。粽子吃多了，胃可是要受罪的。

粽子不仅形状很多，品种各异，而且由于我国各地风味不同，粽子还有素粽、荤粽、甜粽、咸粽之分。甜味的粽子有赤豆粽、蚕豆粽、枣子粽、玫瑰粽、瓜仁粽等品种，馅料多是含糖量极高的食物。咸味的粽子以猪肉粽为主，还有火腿粽、香肠粽、虾仁粽、蛋黄粽等品种，馅料一般都是油腻高盐的食物。还有一头甜一头咸、一粽两味的"双拼粽"等花样。由于粽子的味道不同而口感差异很大，也因此粽子家族异彩纷呈，让我们目不暇接。

不过无论是哪一类的粽子，其主料都离不开糯米。糯米是一种营养成分比较充足的食物，富含蛋白质、脂肪、B族维生素等营养成分，适当进食糯米具有温胃健脾的功效。但是糯米的油性和黏性较大，过量进食容易引起消化不良，加重胃部负担，并由此产生胃酸分泌增多、腹胀、腹痛、腹泻等症状，所以不可贪食。另外，粽子在煮熟后，会释

· 105 ·

放出一种胶性物质，进食后会增加消化酶的负荷。一旦食物长时间潴留在胃中，胃部不适的感觉会进一步加重。因此，过量食用粽子非常伤胃。胃病患者尤其需要注意不要多吃粽子。

粽子不仅不能多吃，还有其他几点需要注意。

第一，空腹不宜吃粽子。如果空腹时吃粽子，糯米就会在胃里停留很长的时间，胃排空时间过长，有慢性胃炎、食管炎史的人容易导致旧病复发。

第二，不宜食用刚从冰箱里拿出来的粽子。有些人喜欢把粽子放冰箱后冰一段时间再吃，但是这样的粽子又硬又冷，对胃病患者来说无疑是雪上加霜。粽子最好经过充分加热，变软后食用。

第三，吃粽子时不宜喝冷饮。喝冷的东西更容易让糯米凝固，这样会更加不易消化，使人产生胃胀的感觉。

第四，睡前2小时最好别吃粽子。粽子黏度高、不易消化，而且缺乏纤维素，却含过多的脂肪、盐或糖，在睡前吃粽子容易导致失眠。

刚出炉的面包会伤胃

刚出炉的面包最新鲜，口感也最好，营养最丰富。这是很多人都持有的一个观点。有些人甚至每次去面包店，都会专门挑新鲜出炉的面包来买。为什么人们会有如此举动呢？这在很大程度上是因为刚出炉的面包有浓郁的奶油香，特别好闻，而且如果买后马上吃掉，味道似乎也会更加香甜可口。实际上，上述情况只是一种假象。刚出炉的面包闻起来香，那是奶油的香味，而面包本身的风味是在完全冷却后才能品尝出来的。

从客观上讲，不仅仅是面包，任何经过发酵的东西都不能立刻吃，因为此时酵母还在发挥着作用，食用后会增强胃酸分泌，对胃造成伤害，引起胃病，损害身体健康。

此外，刚出炉的面包不宜马上食用还有一个重要的原因，那就是食品添加剂的问题。用于制作面包的面粉中常常会有一部分食品添加剂，过氧化苯酰便是其中最重要的一种。根据检测，我国面粉类食品中过氧化苯酰的超标情况相当普遍，它在面包烘烤中分解为苯甲酸，能够随着水蒸气挥发出来，挥发干净后就不会对人体造成伤害，所以不要吃刚出炉的面包。

还有一种添加剂叫作溴酸钾，是烘烤食品中最好的面团改良剂。有了它，烤出来的面包才会膨松酥软，口感宜人，但它属于违禁改良剂，依然有不法商家在使用。溴酸钾在高温烘烤中大部分都能转化并分解，但仍会有微量成分残留在面包中，尤其是在刚出炉的面包里，含有的过氧化苯酰和溴酸钾的分解产物最多。只有在面包冷却到室温以后，

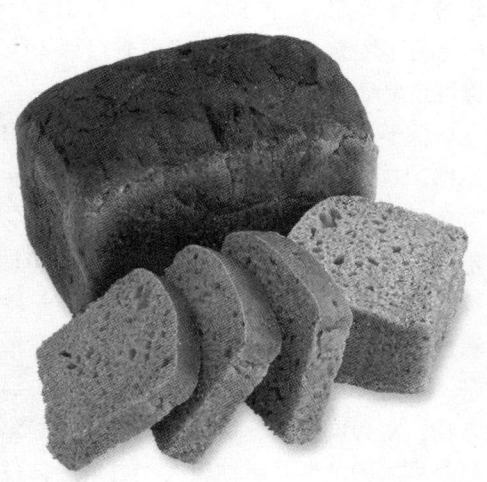

刚出炉的面包

这些分解物才能散发出来。

所以，在购买面包时一定要注意，不要吃刚刚出炉的面包，要等到面包出炉约两个小时后才可以食用。因为这个时侯，面包已经彻底冷却，酵母停止作用，二氧化碳和其他气体已经充分排出，对人体不会再造成伤害，尤其是胃。

另外，在选择面包时尽量不要选个头过大，分量却很轻，过分洁白的面包，也尽量不要买奶油夹心面包等。因为其富含反式脂肪酸，经常食用会导致肥胖。

猕猴桃，脾胃差者须远离

猕猴桃又被称为奇异果，是一种营养价值极高的水果，素有"果中之王"的美誉。它含有丰富的营养物质，既包括钙、磷、铁等元素，又含有亮氨酸、丙氨酸等 10 多种氨基酸，胡萝卜素和维生素的含量也很高。因而常吃猕猴桃对保持人体健康具有重要的作用。不过，对于胃不好的人，尤其是脾胃功能比较差的人来说，猕猴桃是一个禁区，必须远离。

猕猴桃是一种偏寒性的水果，所以脾胃差者在食用后可能会导致肠胃不适，进而出现胃痛、胃寒、腹胀等症状。而对于脾胃比较健康的人来说，他们的胃肠道没有那么敏感，一般不会因寒性食物而造成很大的伤害。正是基于这个原因，对于同样的食物，有的人食用后没有不良现象的出现，而有些人可能会因此十分不适。所以，在选择食物前，一定要清楚地了解自己的肠胃状况，避免对身体造成伤害。

除了对体质方面的影响，人们在食用猕猴桃时还需要注意以下几点。

（1）猕猴桃尽量不要与牛奶同食。因为在猕猴桃中维生素 C 的含量很高，而维生素 C 很容易与奶制品中的蛋白质成分产生化学反应而凝结成块，不但会影响肠胃对它的消化吸收，还会使人出现腹胀、腹泻症状。所以在吃了富含维生素 C 的猕猴桃后，一定不要马上喝牛奶或吃其他乳制品。

（2）由于猕猴桃性味偏寒凉，最好选择在早上 10 时之后再吃。10 时之后，人体的阳气开始升发，身体逐渐进入最佳状态，此时吃水果，不仅有利于身体对其营养物质的吸收，还能弥补其寒凉的缺陷，对身体比较有好处。

（3）服药前后不宜食用猕猴桃。因为猕猴桃含有较多的矿物质，如钙离子、镁离子等，可能会影响药物的吸收，或许还会产生一些不良的反应。因此，要把握好时间，以免发生药物与猕猴桃的成分犯冲而影响到药效。

最后，在购买猕猴桃时，不要买个头过大的，太大的猕猴桃很可能使用过膨大剂。果色较绿且粗糙，皮孔加深变大的最好也不要买，这种不新鲜，不易保存。

长期饮用胖大海茶可致胃虚弱

很多人都喜欢泡服胖大海茶来保护嗓子。有些人因为气候干燥，嗓子感到不舒服而饮用胖大海；有些人是因为职业病，例如教师、歌唱演员等，用嗓过度，也会饮用胖大海；还有些烟民因为长期吸烟，落下慢性咽炎的毛病，也常常喝胖大海茶。虽然饮用胖大海茶是一件很普遍的事,但是长期饮用未必得当,甚至可能会因此导致胃虚弱。

在生活中,我们用来冲泡的胖大海,是指梧桐科乔木胖大海这种植物的干燥成熟种子,俗称"大发",因为其一遇到沸水,就会裂皮发胀,几乎会充满整个杯子,所以得此形象的名称。胖大海一般生长在越南、印度、马来西亚等地,它既是一种食品又是一味药,能够利咽解毒,但胖大海不仅有药性,还有一定的毒性,不适合某些体质,更不宜长期当作保健饮料来喝。

在中医看来,胖大海性寒味甘,主要有两大功能:第一,清宣肺气,一般会用于风热犯肺所引起的急性咽炎、扁桃体炎等病症,比如感冒时身体感到发热、嗓子疼、口干,这时可以冲泡胖大海茶来治病;第二,清肠通便,可用于上火引起的便秘。但是饮用胖大海茶最关键的一点就是要见效就收,如果长期饮用,会给肾、肝脏等器官带来负担,还会引起脾胃虚弱,导致腹泻、饮食减少、食欲不振、身体消瘦等副作用。

胖大海茶的药性偏凉,有以下三种情况的尽量不要饮用:

(1)脾胃虚寒体质的人最好不要饮用。由于这些人的肠胃功能本来就很脆弱,如果服用胖大海很容易引起腹泻,甚至会损伤元气。

(2)由风寒感冒引起的咳嗽、咽喉肿痛,不要饮用胖大海茶。这时病人一般表现为恶寒怕冷、体质虚弱,而胖大海茶也是凉性的,可能会加重病情。

(3)病人因肺阴虚而咳嗽,最好不要喝胖大海茶。

还有研究表明,胖大海能促进小肠蠕动,产生缓和的泻下作用,肠胃不好的人不要长期服用;其还具有降压作用,因此血压正常或者血压偏低的人长期服用的话,可能会有血压过低的危险;另外,胖大海外皮、软壳、果仁的水浸出提取物有一定镇痛功效,果仁的作用最强,其镇痛原理目前尚未得知,但可以肯定的是,如果是因为抑制中枢而产生的止痛作用的话,长期服用胖大海也具有潜在危险。

油炸食品可损伤胃黏膜

很多人都喜欢吃油炸食品,一想到颜色金黄、香味诱人的炸鸡块就会令人食欲大增。油炸食品是我国传统的食品之一,无论是年节时分的炸麻花、炸春卷、炸丸子,还是早餐时吃的油条、油饼等主食,都是深受人们喜爱的油炸食物。虽然油炸食物十分美味,但是经常食用油炸食品对身体健康极为不利,尤其会对我们娇嫩的胃黏膜造成十分严重的损伤。

近几年来,随着各种洋快餐的火爆,油炸食物更是趁此红了一把。很多儿童都特别喜欢吃洋快餐中的炸薯条、炸面包,还有零食里的炸薯片、油炸饼干等。而比起传统的油炸食物,炸薯条、炸薯片等舶来品在口感上更加酥脆可口,闻起来也是香气扑鼻,所以有时连许多成人也难以抵挡其诱惑。

但是,爱吃油炸食物并不是一件好事,因为油炸食品很不容易消化,多吃会损伤胃黏膜,容易得胃病。尤其是对于小孩子,更不能常吃油炸食物。小孩子的胃肠道功能还没有完全发育成熟,各器官和黏膜都处于不断生长变化的状态,而高温食品进入胃内后,很容易就会损伤到胃黏膜而使人患上胃炎。同时,油脂在高温下会产生一种叫丙烯酸的物质，这种物质很难消化。这就是吃多了油炸食物的人为什么会感到胸口发闷发胀，甚至出现恶心、呕吐，或者消化不良等病症的原因。而个别体质虚弱的人，在吃了油炸食物后会连续几顿吃不下饭。

一般说来，人们在吃油炸食品时，为了保证其酥脆的口感总是会趁热食用，而胃黏膜很难承受如此高温的食物，高温对胃黏膜也造成了伤害。而且油炸食品一般都是高盐、高脂肪、油腻过重的食物，很显然会增加胃部消化食物的负担。另外，长期食用油炸食品，消化系统在很长一段时间内都会处于高压状态，容易引起恶心呕吐、胃胀腹泻等胃部消化不良的症状，严重的便会引发胃炎。因此，日常生活中应尽量少食用油炸食品。

经常吃油炸食品不仅会损害胃黏膜，更严重的后果是容易引起癌症。经过研究表明，常吃油炸食物的人，癌症的发病率要远远高于不吃或极少进食油炸食物的人群。而且油炸食品热量高，还会导致肥胖以及冠心病。

为了身体健康，早日对油炸食物说"再见"吧。

碳酸饮料多喝伤肠胃

很多年轻人都喜欢喝碳酸饮料，在运动后痛快地喝一大杯，那感觉真是爽极了。碳酸饮料是指充入了二氧化碳气体的饮料。二氧化碳本身是一种无色无味的气体，在冷却和高压的环境下，很容易就会溶到水里，形成碳酸，每升水中大约可以溶入8克的二氧化碳。正是由于碳酸的形成，而使其称之为"碳酸饮料"。在饮用碳酸饮料时舌头会有一种麻刺感，这种麻刺感就是由碳酸引起的。

碳酸饮料以碳酸水为基础，但往往还需要加入糖、香料等物质进行调味，一般的碳酸饮料中含有的水分大约在90%以上。因此，碳酸饮料的主要成分除了碳酸水、白糖、香料外，还会有柠檬酸等酸性物质的添加剂，有一些碳酸饮料还含有咖啡因、人工色素等物质。在这些成分中，除了糖类能给人体补充能量，其余物质对人体健康几乎没有作用。因此，常喝碳酸饮料并没有多大的好处。

如果碳酸饮料喝得太多，会大大影响胃肠道的消化功能，还会损害肠胃。因为在碳酸饮料中含有大量的二氧化碳，虽然其能够抑制饮料中细菌的生长，但同时也会对人体内有益菌的生长产生抑制作用，一旦胃肠道内的有益菌减少了，消化系统就会很容易遭到破坏。特别是对于许多男孩子来说，在进行剧烈运动后一下子喝太多，其释放出来的二氧化碳很容易引起腹胀，影响食欲，甚至会造成肠胃功能紊乱，引发胃肠疾病。

喝碳酸饮料过量，不仅会伤害到肠胃，其中的高磷还可能会改变人体的钙、磷比例，增加发生骨折的危险。而儿童期、青春期是骨骼发育的重要时期，在这个时期，孩子们的活动量增大。如果食物中磷和钙的摄入量不均衡，再加上喝过多的碳酸饮料，很可能会影响到孩子的身高，甚至会给将来发生骨质疏松症埋下伏笔。

我们喝碳酸饮料主要是为了解渴，但是由于碳酸饮料中有大量的色素、添加剂、防腐剂等物质的存在，而这些物质在体内代谢时需要大量的水分，同时在某些碳酸饮料中所含有的咖啡因还有利尿的作用，会加速水分排出，所以喝碳酸饮料，常常会越喝越觉得渴，这样一来，非但不能解决口渴之急，还会加重口干舌燥之感。

人在进食后，尽量不要喝碳酸饮料。因为进食后胃已经处于充满状态，如果这时马上喝碳酸饮料，产生的大量二氧化碳气体会使胃部承受过大的压力，进而使胃产生胀痛，损害肠胃健康。

虾油能使胃病加重

很多人在拌面、做凉菜时都喜欢放点虾油来调味，这样做出来的食物在口味上往往会更加鲜香味美。虾油，有人认为是用虾榨出来的油，实际上它是生产虾制品时浸出来的卤汁，经过腌渍、发酵、熬炼后制成的，是一种使用比较广泛的调味品。

虽然做菜时加入虾油后口感会很好，但是鲜为人知的是常吃虾油对身体并没有好处。当人们大量摄入虾油之后，虾油就会刺激胃酸分泌，而过多的胃酸会伤害到胃黏膜，进而引发胃炎、胃溃疡等疾病的产生。加之虾油又是一种高盐食品，大量食用后人体的胃黏膜会遭到破坏，进而影响到人体的消化系统。人们的消化系统会因为过度虚弱而无力阻挡病毒和细菌，如此胃癌的患病率便会提高。

对于胃病患者来说，虾油更是一种危险系数很高的禁品。经过研究发现，虽然有些胃病患者的病情一直处于很稳定的状态，但一旦不注意食用了虾油，病情会突然加重。此外，胃癌患者最好也不要食用虾油，尤其在药物治疗期间，更是要十分小心，以免病情加重，甚至会导致死亡。

当然，虾油并不是所有人的食用禁区，非胃病患者只要注意控制食用的量就可以了。另外，我们在挑选虾油时要多加注意，虾油一般可以分为下列三种品质：

（1）良质虾油。此类虾油是购买的上佳之选。因为其色泽清而不混，油质浓稠，气味鲜浓而清香，咸味轻，洁净卫生。

（2）次质虾油。虽然这种虾油也是色泽清而不混，但是其油质较稀，气味鲜但没有浓郁的清香感，咸味轻重不一，也是清洁卫生的。

（3）劣质虾油。这是最差的品质，一般色泽暗淡混浊，油质稀薄如水，鲜味不浓，更没有清香感，口感苦咸而涩。

肠胃不好，少吃米线

近两年小吃越来越多样化，街头也逐渐出现了很多卖米线的小店，每逢周末或是节假日，这些小店常常会爆满。由于其价格实惠，味道鲜美，米线已经成为深受众多消费者钟爱的一种小吃。米线口感虽好，却存在着不容乐观的质量问题，以至于人们在品尝美味的同时又对其营养和卫生深表质疑。尤其是对肠胃不好的人来说，吃米线不仅仅需要关注卫生问题，还要防止消化不良的产生。

实际上，肠胃不好的人少吃米线，最根本的原因就在于出现胃肠道疾病之后，人们的胃对于饮食就变得格外挑剔。不仅过酸、过甜、生冷、太硬的食物不宜经常入口，一些难消化的食品也不宜常吃，米线就属于难消化的食物中的一种。

如果吃米线者本身就有胃部的炎症，在吃了米线后，其胃部的蠕动会变得更加缓慢。

对于慢性胃炎患者而言,食用这些食物很容易使胃黏膜的血管收缩,而导致胃的营养供应不足。这样患者胃肠道的消化吸收功能就会降低,胃部就会有疼痛以及胀满感。除此之外,米线具有黏性,属于不易消化的食物,食用之后非常容易引起胀气,并给胃造成负担。

所以,当自己想要吃米线时,一定要注意米线的质量和卫生问题。除了选择干净卫生正规的餐饮店,我们还可以选择买回制作米线的原料,自己制作。而患有胃肠疾病的人们最好少吃米线,以免加重病情。

常吃汉堡会消化不良

汉堡作为现代西式快餐中的主食之一,是如今十分受欢迎的一种食物。最早的汉堡是由两片小圆面包在中间夹一块牛肉肉饼组成的,而在现代汉堡家族中,除了夹传统的牛肉饼外,还会在夹层中涂上黄油、芥末、番茄酱、沙拉酱等调味品,然后再夹入少量的番茄片、洋葱、蔬菜、酸黄瓜等食物。后来出现的汉堡以其种类繁多、食用方便、风味可口成为世界上最为畅销的方便主食之一。有些人甚至会顿顿都吃汉堡,虽然其含有一定的营养物质,但是经常吃也会造成胃部消化不良,对人体造成损害。

制作汉堡包所用的面粉是精食,对人体的主要效用在于产生大量热量。营养学家认为,如果长期进食精食,胃的消化功能会衰退,还会引起冠心病、糖尿病、动脉血管硬化等疾患。汉堡中还含有大量奶油,一般只放入一两片小生菜或酸黄瓜,因此汉堡脂肪含量非常高,维生素含量极低,在消化吸收时难免会非常困难,需要多种消化酶的共同配合,才能使食物得到充分的分解,因而很容易使人产生消化不良、胃胀、嗳气等症状的产生。

另外,在汉堡里夹的肉类一般都是煎炸的,其非常油腻而且含有大量脂肪。同时汉堡包中还会搭配上高热量高脂肪的沙拉酱,把这一个油油的大汉堡吞下后,就会使得大量脂肪堆积于胃内,加重胃消化负担。汉堡包的营养成分比例很不适当,容易刺激脾胃,所以常吃汉堡会造成人体吸收障碍、消化功能紊乱,加重消化不良的症状。

现在,汉堡已经成为许多上班族饮食方面的首选之一。长期如此,不仅胃肠道的健康很难保证,整个身体的机能都会受到影响。如果非常想吃汉堡时,最好再吃点洋葱。外国人经常进食高脂食物,但是也特别爱吃洋葱,这是因为洋葱含有环蒜氨酸和硫氨酸等化合物,能够解油腻,还有利于血栓的溶解,是搭配汉堡的最佳选择。

除了洋葱之外,我们还可以通过吃一个苹果或是几个山楂来平衡饮食。它们可以解除食物中的油腻,帮助肠胃蠕动,促进消化吸收。

土豆炖牛肉多食加重胃负担

土豆炖牛肉,想必是每个人都很熟悉的一道家常菜吧,不过估计你感到惊讶的是为什么这么一道大家熟之又熟,吃了一代又代的菜居然也不宜多吃呢?其实这道菜本身并没什么大问题,只是从肠胃消化负担方面来讲,建议你不要常吃、多吃。

如果仅从营养方面看，不管牛肉还是土豆，其营养价值都是很高的。牛肉中含有丰富的蛋白质，每 100 克牛肉中含量可达 20.1 克，比猪肉多 3.3%，而且牛肉的氨基酸组成比猪肉更接近于人体需要。另外，牛肉所含脂肪比猪肉少 88.6%，胆固醇也比猪肉少 28.4%。相较于猪肉而言，牛肉的确更健康。除此以外，牛肉中还含有丰富的铁和锌，铁和锌一般在维生素 C 的帮助下才能更好地被吸收，而刚好土豆中就含有丰富的维生素 C，二者搭配正好相得益彰。

土豆除了含有维生素 C 外，还蕴涵着丰富的维生素 A 和 B 族维生素及大量的优质纤维素、微量元素、氨基酸、蛋白质、脂肪和优质淀粉等营养元素。这些成分在机体抗老防病过程中有着重要作用。此外，在供营养的前提下，土豆还能调节由于食用过多肉类而引起的食物酸碱度失衡。因此，大致看来，土豆牛肉的搭配还是可行的。

尽管如此，我们还是提一下这种搭配不合理的地方和原因。

（1）土豆和牛肉分别为高蛋白、高糖类食物，所含的热量都比较高，因此常吃容易导致发胖。

（2）这份菜里纤维素含量较少，不太容易消化。如果加一些番茄就会好些。

（3）土豆牛肉搭配容易引发消化功能紊乱。这也是我们之所以认为土豆炖牛肉会加重肠胃负担的主要原因。在土豆和牛肉同时进入胃里时，二者本应是同时被消化的，但实际情况却是因为土豆和牛肉消化需要不同浓度的胃酸，因此即使这两种食物同时到了胃里，胃也不可能同时消化它们，无形中就增加了胃的消化时间，给胃造成了不必要的消化负担。如果长期大量食用的话，容易造成胃消化功能紊乱，引发胃部不适。

虽然，土豆炖牛肉不管是在食物搭配、营养配合还是口味上，都已经被大众所接受了，但是营养学上认为其不好消化也是有着充足的证据。所以，我们不妨中庸一点，适当取舍，每次少吃点，并且注意细嚼慢咽，保证其能被充分消化吸收。这样就既能享受美味，又不会给胃肠造成过大压力。

茶叶蛋容易刺激胃

将茶叶和鸡蛋放在一起煮食，可以说是我国特有的一种传统吃法。而且因其做法简单，携带方便，所以无论是在热闹的大街车站，还是巷尾胡同，只要是游客行人较多的地方都能看到有现煮现卖的茶叶蛋。不少人已经习惯了在早上买一个茶叶蛋作为早餐。不仅如此，还有不少人在闲暇时分将它买来作为零食与友人分享。可是，为我们所熟悉的茶叶蛋也会对胃形成强烈刺激。

如果仅就茶叶和鸡蛋而论，二者都是上好的营养品。鸡蛋含有丰富的氨基酸、蛋白质、卵磷脂和微量元素，每天吃一个鸡蛋，可以给人体提供充分的营养。茶叶中含有咖啡因，可提神醒脑，消除疲劳；所含单宁酸，能有效地预防中风；所含氟化物，能够预防牙齿疾病；另外还有消炎杀菌等功效。但是如果将它们放在一起煮可就得不偿失了。因为茶叶中含有的鞣酸成分在烧煮时会渗透到鸡蛋里，与鸡蛋中的铁元素结合而形成沉淀，对胃有很强的刺激性。久而久之，这不仅影响营养物质的消化吸收，更不利于人体健康。另外，茶叶中的生物碱类物质还会同鸡蛋中的钙质结合而妨碍其消化吸收，同时抑制十二指肠对钙质的吸收，容易导致缺钙和骨质疏松。此外，在长时间的煮泡中，滚水和蒸锅水会产生多种有害重金属，最常见的如亚硝酸盐，这些重金属物质不仅容易致癌，而且还会引起消化系统、神经系统、泌尿系统和造血系统方面的疾病。

对于老人和小孩来说，茶叶蛋的危害就更大了。尤其是有过胆囊炎、胰腺炎病史的老年人，在空腹情况下食用茶叶蛋很可能会引发疾病。而小孩子如果常吃煮得时间过久的茶叶蛋，因其蛋黄中的亚铁离子与蛋白中的硫离子形成一种叫硫化亚铁物质的影响，容易出现铁的吸收不良，甚至可能导致缺铁性贫血。

那么正确的吃法应该是什么样的呢？实际上只要将二者分开食用就可以解决问题了。鸡蛋可以采用番茄炒鸡蛋、鸡蛋羹等做法，既利于鸡蛋营养的吸收，又美味可口。假如是早餐，则白水煮蛋是最好的选择。不过有的人可能不太习惯白煮蛋的清淡，那么可以考虑一下嫩煎蛋。

路边夜宵多伤胃

由于现代人生活节奏的改变，夜宵似乎变得越来越常见：有的人是习惯下班后通过夜宵来缓解一天的压力，有的人只是因为纯粹喜欢晚上在路边大排档无拘无束吃喝的潇洒，等等。总之各有各的理由，但不管你理由如何充分，吃夜宵都会打扰胃的休息，长期吃夜宵不利于胃健康。

我们知道，胃之所以不会被自己消化掉，多亏了胃黏膜的功劳。可是胃黏膜本身是十分脆弱的，环境、情绪变化等都会对其造成伤害。一般来讲，胃黏膜的损伤与自我修复始终处于动态平衡，如此胃才能正常运作。而胃黏膜的修复一般都是晚间胃肠功能休息时进行的，如果经常吃夜宵，胃肠道得不到必要的休息，那胃黏膜的修复也就不能顺利进行。如果被损伤的胃黏膜得不到及时修复，其动态平衡就会被打破，随之而来就可能造成一系列胃部不适，如上腹部不适或疼痛、恶心、呕吐、腹泻、食欲不振等。

另外，一般在吃完夜宵后，不一会儿就该睡觉了，但这时食物大部分还都潴留在胃中，这些留在胃中的食物为了得到消化会进一步促进胃液的大量分泌，刺激胃黏膜。所以就造成了胃黏膜不仅在该修复的时候得不到修复，反而损伤过度。久而久之，容易导致胃黏膜糜烂、溃疡、抵抗力减弱等。

最后，我们再来具体看看夜宵的具体危害。

1. 麻辣烫、火锅、烧烤

如果要选出最适合冬季的夜宵，那莫过于这些热乎乎的食物了。况且对于麻辣烫这种方便的食品，无论是寒暑，皆有人爱。但是，其辛辣不仅会刺激口腔、食管和胃肠黏膜，发生充血、水肿，而且还可能诱发消化系统疾病。另外，其过烫的温度会损伤黏膜，导致急性食管炎和急性胃炎。其汤底的油脂，一方面可能不卫生，另一方面过于油腻也容易刺激胃肠，甚至引发胃部疾病等。至于烧烤，除了以上原因外，致癌物质苯并芘也是胃健康的一大杀手。

2. 冰啤

如果是夏天吃夜宵，尤其是烧烤，离了冰啤怎么能尽兴呢？然而，啤酒里的酒精含量虽少，但也会对胃黏膜造成刺激，另外，过低的温度也是造成胃部刺激的一大原因。如果毫无顾忌地饮用过多，轻则可能导致恶心、呕吐、腹泻，严重时还可能引发急性胃肠道疾病，如胃肠炎、胃出血等。

3. 小龙虾

吃小龙虾基本上可谓是最壮观的夜宵场景了，大盆大盆的小龙虾，一大群人戴着一次性的手套，吃到起劲的时候手套也丢了，直接用手吃起来。这种无拘无束的吃法不仅饱了口福，也释放了情绪。然而小龙虾属寒性食物，多吃容易伤脾胃，而且摄入过多蛋白质，也容易造成消化不良。小龙虾易带有较多寄生虫，且死后超过3小时的小龙虾就会腐败变质，因此食用后极易导致腹泻、腹痛等食物中毒症状。

4. 方便面

与以上几种夜宵相比，方便面可谓是最家常的了。对于熬夜一族来说，方便面的好处别的且不说，最重要的就两个字"方便"。可是方便是方便了，可别把健康的胃也方便跑了。方便面的主要问题在于油的不健康以及营养不均衡、卡路里过高等。如果平时蔬菜水果吃得少，那长期食用不仅会导致营养不良，更造成体内酸碱度失调，肠胃功能紊乱、消化能力下降等。

综上所述，吃夜宵本身就会打扰到胃的休息，再加上夜宵又是如此的不健康，由此对胃造成的伤害就更大了。如果由于某些原因，不得不吃点夜宵，那最好也是选择一些清淡易消化的食物，尽量减小胃的消化负担。同时要注意，最好在吃完夜宵后一小时再休息，给胃留一点点消化缓冲的时间。

冻坏的蔬菜会伤胃

冬季寒冷，不少蔬菜总是很容易被冻坏。不少人大概都以为蔬菜只要没有腐烂，冻坏了一点点没什么要紧的。可是营养师提醒你，被冻坏的蔬菜不但营养成分基本流失殆尽，而且还会产生大量有毒物质，如果继续食用，那很可能会刺激胃肠，甚至引发恶心呕吐、腹泻等症状。

具体举例来说，如茄子、番茄在温度过低的情况下，植物组织会被破坏而丧失食用价值。而白菜被冻坏后，不但口感变差，而且维生素和氨基酸等有益营养成分也会流失。而维生素A、维生素E、维生素B_2、维生素C的缺乏不仅会使胃部得不到应有的营养，还可能导致胃部癌变。更加需要注意的是白菜冻坏之后，其中所含的硝酸盐就变成了有毒的亚硝酸盐，人们食用之后就会出现血液中毒、胃部细菌与毒素入侵的情况。

不过，如果蔬菜只是整体上因气温较低受了点冻，而没有被冻坏，或者冻坏的部分很小，那食用时只需要注意把冻坏的部分扔掉就行了。

"生气"食物，易导致胃胀

众所周知，人们在有些时候会变得容易生气，只要一看到某个东西或某个人，就会火冒三丈。实际上，食物同人一样也会"生气"。若是我们不小心将这些"生气食物"

吃下去，可能就会出现胃胀不适的症状。那么到底是哪些食物如此爱"生气"呢？

1. 易产生气体的食物

易产生气体的食物主要分为三类：

第一大类是指如红薯、南瓜、板栗等富含高淀粉的食物。这些食物因为含有丰富的淀粉、糖类和纤维素，在肠道里经肠道细菌充分发酵之后，容易产生大量的硫化氢、氨气，如果本来胃就已经很胀，那么再加上这么多的气体，可就更难受了。

第二大类主要指豆类。豆类虽然含有丰富的营养物质，但分解豆类需要的酶只有在肠道细菌中才能找到，如果平时没有保持吃豆类的习惯，那么偶尔吃一次也可能引起腹胀。对于常吃豆的人来说，虽然有了足够的酶去分解消化，但在这一过程中，豆类所含的低聚糖被肠道细菌发酵后，会产生大量的二氧化碳和氨气，所以腹胀时还是避免食用豆类的好。

第三类主要指的是萝卜、韭菜、洋葱、花椰菜、甘蓝一类蔬菜。因为这些蔬菜进入消化道后，容易比别的蔬菜产生更多的天然气。比如萝卜，其中含有辛辣的硫化物，这些硫化物在肠道酵解后自己能产生硫化氢气体和硫醇，而且还能抑制二氧化碳的吸收，进而引起腹胀。

2. 含气的食物

有些食物，自己并不会产生气体，但在制作加工的过程中被添加进了气体，腹胀时也应当对其适量规避一下。这类食物主要包括有打起泡沫的奶油、打起泡沫的加糖蛋白及碳酸饮料等。有的人认为碳酸饮料能助人打嗝，其实不然，碳酸饮料本身就已经含有大量气体，即使喝了有打嗝，但大部分气体仍被留在了肠内。

上边提到的这些食物，尤其是第一类蔬菜，在正常情况下都是富含营养的健康食品，只是由于其易"生气"的特点，所以我们在腹胀时不得不先避一避。若你的肠胃在这方面比较敏感，那么平时生活中也可多留心一下，食用时尽量细嚼慢咽，并且一次不要吃得过多，以保证顺利地消化吸收。

鸡精，胃溃疡者要少吃

胃溃疡是指胃肠黏膜被胃消化液自身消化而造成的超过黏膜肌层的组织损伤病症。大多数胃溃疡患者都清楚，在生病和恢复期间不仅应避免烟酒、茶、咖啡、辣椒等刺激食物，而且肉汁类也是忌讳之物。可为什么鸡精也成为违禁物了呢？

实际上，并不是胃溃疡患者和调味料过不去，其中缘由还是和避免食用肉汁的原理一样。因为鸡精主要是以新鲜鸡肉、鸡骨、鸡蛋为原料加工制成的复合型增鲜、增香的调味料，究其本质，也可以说是肉汁的一种。因此和肉汁一样，当其进入胃部之后，会刺激胃液分泌或是使胃黏膜进一步受损，使胃变得更加脆弱并加重病情，阻碍胃溃疡的愈合。所以在患病和恢复期间最好还是忍耐一下，等胃恢复健康，再食用也不迟。

另外，即使是在平常的饮食中，如果可以，还是尽量避免过多食用鸡精为好。鸡精实际上和味精的作用差不多，但因其更注重鲜香，所以谷氨酸钠和鸡肉粉的使用量较高。但是如果你仅仅看到的是鸡精比味精更为鲜美，那就不太全面了。实际上鸡精除了调味增香之外,其本身是没多少营养价值的。

浓茶和咖啡可加重胃病

茶与咖啡,是世界上非常普及的两种饮料。因为二者都有着醒脑提神的作用,所以深受人们青睐。同时,随着各式各样茶馆和咖啡馆的兴起,周末闲暇的时候,与朋友约在茶馆或咖啡馆叙叙旧,也成为时下年轻人越来越流行的活动之一。

不过,不管茶与咖啡有着多少实际效用或是如何成为一种富于小资情调的消遣方式,只要你有胃病在身,就该果断地和它们挥手作别了。因为茶与咖啡中含有的茶碱、咖啡因不仅能够兴奋人的中枢神经、心肌,而且能刺激胃的腺体,使胃酸和胃蛋白酶分泌增加。所以如果你已经有了慢性胃病,如胃炎、消化性溃疡等,还坚持饮用茶和咖啡,尤其是浓茶和浓咖啡,那么由于茶和咖啡的刺激,已有的胃病只会变得越来越重了。

除此以外,患有慢性胃病的患者,大多会伴随着神经衰弱,睡眠质量不高的情况。本身就常常难入睡,好不容易入睡也容易多梦、早醒,如果此时再饮用茶和咖啡,只会导致中枢神经更加兴奋,继而加重失眠。而一旦休息不够,不仅会影响第二天的情绪、工作,反过来对慢性胃病的痊愈、治疗也只会有害无益。

所以,胃病患者不管茶和咖啡的饮用多风靡,看上去多有文化积淀和文化气息,身体不好就是不好,不跟风不赶潮流,踏踏实实做好身体保健才最重要。

辣椒,胃病者的禁忌

随着交通的便捷、经济等种种因素的发展,各省市的文化交流也越来越频繁,其中饮食便是最常见最鲜明的一种。只要你走上街头,就会发现街边的小吃店牌子上的菜名来自天南海北:四川的麻辣烫、武汉的热干面、杭州的小笼包、广西的牛肉米粉等。本来为南方人偏爱的辣椒也逐渐成为越来越多的北方人桌上的调味菜,甚至成了一些人的必需调味剂。

正常情况下,适宜地食用一些辣椒是有助于身体健康的。

首先,辣椒中的维生素 C 含量很丰富,居蔬菜中的第一位,因此对于想要补充维生素 C 的人来说,辣椒可以作为优先考虑的对象。

其次,辣椒中含有一种特有的辣椒素,这种辣椒素经过 pH 值测试后为偏碱性,而食用碱性食物有助于降低人身体中的酸含量,帮助人体及时有效地排出体内毒素。

不过说到辣椒,其最大的功用还是刺激食欲、健胃助消化。当食用辣椒时,辣椒的辣味会刺激舌头、嘴的神经末梢,让大脑误以为有痛苦来袭,从而命令全身"戒备":心跳加速、唾液或汗液分泌增加、肠胃加倍"工作",同时释放出内啡肽。

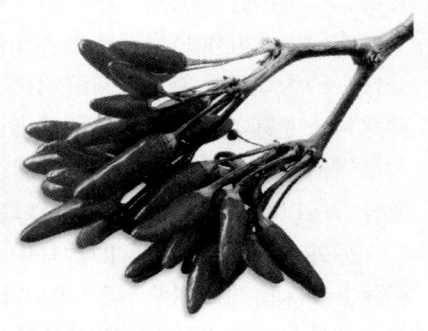

鸟眼辣椒

如此每吃一口,便释放出更多的内啡肽。而持续不断释放出的内啡肽,会使人产生一种轻松兴奋的感觉,即吃辣后的"快感",让人觉得吃得尽兴开心。另外辣椒中的辣椒素也会让人的味觉感知细胞更加敏感,从而更容易感受食物的各种美味,让人吃得更香。而经辣椒刺激后,随着唾液、胃液分泌的增多,胃肠的蠕动速度加快,黏膜血流量增加,胃黏膜代谢加快,不仅有助于改善食欲,而且也能使食物得到更好更快的消化吸收。

我们一般对辣椒是提倡适量食用,适量食用有益健康,但如果过量便会对胃产生伤害。但多少的量才是合适的呢?这主要取决于胃的适应能力。一般以调味量不超过2克(指干品),吃完又无不适感为度。当然,这个量也是因人而异的。有些南方地区如湖南、四川等地的人,每餐所吃辣椒的量已超过2克,胃也照常健健康康。这主要是由于他们受遗传因素影响,吃辣椒已经形成一种习惯,对辣味已有了较强适应能力的缘故。如果是没有吃辣椒习惯的人,一下吃那么多就可能剧烈刺激胃肠黏膜,使其产生充血、水肿,甚至糜烂溃疡、蠕动加快、胃液分泌过多,进而引起胃疼、腹痛、腹泻并使肛门烧灼刺疼,严重的还会诱发胃肠疾病。

而对于已经患有胃病的人,无论病情如何,都不宜再食用辣椒。因为胃病的基本病理改变都是胃黏膜充血、水肿,黏液增多或糜烂、溃疡,而辣椒的辣椒碱等成分可直接刺激胃黏膜及溃疡面,使胃内局部的血管发生充血扩张,刺激神经末梢产生疼痛,有时还会引起胃出血。所以在这个时候,辣椒就毫无疑问成了胃病患者的禁忌,只会加重病情,带来更大痛苦。

总之,辣椒可谓是一有利有弊的食物。如果能够根据自己的身体特点和需求食用,那自然不仅会食色生香而且对健康也将大有裨益,但如果只是一味追求味觉刺激而忽略其他,甚至有病在胃也不管不顾,那食用辣椒就有可能变成身体的一大酷刑。

牛肉板面,胃病患者应小心

牛肉板面源于安徽太和,不过现在在越来越多的地方也可看到,是一种颇受大众欢迎的特色小吃。其最突出的特点是颜色一清、二白、三红、四绿,并且面光滑劲道,汤浓味好,咸鲜香辣袭人。

捧如此美味常常会令许多人念念不忘,尤其是到了秋冬换季,天气转凉的时节,人们更喜欢吃上一碗热腾腾的牛肉板面,也许心里还会美滋滋地做着有肉有菜营养均衡,牛肉辣椒暖胃驱寒的营养梦。殊不知,秋冬时候胃黏膜血管本就会随着气温变冷而收缩,造成胃供血不足,影响胃的正常消化和吸收,因此很多胃病都会在此时复发。此时,胃病患者更应该小心养护。然而小摊上的牛肉面,汤料营养大大降低不说,为了增强味觉口感而使用的辣椒、劣质牛油更会刺激胃黏膜,损伤肠胃,引起胃痛或者胃病复发。

所以,很多小吃,并不是听着好或看着好就没事了。某种特色小吃在离开其发源地之后肯定会随着传播而不断改变,如果这种改变已经到了丧失营养,沦为方便食品的地步,那我们也就没有必要去品尝了。平时的生活中保证好饮食质量是关键,至于异地美味,等有机会时直接去其发源地享受最正宗最考究的往往会更好。

过量啤酒可能引发慢性胃炎

饮酒伤身,尤其是患有胃病的人应当果断戒酒,这是大家普遍都知道的常识。不过似乎在我们印象里,这里的酒指的大多为白酒。至于啤酒,给人印象更多的还是营养丰富、消暑解热。

不错,啤酒的营养价值确实很高,又因为它主要是以发芽的大麦为原料酿造,所以富含碳水化合物、蛋白质、二氧化碳、维生素及钙、磷等,有着"液体面包"的美称。市场上常见的啤酒种类很多,包括冰啤、生啤、扎啤、黑啤、无醇啤酒等。其中,冰啤是将啤酒处于冰点温度,使之产生冷混浊(冰晶、蛋白质等),然后再滤除沉淀物而剩下的清澈啤酒;生啤是未经过杀菌处理的啤酒;扎啤是将清酒从生产线上直接注入全封闭的不锈钢桶,饮用时用扎啤机充入二氧化碳,并用扎啤机把酒温控制在3℃~8℃的啤酒;黑啤则主要选用焦麦芽、黑麦芽为原料,酒花的用量较少,采用长时间的浓糖化工艺而酿成;无醇啤酒是利用特制的工艺令酵母不发酵糖,只产生香气物质的啤酒。一般情况下,我们可以根据自己的需要选择适宜的啤酒。但万事都有一个度,一旦跨越了某个限度,再好的东西也可能带来不好的影响。即使是啤酒,过量饮用也有可能引发慢性胃炎。

正常人的胃黏膜能分泌一种叫作前列腺E物质,这种物质承担着调节胃酸分泌的重要作用,是影响胃能否正常消化的关键之一。如果缺乏前列腺素E,胃黏膜就会受到损害。但啤酒却对前列腺E有抑制和减少的作用,也就是说,饮用啤酒会直接影响到胃酸的正常分泌,而这恰恰是慢性胃炎患者大忌。

另外,啤酒中的酒精对胃黏膜也有一定的不良影响。啤酒的酒精度通常会在配料表中标出来,一般在4%左右,或是≥3.6%、≥4%等,而啤酒瓶上标注的"10°P、11°P、12°P"等均为原麦汁浓度,并不是指的酒精度。虽然啤酒的酒精度不高,但对胃病患者来说还是大忌。从纤维胃镜下就可以清楚地看到,即使是很小的量,受酒精影响,胃黏膜还是会出现不同程度的充血、水肿等状况。

可见,在喝啤酒时,首先要做到量的控制,其次还要针对自身情况因病制宜。本身已有胃病在身的人,那最好就得忍一忍了,也可以尝试换一换其他饮料,如以新鲜果汁来替代等。

巧克力,胃酸过多者慎食

在西方国家,很多人都有着不同程度的巧克力情节,从其起源到现在,不少美食家、食品制造商以及科研机构都对巧克力始终保持着历久弥新的兴趣,对发现巧克力的新疗效、开发巧克力的新品种乐此不疲。

一般来说,根据制造过程中所加进的成分不同,巧克力基本分为三种类型:黑巧克力,

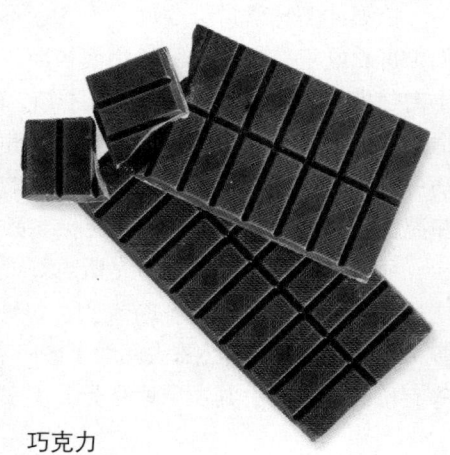

巧克力

也叫纯巧克力，其乳质含量少于12%；牛奶巧克力，指的是至少含有10%的可可浆及至少12%的乳质的巧克力；白巧克力，即不含可可粉的巧克力。其他根据添加物还可分为夹心巧克力、坚果巧克力、酒心巧克力等，总之各色各样、种类繁多。巧克力与一般甜食最大的不同在于巧克力含有的一些元素的确有益于人体健康，并非一种百无一用的零食糖果。而不同种类的巧克力因其不同的特点，对人体的影响也不同，一般来说黑巧克力更为健康，而白巧克力等添加物越多的巧克力营养含量越低。如一般所说的抗氧化、保护心血管都是针对黑巧克力而言。因为黑巧克力中含有一种叫作黄烷醇的硬化防止剂，即让巧克力有点苦的东西。这种物质能防止胆固醇在血管内积累，防止血小板凝块，有利于血管畅通，能保持血管弹性，防止血管变硬，并能降低血压，减少潜在的、破坏性的血栓形成。

然而，不管巧克力的外在光环多么美丽，在这还是要告诉你一些食用巧克力的不良影响。尤其是对于平时胃酸就比较多的人来说，巧克力内几乎都是脂肪成分，不含纤维素，食用后很可能会增加胃肠负担，使得胃肠不能正常蠕动。同时，巧克力中含有的咖啡因，必定也会对肠胃产生一定的刺激。另外，巧克力内还含有会刺激下食管括约肌放松的物质，而下食管括约肌放松，则会引起胃液反流到食管，进一步导致胃酸过多，加重胃部病情。对于身体健康的人，最好也不要在空腹时食用巧克力，以免刺激肠胃或消化不完全。

巧克力还常常被用来作为礼物，其中尤以情人节为甚。不过在送礼时，我们最好能先关心一下对方的胃，如果对方常常胃酸过多、胃体欠安的话，最好还是换点别的贴心礼品。毕竟巧克力不是唯一的。如果硬搬传统送了，却让对方的胃不得安宁，那岂不是失去了礼物的本来含义？

常吃烧烤食物易患胃癌

烧烤，从其历史渊源上来讲，很可能是人类最先掌握的熟食加工方式。时至今日，这种古老的烹饪方式依旧以其独特的美味散发着不朽的魅力。不过，任何美味的东西，只要和胃癌一挂上钩，就变得有些可怕了。那么烧烤和胃癌这两者之间究竟有些什么关系呢？

1. 胃癌的出现与杂环胺有着不可分割的联系

杂环胺是一类化合物，包括氨基咪唑氮杂芳烃和氨基咔啉两大类，二者都有致癌和致突变的作用。在整个烧烤过程中，杂环胺产生的方式主要包括三种：

（1）高温加热。加热温度是杂环胺形成的重要影响因素。当温度从200℃升至300℃时，杂环胺的生成量就可迅速增加5倍。而烧烤类食品的一大特点就是基本都在100℃以上高温加热，正符合了杂环胺形成的温度要求。

（2）减少水分。食物中的水分是杂环胺形成的主要抑制因素。因此，加热温度越高、时间越长、水分含量越少的食物，产生的杂环胺越多。而烧烤食物一般都是直接和火或灼热的金属表面接触，水分丧失很快，因此产生杂环胺的数量要远远大于炖、焖、煨、煮及微波炉烹调等温度较低，水分较多的烹调方法。

（3）食物成分。即使同是烧烤，不同的食物所含的杂环胺种类和数量也会大有差异。

一般来讲，蛋白质含量较高的食物产生的杂环胺较多，具体到所产生的杂环胺的种类，则主要取决于蛋白质的氨基酸构成。也就是说，如果同时烤了一份玉米和一份烤肉，那么烤肉所含的杂环胺将会高于玉米所含的。

2. 引起胃癌的另一大凶手是苯并芘

苯并芘主要是由一个苯环和一个芘分子结合而成，属于多环芳烃类有机化合物。在目前已经检查出的400多种主要致癌物中，一半以上都属于多环芳烃一类的化合物，而苯并芘就是其中的一种强致癌物。

在烧烤时，由于肉被直接放置于高温下，被分解的脂肪滴在炭火上，食物脂肪焦化产生的热聚合反应与肉里的蛋白质结合，就形成苯并芘，并附着在食物表面。经检测，在烤肉用的铁签上黏附的焦屑中的苯芘含量就可高达每千克125微克。因其产生的浓度高，所以不仅危害食用者，也会危害到过路的人群。另外，食物烤焦烤煳时，脂肪因高温裂解，产生自由基，并相互结合，即发生热聚合反应，由此也会生成苯并芘。例如，鱼皮在烤焦后，其苯并芘含量就可高达53.6~70微克/千克。

3. 最后的致癌凶手是亚硝胺

亚硝胺属于强致癌物，是最常见的化学致癌物之一，并已被列入四大食品污染物。肉串烤制前一般需要提前腌渍，而在烧烤过程中，常常又是边烤边刷烤肉酱，在这两道反复的加工程序中，钠和盐的用量已经远远超出正常范围，极容易导致亚硝胺的产生。

以上三种化合物就是烧烤食物，尤其是烤肉容易导致胃癌的原因。然而，是不是如此，我们就必须放弃烧烤这种烹饪方式，再也不吃任何烧烤食品了呢？其实，只要你稍稍注意一下，还是可以在享受美味的同时尽量保证健康的，下面我们就来看看都有哪些小妙招吧！

1. 精选食材

最好以蔬菜五谷为主，比如烤玉米、烤馒头或者茭白、灯笼椒、金针菇等也都是不错的选择。如果一定要烤肉，那么最好挑选油脂少的瘦肉，如猪里脊、鸡胸肉或不妨多选吃海鲜类，如蟹、虾、鱿鱼等。

2. 减少酱料

最好的方式是用低盐酱油先腌制，烧烤时尽量不使用烤肉酱。如果你实在喜欢边烤边刷酱的乐趣，那么可以将烤肉酱加饮用水稀释，如果因此太稀而不好黏附，可加点太白粉勾芡。而如扇贝一类海鲜食品，则可以完全不放酱汁，直接加些蒜茸烤味道就足够鲜美了。

3. 善用锡纸"保护罩"

烧烤食物之所以不健康，其中一主要原因就在于肉类经高温烘烤，被分解的脂肪滴于炭火上，再与肉类的蛋白质结合产生苯并芘这种致癌物有机会黏附食物上，所以不妨将食物用锡纸包裹后再加热，这样致癌物质便被大大减少了。

4. 常备刀叉、剪刀

烧烤时，如果不小心食物被烤焦了，可以利用剪刀剪去烧焦部分。同时也可用来剪去食物的肥膏，一举两得。

5. 拒绝酒类饮料

在烧烤过程中，不仅食物中蛋白质的利用率降低了，同时还会产生致癌物质苯并芘。

而且，肉类中的核酸经过加热分解产生的基因突变物质，也可能导致癌症的发生。此时如果再饮酒过多使得血铅含量增高，烧烤食物中的上述物质便容易与其结合，可能诱发消化道肿瘤。

此外，酒精本身虽不是致癌物，但仍有明显的辅助致癌作用。因为酒精作为一种有机溶剂，能使消化道血管扩张，并溶解消化道黏膜表面的黏液蛋白，使致癌物质极易被人体吸收。同时酒精还能降低肝脏的解毒作用，抑制人体的免疫功能，进而增加致癌物的活化，让致癌物更易发生作用。

所以吃烧烤时就尽量不要搭配酒精类的饮品了，可以选择大麦茶或绿茶等，而且最好是温热的，以免冷热交替刺激肠胃。

常吃汤泡饭伤胃

现实生活中，我们会常常看到有人喜欢往饭碗里加点汤，泡着米饭吃。这种吃法对于很多人来说已经成为了一种生活习惯。尤其是上班族，汤泡饭更是意味着简单、快捷，既能很好地处理剩菜剩饭，又能偷懒还不浪费。但就是这种看似简单聪明的吃法，有可能在偷偷伤害你的胃呢。

一般在老一辈人中，喜欢吃汤泡饭主要是认为，米饭经过汤水泡以后，变得更加柔软、好吸收消化。因此这种吃法不仅以老人居多，不少年轻妈妈也会将汤泡饭喂给自己的宝宝。然而，从食物的正常消化来看，这种吃法是不太科学的。

大家都知道，口腔是人体的第一大消化器官，我们吃东西的时候，首先就是要咀嚼食物，坚硬的牙齿可以将大块的食物切磨成细小的粉末、颗粒状，便于下咽，充分利用这第一道消化工序将食物初步分解消化，也方便下一步的继续消化吸收。同时更重要的是在不断咀嚼的过程中，口腔中的唾液腺才能使唾液不断分泌出来，咀嚼的时间长，唾液的分泌越多。唾液能把食物湿润，其中有许多消化酶，有帮助消化吸收及解毒等功能，食物在口腔中较好的得到初步消化和分解后，给胃的消化吸收工作减轻了负担，对肠胃健康是十分有益的。汤泡饭则是汤和饭混在一起的，由于包含水分较多，饭会比较松软，很容易吞咽，人们因此咀嚼时间减少，食物还没经咀嚼烂就连同汤一起快速吞咽下去了，这不仅使人"食不知味"，而且舌头上的味觉神经没有刺激，胃和胰脏产生的消化液不多，这就加重了胃的消化负担，日子一久，就容易导致胃病的发作。所以，汤泡饭还是少吃为妙。

有的人也许问，汤泡饭伤胃的话，那吃饭时喝汤行吗？答案是肯定的，因为吃饭喝汤和吃汤泡饭是不一样的，吃饭的间歇喝点菜汤可以输入水分，增进食欲，并不影响食物的咀嚼过程，而汤泡饭之所以不利于消化就在于它减弱了咀嚼这个环节。

剩饭剩菜影响胃健康

不管是居家过日子的主妇们，还是惯于替子女儿孙们打算的老年人，大都练就了一手勤俭节约的好本领，就拿怎么处理剩菜剩饭来说，也是各家各有招。然而，在这还是要提醒大家，不管你把剩菜剩饭加工得多么美味，只要是"被剩下的"，基本都不怎么健康营养了。

首先拿主食来说，米饭、馒头等所含营养成分主要是淀粉。而淀粉要能被人体消化吸收必须通过加热，当米饭馒头被加热到60℃以上时里边的淀粉就会逐渐变成糊状，这个过程被称为"糊化"。而经"糊化"的淀粉，在整个水解消化过程中都将更容易更完全，包括先在口腔内由唾液淀粉酶先将其水解成糊精及麦芽糖，进入小肠时再由小肠内胰腺分泌的胰淀粉酶和双糖酶继续将糊精和麦芽糖分解为单糖，最后被肠黏膜细胞吸收。而当一餐饭吃完时，剩下的主食开始变凉，已糊化的淀粉中的分子便会重新排列且排出水分，这种情况我们称之为淀粉的"老化"。已经"老化"的淀粉，无论下一餐再怎么加热，也不可能恢复到糊化时的分子结构，因此容易降低人体对它的水解与消化能力。尤其是对胃功能还不健全的小孩子或胃受损的老年人来说，长期食用都不利于胃健康，甚至还会导致消化不良和胃病或者加重已受损的胃肠负担，影响胃病的痊愈。而且，含有淀粉的主食还容易被葡萄球菌污染变质，严重时可能引起食物中毒。

说完主食，我们再来看看吃剩菜又都有哪些危害。常听有人说吃剩菜容易患胃癌，这是不是危言耸听呢？其实这种说法是有着一定科学依据的。

因为剩菜，尤其是蔬菜，常常隐藏着亚硝酸盐过量的隐患。亚硝酸盐本身就是一种有毒物质，当其在胃里与蛋白质相遇时，更会形成致癌物质亚硝胺。所以，剩菜，尤其是蔬菜，得尤其注意保存以免受细菌污染，但建议最好少做一点，吃完不剩。不过话说回来，现在的家庭一般最多也就三口之家，甚至两口或单身男女也大有人在，人少不好做饭，一不小心就做多了，天天浪费也不是办法。那有没有什么办法可以让剩下的饭菜更安全一点呢？

对于主食，首先需要将饭团调散并放在通风、阴冷的地方，等其完全凉了后，再密封放入冰箱冷藏。其次还要注意尽量将吃剩饭的时间缩短为5至6小时以内，也就是中午剩下的晚上吃，不要吃隔夜饭。在下餐加工剩饭时，可以先煮一点粗粮和豆类，然后加入剩饭，煮成营养丰富的粗粮粥。或者在米饭中加入生的豌豆、胡萝卜等，彻底加热后食用。如果是馒头烧饼之类的，也可对照米饭的处理方法灵活变通。其中主要需注意两点：一是卫生保存，二是在下一餐适当营养搭配。

而剩菜，就得针对具体的菜类采取不同措施了。

对于蔬菜而言，其中的主要营养物质是水溶性维生素，而如维生素C、维生素E等都比较怕热，再加热时营养损失更重了。更重要的原因前边已经分析过，所以为了最大限度地避免亚硝酸盐和亚硝胺的摄入，剩菜还是不吃为妙。

如果是凉菜，那也最好别留。因为好多细菌不经加热就无法杀死，凉菜较之于其他剩菜更容易成为细菌的滋生地黄，不小心的话容易吃坏肚子。

而肉类之所以"能剩"，主要是因为其中含有的营养素如钙、铁等都是不太怕热的，所以如果非得热一热，营养损失也不会太严重。但加热时最好能加点醋，这样容易使其富含的矿物质和醋酸结合为醋酸钙，有利人体的吸收和利用。不过在肉类中，鱼虾蟹贝是最不耐放的，即使在低温下储存，也容易产生细菌，引起变质。所以，加热时最好再加点酒、葱、姜、蒜等佐料，这样不仅可以提鲜，还具有一定杀菌作用，防止引起肠胃不适。

虽然上边给你介绍了部分怎么处理剩饭剩菜的方法，但久吃还是不利于胃肠消化和健康，聪明的你最好还是精确掌握自己和家人的饭量，精做巧做，餐餐都能吃得新鲜健康。

甜食会加重胃食管反流

我们来到这个世界上，得到的第一份食物就是母亲甘甜的乳汁。所以有的人甚至据此认为喜欢吃糖是人的本能之一。

在日常生活中，通过吃糖和甜食来缓解压力、释放痛苦更是很多年轻人，尤其是女性们的首选。相关研究也表明，糖有助于缓解压力，帮助激活人体内的开心细胞，令我们感觉快乐。不过这里我们需要分清一下的是，甜味是人类本能的味觉追求，并不等于糖和甜食也是我们的本能追求。

甜食，不严加区分的话，凡是富含甜味的食品都可统称为甜食，不过我们在这里要讨论的"甜食"，主要特指的是那些经人工加工的合成甜品，如奶油蛋糕、甜点、糖块等。这些点心一般都是由于添加了大量糖后而变甜的，并非天然具有的甜，因此很多时候我们也称之为高糖食物。

对于糖，现在越来越多研究者都肯定了其对健康的危害。加州大学旧金山分校的儿科内分泌学家罗伯特·H·勒斯蒂格教授更是直接指出："糖的危害远在脂肪和卡路里之上。"此外，糖还有着另一大危害是：容易导致上瘾。有研究者通过动物实验证明，糖让人上瘾有双重作用：一方面，糖分会影响体内激素，使大脑无法发出饱腹的讯号，导致越吃越多；另一方面，糖还会使大脑不间断发出要摄入糖分的讯号，就像烟瘾一样。如果你认为情绪不好时吃点糖只不过是在解压而已，可能就不完全正确了。

以上这些危害主要还是针对普通人而言，如果你是胃食管反流患者或患有胃酸过多一类的胃病的话，那就更需要注意一下了。各种各样的甜品虽然看起来精美，但这些高糖食物会促进胃酸分泌，很可能加重反酸、烧心等反流的症状。因此，胃食管反流患者最好还是少吃甜食为宜。如果是在急需补充能量的情况下，那么也建议还是少吃一点，或者可以用香蕉之类的高甜味水果替代，既能快速补充能量，又营养甜美，二者兼得，岂不比吃精致的甜食好？

西洋参可导致胃病加重

西洋参，又称广东人参，属于人参的一种。另外也称为北美人参或花旗参，因美国旧称为花旗国而得名，原产于美国北部到加拿大南部一带。300多年前漂洋过海来到中国，因而在我国又多称为"西洋参"。

西洋参作为滋补药的一种，含有多种人参皂苷、氨基酸、维生素等营养成分，能够增强机体抗病能力，具有养胃生津、降血糖等功效。中医认为，西洋参性寒、味苦微甘，药性和缓，一年四季皆可食用。其独特之处在于不热不燥，因此凡不适合人参治疗和热补的人，均可用西洋参。不过对畏寒、肢冷、腹泻、胃有寒湿、脾阳虚弱、舌苔腻浊等阳虚体质的人，就应该避免了。

此外，服用西洋参还需注意不宜与萝卜、茶等一同食用。因为西洋参是补气的药物，而萝卜能泄气，如果二者同吃，会降低滋补作用；茶含有鞣酸，会妨碍西洋参的有效成分结合，导致营养吸收降低。

其实以上的常识一般服用西洋参的人都会有所注意，并不需要特别说明，但是如果说西洋参会导致胃病加重，那不少读者可能就是第一次听说。

这主要是因为西洋参对胃黏膜有一定刺激作用。如果是正常人小剂量服用，那么通过刺激胃黏膜可以帮助增强胃部消化功能。但如果长期大量食用或食用者患有胃炎、胃溃疡、消化不良等，那么轻则可能引起腹泻，重则可能加重胃部病情导致疾病恶化甚至升级。

对于胃病患者而言，如果需要服用西洋参进补，那最好是等病情完全好了之后，胃部足够强健了，再慢慢小量地食用。否则身体还没补好，胃疾倒先加重，就得不偿失了。

过食柿子易患胃柿石症

柿子是我国的一种传统水果，南北均有种植，相比较而言，北方的柿子个头会更大一些，不过不管南北大小有何不同，古人对其色香味都是赞不绝口。北宋诗人张仲殊就这样评价过柿子"味过华林芳蒂，色兼阳井沈朱，轻匀绛蜡裹团酥，不比人间甘露"，说的是柿子颜色迷人过朱丹，味道甘润赛甘露。从营养上而言，柿子也益处多多。

俗话说"一天一苹果，医生远离我"，但如果和柿子相比，苹果恐怕就得逊色三分了。因为假如仅从营养成分来看，柿子除了锌和铜的含量低于苹果外，其他成分均高出苹果。而且柿子还有一个特点就是含碘，所以因缺碘引起的地方性甲状腺肿大患者，食用柿子很有帮助。而一般人平时食用，对预防碘缺乏也大有好处。此外，柿子还具有养肺、补虚、解酒、止咳、除热、止血等功效。

可是，即使柿子既美味又营养，还是不能多吃，究其原因还是消化方面惹的祸。

柿子的果肉含有较多的鞣酸和果胶，在胃酸的作用下，鞣质与蛋白质会结合成鞣酸蛋白，鞣酸蛋白又易与果胶、树胶及纤维素黏合在一起，从而形成胃柿石，临床上专门称之为胃柿石症。一般而言，胃柿石症的发病有急性和慢性之分。急性胃柿石症主要是在吃了大量柿子后半个小时左右病发，主要症状表现为上腹部有沉坠感、胀满、恶心呕吐，且呕吐物中有碎柿块，也可能呕血，另外在柿石的刺激下，还可引发慢性胃炎、胃溃疡和胃功能紊乱。慢性胃柿石症的病程一半都是6个月以上，其症状与溃疡或慢性胃炎相似，主要有食欲不振、消化不良、上腹疼痛、反酸烧心等。柿石较大的病人，在上腹部就可摸到肿块。

除果肉外，柿子皮所含的鞣酸更多。所以有的人喜欢连皮吃是不科学的，会更容易形成胃柿石，尤其是脱涩工艺不完善时，鞣酸大量残留，形成胃柿石的可能性就更高了。

所以有的食物尽管营养价值丰富，可是如果不易于消化，那还是不宜作为日常饮食多吃。另外，吃柿子时还要注意不要与含高蛋白的蟹、鱼、虾或含铁元素丰富的蔬菜同吃。从中医上来讲，螃蟹与柿子都属寒性食物，因而不能同食。而从现代医学的角度来看，蟹、鱼、虾都富含高蛋白，与鞣酸相遇的话，易形成胃柿石。不能与含铁丰富的蔬菜同吃是因为鞣酸也易与铁结合成沉淀，影响铁的吸收，严重时还可能引起胃肠不适，甚至绞痛等。

月饼会加重胃炎、胃溃疡

每到中秋时节，家家户户几乎都会买上些月饼作为应节食物。一块小小圆圆的月饼，寄托了人们对于一家人团团圆圆、和和美美的期盼。最早的月饼，估计在唐朝就已经出现。经过了数百年的传承演变，现在人们基本已不再自己动手制作，而是由各种各样的食品公司提供。于是，月饼开始变得越来越精致。可越是面对精致的月饼，我们的胃就越要小心。不恰当地食用月饼，可能会使胃炎、胃溃疡加重。

月饼本来就属于油腻、不易消化之物，加之近年来月饼越做越精致，其原料中糖与油的比例大大增加，若是胃肠病患者贪吃月饼，他们的胃肠就必须在短时间内承受起巨大的压力与沉重的负担。不仅如此，如果贪吃月饼的人患有胃炎或十二指肠溃疡，胃酸就会在月饼这种油腻食物的刺激下大量分泌，胃部环境的平衡就会被打破。无论是溃疡面，还是炎症的消肿、愈合，都会由于胃酸的大量出现而延迟，还可能出现消化不良与腹泻等症状。

另外，平时胃酸过多的人以及消化能力较弱的老人和小孩，也不宜多吃月饼。因为老人与小孩的肠胃功能更加薄弱，过食月饼对他们肠胃的伤害会比一般成人更为严重。

冬季贪食火锅小心伤胃

又到了寒冷的冬季，三五朋友相约一起吃火锅聊家常，于寒风中自有一种温暖，别有一种风情。可是，若是贪食这温暖的火锅却可能会带来胃部的伤害。下面就让我们逐条分析，看看如何避免中招吧！

1. 火锅烫完就吃

外边寒风越是吹得厉害，屋里桌上越是"烫"得迷雾蒙蒙。吃火锅嘛，为了暖和身子就该趁热吃，可是大家往往容易忽视的是这"热"可能有点过了。一锅滚热的火锅汤，温度实际上已经达到100℃左右，而人的口腔、食管、胃黏膜一般只能耐受50℃左右的温度，如果食物太烫，就会损伤消化道黏膜。

2. 辣才够味道

现在大多数火锅都是可分为两个部分，一边为清淡汤底，一边为麻辣汤底。大部分人都是喜欢麻辣型的，还认为就是要辣才够味才爽快。

其实，问题就是出在这够辣上。太辣的火锅对胃肠影响很大，火锅的辣味刺激消化道，严重影响胃肠壁黏膜，引起胃酸和胀气，甚至会引发食管炎、胃炎、胃溃疡等。

3. 肉讲得就是鲜嫩

单纯从口感上来说，的确是鲜嫩的肉更好吃，然而如果仅是为了追求鲜嫩而不在意肉是否完全烫熟就有点过犹不及了。端上餐桌的生鲜食品中，往往含有病原微生物和寄生虫卵残留。如果一涮即吃，甚至半熟就吃，除了会消化不良外，最重要的还是不能彻底杀死食物中的细菌和寄生虫卵等。研究发现，旋毛虫、绦虫和囊虫这三种严重的寄生虫病都可通过火锅中未煮熟的食物传播，所以在吃火锅时一定要将肉切薄、多烫，猪肉片、牛肉片一定要涮熟再吃。

4. 边吃火锅边喝冷饮或饮酒

如果吃火锅太热或太辣，那估计很多食客都会借着冰镇啤酒、冰水一类的冰凉食物来缓缓劲，但是这么一冷一热对胃肠的伤害可就大了。这种搭配容易使消化道黏膜表面的保护性结构受到破坏，从而引发肠胃不适等消化系统疾病，严重时甚至还会导致消化道出血。如果饮用可乐、雪碧一类的碳酸饮料，产生的气体不仅会带走人体热量，而且大量酸性碳酸饮料还会破坏胃肠中酸、碱性的浓度，影响食物消化。

如果是边吃火锅边喝酒，那对胃的伤害就更大了。因为火锅本身就会刺激肠胃扩张，造成消化道过度充血，损伤肠胃黏膜，如果此时再饮酒，其中的酒精也会破坏胃表面的黏液保护层，并让胃壁蛋白质受损，产生一种类似"烫伤"的效果。

那么在吃火锅时到底喝什么好呢？这里建议你选择蔬菜汁、果汁、清茶等，因为本来吃火锅时就以肉类为多，如果适当配些果蔬汁不仅能均衡营养，同时也可以起到帮助消化的作用。

5. 吃得过久

一般在吃火锅时都是边聊边吃，很容易一不小心就吃多了。事实上，长时间坐着吃火锅，会大大增加消化道的负担。由于胃不断地接受食物，致使胃液、胆汁、胰液等消化液不停地分泌，消化道腺体无法正常规律地休息。如果吃太饱、太杂，会容易引起胃肠功能紊乱，出现恶心、呕吐、腹痛和腹泻等症状，甚至诱发恐慌性胃肠炎、胆囊炎，乃至胰腺炎。

6. 最后喝汤

很多人都习惯吃完火锅后再喝几口汤，其实这也是不健康的做法。因为火锅汤大多采用猪、羊、牛油等高脂肪物质为底料，又多以辣椒、胡椒和花椒等为佐料，常喝的话容易导致高血脂、十二指肠溃疡、口腔溃疡等疾病。另外，火锅汤久沸不止、久涮不换，汤中的亚硝酸盐含量会增加，亚硝酸盐是一种较强的致癌物质，对健康危害很大。

看了以上的分析，如何吃出健康的火锅，相信大家心里都有个谱了吧！如果我们能在聚餐时尽量避开以上问题，那么热腾腾的健康火锅就不成问题了。

夏天过食冰激凌易伤胃

炎热的夏季，大街小巷各种消暑食品随处可见，而冰激凌可谓其中的"龙头老大"。随着制作工艺的进步，这些年冰激凌的花样也不断翻新，不仅口味众多，而且花式可爱诱人。如果天气太热，一时贪图解暑还真容易不小心就吃多了。可是这一吃多，胃可能就要遭罪了。

据调查，市场中占据九成的奶油冰激凌中根本不含奶油，它实际上是采用植物油加部分动物油、水、调味料等经过调配制成的可塑性的油脂品。这种经二次提炼、氢化处理的食用植物油又叫氢化植物油,也常被俗称为奶精、乳马林或人造奶油。人造奶油里含有大量的反式脂肪酸,反式脂肪酸对人体健康有着多方面的影响,如降低记忆力、易形成血栓、易引发冠心病、影响发育,等等。

除了人造奶油的危害外,夏天过食冰激凌还会对胃造成一定的刺激伤害。究其原因,主要有二。

一是在天气炎热、口干舌燥的情况下,为了解暑,突然吃下冰激凌,虽然马上就能感觉舒服多了,但是冰激凌的冷会刺激到温暖的胃。胃一下子碰到这么冷的东西,就会如同条件反射一样,快速收缩胃黏膜,从而导致胃缺血缺氧。如果是胃病患者还会因此刺激而出现胃病复发的情况。

二是冰激凌入口即化,给人以容易吸收的错觉,但实际上里边的大量脂肪并不易消化,且常吃的话还容易导致食欲降低,进而影响正常的饮食习惯。

其实,许多人吃冰激凌的原因除了解馋外主要还是解暑。但实际上冰激凌能够给我们带来的只是口腔里的局部降温,或是胃部短暂的冰冷刺激,并不能给身体带来持久的消暑清凉效果,甚至反而会激发全身多个系统的协同作用,最后让体温升高。所以酷暑时节,想消暑的话最好还是选择瓜果一类天然食物更为适宜。

常吃方便面易导致胃病变

方便面以"方便"之名闻名于世。人们在匆忙之时总会将方便面作为解决自己饮食问题的首选。那么,真实的方便面到底是什么样呢?这还得从其做法说起。

其实方便面的构成很简单,把精白面粉先蒸煮熟,然后再用棕榈油快速炸制,脱去表面附着的油脂,最后加上料包装袋,一份方便面成品就出现在眼前了。另外,也有一种是不经油炸的方便面,这种面是用热风干燥替代油炸脱水而制成。

据有关营养学家调查证实,在长期食用方便面的人中,有60%的人营养不良,54%的人患有缺铁性贫血,23%的人患核黄素缺乏症,16%的人缺锌,2%的人因缺乏维生素A而患各种眼病。而且因为少吃新鲜蔬菜,会造成体内酸碱度失调,肠胃功能紊乱、消化能力下降等肠胃病。

泡面对肠胃的伤害还不仅仅如此,泡面的表层有一层石蜡,这层蜡在进入我们的胃之后人体很难在短时间内自动清理掉,吃一包方便面大约需要一个星期的时间来净化这层进入胃中的东西(还包括其他添加剂),长期食用导致我们胃中的石蜡难以为人体自动净化掉。

长期的石蜡堆积很容易造成胃溃疡,而年轻人往往对胃溃疡引发的症状视而不见,认为只是一时吃坏肚子很少去关心这些生理上的不适,结果就是轻微的胃溃疡长期不治愈,演变成严重的胃溃疡。如果这时候还是没有注意到身体健康,那么严重的胃溃疡就有可能再次恶变成胃癌。

从全国来看,我国新发胃癌患者呈现年轻化趋势,30岁以下年轻人的比例由20世纪70年代的1.7%升至当前的3.3%,翻了一番。近十年内,黑龙江地区29岁以下的胃癌患者已达到十余例,女性占绝大比例。预防胃病的紧迫性已经超出预料,要从生活细节入手，养成良好生活饮食习惯，泡面还是少吃为妙。

冰镇西瓜易伤胃

　　燥热的夏天，连空气都快要炸了，此时，开冰箱，来一块冰镇西瓜，相信是很多人的首选。

　　不过，冰镇西瓜虽美味，但是过量食用会伤胃。这与它本身性寒有着很大关系。李时珍在《本草纲目》中就曾指出"西瓜又名寒瓜"。因此，本身就性寒的西瓜如果再冰镇，无异于寒上加寒。吃了这么寒凉的东西，不仅容易损伤脾胃，而且轻则导致消化不良、食欲不振，严重时可能引发急慢性肠胃炎。所以面对这种威胁，建议夏天不要吃冰镇西瓜。

　　此外，经过长时间的冷藏后，瓜瓤表面会产生一层膜，丧失其原有的口感。而西瓜的大量水分，在长时间低温环境下容易形成冰晶或是大分子团，食用后会刺激牙龈、喉咙，如果严重，还可能导致牙疼、喉咙红肿等症状。

　　美国《厨房博士大参考》的作者约翰·拉普马博士认为，西瓜最好放在室温下。若是入冰箱，冰箱里的厌氧菌，会附着在切开的西瓜瓤上，破坏西瓜所含的维生素、矿物质等营养成分。

　　因此不管是从中医养胃还是西方营养学的观点来看，夏天吃冰镇西瓜的确不太明智。我们还是不能仅仅因为贪图一时口快就置胃于不顾，如果实在是想吃凉一点的西瓜，那最好也是将整个西瓜放入冰箱中冷藏，并且以两小时为限，不要保存过长时间。

山楂泡水过饮也易伤胃肠

　　酸酸甜甜的山楂，曾是儿时许多小孩子的零食，然而近些年随着山楂防癌、降血脂的功能逐渐为人所知，不少人都喜欢把山楂泡水当作日常茶饮。殊不知，这样一味地盲目饮用，也可能为胃埋下祸患。

　　山楂中含有丰富的糖类、蛋白质、脂肪、维生素C、胡萝卜素、淀粉、苹果酸、枸橼酸、钙和铁等物质，具有降血脂、血压、强心和抗心律不齐等作用。临床研究也证实，山楂能显著降低血清胆固醇及三酰甘油，有效防治动脉粥样硬化。同时还能通过增强心肌收缩力、增加心输出量、扩张冠状动脉血管、增加冠脉血流量、降低心肌耗氧量等起到强心和预防心绞痛的作用。此外，山楂中的总黄酮有扩张血管和持久降压的作用。

　　令人更加眼前一亮的是，山楂中含有一种叫牡荆素的化合物，具有抗癌的作用。我们知道亚硝胺、黄曲霉素均可诱发消化道癌症的发生或加重，而实验研究表明，山楂提取液不仅能阻断亚硝胺的合成，还可抑制黄曲霉素的致癌作用。因此山楂对癌细胞的生长、增殖和浸润转移均有一定的抑制作用。

　　世上没有一种万能特效药能防治百病且疗效出奇，山楂虽然具有很多的作用，也不过是辅助作用，治病真正所需的还是实打实的药材。然而不少朋友却据此把山楂当万能饮品天天喝、时时喝，忘了自古以来山楂的最大功效还是消食。

　　中医理论认为，面（吃多了）消食用麦芽，米（吃多了）消食用稻芽，肉（吃多了）

消食用山楂。山楂具有很强的助消化功能，所以患胃病的人一般不宜空腹喝山楂茶，特别是胃酸过多、胃炎、胃溃疡、反流性胃炎、反流性食管炎患者，不适合饮用。此外，即使是健康人群，也不适宜经常性大量饮用山楂水，否则可能还没等血脂降下来，慢性肠胃病就先来敲门了。

牛奶养胃，脱脂奶可伤胃

牛奶的营养价值之丰富自不必细说，除了我们所熟知的钙以外，磷、铁、锌、铜、锰、钼的含量都很多，而且因为其钙磷比例非常适当，所以成为人体钙的最佳来源。

随着生活质量的提高，喝牛奶已经成为一种日常习惯融入大部分人的生活。然而，喝牛奶应该注意的细节，可能就不是每个人都十分清楚了。举例来说，一般人都知道牛奶可以护胃养胃。牛奶护胃，那也要分全脂的和脱脂的。全脂牛奶含有比例得当的脂肪，有抑制胃酸分泌的作用，平时胃里爱反酸水的人可以喝一些。而脱脂牛奶，其脂肪含量降到 0.5% 以下，还不到普通牛奶含脂量的 1/7，由于脱去了大量脂肪，因此不仅失去了养胃的作用，而且还有刺激胃酸分泌的作用。这就决定了凡是胃酸分泌能力差、消化慢、有萎缩性胃炎的人都不适合喝脱脂牛奶。

另外，即使牛奶护胃，那也须视具体情况而定。牛奶养胃，最主要的就是牛奶进入胃部之后会在胃黏膜形成一道保护膜，这个特性也就决定了牛奶对于哪些胃病患者有利。如果是胃酸分泌过多的患者，胃痛时喝一些牛奶，那么因为牛奶能够有效稀释胃酸，所以胃痛症状可以得到明显缓解。而如果是胃溃疡引起的患者胃部疼痛，喝了牛奶之后，会在胃部形成一道蛋白质保护膜，也有助于减轻或者避免胃酸对于溃疡面的刺激。但如果是反流性胃炎患者，在疼痛发作的时候喝牛奶，反而会刺激和促进胆囊大量分泌胆汁，进而增加对于溃疡面的刺激和自身消化，导致或者加重疼痛症状的发生。

再有，曾经被许多人奉为经典的"睡前一杯奶，安睡一整晚"，实际上对养胃也没有益处，特别是对反流性食管炎患者更是大忌。牛奶中的蛋白、脂肪和糖分等会引起胃酸分泌，长期如此，在夜间空腹状态下有可能对胃造成损伤，并加重反流症状。

所以即便仅仅是喝牛奶，也有着大学问。但最重要的还是应当根据自己的身体状况做出灵活调整，身体舒服或不舒服，怎样才舒服只有我们自己最清楚。从自己的身体实际情况出发，参考各家之言，但也要勇于打破迷信，切不可以把某专家或某书之言奉为圭臬。每个身体都有着自己的特殊之处，学会倾听身体的声音，学会去观察自己身体的状况，多思考勤动脑自然会找到属于自己的养生保健方法。

喝醋减肥养生，但小心喝伤了胃

俗话说，开门七件事，柴米油盐酱醋茶。醋本来只是一种日常到不能再日常的调味品，虽说也具有杀菌、去腥、开胃、保护维生素等作用，但似乎也还没被提到保健品这一地步。但前几年以醋养身的说法逐渐兴起，直到现在，超市里各种各样的醋仍是琳琅满目。而现在，养生醋还没终结，喝醋减肥法又悄悄地在网上流行起来。

严格来说，以上两种说法并不是没有科学依据。从营养学的角度上来看，醋的主要成分是醋酸和有机酸。有机酸有利于维持人体内环境酸碱度的平衡和稳定，使各种代谢和生理功能得以正常进行。醋酸有利于糖和脂肪充分转化为能量，防止体内脂肪过多堆积，还可以软化血管、降低血液中的胆固醇含量。

但即便如此，问题还是存在。与现在大多数人对醋的热捧相比，在传统的饮食结构中，醋只是被当作调料来使用。即使醋有着众多的功效，但主角似乎永远轮不到它。不过这实际上也正是传统养生的魅力所在。即将每日每餐都融入身体养护之中，如涓涓细流，虽然微小却不曾间断。所以，只要我们能尽量保证好日常饮食，养生实际就自然在其中了。

然而，时下的种种喝法虽然有一定的合理性，但还是应该理性饮用。因为喝醋最主要的功能就是促进胃液分泌，开胃助消化。一旦饮用量过大，胃黏膜就会受到严重的刺激，胃酸就会大量分泌，胃部生活环境就会失衡。此时，人体会出现胃胀、食欲下降等症状。若是喝醋过量的人是胃溃疡患者，还会延迟溃疡面的愈合，加重病人的痛苦。

另外，长期大量饮醋还会导致体内钙的流失，因为钙离子会与醋酸生成难溶物质醋酸钙，从而降低身体中钙的含量，不利于骨骼健康，甚至能腐蚀牙齿使之脱钙。尤其是患有胃酸过多等疾病的病人，就更不宜多喝醋了。

如果需要购买醋饮料，那要注意根据自身的健康状况及其保健功能小心选择，如果没有把握，那最好避开为宜。

无菌果蔬易引发胃病

目前，在一些大超市里可发现很多果蔬都标着温室无菌种植的牌子，并打出了"无菌无害无病"的口号。很多消费者也认为这类完全无菌免洗的果蔬更干净安全，能够减少身体疾病的发生。殊不知，恰恰是这类过于干净的果蔬，可能导致胃病及身体各种疾病的产生。

因为长期食用无菌果蔬会使胃处于一种"高安全"的状态下，也就是说胃被保护得太好了。我们知道身体具有一定免疫力，在自然条件下是可以抵御大多数病菌的侵袭的，而一旦日常生活中接触细菌的机会大为减少，反而容易导致免疫系统的抵抗力降低。这就好像温室里的花朵，平时被保护得太好的话，是经受不住外边的雨打风吹的。一旦被娇养惯坏的胃被迫面对外界的病菌，其抵抗力就可想而知了。另外，因为在自然条件下生长的蔬菜在遇到病毒侵袭时，往往会制造一种抗体，人体在吸收后也能得到相同的抗体，增强机体免疫功能，而温室内培植的无菌蔬菜显然没有这种功效。

综合以上两方面原因，长期食用无菌蔬菜一方面可造成胃部自身失去对抗细菌的锻炼机会，从而使得自身免疫力下降；另一方面，由于失去了吸收植物中病菌抗体的机会，可导致体内某些抗体的缺失或不足。这样长期食用无菌果蔬的胃与一般人的胃相比，抵抗力和免疫力都自然要差很多，所以也更容易受到各种病菌的干扰，从而导致胃病频发，严重的甚至还会因抗癌免疫力下降而被胃癌盯上。可见，有时太干净了也不是一件好事，只要注意清洗，食用一般的水果蔬菜反而会更加健康。

常嗑瓜子易得胃病

逢年过节、平时休闲，随手抓把瓜子嗑，可以说是中国人特有的习惯，也是老传统了。可是如果不注意控制量，嗑太多也会影响我们胃部的健康，给胃带来一系列小问题。具体包括如下方面。

1. 腹胀

由嗑瓜子引起的最常见问题非腹胀莫属了。常常一群人边聊边嗑，等聊天结束了，才发现肚子胀痛起来。这主要是因为随着嗑瓜子，空气也不断被吞咽进肠胃，几个小时下来就容易引起胃内胀气，进而导致嗳气、腹胀、腹痛等腹部不适症状。

2. 影响正常消化

如果一次性嗑瓜子量太多，必然会消耗掉大量唾液和胃液，影响正常食物的消化，导致消化不良等疾病。同时也会让胃一直处于工作状态，得不到正常休息，加重胃部的负担不说，还会使胃的正常工作规律被打乱，长期如此的话，很容易引发其他胃肠疾病。

3. 油脂摄入过量

瓜子中含有大量的油脂，经常过食不仅容易导致脂肪摄入过多，也会影响胃部消化，引发消化不良等症状。当然，除了瓜子外，坚果一类的食物都有这个共同点，少吃有益，但过量的话，太多的油脂就会变成消化的负担了。

总结来说，以上三个原因就是常嗑瓜子的不良影响。不过，这并不代表着大家应该禁止食用瓜子。实际上，如果平时稍稍吃点坚果类的零食，对于身体健康是有好处的，尤其是不同种类的瓜子，还具有不同的保健功效。如葵花子抗衰老；西瓜子润肠、止血；南瓜子补脾胃、润肺燥等，所以空闲少量嗑一点还是无妨的。

最后，瓜子到底该怎么嗑，嗑不同的瓜子有什么讲究？

首先说怎么嗑。实际上，最健康的嗑瓜子方式就是"不嗑"，即直接用手剥。这样不仅可以减少唾液的损失，还能避免由嗑瓜子带来的舌尖部的摩擦所引起的舌尖部肿痛、红肿、血疱等。

其次在选择瓜子的时候，除了可以根据瓜子的种类来选外，还要注意"多味瓜子不如原味瓜子"。因为多味瓜子是瓜子加香料、食盐、糖精制成的。食盐过量不利于健康是众所周知的。至于香料，如果是天然香料如茴香、花椒等，都含有微量黄樟素，人体摄入黄樟素多了，会引起肝脏病变。而人造香料不仅不健康，而且还有一定的毒性，并且多味瓜子在高温中易氧化，多食容易使人衰老。

其实对于吃瓜子来说，只要注意控制好量以及选择健康的吃法和瓜子，就可以避开对胃造成的伤害，放心食用。

饮用新茶易伤胃

清明前后，各大茶店纷纷推出刚到的新茶招揽顾客，而消费者也认为初春上市的新茶色泽好、香气浓、口感丰富，所含茶多酚、氨基酸、维生素和矿物质也最高，因此纷纷抢"鲜"购买。然而，据食品营养专家指出，新茶不可急于饮用，更不能多饮，否则容易给胃部健康带来伤害。

这里讲的新茶主要是指采摘下来还不到一个月的茶叶。这类茶因存放时间不够，多酚类等物质还来不及被氧化，因此对胃黏膜有着很强的刺激作用。大家都知道茶中的茶多酚、醇类、醛类对人体健康有一定的帮助，但这并不意味着其含量越多越好。在新茶中，这类营养物质的含量的确更高，但也不可忘了它们对肠胃还有着一定的刺激作用，因此对于胃病患者或脾胃功能较弱的人来说，可能就会出现"鲜"还没尝够，胃痛、腹胀就找上门来。

不仅如此，频繁饮用新茶，还会导致"醉茶综合征"，醉茶者一般会出现头晕失眠、四肢无力、胃痛腹胀、便秘等不良反应。

不过，现在只要一到新春，到处都是新茶，想不买都难。据有关业内人士透露，新茶赶时间上市，很大程度上都是因为不得不跟着市场走的缘故，其储存时间基本上都不可能到一个月。这时消费者把新茶买回家后，可以先放置一个月再喝，这样就能够尽量避免由新茶带来的胃肠刺激了。而对于胃病患者，尤其是胃肠功能差的、慢性胃炎以及胃溃疡患者等，最好还是不要喝新茶。尤其要注意避开绿茶，因为绿茶中的茶多酚含量最高，胃病患者饮用后，很容易造成病情加重。对于胃病患者来说，不妨索性选择一些非传统茶，如大麦茶、花草茶等，这些"茶"一般都不含刺激性的茶多酚，只要根据体质选对种类，也不失为一种有益的饮品。

长期过量喝粥会伤胃

一般来讲，如果有人胃不好，消化能力弱了，我们会建议他喝点容易消化的粥。可是实际结果和实验研究表明，长期过量喝粥不仅能伤胃，还会导致胃病患者的病情加重。

总结起来，其原因如下。

1. 唾液分泌减少

一般来讲，食物进入胃部之前都需要经过口腔牙齿的充分咀嚼，与唾液充分混合。这里唾液不仅起着帮助消化食物的作用，还有着中和胃酸，修复胃黏膜的功能。但由于粥本身已经足够糜烂，所以基本上不用怎么咀嚼就能很好地吞咽，无形中就降低了口腔里唾液的分泌。长期下来，如果唾液分泌一直处于过少状态，就会对胃黏膜的修复，尤其是溃疡患者的受损黏膜愈合，产生不利影响。

2. 稀释胃液，加速胃膨胀

粥作为水和米的充分混合物，所含水量较高。这些水分进入胃部后不仅会导致胃液被过度稀释，而且还会加速胃部膨胀，使胃动力减小。

3. 加重胃弱

"运动增强体质"这句话对于胃健康来说也同样适宜。如果长期喝粥，就容易使胃长时间处于慵懒状态，得不到应有的运动。这样下来，胃动力就会越来越弱，从而进一步导致胃消化功能降低。胃病患者长期喝粥的话，还会导致病情严重。

4. 胃酸剩余

我们都知道，胃部分泌的胃酸是为了帮助消化食物而存在的，反过来讲，如果胃酸需要通过食物才能被中和。而粥属于半流质，在胃内的停滞时间不长，因此容易使胃酸等消化液没有得到食物的中和，这样剩余的消化液便会对空腹的胃肠黏膜产生不良刺激，加重黏膜损伤。

所以，粥虽然能养胃，但还是有一定条件限制的。如果是作为胃病患者胃肠虚弱时的过渡餐，那无疑可以帮助病人恢复健康。但若长期把粥当饭，顿顿吃，那就会产生反作用了。因此在胃病患者度过了"极度胃弱"的时期后，还是应该逐渐恢复正常饮食，只要注意食物的选择及充分咀嚼，是不会给胃部消化造成过大负担的。

酒和饮料混搭更伤胃

许多白领或女性在喝酒时，常会选择加点饮料兑着喝，觉得这样不仅口味好，而且还不容易醉。实际上，这种混搭的喝法却对胃造成了不小的伤害。下面我们就为大家讲讲这样做的危害。

1. 红酒+雪碧（或其他碳酸饮料）

红酒加雪碧因为其特殊的口感，可以说受到很多女性的青睐。然而正是因为其口感好，很容易造成在不知不觉中饮用过量的问题。这样，一来会因为酒精的过量摄入而对人体造成伤害；二来也会使糖分和能量摄入过多，长此以往，容易导致肥胖和其他慢性病。

另外，从对胃肠的伤害来说，过量的酒精除了会刺激胃黏膜外，还会造成对小肠的伤害。因为碳酸饮料进入胃后，其所释放出的二氧化碳会迫使酒精很快进入小肠。而小肠吸收酒精的速度，比胃要快得多，从而也就造成了对小肠的伤害。

2. 啤酒+可乐

啤酒含有丰富的糖类、维生素、氨基酸、无机盐和多种微量元素等营养成分，而且其中含有的二氧化碳能带走体内的热量，让人觉得格外清凉舒爽，所以是不少人喜欢的夏季解暑必备良品。

然而，和红酒和雪碧混搭一样，"啤酒+可乐"的喝法，本身就容易导致酒精摄入过量，伤害胃壁黏膜，而且啤酒、可乐等饮料中的二氧化碳又会进一步加重这种伤害。对于小肠来说，其中的二氧化碳会迫使酒精很快进入小肠，加快吸收速度。同时过量饮用啤酒也会给心脏造成很大伤害。一方面，过量的酒精会使心肌组织出现脂肪细胞浸润，心肌功能减弱，引起心跳过速；另一方面，大量的液体还会使血循环量增多，进而增加心脏负担，致使心肌肥厚、心室体积扩大、心脏增大，形成"啤酒心"，严重者同时还会出现头昏眼花、血压增高、心率加快甚至导致心血管疾病发作。

3. 白酒+红牛

虽然中医认为白酒可以温血通脉、祛风散寒，风寒初起时少量喝酒，可以起到预防感冒的功效。然而白酒的酒精度在酒类里是最高的，所以其对胃的刺激和损害相比于其他酒类来说也是最大的。另外，红牛属于功能型饮料，其中的电解质、维生素和咖啡因等能够为身体补充必要的营养成分，刺激心脏加快跳动，帮助人们在剧烈运动后"恢复体力"。但如果将这两者混搭起来喝，在红牛对心脏刺激下，更容易使心脏负担过重。此外，因为 90% 的酒精都需在肝脏代谢，所以高度过量的酒精还会带来对肝脏的伤害。

4. 洋酒 + 功能性饮料

伏特加 + 红牛、芝华士 + 脉动等洋酒混搭功能性饮料也是时下流行的混搭喝法之一。然而虽然饮料可以降低一定的酒精浓度，但是这样也更容易造成饮用过量。不仅更容易使得胃肠吸收过多的酒精，破坏胃肠道的黏膜细胞，引起胃肠炎症、溃疡等。而且因为功能性饮料一般都含有咖啡因、电解质、盐等，其电解质中的钠离子和咖啡因还会增加心脏负担，从而对肝、肾和血液循环代谢带来一系列的不良影响。

那么怎样饮酒才比较健康呢？

首先，应该严格控制酒精的摄入量。正常情况下，男性每日摄入的纯酒精量应不超过 20 克，而女性应更少一些。其次，喝酒前一定要先吃点主食菜肴，避免空腹喝酒。最后，酒后宜采用适当的解酒方法，如果解酒不当，同样可能造成再次伤害。

第二章 起居与精神决定胃健康

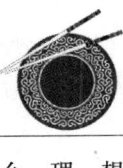

胃在人体内是个举足轻重的『大将』。俗话说『养兵千日用兵一时』，想要有健康充满活力的身体，同样在于日常点滴的保养。这保养不仅在于合理的饮食习惯，更重要的是要保证健康的起居，为胃创造一个好的环境。那么，究竟什么样的起居才能保养出一个健康的胃呢？接下来，我们将层层深入为你揭秘健康起居的养胃秘诀，让你从起居开始拥有一个健康的胃。

养胃，从注意日常起居开始

起居即日常的生活作息。在现代社会压力与竞争愈演愈烈的情况下，人们开始越来越多地将自己的精力投入到日常的工作中，而忽视了自己的日常起居。他们常常会在不知不觉中做出一些伤害脾胃、损害身体健康的事情。而当这些错误得不到及时地纠正形成日常的生活习惯时，脾胃的一些小伤痛可能就会演化为严重的胃肠疾病。因此，养胃要从日常起居做起。只有养成健康的起居方式，我们的胃才能高效给力地工作下去。

养胃要从衣食住行入手

胃肠的健康对于每个人都有着极其重要的意义。就像我们平时照顾自己需要考虑衣食住行一样，胃的保养也需要从衣食住行出发，确保有一个比较系统全面的保养方案和正确的起居习惯。也许你会说，食与胃的保健有关还情有可原，衣、住、行，又怎么会与胃有关系呢？这正是养胃的细节之处了。从大的方向上讲，我们衣食住行的方式与身体里器官的正常工作有着极其重要的关系。健康之路要从小处做起，养胃更是要从细节做起。

具体说来，就是我们日常的生活习惯与身体的保健息息相关。

1. 衣

众所周知，现代人的穿衣不仅讲究保暖，更讲究美观。在这种潮流下，很多人开始变得"美丽冻人"。这对身体的伤害非常大，人是恒温动物，需要靠机体一系列复杂的反应在变化的环境温度下保持恒温。不适宜的穿着会在无形中增加身体的负担，进而也会对胃有一定的损伤。

2. 食

作为人体重要的消化器官，胃独立有分工地不停地处理人体的"物质转化"过程，吃的种类和数量都会在一定程度上对胃有一定的影响。一方面，胃里的环境是酸性的，如果一次性大量食用了很多的酸性食物，会因胃中酸性过大而身体不适；另一方面，如果食用了过多的食物，也会因为增加了胃的负担而消化不良。

3. 住

胃也是有"情绪"的。整洁通风的环境常会令胃处于比较放松的状态，食物在进入胃部之后会迅速消化，并将营养带给小肠，而杂乱无章的环境则会令胃感到紧张，它会通过加速蠕动来缓解这种紧张状态。结果，胃部负担就会大大加重，从而影响到肠胃乃至人体的健康。

4. 行

在科技发达的今天，人们的出行方式开始变得多种多样。很多上班族喜欢开车去上班，缺乏足够的锻炼，经常会因饭后积食而感到不适。那些挤公交的人们则往往因为追车跑得过急，致使胃的工作环境不稳定，同样易患胃病。

综上所述，胃的保养与日常衣食住行的习惯有着极其密切的关系，所以要有一个健康的胃，首先要有一个良好的生活习惯。衣食住行多注意，胃好生活更健康。

饭后听音乐可助消化

很多人喜欢在无聊时或是休闲时戴上耳机，静静欣赏自己喜欢的音乐，这的确是一种不可多得的享受。可是你是否想过，把这种休闲娱乐的方式变成自己养胃的灵活方式呢？

音乐除了大多数人熟知的怡情功能之外，还有很好的治疗效果。饭后听音乐可以帮助消化，提高机体的运转机能。古籍《寿世保元》中有句话叫："脾好音乐，闻声即动而磨食。"道家也有"脾脏闻乐则磨"的说法。实际上，这两句话说的都是一个意思——听音乐有助于消化。

以现代医学角度来看，美妙的音乐对人是一种良性刺激，使人体产生和谐的共振，并对整个中枢神经系统产生作用，从而对呼吸、循环、消化、泌尿、内分泌系统起到调节作用。音乐不仅能够促进血液循环，还能增加胃肠蠕动和消化腺体分泌，有利于新陈代谢。这种既休闲又健康的养生方式不失为胃肠病患者的最佳放松选择。

因此在晚餐后休息时，适当听些节奏舒缓、旋律优美、悦耳动听的音乐，对更好地消化食物非常有益。

充足睡眠可养胃

每个人都渴望健康的身体，生活中我们经常会看到很多人为了养生吃各种各样的保健药，而忽略了注意自己的日常起居。常言道"是药三分毒"，很多药物都是治标不治本，但良好的生活起居是保养身体的重中之重。同样道理，好的胃也需要从科学起居方面来保养。其中，保证充足的睡眠是最根本和有效的方式之一。

说到这里，也许有人会说在这样一个不得不忙的时代里，熬夜通宵早就成了家常便饭，做到睡眠充足又谈何容易？的确，来自工作和生活的巨大压力，每个人几乎都会有从早排到晚的忙忙碌碌的时间表。但是，很少有人知道，我们每个人的身体也会有自己运转的生物钟。我们的机体也会合理地"安排"各器官的"工作"和"休息"。只有保证充足的睡眠，才能确保我们的胃在凌晨的时候进行充分排毒，为新的一天的繁忙"工作"做好充分的准备。

为了保护胃部健康，保持定时定量的睡眠，我们需要注意下述方面的细节。

1. 建立良好的睡眠习惯，避免不良刺激带来的恶劣影响

不良刺激不仅会使人们的睡眠出现紊乱的迹象，还会令人们的身心处于紧张的状态，从而导致一些人为了缓解突如其来的压力而大量进食，进而引发胃肠疾病。

2. 要建立起良好的心理环境

良好的心理环境是维护肠胃健康的重要保障。消极的心理会令相当一部分胃病患者在面对睡眠障碍时失去战胜病魔的信心,而积极的心理则会减少人们为情志所伤的概率,减少肠胃受到不良刺激的机会。

3. 要建立起科学的用药方法

科学合理地用药不仅可以避免不良反应的影响,还可以帮助人们更快地恢复健康。

不同年龄的人对睡眠时间的要求各不相同。一般来说,新生婴儿每天睡眠不应小于20小时,婴幼儿约15小时,学龄儿童约10小时,成年人约需8小时,老年人有5~6小时就足够了。当然,这只是一个大概的数字,具体的休息时间要根据个人的健康状况与睡眠质量来定。对于一些容易失眠、多梦等睡眠障碍的人来说,如果睡了8个小时候还会困,这种情况也可以适当补睡,但睡回笼觉是不健康的,并不建议。

此外,据科学研究发现,人最佳的睡眠时间应该在晚上10时~清晨6时,儿童与老人会稍稍提前,分别为晚8时~清晨6时、晚9时~清晨5时。胃病患者睡眠宜定时、定量,不能因为睡眠的问题影响了自己的身体健康。

小睡姿,护胃大学问

有些人睡觉并不重视睡姿,殊不知,有些不良的睡姿不仅会损害胃的健康,更会加重胃病。"小睡姿,大学问",接下来,我们就具体看看睡姿与胃健康紧密相连的关系。

虽然很多人的睡眠习惯比较固定,但不正确的睡姿往往会造成很大的伤害。比如,如果经常向右侧睡觉,容易导致胃酸往食管回流,严重时还会导致喉咙酸痛、咳嗽、气喘、胸部紧压等问题。长期如此,还会导致食管癌。而经常向左侧睡,就比较不容易胃痛。

研究人员指出,这是因为侧睡会影响食管与胃部的位置。当侧睡右边的时候胃部比食管要高,胃酸就容易回流到食管,而侧睡左边时就不易出现这种情况。睡觉时床头垫高15~20厘米(不是枕头),对减轻夜间胃液反流是一个行之有效的好办法。

改变不良睡姿真的是急需每个人注意的事情。有人睡眠时喜欢将双臂上举或枕于头下,这样可引起膈肌抬高,胃内压力随之增加,使胃液逆流而上。这些不起眼的不良睡姿,会在无形中影响我们的睡眠质量和胃的健康。

最后,我们再为大家介绍两种常见胃病类患者的健康睡姿吧。

1. 食管反流患者

患反流性食管炎的病人适宜左侧睡,不宜仰卧和右侧卧。因为,仰卧会引起横膈抬高、增加胃内压力,促使胃内容物反流到食管,加重病情;右侧卧会使胃部流向食管的酸性液体量大大多于正常情况,容易引起反酸、食管部灼痛,导致病情更为严重。因此,患者宜选左侧卧,睡眠时枕头高度在15~30厘米为好,这样可以减轻胃液的反流。

2. 胆汁反流性胃炎患者

患有胆汁反流性胃炎的病人,右侧卧位为宜,该睡姿可减少胆汁通过幽门反流入胃的发作次数和持续时间。

莫要伏案睡，以防胃病来

现在的白领都有午饭后睡午觉的习惯，因为中午没时间让他们回家休息，就趴在桌子上睡会儿。胃肠专家提醒，睡午觉时最好不要趴着睡，长期趴着睡会得慢性胃炎。

因为人体在午饭后至少需要1个小时才能把胃部的食物排空，吃完午饭就趴在桌上睡午觉，胃部被压迫，增加蠕动的负担，容易造成胃部胀气，降低胃部消化食物的能力，从而影响人体营养的吸收。当然，偶尔趴着睡觉对人体健康影响不大，但长此以往，非常容易惹上胃病，而且还会因为营养难以吸收而导致营养不良。

据科学研究发现，人在睡熟之后，全身基础代谢减慢，体温调节功能亦随之下降，导致机体抵抗力降低。全身毛孔都处于张开状态，如果不注意保暖，醒来后，往往会出现鼻塞、头晕等症状。除此之外，伏案午睡还会使进入胃部的食物不能尽快地完成消化，从而引发胃炎。

除了午觉，有人也喜欢困倦时伏在桌子上小憩一会儿，这同样是一种不健康的生活习惯。正如上面所述，伏案睡一方面不能很好地缓解人的疲乏，另一方面由于桌子硬而不温暖的睡眠环境，也压迫多种神经，包括胃部的神经系统，进而危害健康。因此，我们在困倦时也要保证自己健康的睡眠环境。

餐桌上吵架易患胃病

中国人吃饭时有一个特点，那就是喜欢聊天。可有时聊着聊着，一句言语不和就会让紧张的气氛在餐桌间弥漫开来。这种现象的出现，对胃却有着巨大的潜藏危害。

你可能想象不到，人是一种感情生物，而人的胃肠也是有感情的器官。在心情愉悦下，胃肠的蠕动可以增加，从而有助于消化食物。相反，如果人经常处于焦虑烦躁的心情中，很容易因为体内的激素分泌紊乱造成身体机能的不协调，对胃肠功能有很大的影响。

事实上，我们在生活中也经常能听到，很多脾气不好的人因为在饭桌上经常发脾气而特别容易患上肿瘤、胃癌等严重的胃肠疾病。

吃饭本来是一种享受的过程，不仅仅补充了我们的能量需求，同时也缓解了我们紧张的精神。因此，餐桌上的气氛也应该是和谐的。只有在这种环境下就餐，我们的胃才能愉悦地工作，从而更好地完成食物的消化。

所以，吃饭时应该保持愉悦的心境。这样不仅有利于营养的吸收，更加有利于胃的消化。有好的工作环境，我们的胃就能健康地工作下去。

性生活后不宜喝冷饮

在同房过程中，周身血液循环加快，表现为血压升高、心跳加快、胃肠蠕动增强、皮肤潮红、汗腺毛孔开放而多汗，等等。因此，在性交结束后，人们通常会感到燥热、口渴欲饮。有的人就急于去喝冷饮，或为了除去汗水而去洗冷水澡，这样对胃肠健康都十分不好。

因为在性生活过程中,胃肠道的血管处于扩张状态,在胃肠黏膜充血未恢复常态之前摄入冷饮会使胃肠黏膜突然遇冷而受到一定的损害,甚至引起胃肠不适或绞痛。这种疼痛如果不加注意,一直持续下去势必会引发严重的胃肠性疾病。

同样道理,在性交过程中,周身的皮肤血管也充血扩张,汗腺毛孔均处在开放排汗状态,此时受凉风吹拂或洗冷水澡的话,皮肤的血管会骤然收缩,使大量血液流向心脏,加重心脏负担。同时还会造成汗腺排泄孔突然关闭,使汗液留于汗腺而有碍健康。从上面的分析中,我们不难发现,性生活后机体的燥热感是正常现象,可以通过短暂的休息缓解,但是绝对不能立即"冷冻"自己。

胃病患者不宜蹲着吃饭

不同的人几乎会有不同的吃饭方式。但是,蹲着吃饭却是一种十分有害胃部健康的坏习惯。

这是因为蹲着吃饭,腹部受到挤压,除胃肠不能正常蠕动外,还会使胃肠中气体不能上下畅通,造成上腹部胀满,影响食物的消化吸收。蹲着时间长了,腹部和下肢受压迫,全身血液循环不畅通,下肢酸痛麻木,胃的蠕动量和张力增加,需要大量的血液,而蹲着会使血液对胃的供应受到影响,就会直接减弱胃的消化功能。如果坐在高凳子上吃饭,腹部肌肉松弛,血液循环不受阻,胃肠功能有规律地正常工作,对消化食物就非常有利。

此外,蹲着吃饭,把碗碟放在地面上,人们走来走去或遇刮风时,都会把尘土扬起来落到饭菜上,尘土上的脏东西及其细菌、病毒、寄生虫卵等便会污染食物,极易引起胃肠疾病。

吸烟损害你的胃

一提到吸烟,很多人首先想到的是这会对我们的呼吸系统产生很不好的影响。其实,从某种意义上来说,吸烟对胃肠系统的影响更大,严重的会引发胃癌。

烟草点燃后生成气体,怎么会损伤消化道呢?原来烟可分"海""空"两路入侵消化道:吸烟时,少部分烟可从咽经食管到胃甚至到肠,可视为"空路",这些烟直接和胃肠道黏膜接触。进入呼吸道的大部分烟和呼吸道黏膜直接接触后,其中的有害成分都可被吸收入血而运送到各处,这可谓"水路"。在消化道损害中,上消化道是首当其冲的重灾区,以下就是吸烟所致的一些消化系统问题。

烟民腭:烟民腭表现为口腔软、硬腭发红充血,继而灰白变厚,并出现许多细小颗粒及红色小点,影响味觉。戒烟后可恢复。

口腔癌:正常情况下,唾液中含有抗氧化剂,这种抗氧化剂是机体用来抗癌的有益分子。而吸烟不仅会对抗氧化剂造成破坏,还会将健康的唾液变成一种有害的化合物,破坏口腔细胞,增加口腔癌变的概率。

舌癌:舌癌的发生与吸烟等不良习惯有着密不可分的联系。吸烟会为舌黏膜不停地带来强烈的刺激,从而导致机体常会出现舌溃疡、舌部肿块不适等情形。长此以往,烟草就会令舌细胞组织中的线粒体发生突变,进而发生癌变。

反流性食管炎:正常情况下,食管下括约肌就像紧闭的闸门,可以阻止胃酸反流。吸烟会减低这个闸门的压力,给胃液的反流开了方便之门。我国近年来反流性食管炎患者增多,与烟民剧增不无关系。

食管癌:食管癌的发生常紧跟吸烟引起的肺癌之后,被认为是咽下了烟中的致癌物所致。吸烟引起食管癌的危险性随吸烟的数量增加而加大。有研究显示,吸烟者食管癌的发病率高出正常人4~10倍。

胃炎与溃疡病:吸烟不仅是慢性胃炎的常见原因,还是引起溃疡病的重要因素。吸烟不仅会削弱胃黏膜的保护机制,还会促进、强化胃黏膜的攻击因素,如胃酸分泌会增多等,可谓"左右开弓"伤胃。

胃癌:日本医生报告吸烟者胃癌发病率明显要比不吸烟者高,男性高60%,女性高30%。开始吸烟年龄越早,胃癌死亡率越高。

胰腺癌:日本与加拿大医生发现,吸烟者发生胰腺癌的概率比不吸烟者高出2倍多。在我国,该病的发病率有上升趋势,应引起注意。

食欲差:不少吸烟者的亲身经历都说明,吸烟,尤其是大量吸烟时,食欲往往较差,有时能到食不甘味的程度。吸烟者戒烟后,食欲会神奇般地恢复。

因此,远离香烟不仅是保护肺健康,也是保护自己胃健康的正确选择。

常泡温泉好处多

在现代人的休闲方式中,泡温泉是很多人空闲时间的首选。的确,泡温泉不仅能很大程度上减轻人们的压力,而且对人体的健康有诸多好处。下面我们就着重讲讲泡温泉对胃保健的好处。

有资料表明,温泉热浴不仅可使肌肉、关节松弛,消除疲劳,还可扩张血管,促进血液循环,加速人体新陈代谢。这就在一定程度上为胃的工作创造了好的温暖舒适的环境,另一方面血液的畅通流动也能为胃提供充足的工作动力,使胃的工作高效有序地进行。

此外,大多数温泉中都含有丰富的化学物质,对人体有一定的帮助。比如,温泉中的碳酸钙对改善体质、恢复体力有相当的作用,而温泉所含丰富的钙、钾等成分对调整心脑血管疾病,治疗胃炎、消化不良也有一定的功效。

需要提醒大家的是,泡温泉贵在长期坚持。上述的功效都是在长久坚持下才能看到显著的效果。

踩踏鹅卵石泡脚更养胃

消化道疾病是我国常见的胃肠高发病之一。对于脾胃弱或是患有慢性胃病的病人而言,最好多用热水泡泡脚,并在脚盆中加入适量的鹅卵石。

人体的脾胃二经在脚上交汇，用热水温泡，再加上鹅卵石踩踏，可有效刺激脚部的穴位，从而增强脾胃功能。当人走路比较多时，容易出现两脚发胀、小腿不适的情况，所以泡脚还可以起到缓解疲劳的作用。

此外，泡脚还是缓解精神压力、促进血液循环最直接的方式。加之脾胃的经络均在脚部汇集，所以经常泡脚的人往往会有更健康的脾胃，更协调的气血，面色红润而有精神。

泡吧会引发胃痛

很多年轻人喜欢选择在一天繁忙的生活后于晚上享受娱乐时尚的夜生活。泡吧也因此成为很多"夜猫子"不约而同的选择。泡吧，也许会使你得到短暂的快乐和放松，但是它对身体的伤害是长期而严重的。

泡吧不仅伤神，更伤害胃。因为我们晚上睡觉的时候胃是休息的，正常情况下是不会有什么蠕动，所以漫漫长夜才可以不用吃什么也都不觉得饿，毕竟身体不需要消耗很多能量也就不需要补充能量了。但是当你白天匆匆忙忙地工作了一天，晚上又待在喧闹的环境中得不到充分的休息，也就是晚上胃得不到休息，拼命在工作，同时不可避免的夜宵和饮酒同样打破了胃的正常工作规律，这样胃就会磨损得厉害，很容易患胃病。如此恶性循环下去，势必会给自己的身体带来巨大的负担。

由此看来，我们更应该去选择那些健康的娱乐休闲方式，比如多参加些体育锻炼，每天要保证自己能得到充分的休息，这样才能在新的一天更精力充沛地工作！

"胃痛"不可乱揉肚子

有些患者在肚子疼的时候，往往认为是"胃痛"，而不加区别地揉按，其实这种行为是很危险的。因为产生腹痛的原因很多，有可能是消化系统不好，也有可能是妇科、泌尿生殖系统的毛病，随便揉按有可能导致更严重的后果。

例如胃溃疡、十二指肠溃疡患者，在饮酒过量时可能会导致胃穿孔、血管破裂，出现腹痛情况，这时如果用手去揉，就会导致溃疡面积扩大。还有其他肠胃方向的疾病，像胆囊炎、肠粘连扭曲等也都不宜用手揉，特别是本身就患有胃病的患者，一旦出现这种情况，更应该及时就医诊治。

总之，胃痛也分很多种，每种病症也许和其他病症有相同之处，这都是常人无法用肉眼辨别的。因此，当对自己的病情不能作出准确判断时，一定要请求医生帮忙。

过度疲劳可引发胃病

最新的调查研究发现，当人体过度疲劳时容易引发胃病，像司机一类的高强度作业人员，他们常处于过度疲劳状态，不仅睡眠不足，还经常没有规律的饭点，身体长时间处于饥饿、劳累中。因此，这些人群极易患上胃病，且经常反复发作。

医学专家解释说，这是因为无论人体是处于过度脑力疲劳状态，还是体力疲劳状态，都会造成胃部供血不足。胃部供血不足的情况下，胃液分泌减少，胃的消化、吸收系统失调，更有可能会使胃酸分泌不正常，进而引发各种胃肠疾病。

因此，我们每个人在生活中都要把握好自己的疲劳度。我们向往有意义的积极的生活态度，同时也要坚持健康的生活方式，时刻谨记不可过度透支自己的身体资本，以免伤及我们的胃。

饭后马上游泳伤胃肠

游泳是很多人喜欢的一种健身方式。它不仅能让你享受在水中自由的快感，还可以强身健体，有益身心健康。的确，游泳原本是塑造身材的一项有益的运动，但假如刚吃完饭立刻就去游泳，则会揠苗助长，对身材无利，且更有害胃肠健康。为什么这么说呢？

饭后，消化系统在中枢神经系统的调节下，开始紧张地消化食物。此时消化道血管充血，血流量增多，消化液大量分泌，以保证营养物质的吸收。这就是我们熟知的消化过程，我们的胃在此阶段正紧张地忙碌着，履行着它的"光荣使命"。如果这时马上游泳，中枢神经不得不把血液调配到运动器官，使消化系统各器官的供血减少，消化液分泌也就减少，从而影响人体对食物的消化吸收。这就大大损害了我们胃肠的正常工作机制。

与此同时，人浸没在水中，由于水的压力，影响了胃肠蠕动，妨碍了食物与胃液的充分混合，这很容易造成消化不良等不适症状。另一方面，腹部因冷水刺激，血管收缩，使胃肠供血更加不足，也容易引起胃肠道痉挛，发生腹痛或呕吐。

从上面的分析我们不难发现，饭后游泳会加剧我们消化系统的工作压力。因此，从健康养生养胃的角度考虑，饭后不宜马上就游泳。

注意节后生活方式，找回肠胃节律

胃肠的蠕动、排空、排便有着规律性，生活方式改变了，便会影响它正常的节律。特别是过节的时候，人们饮食高热量、高脂肪食物增多，再加上饮酒和没有节制饮食，都会打破肠道的节律。为此，节后调整生活方式变得非常重要。

我们只有时时对自己的健康状况都有留意和关注，适时调整自己不正常的饮食习惯，回归规律的生活，才能拥有一个健康的胃。下面针对节后的养胃误区给大家提出几点建议：

（1）节后，生活方式应尽快恢复到平时的状态，按时休息，有张有弛，让身体回到有节律的状态。保证足够的睡眠，睡眠时，胃肠在充分蠕动、消化，休息好就是在清肠。

（2）进餐要按时、定时，零食尽量少吃。同时，最好不要饮酒。

（3）增加运动。有的人出现疲劳和腰痛，有时也和肌肉松弛有关，适当增加活动，可以增加腹部肌肉收缩，也可以刺激胃肠的蠕动。

（4）饮食上增加粗粮的摄取，即五谷杂粮、玉米、红薯等。同时，多进食含纤维素丰富的食物，尤其是茎干类蔬菜。纤维素在体内膨胀后，可以吸附肠道的水分，黏附肠道内的毒素，对肠道进行刺激，有利于其蠕动，也可以改变大便的形状。另外，除纤维素含量多的食物外，还可以选择多汁类食物，如梨等水果，也可选择润肠的蜂蜜。此外，牛奶也可以清肠，刺激胃肠蠕动。当然，也可选择市面上的纤维素保健品。

为了使肠胃处于一个好的状态，在节后还要注意两个方面。

一方面，选清淡类食物。食用高脂、高热量食物后，胃肠需要平衡，节后可多选降血脂、润肠的食物，去除内脏的脂肪，达到清肠、调养肠胃的目的。如山药，可以降血脂、清洁肠道。山楂可以消肉食、活血化瘀、降低血脂。薏苡仁，可以减肥、淡渗利湿。同时，可常喝一些白开水，让肠道及时排空。

另一方面，按摩穴位养肠胃。中医理论认为，通过按摩一些穴位，也可以调养肠胃，同时可以治疗便秘等，如位于腿部的足三里、丰隆穴、犊鼻穴等。此外，作为日常的保健方法，也可以拿拳头敲打。

冰箱使用不当易致胃病

冰箱已经成为人们日常生活中不可少的家用电器之一。然而，怎么正确使用冰箱，估计很少会有人在意，你可别以为冰箱的使用就是那么简简单单地开关门就完事了，因为如果冰箱使用不当，也会给胃的健康埋下不小的隐患，以下就让我们来细细数来：

1. 助长冷食习惯

夏季到来后，冰箱可派上了大用场。很多人都喜欢把水果、饮料先冰一冰再吃。但实际上，也可以说正是冰箱助长了我们无形中对于生冷食物的喜爱，而冷饮之类的东西对我们的胃肠基本上是没有好处的。当冰镇饮料、水果进入胃肠道后，冰冷的刺激可使胃肠道血管骤然收缩，血流量顿减，引起胃肠道痉挛性收缩而发生腹痛。同时还可导致消化系统功能失调，影响消化液的分泌，免疫力下降，进而引起胃炎、腹痛、腹泻等症状。

如果水果、冷饮等在冰箱里储存过长，还容易导致各类细菌尤其是大肠埃希菌的滋生。如果食用时清洁不到位，就很可能引发冰箱性胃炎。

2. 降低对细菌的提防

大多数人会可能认为冰箱有抑制细菌繁殖的作用。实际上，冰箱所能抑制的只可能是部分细菌，对于那些耐寒喜冷的细菌来说，冰箱无疑是它们的美好家园。如冰箱性胃炎，主要指的就是由寄生于冰箱里的细菌而引发的胃肠疾病。

3. 常吃隔夜菜

冰箱是用来保鲜食物，以防止其变质的。但是再先进的保存器具也不可能让隔夜的食物如新鲜时那样那样令人安全健康。据统计，随着冰箱的普及，居民吃隔夜菜和回锅菜的概率也相应增加。蔬菜隔夜后，亚硝酸盐的含量会急剧升高，亚硝酸盐在进入胃部后容易形成致癌物亚硝酸胺，所以如果常吃隔夜菜，更容易罹患胃癌。

以上基本可作为使用冰箱所带来的三大不良习惯，然而这似乎不能怪冰箱本身，冰箱的产生原是为了方便我们的生活，只是由于我们自己的原因而导致这些不良习惯的产生。那么如何才算是正确地使用冰箱，怎样才能使冰箱更好地为我们的生活服务呢？

（1）能不放冰箱的食物就不放。有的水果，如苹果、橙子等，本身储存期就很长，室温保存即可，所以就不用再搁到冰箱里了。这样一来就避免了生冷食物对胃部的刺激。

另外，如果是从冰箱内取出的冷饮、冰冻饮料、水果、食物等，最好在室温下放一会儿再食用。

（2）放入冰箱内的食品必须是清洁而干净的。水果、蔬菜及其他生的食品洗净、沥干后才能放入冰箱。生鱼及鸡鸭类应除去内脏，清水洗净后，方可放入冰箱，但取出食用时仍须清洗后再食用。

（3）生食和熟食分开放。生的蔬菜、水果不要和生肉、鱼等接触，以防细菌污染。放入冰箱内的食品之间要有一定空隙，不要紧贴冰箱左、右壁及后壁，以便冷气对流，且冰箱内放物不宜过满。

（4）剩菜要等完全放凉之后再放入冰箱，下次食用加热时一定要注意完全加热。由于冰箱里也能滋生细菌，所以只要是放入冰箱的饭菜，再吃时都应该彻底加热。对于凉菜来说，最好的方法就是一餐吃完，杜绝剩菜。

（5）尽量减少开冰箱门的次数，减少外界热气进入。冷藏室放的食品一般不宜超过5~7天。取出的食品如发现有发霉、腐败变味的，就不应再食用。

（6）冰箱使用1~2周后，应用浸了温水的软布擦拭1~2遍，保证冰箱内部的清洁。但不可使用洗衣粉、去污粉及汽油去拭擦。

最后需要强调的是，我们一定要摆脱把冰箱当保险箱的意识，认识到即使冰箱里也存在着多种细菌，食物长时间地在冰箱里保存也会受污染。这样随时留神，小心使用，才能防止因冰箱给我们带来无心的伤害。

饮水机使用不当有害胃的健康

喝什么水健康一直是人们很关心的一个问题，因此现在基本上很少有家庭喝自来水了，而通过饮水机饮用桶装水则越来越成为大多数人的选择。但是，如果饮水机使用不当，同样也会给胃的健康埋下隐患。

据介绍，在传统家用饮水机中，其加热主要是通过内置的热胆来完成的，而正是这种热胆，很大程度上造成了饮水机内的水质污染。

1. 水垢污染

根据国家环境检测部门出具的报告，在室温条件下，饮水机里的水第一天菌落指数为0，10天之后，指数可升至8000。一般情况下，正在使用的饮水机，会滋生大量细菌、残渣甚至红虫，其中常见的细菌有大肠埃希菌、金黄色葡萄球菌、厌氧菌。这些物质一旦进入人体，就很可能会引起消化系统病变，轻者腹痛腹泻，重者损害胃肠健康，甚至引发胃部疾病。

2. 硝酸盐污染

据统计，目前市面上的热胆材质多为不锈钢和铝壳，测试表明，在长时间加热下，水中含铁、铝的亚硝酸盐含量会明显增加，而亚硝酸盐类是一种致癌物质。长期饮用含有亚硝酸盐类的水，会导致亚硝酸盐在胃内不断累积，如果饮用者还有其他不健康的饮食习惯，就更容易引发胃部疾病甚至胃癌等。

总结来说，使用饮水机的关键就在于对热胆的清洗。如果热胆不干净，大量的细菌残渣或是亚硝酸盐就会在胃中不断堆积，甚至可能会引发胃部疾病。但如果坚持对热胆进行定期清洗消毒的话，上述隐患就可以轻松地解除，人们也不必整日担心自己"病从口入"了。

玩麻将将会诱发溃疡病

麻将是日常生活中一种常见的娱乐工具。每逢闲暇时间尤其是节假日，便会有很多人陆续加入麻将大军，并且一玩就是很久，甚至是通宵达旦。久而久之，这些爱玩麻将的人们便大多成为溃疡病患者中的一员。这是怎么回事？难道玩麻将真能诱发胃溃疡？

其实，玩麻将上瘾会诱发胃溃疡的事并不奇怪。究其原因，不外乎是以下几点。

（1）很多玩麻将的人喜欢通宵达旦，不分昼夜，而且情绪也会随着牌局的变化而不断发生波动。如此一来，人们的身心均处于疲惫的状态，就会过量地分泌出胃酸、胃蛋白酶及肾上腺皮质激素。胃黏膜就会因为饱受刺激而出现缺血缺氧等状况。也正是因为如此，装有溃疡病病毒的盒子就像潘多拉的魔盒一样被拉开了。

（2）多数玩麻将上瘾的人都有饮食不当的习惯，这种习惯不仅会直接对胃黏膜造成伤害，还会影响胃黏膜组织的更新与损伤后的自我修复。这样，时间一久，溃疡病就产生了。

要想从这种潜在的危机中解脱出来，就需要为自己安排合理的作息时间，做到劳逸结合、游戏有度。与此同时，平心静气地面对牌局的输赢，也不失为消除潜在危机的一个好办法。也唯有如此，玩麻将才会真正地回归到一个游戏的层面，才不会成为诱发溃疡病的隐形杀手。

减肥，减去了胃健康

"减肥"是近年来一直热度不减的一个词语。很多女性为了追求美丽，不惜忍受身体上和精神上的双重痛苦，在形体保卫战上持之以恒地坚持着自己的节食计划，结果却是以不断损害自己的身体而告终。现在我们就从减肥减去了胃健康说起。

正常情况下，每个人都应该保证一天三餐的规律饮食。事实上，我们经常听人讲，美女们经常不吃早餐，说是为了自己减肥更是为了健康，即使没有达到减肥的作用至少也不会有害，甚至有人开玩笑讲："不吃早餐又死不了人！"也有人说工作实在是太忙了，没时间吃早饭。无论是什么原因，不吃早饭在上班族中已经是一个比较普遍的现象。因此胃病也就成了上班族最容易患的病症之一。

对于那些体形干瘦的年轻女性应该谨防胃下垂，干瘦是诱发胃肠障碍和胃炎的主要原因。有关人士调查，其中进行胃肠照相的32274人中，年轻干瘦的女性多患有"胃下垂"，几乎每10人中有1人患胃下垂。对109名患胃下垂的年轻女性进行体型调查的结果显示，身体质量指数（以体重和身高测定身体肥胖度的公式）属于干瘦型的20岁以下青年多达78名，占71%。

专家指出"20岁左右的女青年多患胃下垂，是因为在快节奏的社会中始终处于紧张状态,并为保持体型实行错误的减肥方法,进食不规律,暴饮暴食。"因此预防胃下垂,养成有规律的饮食习惯比什么都重要。

减肥是为了美丽,但是健康是为了更好地生活。从这个意义上考虑,我们绝不应该为了美丽而破坏自己正常的饮食习惯,损伤自己的脾胃及其他器官的功能。如果你抛弃了健康,那么它同样也会抛弃你。

四季调养好,强身防胃病

一年有四季,四季各不同。这种不同不单表现在四季不同的温度和风景上,从深层意义上讲,季节的变化实际上也是在提醒我们要做好根据节气和气候调整身心的准备。肠胃等脏腑器官的功能活动、气血运行与四季的变化息息相关。人们要做好胃部的养生保健工作,就需要顺从自然界的变化,遵循天人合一的传统养生观念,随着季节的变化而相应地调整养生思维。

四季养胃的原则

胃病大多是一类长期性的疾病,患病者需要在不同季节和不同环境下做出相应的调整,从而更好地保养自己的胃。下面就来盘点一下四季调养胃的总原则。

1. 饮食调养

胃病患者的秋季饮食应以温、软、淡、素、鲜为宜,做到定时定量,少食多餐,使胃中经常有食物和胃酸进行中和,从而防止侵蚀胃黏膜和溃疡面而加重病情。

2. 保暖护养

秋凉之后,昼夜温差变化大,患有慢性胃炎的人,要特别注意胃部的保暖,适时增添衣服,夜晚睡觉盖好被褥,以防腹部着凉而引发胃痛或加重旧病。

3. 运动健养

肠胃病人要结合自己的体征,根据四季天气变化,加强适度的运动锻炼,提高机体抗病能力与胃肠功能,减少疾病的复发,促进身心健康。具体说来表现在:春季健身要注意防寒、防雾、防风;夏季要防中暑;秋季要预防拉伤;冬季要注意在阳光下活动。

4. 平心静养

专家认为,胃病、十二指肠溃疡等症的发生与发展,与人的情绪、心态密切相关。因此,要讲究心理卫生,保持精神愉快和情绪稳定,避免紧张、焦虑、恼怒等不良情绪的刺激。

春夏易犯哪些胃肠疾病

很多人在知道了春夏交际应该预防疾病之后,并不清楚应该从哪些方面预防。下面就列举几种春季较常发的胃肠性疾病。

1. 急性肠胃炎

春回大地，随着气温的升高，各种病原微生物也开始繁殖活跃。对于胃肠功能不调，体内气血阴阳失和的人来说，如果不注意饮食，就极易受外邪影响而诱发急性肠胃炎，出现恶心呕吐、腹痛腹泻，甚至发热、浑身不适等症状。

2. 胃肠型感冒

虽说春季气温已开始回暖，但倒春寒也时有发生，再加上春季本身早晚温差就大、病菌多，所以极易引起感冒。胃肠型感冒就是其中一种，消化道功能较弱的人尤其易受侵袭。感染胃肠型感冒后，除有上呼吸道感染症状外，还会有食欲减退、恶心、呕吐、腹痛、腹泻等临床表现。

3. 胃病复发

患有慢性胃炎、胃溃疡、十二指肠溃疡等病的人，受到春天气温时冷时热的影响，胃酸分泌常会异常增多，因此易引起胃病的复发。如果老胃病患者感到胃部疼痛、胀满难受，那就多属于老胃病复发了。

了解到上述常见胃肠疾病之后，我们在春夏两季就需要合理调配一下自己的饮食，养成健康的生活模式，以减少胃肠疾病来袭的概率。

春季更要暖暖胃

《寿亲养老新书》说：春季天气渐暖，衣服宜渐减，不可顿减，使人受寒。《摄生消息论·春季摄生消息论》指出：春季天气寒暖不一，不可顿去棉衣。老人气弱骨疏体怯，风冷易伤腠理，时备夹衣，温暖易之，一重减一重，不可暴去。

这些虽是针对老年人而提出的，实际上对于各年龄段的人都是适用的。春季乍暖还寒，受冷空气刺激，身体容易进入应急状态，交感神经和迷走神经兴奋，血液中的化学成分组胺酸会增多，使得胃部发生痉挛性收缩，胃酸增加，胃内血流下降，引起腹痛、胃溃疡、胃炎、胃神经官能症等肠胃疾病，旧病也会复发。因此，春季要做好胃部养护工作可从暖胃开始。

暖胃先养气血，养生贵在养血，养血贵在疏通经络。打个比方，用经络比喻高速公路，那么气血就像是高速公路上跑的车。如果经络不通，那么吃得越好越多就越容易造成拥堵，从而形成疾病。养生的目的，就是要把自己的肌体状态调整到像越野跑车轻松地跑在畅通无阻的高速公路上那样爽朗明快。

春天养生，保持经络通畅而又能侧重于保护胃肠，最简单易行又能坚持的方法就是泡脚。泡脚是一种快速缓解疲劳，疏通经络，温暖机体的方式。因为早春乍暖还寒，阴湿较重，通过热水泡脚不仅能驱除体内的寒气，还可以通过经络排除体内一天的疲劳和体内垃圾毒气。日积月累，你会明显地感到身轻如燕，胃口舒畅，春困现象明显减少。同时散步走路是保持经络通畅的第二要素，要坚持每天步行并且争取日积月累，越走越多，越走越习惯。春天大自然万物复苏，草长莺飞，人行走在天地间呼吸天地之灵气，帮助身体生发，修复损伤的细胞，产生新的能量。

另外，又因为胃部易受寒风刺激而诱发疾病，在春季注意保暖也是调整胃工作状态的极佳选择。尤其是偏瘦的人，他们胃壁通常比较薄，若在早晚气温变化大的环境下，容易发生痉挛，轻者会胃痛和消化不良，重者会呕吐和腹泻。患有慢性胃炎的人，要特别注意胃部保暖，天冷穿够衣服晚上盖好棉被，以防腹部受凉而引发不适或加重旧病。

春季尝春鲜，须防肠胃病

天气转暖，各种各样的野菜、河蚌、田螺等春鲜又成了人们餐桌上的美味。但是，有很多人因为尝春鲜，吃寒凉刺激性食物，引起上吐下泻，肠胃不适，甚至伴有高烧的急性肠胃炎而到医院求治的患者急剧增加。

据有关医生介绍，春鲜的确是营养价值较高的时令食物，但是肠胃功能比较弱的人，处于春天"百草回芽，百病易发"的季节，因为气温反差较大，如果不注意保暖，加上吃刺激性食物，容易引起肠胃不适。

同时，中医认为多数野菜性寒味苦，多吃会伤及脾胃，引发胃痛、恶心、呕吐等轻微中毒症状。因此，不管是什么野菜，尝尝新鲜就可以了，不要经常和大量食用。吃野菜后，一旦出现周身发痒、皮疹或皮下出血等症状，应立即停止食用，马上到医院诊治，以免错过最佳救治时机，引起肝、肾功能的损害。

有关专家特别提醒大家，食用野菜时，尽量做到现买（采）现吃，不要久存。许多野菜，如马齿苋、柳树芽、野苜蓿等，食用前还必须用开水烫，以去除潜在的毒素。一旦发病后，必须去医院做血常规、粪便等相关检查，排除其他病菌引起的病变，如肠炎、细菌性痢疾等。

春季养胃应"省酸增甘"

春天，肝气易过旺，很容易对脾胃产生不良影响，饮食上应注重增甘少酸，滋补脾胃。饮食有度，不仅肠胃好，还能提高免疫力，开始健康的新一年。

从中医角度来说，春天的饮食是历代养生家都非常重视的事情。因为这个季节阳气生发、生机盎然，但也是各种病菌和微生物繁殖、复苏的季节，疾病很容易流行，合理的饮食可以提高人体胃部抵抗力、身体免疫力，预防疾病发生。

多甘少酸是春季养胃的饮食原则。唐代著名医学家孙思邈在《千金方》中曾指出，春天饮食应"省酸增甘，以养脾气"。具体来说，就是指春天要少吃点酸味的食品，多吃点甘味的食品，以补益人体的脾胃之气。

中医认为，春季与五脏中的肝脏相对应，很容易发生肝气过旺，对脾胃产生不良影响，妨碍食物正常消化吸收。甘味食物能滋补脾胃，而酸味入肝，其性收敛，多吃不利于春天阳气的生发和肝气的疏泄，还会使本来就偏旺的肝气更旺，对脾胃造成更大伤害。这正是慢性胃炎、胃溃疡等疾病在春季容易复发的原因之一。

甘味和甜味不完全相同，中医所说的甘味食物，不仅指食物的口感有点甜，更重要的是要有补益脾胃的作用。在这些食物中，首推大枣和山药。现代医学研究表明，经常吃山药或大枣,可以提高人体免疫力。如果将大枣、山药、大米、小米一起煮粥,不仅可以预防胃炎、胃溃疡的复发,还可以减少患流感等传染病的概率,因此非常适合在春天食用。

除了大枣和山药之外,甘味的食物还有:大米、小米、糯米、高粱、薏苡仁、豇豆、扁豆、黄豆、甘蓝、菠菜、胡萝卜、芋头、红薯、土豆、南瓜、黑木耳、香菇、桂圆、栗子等,每人可根据自己的口味选择,最好多吃一些。

此外,要少吃黄瓜、冬瓜、绿豆芽等寒性食品,它们会阻碍春天体内阳气的生发,多吃大葱、生姜、大蒜、韭菜、洋葱等温性食物,能起到散寒的作用。

骤然降雨易使胃部不适

我国南方许多地区多会遭遇暴雨天气,给人们的生产生活带来了许多问题,尤其是健康方面,肠胃不适等病症集中爆发。那么是什么导致了强降雨过后的肠胃不适?原因有以下三个方面。

1. 降温让人胃口大开,多吃不消化

在覆盖面积较广的强降雨过程开始之前,温度普遍较高,部分地区更像是提前进入了夏季,导致了许多人因此食欲骤减。而降水过程开始后,降低了温度,使得人们的胃口再次恢复,于是人们又开始大快朵颐起来。热、辣、烫、高脂的食物充斥着我们的饭桌,同时也在悄悄地给我们的肠胃增加着负担。于是,不堪负荷的肠胃就这样被我们吃坏了,产生胀气、食欲不振、大便不畅等状况。

2. 温度降低,食物中毒高发

潮湿、闷热、多雨的天气非常适宜肠道病菌和霉菌的生长,因而极易诱发急性肠道传染病和食物中毒的发生。因此,许多人在这个时候感到肠胃不适,也有可能是因为吃了变质的食物,而引发肠胃感染。另外,过热或者过冷的食物在这个时候食用,都会降低胃、肠道的抵抗力,使病菌非常容易入侵,最后导致各种肠胃疾病的发生。

3. 感冒多发,肠胃跟着受罪

强降雨过程的发生,必然会引发温度的降低,在一冷一热的过程中,许多人感染上了感冒,出现头痛、打喷嚏、流鼻涕、低烧等一系列症状,也必然会导致肠胃跟着感觉不适。

针对以上一些情况,处于上述地区的人们应及时保护好肠胃,注意饮食的卫生。不要因天气凉爽多雨就大吃大喝,应适当控制,少吃高脂肪和热、辣、油腻的食物。在家中,剩菜不要放在冰箱外,应及时放入冰箱冷藏,再次食用时一定要加热透。雨天外出时一定要注意保护好,不要冒雨行走,以免寒气诱发各种疾病。同时,一定要注意做好保暖措施。

春夏交替,胃肠最需呵护

春夏之交,气温回升,但气候变化无常,早晚偏冷,身体容易受寒。而我们的身体在这个阶段也是极其脆弱的,这时如果忽视自我保健,极易引发胃肠道疾病或复发,损害身体健康,给工作和生活带来困扰。那么此阶段怎么保养和治疗我们的胃肠才好呢?

要保护好胃肠,应当做到以下几点。

(1)要根据天气变化增减衣服,适度春捂,防寒邪偷袭。胃肠容易生病的人尤其要防寒保暖,夜晚睡觉盖好被褥。中老年人最好加穿一件棉背心,保护腹部以免受凉。

(2)要严把"入口"关。病从口入,胃肠道疾病的病人多半是吃出来的,特别是急性肠胃炎的发生,不洁的饮食是主因。因此,管好自己的嘴巴,是预防肠胃病的关键。平时要讲究饮食卫生,不吃变质发馊的饭菜,做到三餐有节,不暴饮暴食,不要常吃夜宵,远离烟酒,可保胃肠道安然无恙。

(3)坚持适度运动。春夏之交是参加体育锻炼的大好时光,各人要根据自己的体质状况、爱好和兴趣,在力所能及的情况下,坚持适度的有氧运动,有利于增强体质,促进胃肠道蠕动,改善胃肠的血液循环,提高对气候变化的适应能力,减少发病的机会。

(4)要善于保持稳定的情绪。如果长期处于压力过大的环境中,过度紧张、焦虑烦躁、忧愁恼怒,不良的情绪可抑制我们脑部某些神经递质的分泌,进而影响到胃肠道消化液的分泌和蠕动,引起食欲减退、腹胀疼痛、腹泻或便秘等各种消化道症状。因此春夏交替之际要学会调控和驾驭好自己的情绪,避免情志刺激,科学应对各方面压力,保持心情愉快舒畅,并注意避免过度精神疲劳。

夏季保胃忌精神紧张

夏季是呕吐、腹泻的高发季节,很多人习惯自己买药解决。专家提醒,从中医理论分析,急性肠胃炎分很多种,若不能"对症下药"治疗不当,反而延误病情。很多人愿意把持续的胃病病情归结为吃坏了东西,其实不然,很大一部分的胃病其实是由于夏季开始,人们的心情烦躁导致的精神紧张造成的。

中医养生要遵循疾病的特征,养胃也要遵循一定的中医养生的方法。养胃应该在治疗的基础上进行,尤其是当全面系统的身体检查与精神调养有机地配合起来之后,其效果会变得更加明显。

人们在夏季很容易因天气炎热而出现紧张、烦恼、愤怒等不良情绪。这些不良情绪可通过大脑皮质扩散到边缘系统,影响自主神经系统,直接导致胃肠功能失调,分泌出过多的胃酸和胃蛋白酶,使胃血管收缩、幽门痉挛、排空障碍,胃黏膜保护层受损,造成自我消化,形成溃疡。如果长期抑郁、焦虑,则有患上胃溃疡的危险。

所以为了在炎热的夏季拥有一个健康的胃,一定要注意保持良好的情绪,切忌精神紧张。

夏季怎么样才能让胃更健康

一到夏天,就有相当一部分人会觉得自己口里淡淡的,没有任何胃口。于是便决定只吃自己喜欢吃的,或者干脆什么都不吃。其实,前面两种做法并不科学。无论是采用哪一种方法,我们的身体健康都会受到很大的影响,尤其是我们的胃。为此,我们需要从自身实际出发制定夏季保胃战略。

1. 要遵循不要乱吃东西的原则

夏季天气炎热，很多人不爱吃饭，却对街边的烧烤和各种各样的冷饮情有独钟。但是老人和孩子，他们消化系统的抵御能力比较弱，进食这些卫生不是很合格或是没有烤熟的食物，会严重地影响脾胃的消化吸收功能，导致胃肠道疾病的发生。另外，夏季各种瓜果上市，如大量摄入水果，不但会增加胃的负担，还很容易导致胃肠病的发生。

2. 夏季三餐要按时吃

夏季人们的食欲会减退，如果不吃早餐，胃酸没有食物中和，就会刺激胃黏膜，导致胃部不适，久而久之则会引起胃炎。因此，即便天气再热，胃口再不好，早餐一定要吃，当然中餐和晚餐也不能马虎，只要到了餐点，不管如何也得稍微吃一点，保证胃的健康运行才是最重要的。

3. 饮食宜清淡卫生，做到三餐定量

夏季饮食不仅要做到定时，还要做到定量。不吃过冷、过烫、过硬、过辣的食物，以及大量的水果和长时间在冰箱里储存的食物。更忌暴饮暴食，还要戒烟禁酒。

4. 保持心情愉快，注意劳逸结合，防止过度疲劳

夏日天气易使人焦虑不安、烦躁恼怒，容易出现食欲减退、腹胀疼痛、腹泻或便秘等症状，还会导致消化性溃疡、慢性胃炎加重或复发。因此，要调控好自己的心态，清晨和傍晚要到户外进行适度运动。

总之，为自己建立起一个健康的生活模式将会帮助我们的胃远离各种致病因素，为我们打开一道走向健康的门。

夏日炎炎，贪凉会伤胃

夏天烈日炎炎，闷热异常，由于气温高，湿度大，人们会感到特别难受，纳凉解暑是再正常不过的事了。但需要小心的是，夏季人们的皮肤毛孔疏松，容易出汗，稍不注意就容易招致肠胃受凉，发生胃痉挛、胃绞痛、腹泻等情况。

夏天切忌贪凉，主要应注意两个方面。

（1）不可席地而睡，尤其是夜晚，不可卧在过道、树下、墙根等处。另外，也不可过于贪图过堂风，卧于风大之处。

（2）不可暴食冷饮。尤其是在大汗之后，如贪凉立刻饮用冰水、饮食雪糕，极易使胃黏膜遭受刺激，引发急性肠胃炎，导致腹痛、腹泻。

当然，这也不是说夏日不能纳凉解暑和饮用冷品了，凡事有度，只要不"贪"，还是可以养胃与解暑兼得的。

立夏后食稀食，消暑又养胃

很多人都有过这样的体验，如果早餐只是随便吃一些面包、油饼、蛋糕这类早餐，往往一整天的精神劲都不会足的。解决这问题的办法是搭配些稀食。俗话说："早上有汤似参汤。"而在立夏时节，为自己和家人精心准备些稀食，还有消暑养胃的效果。

我们都知道，出汗本身是一种调节体温散热的方式。在炎热的季节里，出汗更是件在所难免的事情。如果体内的水分丢失得比较多，脾胃的消化功能就会变得很差。要知道，脾胃是人体消化吸收饮食中水谷精微（营养物质）并将其运输到全身的枢纽。只有我们的脾胃好，气血才会旺盛，人体才会有充足的营养和水分，皮肤才会变得水润润的。反之，如果脾胃失常，就像是水库没有了水源，皮肤也会干枯得像秋天的落叶。

而在炎热的夏季，人体丢失的水分比其他季节都要多。同时，因为气候炎热，人体出汗较多，汗腺的分泌会消耗更多的能量。这时，食用稀食的好处就能更明显地显示出来了。它不仅能从一定程度上解决我们的能量供给，同时还可以为我们的机体提供充足适宜的水分。

夏季出汗多容易伤脾胃

很多人喜欢在炎热的夏天运动，而且动辄就是一身大汗，认为这样更健身，其实这种观点并不科学。运动出汗以微汗为宜，尤其是在夏天。微微出汗可以调节人体的体温，调和营卫，有利于气血调畅。

但出汗多则会影响脾胃功能，导致脾胃虚寒。《脾胃论·阳明病湿胜自汗论》一节说："人之汗，犹天地之雨也。阴滋其湿，则为雾露为雨也。阴湿寒，下行之地气也。汗多则亡阳，阳去则阴胜也，甚为寒中。"意思是说，人体在出汗时，就像是大自然下雨一样。阴寒会滋生湿气，湿气厚重就会化而成雾、露或者雨水。雾、露、雨水是自然界阴湿寒冷并向下运行的地气。人如果汗出过多，就会损耗身体里的阳气，阳气被耗损过多，阴气就会相对过盛，就有可能会出中焦脾胃虚寒之证。

由此不难看出，汗与湿同属阴，虽然湿气和汗液是两个不同的概念，但都具有阴寒的性质。阴寒易伤脾胃，因此对于爱出汗的人来说，要注意适当多补充一些盐分，适当喝点淡盐水，平时多吃健脾补气的药食，如山药、党参、北芪等。此外，大汗淋漓后，容易感受外邪，此时应及时擦去汗水，更换衣物，避免受风着凉。

我们说出汗多了容易伤脾胃，反过来讲，脾虚的人湿气重，也比别人更容易出汗，特别是手和脚。这是由于脾虚者体内的湿气是往下走的，以四肢尤其是脚部更容易出汗。

夏季养胃，从肠做起

夏季一到，食品的选择多了起来，患急性胃肠疾病的危险随之也多了起来。下面，我们着重介绍夏季养胃的饮食雷区。

1. 贪图生鲜、追求冰爽引发急性胃肠炎

未经彻底煮熟的食物以及没有洗干净的生食，都容易引起急性胃肠炎。特别是生鱼片等生海鲜，虽然味道鲜美，但在高温环境下一旦储存不当很容易污染变质。

夏季气温高，剩饭剩菜容易被细菌污染，所以不宜吃隔夜菜。另外，在生吃瓜果蔬菜时也要格外注意，应当先洗净再削皮。做凉拌菜时，菜一定要洗净。用来切熟食的刀、板，要和切生肉、生菜的分开。不吃无证小摊上的食品，以免发生食物中毒。

过度依赖冰箱，贪吃冷饮，也是消化系统健康的宿敌。冰箱中保存的食物最好不要超过24小时，再次食用时一定要彻底加热。各类冰镇饮料也是许多人的最爱。但是一旦大量进入胃肠道后，冷刺激就会导致胃肠道血管骤然收缩，血流量减少，引起胃肠道痉挛性收缩，导致腹痛、腹泻。冷刺激还会干扰肠胃的正常蠕动，导致消化功能失调。因此，吃冷饮时千万不能太多，也不要过快。夏季口渴时最好选择加盐的温开水或温茶水，温度介于30℃~32℃最好。

2. 胃口不好，不科学饮食易引发溃疡性疾病

因为胃口不好，不少人有一顿没一顿，或者只吃蔬菜。特别是有些女性索性吃起了蔬果餐，用蔬菜和水果代替主食。这种做法看似补充了足够的维生素和一定的营养物质，实际上却是非常不健康的。

这种做法不仅不利于胃肠道健康，容易引发胃炎及溃疡性疾病，而且饮食结构的失衡还会导致人体抵抗力的整体下降。由于人在高温环境下，代谢速度加快，体内的钠、钾等电解质流失较快，因此夏季饮食更应格外注意营养均衡。蛋白质的摄入不仅不可减少，还应酌量增加。要适当吃一些鱼类、瘦肉、鸡肉、蛋、奶制品等，还应多吃豆制品、新鲜蔬菜和瓜果。高温季节尤其要注意补充维生素B_1、维生素B_2、维生素C、钙，并减少体内糖类和组织蛋白的消耗。

夏季出汗较多，在胃口不佳的情况下，汤粥类食品十分适合食用。经常喝绿豆汤、赤豆汤、百合粥、绿豆粥、莲子汤等，既能防暑清热，又能解毒开胃。在夏季，为了保证胃肠道的健康，不妨适当吃点蒜泥和醋，不仅能增加食欲，有助于消化，还能杀菌解毒，达到"一石二鸟"的目的。

当脆弱的肠胃遇上炎热的夏季，就像没装防火墙的电脑，很容易被病毒侵犯，所以我们急需为夏季的胃肠竖起一道"防火墙"。要筑成这道"防火墙"则需要做好以下几个方面：

1. 少吃多餐，定时"充电"

要保胃肠健康，每隔两小时就应该少量进食，一杯脱脂奶或营养麦片、几片面包或几块饼干就可以及时补充体力。少食多餐原则的关键在于：每次食用的量一定要有自己的控制。

2. 可以选择吃一些中西合璧的早餐

夏季的早餐既要清淡又要富于营养，不妨来个简单又方便的"中西合璧"：牛奶+面包+水果，或是豆浆+煮鸡蛋+面包。当然，你可以根据自身的特点做一些微调，但是早餐的主基调永远是讲究营养。

3. 商务餐尽量远离海鲜

夏季的海鲜对于很多人都是不小的诱惑。但是，海鲜中存在寄生虫和细菌的概率很高。酒楼餐馆为追求味道的鲜美，烹煮时间往往不够充分，当人们品尝其鲜美时，疾病却往往已从口入。

4. 高酸水果不宜多吃

水果不是吃得越多越好，最智慧的吃水果方式是吃应季的水果。在夏天，我们应该

少吃柠檬、杨梅、李子、山楂等酸性水果。新鲜黄梨能诱发过敏、头痛，应在盐水中浸泡30分钟后再吃。新鲜荔枝、橘子等含糖量很高，空腹食用会刺激胃黏膜，使得脾胃胀满、胃痛加剧。香蕉味道鲜美、质地柔软，但性寒，多食容易导致腹泻。

唯有上述做法，我们才能杜绝病从口入，做好肠胃的养护工作。

那些夏季保胃的小窍门

夏季由于天气炎热，出于体内热量散发的需要，人们全身的皮肤血管处于扩张状态，体表组织的血流量较冬季相对要多，而胃里血流量相对要少，胃黏膜抵抗力相对较差。因而，夏季胃病并不少见。

因为夏季炎热，人们会采用一些方法消暑，但一些不当的消暑方式则是引发夏季胃病的主要因素。人们在享受清凉的同时一定要注意，免得夏季胃病找上身。夏日里饭后应休息片刻，中午应午睡，以避免胃肠道血流量的进一步减少。

下面给大家推荐几招夏季保养胃脏的小窍门。

1. 夏季饮食要规律、卫生

夏季天气炎热，要特别注意食物的卫生状况。饮食不卫生，腐败的食物吃了容易中毒。因此，选择食物，要注意新鲜、干净。进食有规律，讲究卫生，是防止胃肠病的首要问题。

2. 夏季口味要清淡

要保持胃肠的冲和之气，就得常吃些素食淡饭，适当辅佐一些肉类肥甘食品。胃病患者的饮食应以温软淡素为宜，做到少吃多餐、定时定量，使胃中经常有食物中和胃酸，防止胃酸侵蚀胃黏膜和溃疡面。进食时要细嚼慢咽，不吃生冷食物，以防刺激胃黏膜，促使溃疡恶化和复发。

3. 要锻炼身体

要积极参加各项体育活动，这样有利于改善胃肠道的血液循环，提高对气候变化的适应能力；要科学安排生活，注意劳逸结合，保证充足睡眠，防止过度疲劳，减少发病的机会。

梅雨季节怎样养胃护胃

初夏时节，我国长江中下游至日本南部一带，经常出现持续较长时间的阴沉多雨天气，时值江南梅子成熟，故称"梅雨"或"黄梅雨"。又因此时温度高、湿度大、风速小、光照奇缺，器物易发霉，所以又称"霉雨"。

进入梅雨期后，降水明显增多，到处湿漉漉的，人体也容易出现胃胀、疲乏、胸闷等症状。虽然这些症状称不上什么大病，却令人非常难受。其实，人们出现如此症状，除了天气等外部环境的原因之外，还与自身体内"湿气"太重密切相关。体内湿气过重，会让人觉得困倦、身体四肢沉重、没有食欲、手脚冰冷、皮肤起疹、脸上黏腻不舒服，甚至出现肠胃炎。

那么梅雨季节应该多吃什么养胃呢？既然梅雨期间多湿热，自然要吃一些健脾利湿的食物，比如薏苡仁、水芹、高粱、玉米、扁豆、冬瓜、洋葱、马齿苋、鲫鱼、田螺等。夏季多喝老鸭汤可以除湿解毒滋阴养胃。下面给大家推荐一款笋干老鸭汤。

材料：老鸭、咸笋干、料酒、生姜、枸杞子、盐。

做法：

（1）鸭子宰杀后去鸭毛、内脏及屁股，切成块，再次冲洗掉多余的血水；

（2）把锅中水煮开后放入鸭肉焯水；

（3）倒掉锅子里的水，重新把鸭肉冲洗一下；

（4）笋干先洗一下，用水浸泡至软；

（5）把笋干切断；

（6）将8碗水倒入瓦煲烧开，放入笋干，武火煮沸后，倒入料酒，转文火煲2小时，下盐调味即可品尝。

功效：健脾、祛湿、解毒、养胃。

秋日冷水浴可以健胃

秋天处于天气渐变的季节，这时候人体要靠不断地调整来适应外界不断变化的环境条件，因而秋天适当地进行冷水浴，对胃很有好处。

冷水浴是指用5℃~20℃的水温进行沐浴，这个温度范围也正是秋天的自然水温。选择这个温度的水进行沐浴，可以刺激神经，让胃部运动起来，抵御寒冷。同时，冷水沐浴，可以使皮肤血管收缩，让血液流向内脏，加快脏器的新陈代谢。当腹腔的血液循环加速时，可以引起胃部功能活跃、增强胃部消化系统的功能。洗浴后人会变得精神爽快，头脑清晰。冷水浴可以增强人体对疾病的抵抗能力，被称做是"血管体操"。洗冷水浴还有助于消化功能的增强，对慢性胃炎、胃下垂、便秘等病症有一定的辅助治疗作用。

需要注意的是，秋天不应该是冷水浴起步的时候，而应该是巩固的时候。冷水浴应当从夏天开始，一直坚持到初冬，持之以恒才能达到健胃效果。

秋分养生先养胃

秋分过后，飕飕的冷风让人感到已经正式进入秋天了，人们开始大肆"添秋膘"、养肺润肺、滋阴润燥，但此时也是胃病多发与复发的季节。

《黄帝内经》中说胃是"水谷气血之海"。但是胃对寒冷的刺激非常敏感，若防护不当，或不注意身体，或生活没有规律，就会引发胃疼或反酸等不适，尤其是秋分时节，天气转凉，患有慢性胃病的人，更要多加注意。

秋分后，天气真正转凉了，有人开始大肆"添秋膘"，顿顿大鱼大肉，这无疑就加大了胃的工作负担。就和人一样，劳累过度就要病倒，给胃派的活儿太多，总有一天它也会罢工。又因为北方人秋季喜欢吃火锅，太热的食物对胃的伤害也比较大。所以，秋分时节的饮食应该尽量平和一点。

秋分养胃，重在膳食调理上，秋分时节宜多食些素食，适当辅佐一些肉类食品。胃病患者的饮食应以温软淡素为宜，做到少吃多餐、定时定量，使胃中经常有食物中和胃酸，防止胃酸侵蚀胃黏膜和溃疡面。进食时要细嚼慢咽，不吃生冷，以颐养胃气，并戒烟戒酒，以防刺激胃黏膜，促使溃疡恶化和复发。

此外，胃的保暖也非常重要。秋季天气转凉，外出时难免会吸入一些冷空气，使得胃肠黏膜血管收缩，易致胃病发生。所以，外出时要注意保暖，晚间注意盖好被子。

立秋：安逸宁静养脾胃

每年的8月8日左右是立秋，立秋预示着秋天的到来。民间有谚语说"立秋之日凉风至"，就是说：立秋是凉爽季节的开始。但是，立秋以后由于盛夏余热未消，秋阳肆虐，通常还会继续热上一段时间，民间亦有"秋老虎"之说。

"秋收冬藏"，秋天是收获的季节，各色瓜果多半在此时都上市了。另外，当季的水果味道比人为催熟的好得多，价格上又便宜。所以很多人都在这个时间集中精力向水果"进攻"。但由于瓜果皆为生冷之物，在传统观念中生食都含凉性，不易多吃。民谚"秋瓜坏肚"的说法，就是指立秋以后如食大量瓜类水果易引发胃肠道疾病。

人们在夏天食用了大量瓜果，立秋以后如果再这样吃下去，就会损伤肠胃，导致腹泻、下痢、便溏等急慢性胃肠道疾病。因此，立秋之后应慎食瓜类水果，脾胃虚寒者尤应禁忌。

立秋以后，秋分之前，外暑阳仍炽，内微阴渐生，此时是调节脾胃的最佳时机。胃喜暖，胃暖了才能腐熟食物，如果吃了太多生食，胃就会凝住，就容易受伤。胃伤了，脾的运化也会受到影响。这个时期少食生冷食物，尤其是瓜果，一是要卫生，二是要适量。那这个量究竟是多少呢？就是"量腹"。每个人的情况不同，体壮年轻的多吃点可能没事，但是老幼体虚的人不能贪嘴。

秋季保养脾胃应该吃些什么呢？秋为金，金主燥，燥表现在人体就是毛发枯焦，皮肤干涩，大便秘结，喉干易咳等。为了避免出现这些情况，就要吃些甘滑的食物。木酸、火苦、肺辛、肾咸、脾甘，吃点甜的对脾很有好处。

从时间上讲，秋季养生可以分为初秋、中秋和晚秋三个阶段。

初秋之时，欲食之味宜减辛增酸，以养肝气。古代医学家认为，秋季，草木零落，气清风寒，节约生冷，以防疾病，此时宜进补养之物以生气。《四时纂要》说："取枸杞子浸酒饮，耐老。"中秋炎热，气候干燥，容易疲乏。此时，应多吃新鲜少油食品；应多吃含维生素和蛋白质较多的食物。晚秋临近初冬，天气渐寒凉，这时秋燥易与寒凉之邪结合而侵袭人体，多见凉燥病证。这时应多吃微温或性平味甘、酸的食物，以养肺强身抗凉燥；少吃或不吃寒性之品，以免雪上加霜。

秋季养生在饮食起居方面也有很多需要注意的细节。

立秋过后，天虽炎热，但已经是阳降阴生之季了。年轻人对这季节可能并不敏感，但年老体虚的人则要开始在早晚频繁地加减衣服了。骨瘦体弱的老年人在立秋尤其是处暑以后，就不应再用凉席等物了。一方面这些东西寒凉之性大，另一方面，老人容易觉得硌得慌，影响睡眠质量。老人要想睡得安稳，褥子就要厚软，所以从这时开始，就可以加一层薄褥，老人的被褥一年四季都要渐加渐减，不能嫌麻烦。

另外，体弱虚寒的人还要注意，不能再光脚或穿丝袜了，而应穿上棉质的袜子。中医认为水性就下，火性趋上，表现在人体就是脚怕冻，头怕热。以前人们认为即使盛夏穿袜也是应该的。现在夏天一般都穿丝袜，但是到了秋天，一部分人最好穿软的、舒适的薄棉袜，这样可以提前护持我们的阳气。须知这时阴开始复生，地气虽热，但天气已转性。

秋日乱进补，小心伤脾胃

许多人因"苦夏"而致的身体消瘦会在秋天渐渐恢复。秋季来临之后，胃口和精神都转好，因此人们都会抓住这个进补的好季节调补身体。可是，当吃了大量牛羊肉、人参以及很多补药后，有些人不但没觉得精力充沛、浑身是劲，反而出现了耳鸣、口干舌燥、大便不畅等不良反应。这是怎么回事呢？

这是因为人们没有掌握真正的进补方法。秋天应该怎样调补才有益身体健康，确实有点讲究。很多人都认为，补就是吃补药补品，凡是对身体好的一概"拿来主义"，人参、鹿茸等大吃特吃，并且认为这就是"大补"。另一些人则认为，秋天必须把夏天的损失补回来，要不怎么能"贴秋膘"呢？其实，这些补法不一定是科学的，不但对健康无益，浪费财力物力，甚至有可能损害身体。

夏天气温偏高，人们肠胃功能相对不好，日常中吃的大多是瓜果、粥类、汤类和易消化食品，脾胃活动功能也随之减弱。秋凉后如果马上吃进大量猪、牛、羊、鸡等肉类食物或其他难以消化的补品，肠胃势必马上加紧工作，才能赶上这突然的需要，往往容易造成肠胃功能紊乱，甚至损害其正常的消化功能。同时，营养物质也不能被人体所吸收利用，甚至还会引起疾病。

那么，秋季到底应该如何进补呢？

营养专家认为，秋日进补应根据个人体质的不同，进补时要有所注意，比如红参、高丽参，以及牛、羊、狗肉等，都是极为温热的食品，适合手足发凉、怕冷、脸色发白的人食用，而痰多、颜色发黄、质地较黏、面红耳赤、急躁、口渴、口苦、大便干燥等症状的人就不适合。如果发现在进补一段时间后，咽喉疼痛，就应配合服用枸杞子、菊花等偏凉的药调和。高血压患者不适合吃人参、牛肉、羊肉等，应多吃蔬菜、水果等比较清淡的食物。

同时，应根据中医"春夏养阳，秋冬养阴"的原则，不可胡乱进补，应注意五忌：

一忌无病进补。无病进补，既增加开支，又害自身。如服用鱼肝油过量可引起中毒，长期服用葡萄糖会引起发胖。血中胆固醇增多，易诱发心血管疾病。

二忌慕名进补。认为价格越高的药物越能补益身体，人参价格高，又是补药中的圣药，所以服用的人就多。其实滥服人参会导致过度兴奋、烦躁激动、血压升高及鼻孔流血。

三忌虚实不分。中医的治疗原则是虚者补之，不是虚症病人不宜用补药。虚病又有阴虚、阳虚、气虚、气血虚之分。对症下药才能补益身体，否则适得其反。

四忌多多益善。任何补药服用过量都有害，因此进补要适量。

五忌以药代食。重药物轻食物是不科学的，药补不如食补。

秋季养胃有四宝

由于炎夏活动力强、损耗多，秋季更需要补充营养恢复身体状况，并储存对抗寒冬的能量。但在进补之前，先把胃养好，才能保证整个进补工程的顺利进行。

秋天饮食养胃的重点在温养，所以我们需要尽量选择水分多且容易消化吸收的食品，如百合、白木耳、梨、葡萄、豆浆等，其中南瓜、胡萝卜、甘蓝和红薯可称为秋季暖胃四宝。

1. 南瓜——滋养肠胃

南瓜性温，味甘，含有丰富的果胶成分，能消除体内细菌毒素和其他有害物质，能够保护胃部不受刺激。早餐煮粥时放几块南瓜，或者在晚餐桌上加一道南瓜粉丝汤，简单方便。

2. 胡萝卜——增强脾胃抵抗力

胡萝卜，味甘平，食之补脾健胃。胡萝卜素属脂溶性，和肉一起炖最合适，既达到暖胃目的，又吸收了炖肉的香气，味道更好。

3. 甘蓝——修复胃黏膜组织

甘蓝不仅能抵抗胃部溃疡，保护并修复胃黏膜组织，还可以保持胃部细胞活跃旺盛，降低病变的概率。这道暖胃蔬菜重点推荐给患胃溃疡及十二指肠溃疡的人，可以榨汁饮用，做蔬菜沙拉等。

4. 红薯——补中暖胃

《纲目拾遗》记载："补中，暖胃，肥五脏。"吃法上可以煮粥，也可以蒸、烤等。但是红薯不推荐给糖尿病患者食用。

中秋品芋头，别忽视胃健康

八月中秋节是秋分节气里最热闹、温馨的节庆，也是我国民间的传统节日。在一些地区，人们在中秋节有吃芋头的习俗，这种传统的庆祝节日的方式对胃肠的保健也有着不可小视的作用。

芋头又叫芋芳、芋奶、芋鬼、香芋等，不仅可以做菜，煮、炒皆宜，还可以煮食以充饥，并且是一味良药。中医认为，芋头性平味甘，具有健脾开胃、生津滋补的功效，很适合秋季食用。

在这个季节，因为中秋的缘故，最适合的吃法就是香芋酥皮月饼了，它的做法并不复杂。

首先，取 500 克面粉，100 克糖，25 克香芋粉，50 克鸡蛋和适量猪油。

然后，取 200 克面粉中间开窝，加少许猪油，加鸡蛋、少许香芋粉和适量的水揉成面团；再将另外 200 克面粉和适量猪油搓柔成面团；将最后 100 克面粉与猪油、糖、香芋揉匀，分成小块，再搓成球；用做好的水面将油面包起，并擀成长方形面片，卷成面卷再横向压扁为面片，将之一圈圈卷起来，然后包入馅料。

最后，将制好的月饼放入烤箱，180℃烤制10分钟左右就可以了。

在中秋时节吃上自己做的芋头月饼，不仅符合时令，而且能健胃开脾，在享受美味的同时，也是对脾胃的呵护。

冬季护胃须防寒

许多胃肠病患者属于"寒胃"，即对寒的刺激特别敏感，动辄胃痛、腹泻、呕吐清水。而冬季最主要的特点是寒冷，这种寒冷需要我们进行身体多方面的调理才能达到一种与外界的平衡。对于胃来说，最重要的就是保暖。当然，这种保暖绝不仅仅是指吃温食。我们应该从起居的习惯开始调整，给胃一个最舒适的环境。

1. 多穿衣

衣服宜多穿几件，这样各层衣服之间就会形成多空气层，这些空气层是热的不良导体，能减少体表散热，阻止冷热空气的交流，起到良好的保暖作用。

2. 准备肚兜

肚兜可对人体局部起保暖作用。肚兜的内层最好采用透气和吸湿性较好的棉布，既柔软舒服，又有不错的保暖效果。另外，我们还可以准备一个纱布包缝入肚兜中，在包中装好温胃的药物，更能收到祛病健身的效果。

3. 勤锻炼

加强运动锻炼，注意增强体质。各种健身活动、按摩方法，均可采用。不过，我们要注意运动时及时增减衣服，开始做简单轻松的活动时可多穿些，待身体暖和后，减少衣服，运动结束后，在不觉寒冷之前即穿回衣服，以利保暖。

冬季一定补好胃

冬季寒冷的天气会导致机体免疫系统功能下降，胃肠道遇寒冷刺激很容易出现功能失调或紊乱，以致出现一些胃肠道疾病，如消化性溃疡、胃肠道炎症等。冬季的冷空气会刺激胃酸分泌，在这段时间人们往往食欲较好，不少人为了御寒嗜食辛辣、热烫的刺激性食物或是过度贪杯，这些都会导致胃病或原有胃病复发。

另外，冬季人们过多强调进补，而这些补品往往都是油腻食物，过多进食高热量、高胆固醇食物，会加重肠胃的负担，导致消化不良、胃部不适、胀气等。如何才能在进补的同时又不至于伤胃，具体说来，主要可从以下两个方面入手。

1. 饮食要节制

虽然冬季宜滋补，但并不意味着暴饮暴食、酒肉无度、偏食挑食。进补需要结合自身的体质情况，有针对性地补，否则营养浪费事小，增加胃肠负担，伤害脾胃事大。这样不仅没有"补"到，反而伤及自身，可谓得不偿失。

2. 选择适宜冬季的饮食

俗语说"冬至饺子，夏至面"，说的就是节气不同，饮食的重点不同。冬季进餐时一定要注意保温，不要食用过冷过硬的食物。为了增加御寒的能力，可以适当地进食蛋白脂肪类的饮食，脂肪的摄入量可以略多于夏季，但不可过度。在食物烹饪方法方面，冬季应以煮、炖、蒸等为主，这种烹调方法做出来的食物比较容易保温，也比较容易消化和吸收。

做好以上两点，我们便可以成功地完成养胃的工作，走向健康的旅程。

寒冬养胃的"五法宝"

入冬之后，不少人明显感觉到胃口比以前好了很多。从胃口差的夏日到胃口大开的冬天，人们如果不知道调养，会使胃受到损害。比如有些人一下子饭量猛增，使得胃部一时适应不过来，容易产生消化不良、腹泻、腹胀或腹痛等不适，严重的还会加剧胰腺、肝脏等分泌胰液和胆汁，产生急性胰腺炎、胆囊穿孔和肝脏负担加重的后果。

另外，从饮食上看，在冬季，火锅成为大多数人的偏爱选择。爱吃偏辣火锅也是冬季人们胃病高发的一个原因。一方面冬季人体抵抗力降低，胃部供血减少，胃酸分泌增多。受到冷空气刺激后，胃肠易发生痉挛性收缩，引起胃痛、呕吐、消化不良等症状。另一方面，进入冬季人们胃口大开，更易滥饮滥食、过分嗜辣，甚至吃生食冷饮，这些都易导致冬季胃病高发。患有慢性胃炎、胃溃疡的人更应该警惕。

胃肠专家指出，冬季养胃要注重"五法宝"。

1. 注意保暖

胃由于靠近腹壁，没有肌肉、脂肪等物质在外围包裹，容易受"凉"。所以面对冬季严寒这一大环境，更要注意保暖，以防胃肠受寒。

2. 温热饮食

冬天常常会遇到这样的事：好不容易做好的一桌子菜，等开吃时，却大半都凉了。冬季本来空气就寒凉，如果再吃了变凉的饭菜，不仅影响消化，更会给胃造成伤害。所以冬季做菜时，可以先做不易变凉的菜，容易变凉的则可放到最后做。并且能炖的最好就不要炒，因为炖菜更容易保温。一旦遇到菜变凉的情况，则一定要先热过再吃。

3. 饮食不可过饱

入冬后可以适当地多吃一点，但量要渐进，控制在"七八分饱"。老年人可以每天吃三四五顿，但每顿少吃一点，既保持总量，又不让胃挨饿。

4. 增强锻炼，保持心情愉悦

入冬后不少人都减少了活动量，但减少并不等于没有。即使隆冬时节，也可以做一些室内运动来活动活动身体。适量的运动不仅可以增强胃动力，给人一个好胃口，同时还有助于保持心情愉悦。愉悦的心情会进一步促进胃液分泌，帮助胃消化。这样，就不愁消化不良了。

5. 正确用药，谨防盲目错用滥用药

不要乱吃解热镇痛药。据悉，入冬以来，胃出血患者很多是因滥用药引起。不少老年人体质差，冬季容易感冒，感冒后还常乱服解热镇痛药，结果不仅感冒没治好，还导致了胃部不适。

总之，只要灵活运用以上五法宝，保"胃"一冬平安就将不再是难题。

冬饮黄酒，养胃健肾

黄酒是我国的国酒，也是酒中的瑰宝。它以糯米为原料，酒曲为糖化发酵剂，酿造而成。其色泽浅黄或红褐，质地醇厚，口味香甜甘洌，回味绵长，浓郁芳香，黄酒含有多种人体必需的氨基酸，丰富的糖分、有机酸、蛋白质、维生素和微量元素，被人们誉为"液体蛋糕"，具有极高的营养价值。

黄酒有养胃健肾、和血行气的功用。有诗云："黄酒不伤身，微醉如酒神。品自香中来，天地皆入樽。"充分说明了黄酒对胃脏的好处。

对于黄酒的食用方法，除了直接饮用外，还可以做成养胃的药膳。

1. 黄酒白糖核桃泥

材料：5个核桃仁，50克白糖，250克黄酒。

做法：把核桃仁加白糖捣成泥状，放入锅中，再加黄酒。然后将锅置火上，煎煮10分钟即可。食核桃仁泥，每日2次。

功效：该方具有补肾安神、健脾养胃的功效。

2. 祛寒养胃黄酒汤

材料：黄酒1500克，桂圆肉25克，枸杞子15克，大枣10枚（掰开），生姜20克（切片），冰糖适量。

做法：把上述材料同放锅中煮开，开锅15分钟即可。待稍凉，倒出黄酒，喝黄酒100~200毫升即可。余药放冰箱冷藏室留着，还能用一次。

功效：补气血、驱寒气、健脾胃。温热口服之后，身体会出现特别舒服的温热感，有如热流涌遍全身。

冬天温饮黄酒，可活血祛寒、通经活络，能有效抵御寒冷刺激，预防感冒，如果在黄酒中加点姜片煮后饮用，不仅能活血祛寒，还能开胃健脾。不过，生姜片不宜在晚上使用。

冬季也应适当吃冷食

在大雪纷飞的时候，人们往往都以进食热食来保健暖身，尽量避免吃冷凉食物。殊不知，在严寒的冬季，若能适当吃些冷凉食物，不但对身体无害，反而还有好处。

因为冬天气温很低，人们都穿得厚，住得暖，所食热量较高，而活动相对较少，这就可能造成体内积热不能适当散发。再加上外部天气比较干燥，所以很容易形成胃肺积热，胃火上炎的状况。而这时若能吃点冷食，就可以帮助缓解胃肺火盛的症状。

不过，冬天吃冷食并不意味着喝冰镇饮料等。如果是饮料一类，只要手摸着不冰凉就可以算是"冷饮"了。但是"冷饮"只起到带走体内部分热量的作用，不能治本。要想从根本上解决冬季胃火过盛的问题，还得吃一些真正的冷食——凉性食物，如香蕉、苹果、海带、蜂蜜、银耳、莲子、百合、白萝卜、大白菜、芹菜、冬笋、鸭肉等。

冬天吃冷食,不仅可以缓解胃火,而且还能让胃得到一定的耐寒训练,对于提高胃部抵抗力也有一定好处。

心情,也会影响胃健康

在实际生活中,人们都有过这样的体验:情绪低落、精神委靡不振时,人就没有食欲,而当情绪高涨、心情愉快时,则食欲倍增。事实上,胃肠功能的改变的确可以称作人体情绪变化的"晴雨表",许多胃病的发病也是与人的心理、情绪息息相关的。人的胃肠其实是有"情感"的器官。要想胃变好,首先心情要变好。

长期胃部不适与心理有关

平时,很多人习惯把身心健康分开来看,以为这两者没有交集,毫不相干,其实不然。单单拿胃病来说,很多胃病都是从情绪不好开始,又因为情绪持续不好而加剧。长期的胃部不适很可能直接与心理有关。

在消化科门诊,我们经常会遇到这样一些病人,主诉各种消化道不适症状,如食欲不振、上腹部隐痛不适、反酸、烧心、下腹胀痛、肛门排气等,反复多次就诊,找了多位专家,做了很多检查,如胃镜、肠镜、B超,甚至CT等,均未发现有器质性病变。

经仔细询问病史,医生发现这类患者有一个共同的特点:在愤怒、忧伤、烦躁等不良情绪状态下,胃肠道不适症状明显加重。城市人正是这类病人中的主力军,最常见于白领、学生等从事高强度脑力劳动的中青年人。

另外,功能性消化不良病人的发病也常常与情绪变化有关。神经性呕吐也说明情绪变化可影响胃神经功能。很多少女为了追求身材苗条而盲目节食,最终导致厌食、进食后呕吐、便秘、体重减轻甚至闭经。进一步的胃肠动力学检查发现,这些人胃内食物向肠道排出也明显减少,甚至肠道的食物反流到胃内。当然其他精神刺激也可导致神经性呕吐。

值得指出的是,某些非科学性误导和医务人员的不当解释,也常常可加重或诱导胃病。如对某些所谓的癌前病变的错误解释和过分夸张,常常使许多病人感到恐惧,终日惶惶不安,多方奔走求医,甚至不听其他医务人员正确合理的解释,而导致其胃病的症状加重,甚至无药可治。

因此,要重视自己的情绪因素对身体健康的影响,时刻规避不利因素对情绪的激惹,让心沐浴在温暖的阳光里,放飞思绪,心情舞动起来。

性情忧郁可加重胃病

生活中，我们时常会遇见性情忧郁的人。他们总是情绪低沉，闷闷不乐，郁郁寡欢，身体状况也大多非常糟糕。这到底是怎么回事呢？难道性情忧郁会对身体造成极大的伤害吗？

据多年医学研究发现，性情抑郁常会对胃部形成强烈的刺激，加重胃部负担，并延缓胃病患者的康复进程。生活中常会有一些胃病患者伴有神经衰弱、失眠、忧郁等健康问题。

忧郁的情绪会导致患者体内的植物性神经机能更加失调，反过来又会通过胃部的血管、分泌系统等，影响胃病的治疗，最后形成恶性循环。在这种恶性循环下，很多人因为一直忧郁而长期身体衰弱，无法真正地享受生活。

长此以往，情绪性的忧郁和生理上的胃病互为"促进"，使得患者的病情更加难以控制。这类患者大都身体素质较弱，日常运动量不大，不喜欢活动，性格有点内向，一旦有病时就会过度重视。加之他们较少接触人群，日常生活面较窄，因此形成了较为沉重的心理负担。所以拥有忧郁情绪的胃病患者需要及时调整自己的心态，以积极乐观的态度面对困难。

至于具体的调整方法，我们可以按照以下几个方面进行。

（1）多吃一些诸如黄豆、红枣、鱼、虾、牛奶等含钙类食物，不宜食用酒类及咖啡等食品。

（2）正确认识自己身体的现状，解除思想顾虑，千万不要给自己制定一些很难完成的目标。

（3）培养、锻炼自己的思想情操，不宜过于压抑自己的内心情感。

（4）可以将一件大而繁杂的工作分成若干个小任务，并根据任务的轻重缓急，做些力所能及的事，切莫逞能。

紧张、焦虑可加重胃肠负担

现代生活人们的压力越来越大，很多问题也随之而来。由于工作、生活日益繁忙，人们的神经长期处于紧张、焦虑的状态。紧张的心情常会引起胃液分泌增加，胃酸和胃蛋白酶持续增多，引起消化性溃疡。

胃是人体重要的消化器官之一。我们吃东西的时候，食物从嘴进入，然后经过食管，食物在进入胃之前，会通过一片单项的阀门，这个阀门被称为食管下端括约肌肉。通常情况下，食物被吞咽时，阀门会打开。待食物进入胃之后，这块肌肉阀门则又会关闭起来。

同时，胃又是人体中最容易受到精神状态影响的器官之一。人的胃肠道拥有非常丰富的神经细胞，很容易接受外界的刺激，一旦受刺激就会出现一系列自主神经功能性紊乱。紧张的心情对于肠胃从本质上来讲是一种非常强烈的刺激。尤其当长期处于紧张的精神状态中时，胃肠负担就会大大加重，就会出现胃肠蠕动减慢、消化液分泌减少、食欲下降与饱胀等消化不良的症状。

相关专家认为，要学会用心理学观点重新认识胃肠道疾病，治疗时既要重视传统治疗，也要充分发挥心理治疗和心理护理的作用，从而达到治本的目的。当人们尤其是上班族发现自己有上述胃肠道疾病的时候，既要看病吃药，也要反思自己的工作生活状态是否过于紧张。如果确实工作压力过大，就需要考虑调整工作状态，否则很难保证疗效。

生活太紧张易引起胃酸反流

胃酸反流是现代文明病的一种，源于高度紧张的生活。此病俗称胃食管逆流性疾病，英文缩写为GERI，属于胃肠疾病的一种。过去医学界认为，欧美西方国家是这种胃肠疾病的高发区。随着生活的逐渐富裕，肥胖人数的增加，近些年来胃酸反流在亚洲地区的发病率已有不断上升的趋势。

中国香港大学医学院曾经针对胃酸反流做过问卷调查。据调查访问的结果显示，8.9%的香港人至少每月会有一次胃食管反流性疾病的症状。

胃酸反流初期症状是"呕酸气"，这个症状通常被人忽略。其他典型的症状有心窝有烧灼感、胃酸反流至口腔或咽喉，常会误认为是喉咙痛或是心脏病引起的不良反应，所以不要等到食管已被胃酸腐蚀至溃疡或出血时，才开始重视。胃酸反流时，可通过服用胃酸抑制剂来控制反胃的症状，如果症状持续存在，则需要及时手术。

胃炎患者要学会减压

随着工作压力的增加与生活节奏的不断加快，胃炎，尤其是慢性胃炎，已经成为许多职场的职业病。虽然如此，大部分人对此还是很少在意，直到自己被这种疾病引发的阵发性或持续性疼痛困扰，才想起要注意肠胃健康，提升自我生活的质量。

导致胃炎的因素很多，不断增加的压力就是其中非常重要的一种。如果现代社会生活节奏带来的沉重压力不能得到及时排解，人们就会出现萎靡不振、垂头丧气、焦虑不安的状态。这些压力所带来的坏情绪，会导致人体免疫力大幅下降，引发胃炎或者加重胃炎患者的病情。

焦虑不安、压力过大，会导致胃部的正常消化、吸收功能紊乱。这一点早已为临床医学研究所证明。胃炎患者的胃部有病变，抵抗力很差，而压力的负面影响也在此时发挥出更大的作用，不仅会使胃部蠕动越来越慢，还会加重原来的各种症状。因此，如何学会减压是我们面对压力时必须具备的一项能力。

良好的情绪有助于脾胃的正常活动，而抑郁、焦虑、急躁等情绪，则是胃病发生、发展的病因，可直接或间接导致食欲下降、消化不良等，因此要注意在日常生活中调节情志：避免不良情绪，调节好精神压力。精神上的疲惫和肉体上的疲惫不同，无论怎样休息，都很难恢复。现代人应学会不积累压力，懂得释放压力。

生闷气，会引起胃痛

一本医学杂志曾有这样的报道：生气危害多，它将直接侵犯到我们的健康。其中最明显的特征是：气填于胸后会不饥不渴，气滞于胃，会使消化系统停止蠕动。也就是平时生闷气者常愤懑地说："我不吃了，气都气饱了。"

偶尔赌气无妨大碍，一而再再而三地这样赌气，与自己的肠胃过不去，那可就会闹出胃肠病来。

同时，工作上的焦虑也会造成与生闷气相同的疾病。因此也需要尽力避免。若是实在不能避免，就只有在工作与健康之间作一个选择了。

和其他的慢性病一样，胃病的根治，还得从加强养血气做起，使身体的血气能量逐渐增加。身体有了足够的血气，不再透支"火"，肝脏的问题自然会慢慢祛除，然后再修复肠胃的损伤。

由于胃病都是属于情绪引起的疾病，生气是最主要的原因，因此除了生理上的保养之外，还需要配合修身养性，开阔心胸，使自己不再生气，才能最彻底地根治这个疾病。另外工作压力使生活紧张，也会使肝发生疾病，这种情形只有改变工作环境后，才能使疾病根治。

有的人胃病发作时，很容易从他的脸上看出来，就是在鼻翼的两侧会出现发红症状。如果红色程度愈来愈明显，就表示病情正在恶化中，很可能胃出血很快就会发作。

生气和肝火的问题，就像鸡和蛋的问题一样，可能由于肝有问题，使人容易生气，也可能由于生气造成肝的问题。可怕的是生气会使肝的问题恶化，肝的问题愈大，就愈容易生气，形成恶性循环使问题愈来愈严重。这种情绪造成的疾病，药物或经络治疗只有一半的功效，最根本的方法只有从情绪的修炼做起。

警惕胃肠焦虑症

说到胃肠焦虑症，是指在临床上多会出现一些胃肠道的症状，胃肠道并没有器质性病变，而是情绪功能导致的，那么什么是胃肠焦虑症？有哪些具体表现呢？

当心绪安宁时，焦虑症的症状会消失或缓解，当心情紧张或情绪焦虑恶化时症状加重。随着社会的快速发展和生存压力的加剧，肠胃焦虑症俨然成为一种困扰当代人健康的顽疾。

有关心理专家表示，现在有许多种躯体疾病的发病都与心理因素有关，功能性胃肠疾病是比较常见的一种，相关的心理因素可能有各种心理压力、突发或者长期的生活事件、教育或者婚姻问题的困扰，等等。这种心理因素作用于躯体，就可能引发胃肠道的不适。这种情况最有可能出现在工作压力较大的白领中。专家解释，在过去的3个月中，如果每个月都有3天或3天以上，以及经常出现肚子痛或肠胃不适的症状，都是患上肠胃焦虑症的表现。以上就是什么是胃肠焦虑症的具体讲述。

此外，我们还可以选择想象放松法与笑话放松法来缓解焦虑。当运用想象放松法时，

第三章 起居与精神决定胃健康

应该尽量使自己平静下来,并集中精力去想象自己喜欢的一些景物。当运用笑话放松法时,则需要闭上眼睛去听一段笑话或相声。不过,无论采取哪种方法,最终的目的都是要使心情彻底放松下来,减少胃肠焦虑症发生的概率。

妒忌与胃溃疡的联系

怨恨、愤懑、沮丧等恶劣情绪都属于嫉妒的范围。好嫉妒者,古今中外不乏其人,在现实生活中也时时可见。嫉妒之火一旦燃起,既无益于事业,也毁灭友谊,它还是人体健康的蛀虫。好嫉妒者在中伤别人之时,自己也陷入烦恼之中。由于三心二意,神不守舍,会使大脑皮层功能失调,人体器官功能低下,从而导致血压不稳,呼吸与心率减慢或加快,情绪低落,办事效率低等现象。这种刺激持续下去,还可以出现食欲下降等现象,长期下去则诱发胃溃疡的发生,并使人早衰。

人们在研究过程中发现,患者在受到强烈的精神刺激后,可能会引起交感神经兴奋和血液中儿茶酚胺水平的增高,使胃黏膜下层的动静脉短路,而不流经胃的黏膜。在这应激期间,黏膜血流量减少,发生缺血,最后造成严重的黏膜损伤。当缺血区域发生坏死,便会形成应激性溃疡。此时,加速应激性溃疡形成的是胃蛋白酶和盐酸的消化作用,因为缺血的胃黏膜比正常的黏膜更易被消化。在应激状态下,过度的交感神经兴奋导致黏膜缺血后,会反射性地引起副交感神经兴奋,使黏膜充血,从而进一步造成黏膜损伤和坏死,导致溃疡形成及出血和穿孔。

慢性心身症会演变成消化性溃疡

据科学研究发现,人们一旦出现头痛、晕眩、肩膀僵硬、焦躁不安等神经系统变化的情况,就将引发不少异常的症状。

以消化系统为例,将会出现食欲不振、烧心、恶心、腹痛等症状。如果想通过服药来减轻这种疾病,效果不大,即便就医求诊也只能以轻微疾病来治疗,其实这就是我们说的心身症。

这种由心理因素直接影响引发的疾病不仅仅会继续影响人的心情,更严重的是会加剧胃肠不适感,最终甚至会引发消化性的胃溃疡。

乐观,胃病的一剂良药

乐观是无形的,但它是有力量的,而且乐观的力量又是超出人们想象的。它可以使你的心灵永葆青春,使你的生命光彩夺目,使你的周围洒满成功的阳光,也会使你的胃肠健健康康。

情志的变化与五脏之间的联系非常紧密,就胃肠而言,"思伤脾",思虑太过会对脾胃的功能产生不利影响。长期紧张,精神抑郁或愤怒,恐惧或心情苦闷,忧思郁结往往会引起或加重胃肠疾病。而愉悦的心绪,则是开胃进食的良药,做好心理调节,培养良好的情绪，对于胃肠病患者的康复非常重要。

愉快乐观的情绪，能消除神经和精神紧张，使肌肉放松；可使脚部肌肉兴奋，从而扩张胸肌使肺部运动加强，增大肺活量，调节呼吸系统功能；可强化心脏血管的肌肉运动，使血液循环得到增强，脉搏加快；心排出量增加，满足机体组织血氧需要；可使腹肌收缩而又张开，促进胃肠蠕动，及时产生胃肠液，帮助消化，增进食欲，促进人体的新陈代谢。

有研究表明，人们在唱歌的过程中，既可以很快排净肺内的浊气，又能够加强胃肠的消化功能。由于唱歌会使腹肌时而急速放松，时而紧张收缩，这就从客观上起到了按摩腹部的作用。其结果不仅增加了人体的摄氧量，提高了进食的欲望，还缩短了消化吸收的过程。

在生活和工作中，我们要注意情绪乐观，豁达大度，保持蓬勃向上的乐观主义精神，不要为一点小事耿耿于怀，闷闷不乐；生活节律不要过分紧张；在突发事件面前不要悲观失望、痛不欲生，也不要为某些事情思虑太过，辗转难眠，使胃肠道的生理功能保持正常，免受胃病之苦。如果已经得了胃肠病，更要注意保持乐观情绪，配合其他调养和治疗方法，以减轻病痛，早日痊愈。

现代医学认为，中年人所患疾病的50%~80%源于精神创伤。长期情绪抑郁、悲伤、恐惧、紧张、烦恼者比情绪稳定者易患不治之症。所以，为了防病保健，中年人要善于调摄情志，遣散抑郁，解脱来自工作、生活、人际关系等方方面面的精神压力，主动培养自己健康乐观的心态。

至于具体的调节方法，主要有以下几种选择。

（1）要充分利用业余时间放松自己，克制烦恼、急躁、愤怒情绪，遇大喜、大悲也要善调情志而不过激。

（2）心怀坦荡，遇事想得开，积极正确的解决情感纠纷。

（3）学会用乐观的态度对自我现状进行评估。

（4）学会自我欣赏，树立坚强的自信。

消化性溃疡的心理治疗法

消化性溃疡泛指胃肠黏膜在某种情况下被胃液消化而造成的溃疡，是一种世界性常见病。多数研究认为，消化性溃疡是一种多病因的疾病，除与遗传、药物、吸烟等有关外，它与心理社会关系也很密切。研究发现，消化性溃疡患者全血中胃蛋白酶原水平高。

溃疡病人多有内向及神经质的特点，表现为孤僻、好静、遇事过分思虑、事无巨细、井井有条、情绪易波动、愤怒常被压抑。临床实践还表明，消化性溃疡患者在发病前多数有一定的心理因素，如长期的工作、学习、生活压力过大，持续的悲伤、抑郁等负性情绪。

消化性溃疡是一种多发病和常见病，人群中约有10%在其一生中患过本病。其发病涉及幽门螺杆菌、胃酸和胃蛋白酶等因素的侵袭作用，与十二指肠、胃黏膜屏障防御之间的平衡失调。近年大量研究提示，心理、社会因素造成的应激会刺激胃酸分泌，加剧平衡失调,促进疾病的发生和发展。

下面,我们来讲解一下溃疡病的应对方法。

1. 培养积极的情绪

消化性溃疡属于典型的心身疾病范畴,心理-社会因素对发病起着重要作用,因此乐观的情绪、规律的生活、避免过度紧张与劳累,对本病在发作期或缓解期均很重要。当溃疡活动期,症状较重时,卧床休息几天乃至1~2周。

2. 健康饮食

消化性溃疡患者的饮食应该注意以下几点:细嚼慢咽,避免急食。咀嚼可增加唾液分泌,后者能稀释和中和胃酸,并具有提高黏膜屏障的作用;有规律地定时进食,以维持正常消化活动的节律;当急性活动期,以少吃多餐为宜,每天进餐4~5次即可,一旦症状得到控制,应鼓励较快恢复到平时的一日三餐;餐间避免零食,睡前不宜进食。

此外,还应戒烟酒,避免食用咖啡、浓茶、浓肉汤和辣椒酸醋等刺激性调味品或刺激性的饮料,以及损伤胃黏膜的药物。

3. 药物治疗

治疗消化性溃疡的药物,主要包括降低胃酸的药物、根除幽门螺杆菌感染的药物和增强胃黏膜保护作用的药物。

4. 避免用致溃疡药物

应劝阻病人停用诱发或引起溃疡病加重或并发出血的有关药物,包括:水杨酸盐及非类固醇抗炎药;肾上腺皮质激素;利血平等。如果因风湿病或类风湿病必须用上述药物,应当尽量采用肠溶剂型或小剂量间断应用,同时进行充分的抗酸治疗和加强黏膜保护剂。

综上所述,我们如果能够克服消极情绪、工作压力、不良个性与现实困境对自身的影响,就会令消化性溃疡出现的概率大大减少。

治胃病,思想工作别忽视

众所周知,大多数胃病多是慢性疾病,不仅症状繁多,而且病程长。患者如要痊愈,需要付出很多财力和心力。为此,我们需要在以下方面做出相应的努力。

1. 了解病情,确定自我方案

患上胃病,应该及时了解自己的情况和发病根源,有针对性地适当调适一下自己的生活习惯。去医院就诊当然是第一选择。医生需要通过仪器的检查,根据出现症状的部位来诊断,对于急症的治疗通常采用消炎、止疼的方法,对于慢性患者可能采用其他的治疗手段。由于患者对疾病的性质了解甚少,病急乱投医,很容易走入误区,以为胃炎、肠炎等慢性炎症,服用一些消炎镇痛之类的药物就可以解决问题,其实不然。所以患者一定要先了解自己的病情,才能有针对性地治疗。

2. 端正思想,忌急求稳

对于慢性疾病的治疗,患者应摆脱急于求成,快速治愈的心理,同医生密切配合,在辨证施治、对症用药、综合调治的基础上,按时服药,心情平稳,调整饮食,从根本上寻求病因标本兼治,方可治愈慢性胃肠病。

3. 摸清方向，事半功倍

中医对慢性疾病的治疗有其独到的理论见解和治疗方法。在治疗过程中，只要专家辨证清楚，用药准确，方法得当，对慢性胃肠病的治疗可达到彻底治愈的目的。

做好上述工作，胃病患者便可以为自我治愈打下良好的基础，更快地走向生命的坦途。

洗胃患者的心理护理

所谓洗胃，是指通过口服或胃管注入的方式，将洗胃液体注入患者体内，使其通过与进入胃部的毒物混合，最终达到减少毒物对身体伤害的一种治疗方法。洗胃多用于服用有毒物质的患者。很多患者对洗胃有恐惧感，从而导致特殊的心理变化。经分析有以下几种心理因素：

（1）消极悲观心理。很多患者由于各种精神上的打击或遭遇多种挫折的阴影，思想负担沉重，在面临病患时，心理承受能力变得极差，从而变得绝望、厌世。

护理：应相信医生，放松心境，尽量往好的方面去想，走出悲观的情绪；也可以做深呼吸，与家人或医生谈心，转移注意力。

（2）紧张恐惧心理。有些患者缺乏对先进仪器的科学认知，缺乏对洗胃操作过程的认知或对自己的病情以及所服药物性质都不了解，对洗胃仪器感到恐惧。

护理：多听医生的解释，增加对先进仪器的科学认知，消除顾虑；同时，在仪器进入体内时，积极配合医生的工作，做吞咽动作，缓解痛苦，消除紧张情绪。

（3）插管的痛苦。胃管在插入过程中由于身体对外来物的排斥，会产生恶心感。患者会感到剧烈的疼痛、强烈的不适，难以忍受而不能很好地配合医生进行接下来的治疗。

护理：这样的患者在治疗前应提前向医生询问，初步了解治疗过程中可能产生的各种不适，给心理打个预防针，将心理调适到最佳状态。在治疗的过程中，谨听医生的嘱咐。

心理因素是洗胃患者最常见的问题。耐心细致的心理疏导将会为患者的治疗带来莫大的帮助，可以尽快地帮助他们摆脱洗胃带来的烦心和沮丧，从而以一种崭新的面貌生活。

养花种草也能养胃

养花种草是一项极富情趣的休闲活动。很多人的家中都会摆上几盆漂亮的花草来美化环境。不仅如此，养花还是健胃养生的一种重要方式。

（1）在人们的印象中，花草都是生命的象征，都是美好的事物。置身于芬芳、优美、静谧的花丛中，花卉的芬芳会使你头脑清新，精神振奋。这一点对于胃病患者相当重要。因为愉悦的心情可以使肠胃处于一种放松的状态中，减少胃黏膜受刺激的次数。

（2）花香中含有一种叫作芳香油的物质，它不仅可以起到杀菌、净化空气的作用，还能够调节气血、保证气血的畅通。气血畅通可以为胃部正常运行提供必要的营养，帮助胃部生理功能完成协调与提升的工作,从而减少胃病发生的概率。

(3)养花种草还是一项轻松有趣的体力活动。人们可以通过此项活动来舒活筋骨,增强体质。对于养花人来说,眼见自己精心培育的花草从小小的种子一直成长为枝繁叶茂、艳丽怒放的鲜花,会令人置身于收获的快乐之中。很多老年人可以从此找回年轻的心,为工作压力所困的白领们也可以在置身花海之际令自己紧绷的心得以舒展。

心情舒畅是胃肠恢复生理功能的重要保证。它不仅可以使胃肠处于放松的状态,减少外界对胃肠的刺激,还可以大大减轻精神因素为患者带来的压力。由此看来,养花种草不愧为一举两得的科学养生方式。

男人更需要以"心"养胃

近代医学专家发现了这样一个很奇怪的现象:人在15岁以前和55岁以后,胃溃疡和十二指肠溃疡的发病率男女差别不是很大。而在这两个年龄段之间,男女发病率的比例达到3:1。

是男人的胃没有女人的胃强健吗?显然不是,那是什么原因导致这样的现象出现呢?主要原因在于男人大多喜欢喝酒、抽烟、饮咖啡,不定时定点地吃饭,经常在餐桌上狼吞虎咽、暴饮暴食,这些不良生活习惯导致胃超负荷地承受巨大的压力,长久地遭罪受苦。其次,男人承受的生活压力和工作压力要远远大于女人,大脑皮层不断重复地受到不良刺激,很容易引起胃的各种病变。有研讨者在针对2万多名中年男性的健康调查中发现,中年男性胃镜检查异常高达90%。胃病位居所有疾病的榜首,几乎每个受检男性的胃部,都有过胃酸反流、十二指肠溃疡等问题。对此,专家分析说,由于受到社会竞争环境和生活饮食结构的影响,中年男性成为胃病的主流发病群体,多数中年男性都会在不同程度上患有胃病,尤其是胃溃疡。

所以,繁忙的中年男性更需要注重以"心"养胃。具体来说,就是要注意以下几个方面:

(1)在日常生活中要注意劳逸结合,注重精神调节,适时消除紧张情绪。

(2)尽量选择一些柔软、稀、烂、加工精细的食物,这样的食物可减少胃肠蠕动的时间,对胃病患者会更好一些。

(3)少吃黏稠的东西,比如糯米制成的食品,尽管口感软、烂,但不易被吸收,长久地潴留在胃肠中,不利于胃肠的蠕动。

孩子应防"学习性胃病"

一提到胃病,人们头脑里首先出现的一定是那些工作无规律的成年人和免疫抵抗力低的老人。但是,胃病已不仅仅是成年人的专利了,很多孩子,尤其是初、高中生也都会患上胃病。

也许你会好奇,孩子正是长身体的时候,怎么会得上这种慢性疾病呢?这主要是因为现在的孩子,无论是小学、初中、高中,学习和生活的压力都很大。当功课繁忙、学习压力大时,孩子们就会很容易产生逆反、烦躁等情绪。久而久之,随着学习上的压力逐渐增大，精神上的压力会逐渐影响到孩子的身体健康，使之出现胃病等症状，严重时还会出现一上学孩子就胃疼、胃酸等反应，这便是"学习性胃病"。

学习性胃病对孩子的身心健康都有一定的影响，而很多家长往往过分看重孩子的学习成绩而忽略了这些。其实，家长们应该提高预防的意识，及时与孩子沟通，舒缓他们心理上的压力，让孩子能够更加健康地学习和生活。

因此，为了避免孩子由于压力过大而影响身体健康，家长应及时关心孩子的心理，了解孩子学习和生活中的困难，帮助制订出合理的方案。

第四章 健康运动送你好胃口

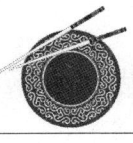

好胃口是养出来的，运动就是很好的养胃方式。合理的运动不仅能增强胃肠道蠕动，促进消化液的分泌，还可锻炼膈肌和腹肌，促使膈肌上下移动，加大腹肌的活动幅度，按摩胃肠道。因此，常运动的人胃功能会更好，胃功能好了，胃口自然也就好了，而不常运动的人，胃功能虚弱，不仅难以拥有好胃口，还容易患上各种各样的胃病。

动一动，做做健胃小运动

想要健康的胃，自然离不开运动。然而，现代人生活和工作的节奏越来越快，常常抱怨没有时间运动，消化功能自然好不起来。一些简单的小运动既不费时也不费力，你完全可以从忙碌的工作和生活间隙抽出时间来做一做，登上健胃运动的快车。

多做鼓腮运动有助胃消化

当人体分泌的消化液减少，人的机械性消化功能就会减弱，很容易造成消化不良，脾胃虚弱的症状就会出现。出现这种症状时，千万不要慌，多做鼓腮运动，就能够改善它。因为鼓腮运动可以使口腔内的唾液分泌加快和增多。大量唾液进入胃，可以帮助胃消化食物。

其实，鼓腮运动并不复杂，就是指空口反复鼓动两边腮部。具体的做法如下。

（1）闭住口唇向外吹气，直到腮部鼓起，反复进行这样的动作。

（2）上下齿轻轻相叩。

（3）用舌尖轻舔上腭，用舌头摩擦口腔内侧的牙龈，让舌头在舌根的带动下在口腔内前后蠕动。

此外，我们还可以仿效吸气球的动作来做鼓腮运动。具体的做法是：

（1）嘴里含气，鼓起腮帮。

（2）把嘴唇紧闭撅起。

（3）用力收紧腮部，感觉两腮肌肉内凹，贴近上下磨牙间，同时嘴唇保持自然缩紧状。

不过，我们在做鼓腮运动时，最好同时用双手五指轻轻按摩腮部，或用两手空心掌同时由上而下轻击颊部，这样一来，不仅能增强鼓腮运动的效果，还有助于预防腮部肌肉萎缩。

在日常生活中，老年人容易出现消化吸收能力差的状况，他们的食管和胃黏膜都存在着不同程度的破损。为了改善这种情况，老年人最好多做鼓腮运动。

此外，年轻人也应该成为鼓腮运动的发热友。这是因为鼓腮运动不仅能够帮助青年人消化食物，还可以帮助其美容。青年人如果能够认真地坚持做鼓腮运动，便可以做到一举两得。

办公族练习松肩改善脾胃滞气

对于大部分办公族来说，由于双肩不能完全放松，颈椎与胫后肌长期处于前屈或僵直的状态，所以很容易造成体内脾胃滞气、胃部胀气、消化不良。

下面，我们具体介绍几种常见的松肩运动：直立松肩、双肩绕环、拍肩膀、拉颈松肩、肩膀转圈、开肩、左右弯颈松肩、前弯颈松肩和后弯颈松肩。

1. 直立松肩

直立松肩的具体做法是：上身挺直，将肩膀使劲往上耸，尽量去碰耳朵；吸气，屏住，默数10下后，再呼气放松，双肩自然落下。重复做15次直立松肩，可使颈、肩部肌肉放松，缓解疲劳酸痛。

2. 双肩绕环

双肩绕环的具体做法是：上身挺直，两臂下垂，让双肩尽量往后延展，以肩关节为中心做环绕动作；双肩用力向后转动约10次，稍停，再向前转动约10次。做双肩绕环运动可松弛肌肉、缓解紧张、消除疲劳。

3. 拍肩膀

在工作之余，可将左手握拳拍打右肩膀，右手握拳拍打左肩膀，连续拍打20下。拍肩时的振动和刺激，可使肩颈肌得到放松，消除对神经根的压迫，解除生理、心理紧张程度。

4. 拉颈松肩

拉颈松肩的具体做法是：首先，笔直站立，两脚与肩同宽；低头后，下额紧贴身体；接着，抬头，挺胸，往左边侧头30秒，然后，再将头向右侧约30秒；每个方向都持续30秒，以拉伸颈部肌肉。

5. 肩膀转圈

做肩膀转圈运功时，坐在椅子上或放松站立均可。两手自然下垂，手指自然伸直，肩膀用力由后向前转圈（具体的转动方向是：后—上—前—下—后）；之后再由前向后转圈。由后向前的转圈和由前向后的转圈运动各做100次，做时动作要缓慢柔和。

6. 开肩

走路时双手随步伐前后摆动就是开肩运动。手摆动的水平高度在肚脐和胸之间，大约在中脘（肚脐正上方大约4寸处）、上脘（肚脐正上方大约5寸之处）的位置。走路的步伐不要太快，要像散步一样放松，手指要自然伸直，全身放松。开肩运动是在走路的过程中完成的，因此可在上下班走路时做，每次最好持续30分钟。

7. 左右弯颈松肩

左右弯颈松肩运动的具体做法是：先两脚站开，与肩同宽；然后向右弯腰、脖子跟着弯曲，弯曲幅度愈大愈好，至少要让耳孔朝向地面。如此一右一左地弯曲脊椎，就像一根弹簧一样。一右一左要刚好配合一次呼吸。有慢性鼻炎、头痛的人，做300下左右的左右弯颈松肩运动，效果更好。

8. 前弯颈松肩

前弯颈松肩运动的具体做法是：两脚站开，与肩同宽，然后两手手指交叉，掌心向下。身体一边向前弯，一边配合呼气，尽量使掌心贴近地面，逐步到最后可以贴到地，然后直起来。

9. 后弯颈松肩

后弯颈松肩运动的具体做法是：两脚站开，与肩同宽；身体向后弯，先使脸朝上，再尽量使头部往后靠，使身体形成一个反弓字形，胸腹朝天，腰脊朝地；此时边吸气或边呼气皆无不可,向后弯曲后,接着恢复站姿。

从今天开始,办公一族要开始做松肩运功,让自己远离脾胃滞气的威胁,拥有健康的胃。

散步可对胃进行有效"按摩"

散步是我国的传统健身方法之一,中国自古就有"饭后百步走,活到九十九"的俗语。饭后散步有益健康,首先要归功于其对胃的自然"按摩",通过这种"按摩",不仅能帮助食物消化,还能增强胃动力,促进胃健康。

具体来说,散步就是指闲散从容地行走。通过闲散和缓地行走,四肢自然而协调的动作,人们全身的关节筋骨便可以得到适度的运动,人们便可以变得经络畅通,气血流畅。此外,散步的姿势也非常重要,正确的散步,应该是抬头挺胸,迈大步,双臂随步行的节奏有力地前后交替摆动。

各种年龄阶段的人都可以进行散步运动。对于胃肠疾病患者和年老体弱这些身体条件较差的人来说,散步发挥的作用更大。因为散步时,心肌为了适应运动的需要会加强收缩,血液输出量增加,血流加快,进而间接地按摩了心脏,能防治老年人心功能衰弱。此外,散步对于脑力劳动者的帮助也很大。因为散步时,不仅可以缓和紧张的神经肌肉,还可以加速血液循环,增加大脑的供氧量,而随着血液循环加快而产生的热量则可以提高人的思维能力。

散步的最佳时间是饭后和清晨。饭后散步能健脾消食,延年益寿。清晨起床后,我们可以选择在林荫道等空气清新、环境清静的地方散步。散步运动的强度要因人而异,走到稍稍出汗,通常就能达到锻炼和健身的目的。而中老年人选择散步按摩胃时,应由少到多、由慢到快,循序渐进。快步走时的心率以不超过每分钟100~110次为宜。

光脚走路健胃法

脱掉鞋和袜子,脚就自由了、解放了,踩在地上更是让人有一种真实的感觉。很多人喜欢光脚走路时洒脱和自由的感觉。殊不知,光脚走路在让人感受到洒脱和自由的同时,还具有健胃的功效。

脚部血液循环的好坏与全身血液循环密切相关。光脚走路能使足底肌肉、经络、韧带及神经末梢,与地面的沙土、草地以及不平整的卵石面接触和摩擦,进而有效地按摩脚底板,促进胃部的健康。

光脚走路的具体做法是:光着脚,在家里干净的地面上、公园的草地上或铺有鹅卵石的小径上走路。若是能在类似鹅卵石的钝性凹凸路面上行走,则按摩效果更佳。有条件的人,可以每天光着脚在干净的鹅卵石道上走半个小时。

光脚走路时还可以选择倒着行走的方式,这比正行更能够促进胃部健康。不过,在光脚倒行走路时,需要做好以下细节:腰身要挺直或略向后仰,绷紧腹肌。这样一来,脊椎、脊背肌都承受比平时走路时更大的重力和运动力,使脊椎、背肌和腹肌受到锻炼,可促进胃肠蠕动和胃液分泌。

光脚走路除了健胃功效外,还有利于足部汗液的分泌和蒸发,防止脚气。人体积存过多的静电对健康有害,经常光脚走路能使多余的电以脚为导体得到释放,对人体有益。

倒立放松健胃法

20世纪90年代风靡欧美的倒序运动逐渐传入我国,并在青年人之中开始流行起来。我们熟悉的倒立、爬行、倒行、赤足走路等均是倒序运动家族中的成员。在众多成员当中,倒立在青年人中的呼声最高。

倒立不仅是一项深受大家喜爱的娱乐活动,还具有健身的功效,尤其是对胃的健康有很大的帮助。一些身体素质较好的胃病患者,还可以考虑采用倒立放松健胃法来改善胃的病况。

倒立是一项循序渐进的活动。所以,在开始自己并不熟练的情况下,可以将练习的地点选择在床上。具体做法如下:

(1)面对墙壁跪坐在床上,以头支地,两手与肩同宽,撑在头前。

(2)两脚支地,一脚抬起在空中向后摆,另一脚跟随,两脚靠在墙上呈倒立姿势。然后保持这个姿势一段时间后,两脚自然落地。

刚开始练习倒立时,保持倒立姿势的时间不要太长。

需要注意的是,练习倒立时,最好选择双人大床,单人床存在着摔下来的危险。双手的宽度与离头的距离以自己感觉舒服,能很好用力为宜。

当上面的倒立练习熟练后,便可以选择难度更大一些的倒立动作。具体的做法是:

(1)平躺,从脚底→脚跟→小腿后面→两腿弯→大腿后面→腰部→背部→后颈,依次支撑起身体。

(2)保持5秒后,缓慢放下。

当掌握了适当难度的倒立动作之后,我们可以向练习最高难度的倒立进军。其具体做法如下:

(1)身体直立,左脚前迈约60厘米,膝盖自然弯曲。

(2)双手着地,头顶着地,左腿向后伸直使双腿并拢起来。

(3)用脚尖慢慢地向前移动,到达规定的位置时,腰部向前提高再放下。

在做最高难度的倒立运动时,需要注意把头和手始终固定在同一位置上。

倒立时,头和两手支撑,形成一个三角形的支撑点,这个动作相对比较安全。但也要注意以下几点:

(1)如果完全没有倒立的经验,刚开始练习时最好请家人或朋友在一旁协助,以防发生意外摔伤。

(2)饭后2小时内或喝水过多时不宜做倒立运动。

(3)做完倒立后不宜立刻休息,最好稍稍活动后再休息。

(4)血压过高以及其他心血管系统有病者禁止做倒立运动。

(5)长时间的倒立会引起血液倒置,让脑部的压力增大,会对脑部造成伤害。因此,

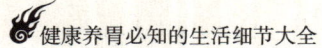

倒立的时间不宜过长，最好是在1分钟之内。

倒立不但有助于胃健康，还能放松躯体，改善头昏眼花的症状，缓解两腿无力等疲劳现象，还对内脏下垂、痔疮、下肢静脉曲张、脚肿、腰部酸痛等病症有治疗和辅助治疗作用。

跳跃运动养胃法

跳跃运动是一种很好的健身运动。经常进行跳跃性锻炼可以增进身体健康，增强体质。通过跳跃运动可以使胃部消化器官得到保健性震荡，相当于为其做了一次免费按摩。所以经常跳跃也可收到养胃护胃的功效。

跳跃运动的方法很简单，反复上下跳动即可，而且不受运动场地和时间的限制。原地单脚左右轮流跳或双脚跳都行。下面，我们介绍三种跳跃运动：

1. 拍手跳跃运动

具体练习方法是：半蹲，两腿开立与肩稍宽，两臂屈于胸前，双手握拳。然后向上跳起，这时，两臂转换成侧举。跳至力所能及的最高处时，双臂上举至头上，并击掌一次。最后，下落还原至半蹲。

2. 直腿跳跃运动

具体做法是：从深蹲开始摆臂蹬地向上跳起，下落缓冲还原到深蹲。

3. 收腹跳跃运动

具体做法是：从半蹲开始摆臂跳起收腿收腹，下落还原到半蹲。

跳跃锻炼有许多练习的形式，我们只要选择1~2种，每周坚持练习1~2次，就能取得较好的锻炼效果。另外，在练习跳跃运动时，循序渐进的原则也是非常重要的，不仅练习前要先活动关节，练习后也要做好放松活动。

瑜伽健胃操

瑜伽起源于印度，梵文意思是"结合"或"合在一起"。瑜伽的基本理论是：只有当人体的各个系统，各个方面必须最大限度地统一起来，结束身心"分离"的状况，生命资源才可真正凝聚起来，造就和谐的内环境，进而达到真正健康的境界。

如今，工作压力大、饮食没有节制、生活没有规律，都会导致肠胃不顺。这时，练练瑜伽，可以有效地改善肠胃不顺的状况。

下面为大家具体介绍几种瑜伽健胃运动。

第一种瑜伽健胃操的做法如下：

（1）仰卧，右膝弯曲，双手抱住右膝向腹部上面拉。

（2）吸气，并把右膝按在腹部。

（3）呼气，左腿保持伸直，抬头，并用头去触膝，保持10~15秒。

（4）恢复成仰卧。

（5）双手抱住双膝，把双膝向胸部压。

（6）呼气，抬头触膝，深呼吸4次。
（7）恢复成仰卧，放松之后，重复左腿。

第二种瑜伽健胃运动的做法如下：
（1）蹲下，双手放在膝上，左膝弯曲，并放在地上。
（2）吸气，将躯干尽量转向后方。
（3）呼气，把下巴放在肩头上，两眼注视身后，慢慢恢复原来蹲下的姿势。
（4）弯曲右膝，在另一方向做同样的练习。

第三种瑜伽健胃运动的做法如下：
（1）站立，两脚间距离与肩同宽。
（2）吸气，脚尖踮起，两手交叉上翻，举过头顶，伸展身体。
（3）头向上抬，双眼注视手背，呼气。
（4）双脚脚跟慢慢着地，背部向下延展。
（5）吸气，提脚跟，向上抬起身体。
（6）呼气，手臂侧平举打开，恢复成站立的姿势。

第四种瑜伽健胃运动的做法如下：
（1）俯卧，两手掌平放在胸两侧的地板或垫子上。
（2）吸气，两臂伸直，抬起身体，保持几秒钟，并呼气。
（3）吸气，把头转向左方。
（4）呼气，两眼注视右脚跟。

第五种瑜伽健胃运动的做法如下：
（1）仰卧，双手和小臂平放在地板或垫子上。
（2）头和胸同时向上抬起，顺畅呼吸。
（3）保持上面的姿势，微闭双目，放松休息。
（4）恢复成起始姿势，重复同样的动作。

第六种瑜伽动作的做法如下：
（1）趴伏在地上或垫子上，两腿并拢。
（2）胸部慢慢抬起，同时两臂伸直，掌心向下，放在头前。
（3）双手肘部弯曲，用两手掌托住下巴。
（4）保持上面的姿势，平稳呼吸，放松休息。

练习上面介绍的瑜伽时，还需注意以下事项：
（1）早晨空气好，大脑比较清醒，肠胃活动停止，因此最好选择在早晨练习瑜伽。
（2）练习瑜伽时不要穿太紧的衣服，要穿合身舒适的衣服。
（3）避免在坚硬的地板或太软的弹簧床上练习瑜伽，在家练习时，最好在地上铺上毛毯或瑜伽垫。
（4）瑜伽练习后不要马上进食，至少要等到半小时后再进食。食物方面最好选择清淡、不油腻的食物。
（5）刚开始练习瑜伽时不要着急，要循序渐进。
（6）练习瑜伽并不在于时间的长短，而是要持之以恒，那种想起来时练一下的做法肯定起不到健胃作用。最好的做法是每天坚持练习 10~15 分钟。

值得一提的是，并不是每一个人都能准确无误地做出所有的瑜伽动作，当做不出某些瑜伽动作时，不要勉强自己，只要掌握瑜伽练习的要领，按照自身的身体限度进行练习，就会有一定的健胃功效。

踏步击腹养胃法

踏步和击腹都是极为简单的两种运动，但如把这两种运动结合起来，其收到的养胃健胃功效就不一般了。踏步击腹简单易学，室内室外均可操练。其具体做法如下：

（1）两脚分开站立，全身放松。嘴稍微合住，眼睛稍微闭上。同时，舌抵住上腭，排除所有的杂念，意守丹田。

（2）意念以脐为中心呼吸周边的气。也就是说，当吸气时，意念中要想着气从前后、左右、上下 6 个方向不断地涌入脐内，呼气想象着气由体内散发至外部周身。

（3）在原地踏步的同时，用双手沿着食管、胃、肠方向轻轻地拍打，意念跟随手的动作。

（4）做踏步击腹运动大约 30 分钟后，停下来，把双手搓热后擦面。

踏步击腹时应抬头挺胸、摆平下巴、呼吸适当，而且最好在早晨做踏步击腹，一般 30~40 分钟即可。

跳舞健胃法

跳舞养胃法是通过舞蹈活动来达到养胃护胃的目的。舞蹈是人类最早的艺术表达形式之一。在我国的金元时代，舞蹈已经成为一种专门的治病方式。而今，舞蹈更是深受人们喜欢的运动疗法之一。无论是健康的人还是体弱患病的人，都越来越认可舞蹈的防病治病作用。

运用舞蹈来健胃，既可以选择亲自跳舞来健胃，也可以选择观赏舞蹈来健胃。其中，民间舞是在群众中广为流传的舞蹈。我国民族众多，民间舞的形式更是多种多样。就拿汉族来说，秧歌舞、红绸舞、扇子舞等都是广为流传的民间舞蹈，而且这些民间舞更适合中老年人。现代舞蹈则是集舞蹈艺术、音乐和体育锻炼于一体的健身舞蹈，交谊舞、迪斯科等都是中老年人喜爱的舞蹈。其中，迪斯科舞是一种可以即兴发挥的自由舞蹈，于 20 世纪 80 年代在我国兴起。跳迪斯科舞时，身体摆动的幅度较大，四肢的伸屈也灵活有力，可以锻炼全身大大小小的关节，如颈、肩、肘、腕、指、腰、膝、踝等，进而防治腰腿疼、肩周炎和颈椎病。同时还有助于锻炼颈、肩、背和上下肢肌肉的力量。交谊舞则是国际间广泛流行的舞蹈，节奏明快。人们在跳交谊舞时动作轻盈大方、气氛热烈，能给人带来快乐，使人忘掉忧伤。另外，我国的古典舞蹈如《丝路花雨》《敦煌彩塑》等有一定的难度，要求跳舞者眼手身法步的紧密配合，具有更高的健身效果。

上面的三种舞蹈都是不错的健胃运动，有兴趣的人可以根据自身的情况和个人的兴趣选择适合自己的舞蹈，在跳舞中调理身心，进而达到健胃养胃的目的。

运用跳舞来健胃时，还需要注意选择宽敞通风、温度适宜的跳舞场所。因为过小或

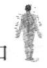

人员拥挤的舞场,空气容易变得混浊,不仅会让人有憋气的感觉,还会成为呼吸道传染病的传播地。

另外,跳舞时有些人会有眩晕、头胀、倦怠或胸闷的感觉,这大概是因为他们做了过度旋转、摇摆或肢体关节扭动的舞蹈动作。因此,跳舞时应尽量避免这些动作。中老年人或患有高血压、心脏病的人尤其要量力而行,少做过度旋转等容易导致不舒服感觉的舞蹈动作。

跳舞虽具有养胃功效,但如果整日沉溺于跳舞,就会给人的身心健康带来危害,当然也不利于胃健康。因此,每次跳舞的时间不宜太长,要掌握好间歇。

伸展背脊可使胃舒服

腰背结实挺拔,人就会显得很有朝气,而腰背弯曲,会严重影响形体美。很多人想要拥有挺拔的腰背往往是出于美的考量,然而腰背的挺拔情况和身体健康有着密切的联系。比如,粗腰的人常常会有胃痛的症状,而胸部偏左弯或偏右弯,背部不挺拔的人,则多为胃功能虚弱者,因此粗腰和背部不挺拔,影响的不仅仅是美观,还提醒着我们胃功能可能出现了不好的状况,需要采取一些措施去改善自身的健康状况。

面对这种情况,我们可以用伸展背脊来解决。如果条件允许,工作疲劳时,肩膀僵硬时,可以稍微做一下吊单杠,通过它来伸展背脊。吊单杠的时间以1分钟为佳,体力较差者可以一次做20秒。一天吊4~5次单杠效果最好。如果没有单杠设备,两个人可以面对面互相撑住对方的手掌心,然后伸展背脊。

另外,我们也可以通过俯身运动来伸展背脊。具体做法是:放松全身,弯曲双膝,臀部下垂,上身向前伸展。需要注意的是,做俯身运动时,重心应放在双脚上。

总的来说,伸展背脊运动不仅可以改善腰粗和腰部不挺拔的状况,还可以缓解胃痛,改善我们的胃功能,使之更加强大,从而还我们一个健康的胃。

简单摆姿势轻松调养胃

适当的运动可以改善血液循环和新陈代谢,增强肠胃蠕动,然而有人说,我就是没有时间运动,忙了一天,即使有时间,我也不想运动,只想静静地休息一会儿。也有的人是懒得运动,即使有大把的时间,也不想运动。对于这些没有时间运动的忙人和有时间却不想运动的懒人来说,要想拥有健康的胃,不妨摆一些简单的姿势,同样也可以起到很好的作用。

1. 弯膝姿势

弯膝姿势的具体做法是:站立,双脚分开,与肩同宽。同时,身体微微向前倾,双手轻轻地搭在双膝上。然后,深呼吸,并在吐气时缓缓收缩腹部肌肉,使腹部肌肉向内凹陷,并保持此姿势5~20秒,然后,顺势将肺部气体排出。稍作放松,重复同样的做法4~7次。

需要注意的是,在收缩腹部肌肉时,不要太过用力,勉强用力会造成不适。保持该

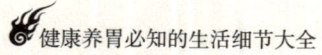

姿势时不要憋气，而是要自然放松。

2. 双手撑地姿势

双手撑地姿势的具体做法是：俯卧在床上或地板上，前额轻轻触碰地面，双腿伸直，两手弯曲与肩同宽，双手掌心向下，肘部靠近身体。然后，用双手支撑，头部和胸部缓缓抬起，而双腿仍与地面相接触，直到感到胸腹完全展开时，双腿再离地。大约保持这种姿势10秒，放松片刻后，再重复同样的做法3~5次。

3. 双膝跪地姿势

具体的做法是：双膝跪地，上半身直立，双手自然下垂，慢慢坐下，使全身的体重完全压到脚踝部，然后将双手放在双膝上。保持这样的姿势大约30秒，放松片刻后，将上半身轻轻向前倾斜。休息片刻后，重复同样的动作3~5次。

以上三种运动不仅运动量不大，而且简单易做，没有特定的时间和地点的限制。但需要注意的是，在摆这些姿势时，全身要放松，呼吸要保持自然。

单举也可调养脾胃

单举调养脾胃？相信自己的眼睛，你的确没有看错，这里要讲的就是如何通过单举来健胃养胃。不过，这里所说的单举并不像表面上看起来那样简单，因为在小小的单举中也有着大道理和严格的要求。

我们首先来看一下动作步骤。

（1）两脚平行站立，与肩同宽，同时全身放松。

（2）左臂上举，掌心朝上，缓缓极力上撑，右臂掌心向下，缓缓极力下按。

（3）两掌收回，落于腹前，指尖相对，掌心向上。

（4）换右臂上举，动作要求与左臂同，方向相反。

乍看上去，这些动作要求和步骤并不难做到。可实际上，这里的单举要领就在于通过肢体导引动作以牵动脏腑，调理脾胃运化，所以你如果只把功夫做到胳膊或手掌上可就大错特错了。单举这一动作虽简单，可其出处可是有讲究的。八段锦里就有"调理脾胃须单举"一式，所以这里的单举也可算是取自八段锦的一个小单招。

在八段锦中，对这一式的要求是："力在掌根，上撑下按，舒胸展练，拔长腰脊"。也就是说，无论是在手掌上举时还是下按时，力量都要传到手掌根部。同时还要保持扩胸展体，拔长腰脊。当两掌收回时，要松腰沉髋，身体重心下降，两膝关节微屈，两臂屈肘外旋，落于腹前，指尖相对，掌心向上，目视前方，整个动作过程要柔和舒缓，轻松自然，体态安详。

由于动作简单，所以功夫到不到家就成为直接影响健身效果的因素。正确的动作，肩部伸展可舒展胸腔、拉伸腹腔，使脏腑器官得到相应的伸拉；肩部沉按，可以增加胸肋的压力。如此反复地伸拉和按压，对人体内脏均能起到有效的按摩保健作用。但如果动作不到位，如两臂伸直，肩关节上撑下按用力不充分，就会使得两肩与胸廓的伸拉、按压不舒展，使健身作用局限于上肢关节功能的改善，从而抑制和削弱了对脏腑的保健作用。

凤摆头健胃法

"凤摆头"实际上只是对这一小动作的形象称呼,并没有指其出处、动作多么复杂的意思。只要你接着往下看,相信不出5分钟你也可以学会,让自己摆起来,动起来。

其具体步骤如下:

(1)站立平稳,两脚与肩同宽,全身放松,调整呼吸。

(2)右脚向前伸出,左手从本前移至印堂穴(人体面部两眉头连线中点),同时右手向身后移,身体向右转腰直至极点。需要注意的是,左手掌心对着额头印堂穴约2拳的距离,右手掌心在身后正对着腰尾椎,距离同样2拳左右。

(3)上身向右转回正前方,左手向前下方划去,并转到身体的左侧;同时迈左脚,换成右手对着额头印堂穴,左手对着后腰尾椎部位。

(4)同样的动作重复多次练习。

对具体的步骤有所了解之后,你就会发现其实这套小动作并不难学,其要领主要集中在转腰上,左右手的交替也主要是为了最大限度地带动腰部运动。适当的腰部运动不仅有助于提高腰部的灵活性和柔韧性,更能有效地刺激按摩腹腔内脏腑。这套凤摆头运动,由于加上了双手左右开弓的协助动作,不仅最大限度地拉伸了腹腔,同时使腹腔以上的胃部得到了挤压按摩。每天坚持摆一摆,能够很好地促进胃肠蠕动,增加胃动力及胃排空速度,并且还具有缓解便秘的疗效。只要能够坚持练上一段时间,相信你会发现,胃肠舒服了,心情舒畅了,胃口也开了,身体自然越来越棒了。

体侧运动养胃法

体侧运动也是一个很好的健脾胃的小方法,是因为在扭腰、转腰的时候都能够活动到胃脏,能够缓解胃部胀气和嗳气的症状。

以下四套动作都是围绕着体侧出发来健胃养胃的,既可以四套一起练习,也可以只选择其中某一套动作练习。全套练习时,动作的顺序也可以打乱。总之根据自己的情况灵活选择就行。

第一套体侧步骤如下:

(1)身体站直,放松。

(2)左脚向侧一步成开立,同时两臂侧举。

(3)重心移至左腿,右腿后屈,同时右臂上举,左手触右脚跟,眼看左手。

(4)身体向右侧屈,同时左臂上举,右臂屈肘于体后。

(5)还原成直立。

第二套体侧步骤如下:

(1)身体站直,放松。

(2)左脚向侧一步成开立,左手叉腰,右臂上举,同时身体向左侧屈一次。

(3)还原成直立。

（4）身体向左侧屈。

（5）上体还原成直立，同时左臂上举，右臂下拉至肩侧屈。

（6）还原成直立。

第三套体侧步骤如下：

（1）身体站直，放松。

（2）左脚向侧一步成开立，同时两臂屈肘经腰推至左肩前举，右臂上举。

（3）上体左转90°，同时左臂侧屈，手背贴于后腰，右臂在胸前平屈，指触左肩。

（4）上体右转180°，同时两臂经水平向右摆动至左手胸前平屈，右臂侧举，目视右手。

（5）还原成站立姿势。

第四套体侧步骤如下：

（1）身体站直，放松。

（2）左脚向前一步，同时两臂胸前屈。

（3）右腿并左腿，同时前臂向内绕至前举。

（4）屈腿，同时上体右转90°，左臂前举，右臂胸前平屈后振，目视右手。

（5）还原成站立姿势。

（6）左脚向侧一步成开立，同时上体左转90°，两臂经侧至侧上举。

（7）还原成站立姿势。

以上就是围绕体侧而展开的小运动。平时练习时，我们可以选择其中一套，然后再配合着其他部位的运动来做，比如体侧和跳跃组合，或者体侧、跳跃加扭腰等。总之，这些小运动的最大优点就在于方便简单灵活，完全可以根据自己的需要配置整合出一套属于自己的小运动。熟悉以后坚持练习就行了。

活动舌头健肠胃

与之前的运动相比，下边将要为大家介绍的动舌养胃法，可以算是最懒的招儿了，省时省力还不占地方，不管坐着、站着还是躺着，都能练习。总之只要随身"带好"舌头，不管到了哪都能舌随心动，想动就动。

这里主要先介绍三种动舌法，其各自步骤操作如下：

1. 伸缩法

方法：伸出舌头，然后缩回，尽量将舌尖舔到咽喉部位。重复以上动作，一伸一缩为一次，做36次。

2. 搅动法

方法：将舌尖伸到牙齿外侧，尽量向上、向左、向下、向右伸出，舔到周围的牙齿部位。如此搅动为一圈，共做36圈。

3. 拉长法

方法：将舌头尽量向外伸长，向上尽量舔到鼻子，向下尽量舔到下巴。一上一下为一次，共做36次。

第四章 健康运动送你好胃口

以上动作都极为简单,但 36 次做下来舌头还是会又酸又累,所以如果一次不能做够 36 次,那就循序渐进,一开始初步做到舌头微酸就行,之后再慢慢增加次数,直到能够达到 36 次为止。

也许,你此时还会有所疑问,难道真的只动动舌头就可以达到养胃的目的吗?别着急,如果能够再对其中的原理有所了解之后就可以尽释疑惑了。

按照中医的观点,舌体的各部位与五脏六腑有着紧密的对应关系。中医术语一般用"某属某"来说明,比如就舌头而言,舌尖属心,舌边属脾,舌根属肾,舌两旁属肝胆,舌心属胃。即舌尖对应着心,舌边对应着脾,以此类推,而与胃相对应的则是舌心。明白这一点后,如同中医里通过舌头来看病一样,我们也可以通过经常运动舌头,来加强内脏各部位的功能。而以上三种动舌法,又都是以活动拉伸舌心为主的,这就有助于很好地刺激胃肠功能,增强胃动力,帮助食物消化吸收,进而强身健体。

另外,在西医方面,我们也可以找到依据。我们都知道唾液有帮助消化的功能,然而除此之外,唾液中还包含了血浆中的各种成分,如黏蛋白、球蛋白等 10 多种酶和近 10 种维生素、多种矿物质以及有机酸和激素。并且唾液中还有一种唾液腺激素能促进细胞的生长和分裂,加速蛋白质的合成,并能抑制致癌物质的毒性。所以如果经常动动舌头,保持唾液腺的分泌,对于身体也是大有益处的。

活动舌头在中西医方面均有明确的依据。如此,我们便可以放下心中的疑惑,开始让自己的舌头活动起来。

专家推荐的健胃运动

运动健胃由来已久,一些著名的运动如太极拳、八段锦、五禽戏、导引功、瑜伽、推拿按摩等都广为人知,也是养生专家们重点推荐的健胃运动。然而,还有一些功效显著的健胃运动,人们并不是很熟悉。下面,我们就把那些养生专家们推荐的健胃运动罗列出来,让大家有更多的运动选择。

常练太极拳可健胃

太极拳起源于中国,有着悠久的历史,是依据"易经"阴阳之理、中医经络学、道家导引、吐纳而创造的,是一套有阴阳性质,符合人体结构、大自然运转规律的拳术,古人称为"太极"。

太极拳可健脾养胃,调节肠胃功能,增强大小肠蠕动功能,助消化,利吸收,防贫血,除胀气。

下面,我们来介绍练习太极拳时要注意的事项:

(1)以意导气,以气运身,使呼吸、意念与运动三者合一。动作之间要求连绵不断,招招贯穿，整套动作要一气呵成。

（2）头正颈直，口唇自然闭合，下颌向里收，舌放平，眼随手动，手到眼到。

（3）肩要松沉平齐，不可一高一低。肘要松沉微屈，意贯指尖。

（4）以腰为肘，带动四肢运动。腰腹肌转动，胸背肌亦随之转动，带动四肢的缠绕圆转。内外、上下、左右、前后要协调一致，一气呵成。

（5）运动时两腿要分清虚实，随着重心的转移，两足要交替支撑重心，以保持全身的平衡。太极拳易于掌握，只要是空气新鲜、环境幽雅的地方都可以进行锻炼，如林间、公园、水边等都是不错的锻炼地方。打太极拳时，锻炼者全神贯注，能使神经系统的兴奋和抑制过程得到很好的调节，可以治疗神经衰弱。常打太极拳，对预防慢性支气管炎、肺气肿等疾病也有较好的治疗作用。太极拳还可以有效地促进人体内的经络疏通与气血流畅，有利于新陈代谢，增强各器官和人体各系统的功能，从而增强人体对外界环境的抵抗能力。因此，经常打太极拳对心脏血管系统能起很好的作用，能够很好地预防各种心脏疾病、高血压及动脉硬化。

腹式呼吸给胃最好的按摩

人类的呼吸方法有两种：胸式呼吸和腹式呼吸。通常情况下，我们的呼吸方法都属于胸式呼吸，然而此种呼吸方式最大的缺点就在于不能吸入大量的新鲜空气。同时，胸式呼吸也不利于肺的健康。因为进行胸式呼吸时，只有肺的上半部肺泡在工作，占全肺大部分的中下肺叶的肺泡都没有起什么作用。时间长了，中下肺叶得不到锻炼，肺叶容易老化，弹性减退，呼吸功能变差，就会出现一系列的连带反应，最终导致我们身体的抵抗力下降，各种病痛也随之而来。而腹式呼吸就是让腹部参加呼吸的一种呼吸方式。简单说来，就是吸气时用鼻子吸，除了胸廓扩张之外，让肚子也鼓起来，呼气时用嘴，随着胸廓回缩，肚子也回缩。

做腹式呼吸可以选择三种体位：一种是仰卧着做，另外两种是平躺着做。

1. 仰卧着做

具体的做法是：取仰卧位，双膝关节稍屈至舒适位置，两手置于脐上，使小腹回收，同时用脚尖支撑，臀部稍抬起，然后放下臀部，腹部鼓起，如此做腹部一鼓一瘪的腹式呼吸活动，反复做10次。

2. 平躺着做

具体做法是：平躺，双手置于枕后，双膝屈曲。同时向左侧倒，还原，再向右侧倒。反复做10次。

上述两种锻炼法适宜在清晨清醒后、起床前进行。而为了适应人体由睡眠向清醒的过渡过程，练习时动作要缓慢。

3. 平躺着做

具体的做法是：平躺，深吸气，当腹部没有办法再吸气时，屏息3~5秒，再将腹部和肺部的气缓慢吐出，吐气过程不能少于8秒。此种腹式呼吸方法适宜每天晚上睡前进行。

总之，腹式呼吸要做到深、长、匀、细。深，就是每次一呼一吸都要尽全力；长，时间要拉长，节奏要放慢；匀，呼吸要保持匀称；细，就是要细缓，不能粗猛。这种呼吸锻炼，可以使气管保持畅通，扩大横膈的活动范围，增加肺泡的通气量，有利于气体的交换。

养胃常做八段锦

"人未老，脾胃衰"。中国中医养生理论认为，脾胃衰老是人体衰老的第一步。脾胃虚弱，致使"目无所见、耳无所闻、鼻不闻香"等老化现象。而八段锦可调理中老年人的气息通畅，以气养血，虚实平衡，调理中老年人因肝火上升引致的脾胃损伤。

下面，我们先来介绍立位八段锦的具体动作，练习时的注意事项以及各段八段锦的功用。

第一段：两掌上托，两足上提

（1）动作要领：首先，自然站立，两臂自然下垂，两脚分开，与肩同宽，目视前方，全身放松。舌尖轻抵上腭，用鼻子呼吸，双手十指伸展，脚趾用力扒地，足跟、足心微向上提。以上动作是该段动作的预备姿势。接着，两手徐徐自体侧慢慢上举至头顶，两手手指相叉，翻掌成掌心向上。然后，两肘用力挺直，两掌用力上托，同时，两足跟尽量向上提起，使身体犹如悬吊的感觉，并稍停片刻。最后，两手手指分开，两臂自体侧慢慢放下，深呼气。待两臂垂至大腿外侧，两足跟再轻轻落地，还原成预备式。

（2）注意事项：手臂上举时深吸气，两臂放下时深呼气，足跟上提站立稍停时呼吸可稍停顿。

（3）此段功用：升清降浊，健脾胃，增食欲。

第二段：左右拉弓，下蹲成骑马式

（1）动作要领：首先，两脚自然站立，两脚尖并拢，两臂自然下垂于体侧。这是第二段动作的预备姿势。接着，左脚向左横跨一步，两腿弯曲成骑马的姿势，大腿尽可能与地面平行。两臂在胸前交叉，右臂在外，左臂在内，掌心向内，十指张开，眼看左手。然后，左手握拳，拇指伸直，食指翘起向上，使左手成"八"字撑开，左拳缓缓向左推出，直至左臂伸直。同时右手握拳，曲臂用力向右平拉，成拉弓状。肘尖向右侧挺出，双眼注视左手食指。

最后，左拳五指张开，从左侧收回到胸前。同时右拳五指也张开，从右侧收回到胸前，两臂十字交叉，左臂在外，右臂在内，并放松还原成预备姿势。右脚再向右横跨一步，与前面做相同的动作，方向相反。

（2）注意事项：拉弓时吸气，复原时呼气。

（3）此段功用：补肺益气。

第三段：上举下按，同时进行

（1）动作要领：首先，自然站立，两脚分开，与肩同宽，两臂自然下垂至体侧。这是此段动作的预备姿势。然后，右手翻掌从右侧上举，举至头顶上，五指并紧，右臂用力挺直，掌心向上，指尖向左。同时左手向下，用力下按，指尖向前。接着，右手从右侧落下，掌心下按，指尖向前。同时左手翻掌从左侧上举，五指并紧，左臂用力挺直，掌心向上，指尖向右。

（2）注意事项：上举下按要同时进行，按时吸气，复原时呼气。

（3）此段功用：增强全身协调性，提高呼吸机能，促进消化和吸收。

第四段：挺胸转头，头眼一致

（1）动作要领：立正，两脚尖并拢，头正直，两臂下垂，两手掌心紧贴腿旁。这是此段动作的预备姿势。接着，挺胸，使胸部展开，两肩稍向后牵引，头慢慢向左，眼随之向左后方看。头眼还原成预备姿势，再挺胸，两肩稍向后牵引，使胸部张开，同时头慢慢向右转，眼望右后方瞧。

（2）注意事项：转头时身体保持直立，向后看吸气，复原时呼气。

（3）此段功用：气血调畅，脏腑调和。

第五段：抬头摆臀，一气呵成

（1）动作要领：首先，两脚分开，相距约三脚长的宽度。双膝下蹲，屈膝成骑马的姿势。两手扶撑在大腿前部，虎口向身，挺胸抬头，上体正直，两眼平视。这是此段动作的预备姿势。接着，左臂屈，臂肘慢慢向左压下，头慢慢向左弯曲，同时臀部相应右摆（摆尾），右腿及右臂适当伸展，以辅助摇摆，动作要柔缓轻松，同时上体和头顺势旋转，向后慢绕，臀部还原，两臂略直而松。然后，上体和头从后曲绕向右下方弯曲，臀部左摆，右臂屈，肘尖向右下压，左臂仍伸直。最后，上体和头从右曲绕向前方深屈，两臂屈，肘尖指向前方，抬头略向前看，并逐渐还原成预备姿势。

（2）注意事项：动作连贯，四肢自然屈伸，呼吸均匀。

（3）此段功用：放松机体，静心宁神，降心火。

第六段：两手攀足，动作柔缓

（1）动作要领：立正，两脚跟并拢，两臂自然下垂于体侧。这是这段动作的预备姿势。接着，上体缓缓前屈，两膝保持挺直。同时两臂垂下，两手触摸足趾或握住足跟，头略抬起，向前看，然后复原。最后，两手放到背后，以手背抵住腰部，上体缓缓向后仰（此时两足亦可分开）。

（2）注意事项：动作要连贯，柔缓，呼吸自然。

（3）此段功用：疏通督脉，固肾强腰。

第七段：挥拳瞪眼，活动肩腕

（1）动作要领：首先，两腿分开，与肩同宽，屈膝成骑马姿势，两手握拳放在腰旁，拳心向上，两眼平视前方。这是这套动作的预备姿势。接着，右拳向前方缓缓用力击出，臂随之伸直，在此过程中右拳逐渐变为拳心向下，同时左拳用力紧握，左肘向后挺，两眼睁大，向前虎视。右拳收回腰旁，恢复成预备姿势。接着，左拳向前方缓缓用力击出，臂随之伸直（在此过程中逐渐变为拳心向下），同时右拳用力紧握，右肘向后挺，两眼睁大，向前虎视。

（2）注意事项：出拳要有力，出拳时呼气，要瞪眼怒目，复原时吸气，全身放松。

（3）此段功用：活动肩、腕关节，提高视力。

第八段：用力上顶，两脚提起

（1）动作要领：立正，两脚并紧，两掌心贴于大腿外侧。这是此段动作的预备姿势。接着，挺胸，双膝绷直，头用力向上顶，颈正直，同时两脚跟提起，尽量离地。稍停片刻后，两脚跟放下着地，全身放松，恢复成预备姿势。

（2）注意事项：上顶要用力，脚跟提起时吸气，放下时呼气。

（3）此段功用：运动头、颈、腰、臀和足跟等处。

需要注意的是，八段锦的每一段动作均可反复练习，次数不限，一般练习8~16次。尽管立位八段锦运动量较小，不受场地限制，人人可做，但身体虚弱且比较严重的慢性胃病患者，仍不太适合练习立位八段锦，而更适合练习坐位八段锦。坐位八段锦练习的最佳时间为子夜时分和午前。下面，我们就来介绍坐位八段锦的具体动作。

第一段：盘膝冥心，两手轻握

（1）动作要领：此段动作采取盘膝坐式，两手轻握，置于小腹前；凝神静坐3~5分钟。

（2）注意事项：闭目宁心，意守丹田。

第二段：手抱头部，上下叩齿

（1）动作要领：接着第一段的动作，上下牙齿叩击36次，两手交叉慢慢抬起，经头顶向脑后落于枕骨处，用两掌心紧贴枕骨向前用力按压，同时枕部向后用力，再放松，再用力，如此重复10余次。

（2）注意事项：紧抱用力时吸气，放松时呼气。

第三段：两手掩耳，食指弹叩

（1）动作要领，接着第二段的动作，两手前移，掩住两耳，两食指贴于头后面两侧的玉枕穴（当后发际正中直上2.5寸，旁开1.3寸平枕外隆凸上缘的凹陷处），随即将食指搭于中指上，然后迅速将食指滑下有力地弹叩玉枕穴，使两耳有咚咚之声，左右各叩击24下，再松开掩耳的两手掌。

（2）注意事项：食指的弹叩要迅速有力。

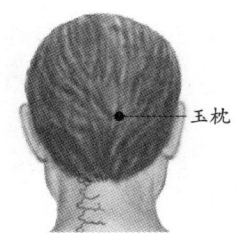

玉枕

第四段：摇头24次，搅舌36下

（1）动作要领：接着第三段的动作，两手交叉，手心向上，放置于小腹前的大腿根部。头左右轻轻地摆动24次，然后搅动舌头36下。

（2）注意事项：头部的摆动要轻微、和缓。

第五段：闭气搓手，按摩肾俞

（1）动作要领：接着上面的动作，身体端坐，用鼻深吸气，使气沉丹田，停闭片刻，等到小腹部有温热感时就将两手搓热，用两手掌快速按摩腰两侧的肾俞穴（第二腰椎棘突下，命门旁开1.5寸处取穴），这样的动作要做20多次。

（2）注意事项：停闭的时间要根据具体情况而定，切忌憋气。此外，要注意以意领气，意气相随，以加速腰部的温热感，然后慢慢用鼻呼气。如果温热感太强，可将意念放松些，或配合呼吸以减轻温热感。

第六段：双腿伸直，双手绕环

（1）动作要领：接着上面的动作，两腿伸直平坐，两手如摇"辘轳"状置于身前，手指自然分开、微屈，自后向前做环形运动，这样的动作做完36次后，再反转36次。

（2）注意事项：不要弯曲双膝，动作幅度不宜过大。

第七段：双手上托，屈体握指

（1）动作要领：接着上面的动作，两手手指相互交叉，掌心向下翻，自脚前向上画弧，托举到头顶上方。这时，掌心转向上方，用力上托3~9次。稍停片刻后，两手分开，随体前屈攀握两脚趾，做屈体握指运动12次。然后，将平伸的双腿收回，成盘坐姿势。

（2）注意事项：做屈体握指运动时不要屈膝。

第八段：闭目端坐，摆肩与身

（1）动作要领：接着上面的动作，闭目端坐，稍停片刻后，摆肩与身20次，再转辘轳24次；接着意守丹田（脐下3寸，小腹正中线），以意引气，自丹田沿任脉下行至会阴穴（男性的会阴穴位于睾丸和肛门连线的中点，女性的会阴穴位于大阴唇底部和肛门连线的中点）、交督脉（督脉起于小腹内胞宫，下出会阴部，向后行于腰背正中至尾骶部的长强穴，沿脊柱上行，经颈后至风府穴，进入脑内，沿头部正中线，上行至头顶百会穴，经前额下行鼻梁至鼻尖的素髎穴，过人中，至上齿正中的龈交穴），沿脊柱上行至督脉终结，再循行任脉（任脉起于小腹内胞宫，下出会阴毛部，经阴阜，沿腹部正中线向上经过关元等穴，到达咽喉部天突穴，再上行到达下唇内，左右分行，环绕口唇，交会于督脉之龈交穴，再分别通过鼻翼两旁，上至眼眶下承泣穴，交于足阳明经）。

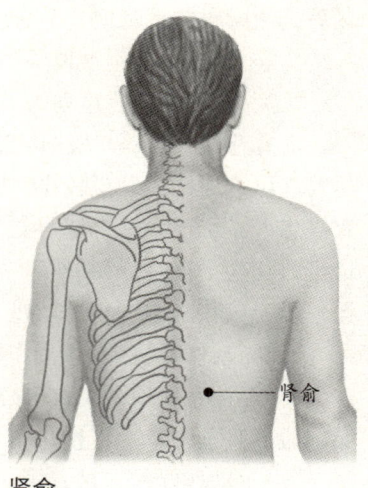
肾俞

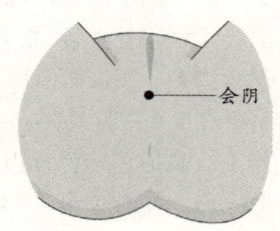
会阴

（2）注意事项：不可强行意领，首先意守丹田，用腹式呼吸即可，然后逐步达到。

总的来说，练习八段锦一定要把握练养相间、循序渐进的要领，否则急于用意，往往欲速则不达，顾此失彼。

五禽戏养胃

五禽戏自古就被推崇为健胃养胃的好方法，是因为五禽戏模仿各种动物的形态，能加强胃肠道蠕动，促进消化液的分泌，还可促使膈肌上下移动和腹肌较大幅度地活动，从而对胃肠道起到按摩作用。

五禽戏模仿虎、鹿、熊、猿、鸟五种动物的动作，是一项极好的运动。经过长期发展，五禽戏种类繁多，功法不一。在此介绍简便易行、以模仿为主的五禽戏。

1. 熊戏

（1）动作要领：首先，身体自然直立，两脚平行分开，与肩同宽，双臂自然下垂，两眼平视前方。这时，要全身放松，呼吸调匀。

接着，练两步左式。左式第一步：随呼气，左脚向左前迈出半步，右腿屈膝，身体微向左转，同时右臂向前下方晃动，右肩亦随之下沉，左肩则向后外舒展，左臂微屈上提。

这时，身体重心放在右腿上。左式第二步：随吸气，身体稍稍右转，重心逐渐由右腿移至左腿，右脚收于左脚内侧。

然后，再练两步右式。右式第一步：随呼气，右脚向右前迈出半步，左腿屈膝，身体微向右转，同时左臂向前下方晃动，左臂亦随之下沉，右肩则向后外舒展，右臂微屈上提。这时，身体重心放在左腿上。右式第二步：随吸气，身体稍稍左转，重心逐渐由左腿移至右腿。

（2）注意事项：动作要沉稳缓慢，模仿熊体力大的动作，左右交替。如此反复晃动，次数不限。

2. 虎戏

（1）动作要领：首先，脚跟靠拢成立正姿势，两臂自然下垂，两眼平视前方。这是这套动作的预备姿势。接着先练两步左式。

左式第一步：双腿屈膝成半蹲姿势，重心放在右腿上，左脚虚步，脚掌点地，靠于右脚内踝处，同时两手握拳提至腰两侧，拳心向上，眼看左前方。左式第二步：慢慢吸气，两拳拳心向里，沿胸上举，举至胸口前面时，呼气，拳外翻掌心向前推出，与胸同高。同时，左脚向左前方斜跨一步，右脚随之跟进半步，重心移于右腿，左脚掌虚步点地。

然后，再练两步右式。右式第一步：左脚向前迈进半步，右脚随之跟至左脚内踝处，重心落于左腿，右脚掌虚步点地，两腿屈膝，同时双掌变拳撤至腰两侧，拳心向上，眼看右前方。右式的第二步：慢慢吸气，两拳顺胸部上抬，拳心向里，抬至胸口前，两拳相对翻转变掌向前推出，高与胸齐，掌心向前，眼看右手。同时，右脚向右前方斜进一步，左脚随之跟进半步，重心落于左腿，右脚掌虚步点地。

（2）注意事项：练虎戏时，手足动作要与呼吸保持协调，两手翻掌向外推出时，两脚同时向前进步，此时宜稍用力，速度稍快。如此反复左右虎扑，次数不限。

3. 猿戏

（1）动作要领：脚跟靠拢成立正姿势，两臂自然下垂，两眼平视前方。这是这套动作的预备姿势。接着，做三步左式动作。左式第一步：双腿屈膝，左脚向前轻灵迈出，同时左手沿胸至口平处向前如取物样探出，将到达终点时手腕自然下垂，手掌拢成钩手。左式第二步：右脚向前轻灵迈出，左脚随之跟进至左脚内踝处，脚掌虚步点地，同时右手沿胸至口平处向前如取物样探出，将到达终点时手腕自然下垂，手掌握拢成钩手，同时左手收回至左肋下。左式第三步：左腿向后退步，右脚随之退至左脚内踝处，脚掌虚步点地，同时左手沿胸至口平处向前如取物样探出，将到达终点时手掌握拢成钩手，手腕自然下垂。同时右手收回至右肋下。

然后，再做三步右式动作。右式动作与左式动作相同，但方向相反。

（2）注意事项：动作要敏捷灵活。

4. 鹿戏

（1）动作要领：身体自然直立，两臂自然下垂，两眼平视前方。这是这套动作的预备姿势。接着，做两步左式动作。左式第一步：身体后坐，右腿屈膝，左腿前伸，左膝微弯，左脚虚踏；左手前伸，左臂微屈，左手掌心向右，右手置于左肘内侧，右手掌心向左。左式第二步：两臂同时在身前按逆时针方向旋转，左手绕环比右手大些，同时要注意腰胯、尾闾部的旋转，最终的目的是以腰胯、尾闾部的时针方向旋转带动两臂的旋转。

然后，再做两步右式动作。右式动作同左式动作，但方向相反。

（2）注意事项：心境要静谧恬然。

5. 鸟戏

（1）动作要领：两脚平行站立，两臂自然下垂，两眼平视前方。这是这套动作的预备姿势。接着，再做两步左式动作。左式动作第一步：左脚向前迈进一步，右脚随之跟进半步，右脚尖虚点地，同时两臂慢慢从身前抬起，掌心向上，与肩平时两臂向左右侧方举起，随之深吸气。左式第二步：右脚向前半步与左脚相并，两臂自左右两侧下落，屈膝下蹲，两臂在膝下相抱。

然后再做两步右式动作。右式同左式，只是方向相反。

（2）注意事项：动作要与呼吸保持协调，伸展时吸气，屈体时呼气。如此可反复多做几次。

练习五禽戏时应注意保持全身放松，呼吸匀畅，心神安宁，动作自然。

脾胃功养胃法

中医认为：脾胃五行属土，属于中焦，共同承担着化生气血的重任，所以说脾胃同是"气血生化之源"。人体的气血是由脾胃将食物转化而来，其中胃主受纳，脾主运化，两者之间的关系是"脾为胃行其津液"，共同完成食物的消化吸收及其精微的输布，从而滋养全身，因此脾胃为"后天之本"。

脾胃在生理上相互联系，病理上也相互影响。如果脾的运化失职，清气不升，便会影响胃的受纳与和降，使人出现食少、呕吐、恶心、脘腹胀满等症。反之，如果饮食没有节制，食滞胃脘，胃失和降，也会影响脾的升清与运化，使人出现腹胀泄泻等症。由此可见，脾胃在防病和养生方面也有着重要意义。

李东垣在《脾胃论·脾胃盛衰论》中说："百病皆由脾胃衰而生也。"因此，我们在日常生活中要善于保护脾胃。得空时练一练下面的脾胃功，可以健脾养胃一举两得。

第一种脾胃功：左右臂单举

（1）动作要领：两脚平行站立，与肩同宽；左手掌心向上，右手掌心向下。左臂缓缓极力上撑，右臂缓缓极力下按。右臂屈肘，手背贴于脾俞（背部，当第11胸椎棘突下，旁开1.5寸，也就是从低头时背部最高隆起的那块骨头算起，第11个突起下方左右各1.5寸）、胃俞（位于背部第12胸椎棘突下，督脉旁开1.5寸处，也就是从低头时背部最高隆起的那块骨头算起，第12个突起下方左右各1.5寸处）上，左臂随同向右侧反复拧转若干次。右臂上举动作与左臂同，只是左右相反。

（2）注意事项：全身放松。身体向右拧转时，左臂外旋，同时肘微屈，掌心朝内。身体向左拧转时，左臂内旋，同时胸、肘展开，掌心朝外。

（3）此法功用：刺激脾俞、胃俞，调理脾胃运化，增强脏腑功能。

第二种脾胃功：拧腰

（1）动作要领：两脚平行站立，与肩略宽，下蹲成马步。两拳轻握，拳心向上，置于肋下。向左方拧腰，右臂内旋左伸，手臂外旋拧转抓回，复原至肋下。在抓回的同时腰微微向右拧转，同时，左臂内旋左伸，手臂外旋拧转抓回复原至肋下。向右方拧腰时的动作与向左方的动作相同，但方向相反。

（2）注意事项：全身放松，动作灵活且富有弹性。

（3）此法功用：肢体导引牵动内脏，疏通经络。

第三种脾胃功：俯仰吃气

（1）动作要领：前俯吃气的动作要领：两腿下蹲成马步站立。两手叉腰，平静呼吸3次。第三次呼吸将完时，上体徐徐前俯，同时将肺中余气吐尽。然后，头引颈前伸（似小勺舀水的姿态），慢慢将身抬起，同时缓缓地自然吸气，将气吸完时正好恢复成马步之姿。如此反复屈伸呼吸36次。

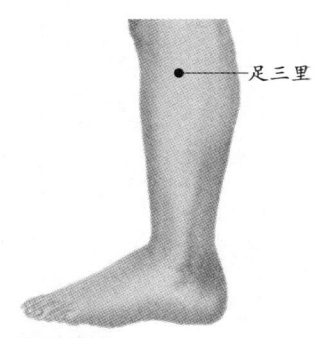

足三里

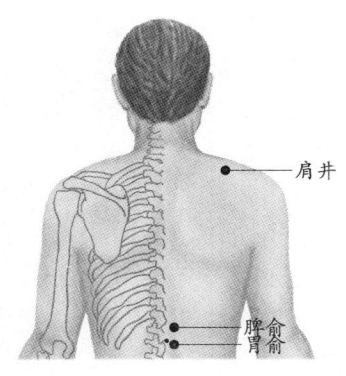

肩井、脾俞、胃俞

侧俯吃气的动作要领：马步站立，两手叉腰，平静呼吸3次，第三次呼吸将完时，上体徐徐向右侧俯身，同时将肺中余气吐尽。在俯身状态下转身向左侧方，头引颈前伸（似小勺舀水的姿态），慢慢将身抬起，同时缓缓吸气。气吸满后恰好恢复马步站立势。同时两手如此反复，左右交替做若干次。

（2）注意事项：双手叉腰时，拇指朝后，其他四指朝前。上体前俯时，头部要低于两膝。

（3）此法功用：打通任、督、冲三脉。对呼吸系统、心血管系统、肝胆与胃肠系统、泌尿生殖系统、颈椎、腰椎等部位疾病，均有较好的防治作用。

第四种脾胃功：叩穴

（1）动作要领：左脚前迈一步，左膝弯曲，右腿伸直，呈左弓步。两手轻握拳，自然呼吸。上身先前俯，同时左拳叩击右腿足三里穴（左手食指第二关节在右腿沿胫骨上移，到有突出的斜面骨头阻挡处，指尖所触及的就是足三里）；上身再后仰，右拳以拳背击打脾俞、胃俞；然后，左拳叩击右肩肩井穴（肩上，前直乳中，大椎穴与肩峰端连线的中点，也就是乳头正上方落在肩膀处的那一点）。按照上面的动作反复有节奏地叩击若干次。然后再换右弓步，叩击若干次。

（2）注意事项：饭前饭后不宜练习。

（3）此法功用：刺激足三里、脾俞、胃俞、肩井等要穴，调理消化功能。

脾胃功春夏秋冬四季皆可练。立春、立夏、立秋、立冬这四个时节的前18天内脾主令，是练脾胃功的最佳时节。

导引强胃功

导引功是由意念引导动作，配合呼吸，由上而下或由下而上地运气，属气功中之动功。练导引功可以帮助我们锻炼身体，增强体质，保持朝气，焕发精神，还可以强胃健胃。以下便是三种疗效较好的导引强胃功的介绍。

第一种导引强胃功的练法如下：

（1）站立，右手掌轻放于上腹中脘穴（腹部肚脐正上方大约4寸之处）。

（2）慢慢呼气，同时右掌沿顺时针方向按摩，吸气时停止。

（3）全身放松，自然呼吸，以腰为轴，带动上肢左右摆动，两眼随摆动方向注视。

第二种导引强胃功的练法如下：

（1）自然站立，双手重叠，大拇指上的鱼际穴（鱼际穴位于大拇指根部，在肌肉隆起处和手背的交界线上，按上去时会触到拇指根部的指骨）放在肚脐上，手心劳宫穴（手掌心，轻轻握拳时中指指尖所指的位置）正对丹田（肚脐下5寸）。

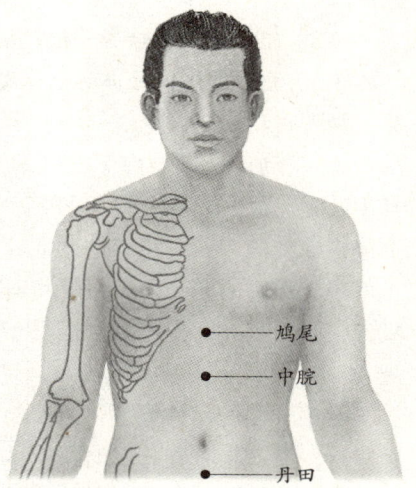

鸠尾、中脘、丹田

（2）呼气。呼气时，舌尖从上牙龈移动到下牙龈，嘴唇模仿"嘘"的发音。同时，双手轻按腹部，并屈膝下蹲至双膝略超过脚尖。

（3）双手抬起，舌舔上牙龈，并用鼻子吸气。

（4）吸气后，从下蹲式恢复站立，并进行自由呼吸。

（5）重复下蹲站立，同时伴随呼气吸气的动作数遍。

（6）双手拇指相对，手指向前，手掌沿丹田水平线呈八字形外开，到离胯半尺处停止。

（7）翻掌，使两手心相对，向中心线内合，直至两掌指相接。

（8）重复手掌的上述开合动作数次。

第三种导引强胃功的练法如下：

（1）自然站立，以心口为中心，左掌沿肋缘向下摩擦，左右各摩擦一遍为一次，做36次。

（2）左手拇指和食指相扣成环，其余三指自然伸直，放在丹田（肚脐下5寸），右手成掌，大拇指按于鸠尾穴（胸部膻中穴下方一指宽处），顺时针揉胃部。

值得一提的是，如果把导引强胃功与服气、存思、咽津、自我按摩等相配合进行练习，它所发挥的功效会更大。

保健操养胃

养胃保健操可以起到缓解胃痛的作用，它主要是通过改善大脑皮质和自主性神经系统对肠胃的调节,从而提高肠胃的生理功能,增强腹肌及改善腹腔的血液循环,调和气血,疏通经络,最终达到提高消化系统的功能。

保健操适合各个年龄阶段的人们练习,常做保健操可以帮助我们缓解因精神压力导致的胃病,能够起到很好的健胃养胃作用。为了拥有健康的胃,我们从现在起就要开始做胃保健操,正式向养胃护胃之路进发。

下面,我们就来具体介绍一套胃保健操:

第一节:屈腿和伸腿运动

开始时,仰卧,两臂自然伸直于体侧;接着用力屈曲左腿;紧接着伸直左腿成预备姿势。然后用力屈伸右腿,再接着伸直右腿成预备姿势。如此,左右交替各 10~12 次。

第二节:单抬腿运动

预备姿势同上。然后,抬一腿,伸直膝关节,慢速进行。接着再还原成预备姿势。换另一条腿,同样的动作再做一遍。左右交替各 10~12 次。

第三节:抱腿运动

预备姿势同上。接着,两臂上举,吸气,屈左腿,上体起坐,两手抱左腿,呼气。然后还原至预备姿势。同样的动作换右腿再做一遍。左右交替各 6~8 次。

第四节:屈曲双膝运动

预备姿势同上。接着,两腿并拢,屈曲双膝,双膝要尽量贴近腹部。然后,两腿伸直,恢复成预备姿势。同样的动作重复进行 8~10 次。

第五节:双抬腿运动

预备姿势同上。接着,两腿尽量上抬,在两腿上抬的运动中,两膝保持伸直位,同时收缩腹肌。然后,还原成预备姿势。同样的动作重复进行 8~12 次。

第六节:左右腿交叉上下运动

预备姿势同上。接着,两膝保持伸直位,左右腿交叉上下运动,上下运动的幅度不宜太大。重复这样的动作 10~12 次后,还原成预备姿势。然后再重复同样的动作 10~12 次,然后还原成预备的姿势。

第七节:仰卧起坐运动

预备姿势同上。接着,两臂上举,吸气,上体起坐,两手尽量向脚靠拢,呼气,然后还原成预备姿势。同样的动作重复 6~8 次。

第八节:两手触脚运动

预备姿势同上。接着,两臂上举,然后前弯腰,两手尽量触脚,然后还原成预备姿势。同样的动作重复进行 6~8 次。

第九节:高抬腿运动

站立,两手叉腰,然后左右腿用力交替上抬,膝尽量贴近腹部,原地踏步。每分钟 60~80 步,进行 1~2 分钟。

第十节:收腹运动

两腿分立,两手叉腰,上体前倾 45°,收缩腹肌,然后还原成预备姿势。同样的动作重复 10~12 次。

第十一节：转体弯腰运动

两腿分开站立，两臂自然下垂；接着向左转体，同时向前弯腰，右手触左脚，然后还原成预备姿势。同样的动作再做一遍，但动作方向相反。左右各重复6~8次。

第十二节：下蹲运动

两腿分立，两手叉腰；接着屈膝下蹲，然后还原成预备姿势。同样的动作重复6~8次。

第十三节：腹部按摩运动

自然站立，两手重叠置于腹部。接着两手用适度压力顺时针方向按揉腹部，由里向外逐渐扩大按摩圈，共按摩15~20圈。

如果在室内做胃保健操，应以卧位及坐位运动为主。在室外做胃保健操时，则以站位运动为主。体质较好的，十三节胃保健操可全做。体质不好的，可有选择地做一些。但无论体质好坏，如果每日早晨坚持做一次胃保健操并持之以恒，就会收到良好的效果。

扭腰捶打护胃法

中医认为，脾胃不好，腰会酸、沉重甚至疼痛。由此可见，腰部的健康和脾胃的健康也有一定的关系。而扭腰捶打运动是通过腰部的运动来护胃。胃好了，腰自然也会更健康。换言之，扭腰捶打运动可谓是兼具健腰护胃的功效，在此，我们主要关注的是它的护胃功效。

下面，我们就来具体介绍扭腰捶打运动的做法。

（1）站立，两脚分开，与肩同宽，两手掌微握成拳。

（2）开始扭腰。先从左向右扭转18圈，再从右向左扭转18圈。转动的过程中，上身应尽量向左右倾。扭腰的同时，用虚拳捶打腹部和腰部。捶打的方向从上向下，从左到右，而且要随着身体的转动有次序地捶打。

（3）停止转腰，化拳为掌，两手分别放在腹部和腰部左右揉按。

扭腰捶打运动简单易学，而且不受运动场所的限制，室内室外皆可进行。每天早晨、下午可以各做一次扭腰捶打运动，也可以每天只做一次，但早晨练习扭腰捶打运动效果会更好。饭后不宜做扭腰捶打运动，要在饭后1小时才能练习。另外，刚开始做扭腰捶打运动时，扭腰转圈的幅度不宜过大，要适中。

气功慢跑健胃法

气功慢跑不同于一般的跑步，而是把跑步与气功结合起来的运动。气功慢跑可以提高身体对疾病的忍耐能力、增强心肺功能、放松神经。除此以外，常练习气功慢跑还能对健胃养胃产生不同凡响的效果。

气功慢跑的具体做法如下：

（1）保持跑步的姿势，头正颈直，双目平视前方，上身略向前倾，前臂自然弯曲成90°，两手握拳。

（2）跑步时，脚尖先着地，脚跟后着地，两臂随着跑步自然前后摆动。

（3）刚开始跑步时用鼻子吸气，用口呼气，一直保持这样的呼吸方式，直到感到憋气时，才改用口鼻同时呼吸。这时，口唇可以稍微张开，用舌头抵住上颚，使牙齿缝隙成为空气的出入口。

以上三点也适用于一般的慢跑，但气功慢跑毕竟不同于一般的慢跑，因此在跑步时全身要处于一种放松的状态，摒除所有的杂念，进而达到意守丹田的境界，这才是气功慢跑的精髓所在。

不过，我们在选择气功慢跑时，千万不要忽略下面的注意事项。

（1）跑步之前，要做一些活动，如缓慢行走，这样可以调节情绪，达到放松身心的目的。跑步结束时不要立即休息，而是要继续行走一段时间，深呼吸几次，两臂可以做做伸展运动，放松全身的肌肉。

（2）气功慢跑讲究的是意守，如果人们在坚持气功慢跑时有一丝一毫的勉强，气功慢跑都难以发挥其应有的作用。因此，坚持气功慢跑一定要心甘情愿，而不能有任何勉强。

（3）气功慢跑时一定要注意正确的姿势。因为在气功慢跑的过程中，全身处于运动的状态，颈椎和腰椎协调着四肢的运动，使身体的各个部位处于平衡的状态。如果跑步的姿势不正确，颈椎和腰椎就难以发挥协调和平衡的作用，相应肌肉群的活动也难以协调起来。长此以往，气功慢跑的人容易患上颈椎病和腰腿疼病。

（4）刚开始进行气功慢跑锻炼的人，可以先进行短距离的跑步，等到适应后，再逐渐增加跑步的路程。

（5）体弱多病的人可以采用慢跑与散步相结合的锻炼方法，也就是跑几步，走几步，但在这过程中同样要做到意守丹田，全身放松。随着体力的增强，体弱多病的人也可以逐渐增加跑步量，减少走路量。

（6）气功慢跑的锻炼者要根据自身的情况决定跑步的时间和跑步的路程，一般以全身微微出汗为佳。

总的来说，气功慢跑既可以防病和治病，还可以健胃养胃，的确是一种很好的健身运动。

捧气贯顶健胃法

捧气贯顶是我国传统气功"智能功"里的第一步，其特点在于"以意引气，神气并重"。这里要介绍的捧气贯顶健胃法，为了便于读者易学，对其意念等不容易掌握的部分稍有削弱，而将重心放在了招式的练习上。但只要坚持练习，同样能收到放松精神、调理肠胃等内脏器官的功效。

在练习捧气贯顶法之前，首先需要对其有个大概的了解。所谓捧气，就是把大自然界混元气用手捧起来。而贯顶，意思就是把捧起的气，灌入头顶并使之由此进入全身。至于为何用"贯"字而不用"灌"字也是有讲究的。"灌"字主要指的是实物往虚的空间里灌注，而"贯"字多指进入实物之中，有贯通、贯穿之意。连起来讲"捧气贯顶"就是要用手把气捧起来，往头顶部贯，以求把全身贯通。只有把功法的意思理解透了才能收到事半功倍的练习效果。

捧气贯顶健胃法步骤如下：

（1）两脚分开，与肩同宽。

（2）双膝微屈，松腰松膝，眼微闭，舌舐上腭。

（3）两臂在胸前做抱球状，平心静气，大脑进入冥想状态，站立15分钟。

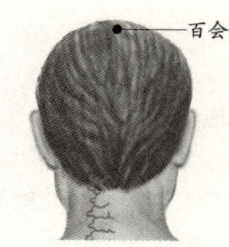

百会

（4）两臂从胸前上提，举过头顶，手背朝天，两手心照着百会穴（头顶正中线与两耳尖连线的交点处），保持此动作停留片刻。

（5）两手从头顶经两耳侧徐徐沿体两侧而下。

（6）反复数次。

气功学里认为，人体的周围有一层弥散的人体混元气，这层混元气与人体内的混元气是一致的，并且受着人体活动的影响。当人体生命活动处在外开（如呼气或向外发力）状态时，人体内的混元气随着开而外出，使体外的混元气层的范围扩大，而当人的生命活动处于内收（如吸气或向内收力）状态时，人体内的混元气向内集中，体外的混元气则随之入内，使体外之混元气层的范围缩小。在外发中，如果人体内的混元气散发到周围的量越大，质量越高，对大自然的混元气影响越大，裹胁的外界混元气越多，当内收时，进入人体的外界混元气也就越多，人的生命力也就更为强盛。捧气贯顶法正是鉴于此，而巧妙地引动混元气的出入，畅通人与大自然的联系通道，进而强化人体内外的混化过程，从而也就起到了调理内部脾胃脏腑的作用。

简单易行的健胃甩手操

健胃甩手操源自《达摩易筋经》，是一种手臂前后连续摆动的健身方法，它适于任何人使用。甩手操之所以能够保健胃脏，主要是因为晃动手臂的时候，也会牵连到身体的其他部位，能够促进血液循环和增加胃动力。此外还可以刺激到手上的劳宫穴（手掌心，轻轻握拳时中指指尖所指的位置）为交换外气的穴位，吸清呼浊，或者吸取大自然的能量，来补充自身的能量，也可以意想天地灵气随重心在脚底移动而反复回荡，以增强胃脏能量。

健胃甩手操动作简单易明。具体做法如下：

（1）身体站直，两脚分开，与肩同宽，左右肩膀自然放松，双手自然下垂，两掌心向内，膝盖放松。

（2）双手向前伸出，与肩同高，再向后甩，如此来回甩动。向后甩时要多用点力气，具体说来，可以以三分力量向前甩，以七分力量向后甩。甩手时，动作要保持轻松，速度适中，不要甩得太快，以免产生厌倦感。

不过，我们在做健胃甩手操的运动中千万不能忽视一些细节：

（1）甩手运动以空腹最好，但不宜在饥饿或饭后即刻进行甩手。另外，烦躁和生气时也不宜做甩手操。

（2）甩手次数多少没有一定的标准，完全视个人体力而定，刚开始做甩手运动时，可先做 20~50 次，以后逐渐增加次数，由少到多，循序渐进，使身体逐渐适应，才能达到健胃目的。熟练后，一般每日可做 2~3 次甩手操，每次做 200~300 次，10~15 分钟。

（3）甩手时，两臂在腰腿活动的带动下来回摆动。前摆时，两手臂和身体的角度不要超过 60 度；后摆时，两手臂和身体的角度不要超过 30 度。

（4）甩手时，练习者要有意识地调整呼吸节律，适当深呼吸、慢呼吸。可采用吸气摆臂 2 次，呼气摆臂 3 次的频率，经过一个阶段的练习可逐渐延长呼气时间。

（5）甩手操不受时间和场地限制，但最好在空气新鲜，空旷通风的地方做。而且，任何人都可操行，尤其更适宜于久坐伏案者。

（6）甩手时要全身放松，特别是肩、臂、手部，以利气血通畅。

（7）甩手时不能单甩双臂，要以腰腿带动甩手，因为动腰才能增强内脏器官，达到更好的锻炼效果。

（8）做完甩手操后，要保持站立姿势 1~2 分钟，做一些简单的放松活动。

勤练提肛运动调理胃气

胃气是指胃的精气，表现为胃受纳和腐熟饮食的功能活动，也是胃之生理活动的物质基础。中医泛指胃气是以胃肠为主的消化功能。对正常人来说，胃气充足意味着机体健康。对病人而言，胃气影响着康复能力。胃为仓廪之官，水谷之海，人以水谷为本，胃气壮则五脏六腑皆壮，胃气衰则五脏六腑皆衰。由此可见，调理胃气十分重要。然而，调理胃气并不需要大费周折，平时勤练提肛就能调理胃气。

所谓提肛就是往上提收肛门，然后放松。具体做法如下：

（1）吸气，并将意念集中于会阴（男性的会阴位于睾丸根部和肛门连线的中点位置，女性的会阴位于大阴唇底部和肛门连线的中点位置）、肛门处。

（2）收缩腹部、臀部和盆腔底部肌肉，用力上提肛门，连同会阴一起向上提，此时肛门紧缩。

（3）呼气，放松肛门。

提肛除了调养胃气，预防慢性胃病之外，还能促进直肠、乙状结肠的蠕动，进而使大便保持通畅，可以有效地防治便秘。

提肛时什么姿势都可以，坐着、站着都可以做，但要注意全身放松。做提肛运动的最佳时间是晚睡前或起床前，提肛运动的频率是每分钟 40~50 次，每次可以做 3~4 分钟。提肛之后最好马上排便，大小便后也最好做一做提肛运动。值得一提的是，提肛的同时如果能配合按摩腹部，效果会更好。按摩时要从左到右按摩胃部，而按摩大肠部位则要从右到左，切忌不能逆向，力度要从轻到重。

固本护胃功

固本，即巩固人体生命的根本。在中医理论里，"本"主要有二，一为先天之本"肾"；二是后天之本"脾胃"。下边要为大家介绍的这两套功法就是从固本入手，进而达到护胃养生功效。

第一套练习步骤如下：

（1）两脚分开站立，与肩同宽。

（2）两臂微屈，手指自然分开，缓慢上提至前平举，掌心向下，吸气。

（3）两腿徐徐弯曲，身体挺直向下蹲，同时两臂下按，沉肩垂肘，呼气。

（4）两臂继续下按，两腿逐渐伸直，然后还原成最初的姿势。过程中要注意手腿动作连贯、配合，手臂上提时以肩、上臂发力，带动前臂和手。

（5）两臂前平屈于胸前，掌心向下。

（6）手指相对。两臂用力向后拉开，两肘向下屈于体侧，同时两掌变拳，拳心向下，挺胸，头向左转，眼视左拳，吸气。

（7）还原成预备姿势，呼气。反方向重复上述动作。注意转头、挺胸、握拳要同时进行；另外两手也可上下重叠，以增加活动幅度。

（8）立正后，双手手指交叉于上腹部，掌心向上。双臂上举至脸前翻掌上托，掌心向上，吸气。上托时注意手臂伸直，不要挺腹。

（9）双臂经体侧下落成预备姿势，呼气。

第二套练习步骤如下：

（1）立正，两臂于上腹部屈肘，掌心向上，指尖相对。

（2）左手翻掌上托，掌心向上，手指向内，同时右手翻掌下按，掌心向下，手指向前，吸气。

（3）还原成最初姿势，呼气。

（4）重复上述动作，但左右手的动作相反。另外要注意上托下按时手臂伸直，以掌根用力，下肢放松，呼吸配合动作。

（5）两脚开立，身体前屈，屈膝，同时右手扶左膝，左臂随身体左转而举至侧后上方，回头，目视左手背。

（6）反方向重复上述动作。注意扶膝转体时重心不要前后移动，而是以身体转动带动手臂，向后上方上举。

（7）重新站立好，双手叉腰，四指朝下或向后，双眼目视前方。

（8）骨盆沿顺时针方向旋转一周，再沿逆时针方向旋转一周。上身可随腰的转动而向反方向微动，骨盆旋转幅度应尽量大。

（9）两手握拳于腰部，拳心向上。身体左转45°，两拳变掌向前伸，两手前平举，掌心向上，同时两腿成弓步，呼气。

（10）两手内旋，手心向外，两臂向两侧分开后再收回至腰部，掌心向上，同时重心随之后移到右腿屈膝，左腿伸直，脚跟着地，吸气。

（11）反方向重复以上动作。同时注意两臂向两侧分开做较大转动时，身体要尽量保持正直。

别看这么多步骤，但实际操作起来基本都是一些很简单的小动作，一开始对照着先把动作熟悉了，之后全套连贯起来，实际上是非常简单省时的。另外，由于基本动作就是蹲蹲站站，伸伸胳膊侧侧腰，只要愿意，在办公室、家里、等电梯时，随时随地都可进行。

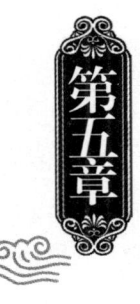

第五章

补脾益肠，让胃永远安好

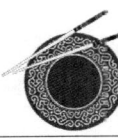

中医将人体脏器分为五脏六腑，脾属五脏。从名字上看，「脏」通「藏」，表示储藏、闭藏的意思，为幕后工作者。而「腑」通「府」，就是住宅，与外界交流，是前台工作者。脏腑配合才能完成各项生理活动。脾属脏，胃、肠属腑。要想胃安好，就要协调它和脾、肠的关系。只有台前幕后协调一致，才是真正的养胃。简而言之，就是：补脾益肠，让胃永远安好。

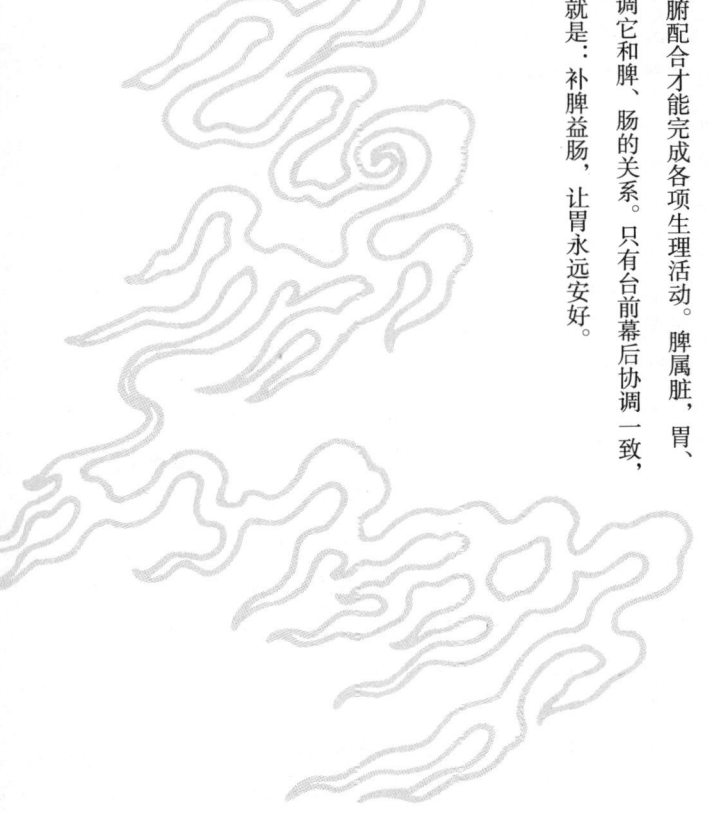

脾胃要相合，胃肠要相安

人体的各脏器各司其职，互相配合。中医认为，胃主受纳，脾主运化；胃气主降，使食物及其糟粕得以下行，脾气主升，使食物之精华得以营养全身。这种纳与化、升与降、润与燥，相辅相成对立统一。脾胃不和，即是这种对立统一的失调。而小肠属腑，主要功能是"受盛、化物和泌别清浊"，这也是脾胃升清降浊功能的具体表现。因此，脾胃要相合，胃肠要相安。只有这样人体才能正常运行，否则就会引起各种疾病。

脾胃相表里是怎么一回事

我们在生活中常常听到这样的说法"脾胃不和"，这是什么意思呢？从中医的观点来看，胃和脾互为表里。它们尽管有着不同的分工，却是一对非常不错的合作伙伴。胃主受纳并消化饮食，脾主运化饮食精微，所以脾和胃往往相提并论。脾胃相合才能消化顺畅。

古代养生家非常重视胃的作用，认为："有胃气则生，无胃气则死"。胃承担着维持人们生命活动的重任，它的功能并不像看上去那么简单。

"送"是胃的一个重要功能，即主通降。胃将经过初步消化的饮食送到小肠，故胃气以下降为顺，如果胃气不降，就会严重影响胃的功能，产生种种病症。

胃的另外一个重要的生理功能就是受纳和腐熟水谷。腐熟，是指胃对饮食物进行初步消化，形成"食糜"的作用过程。大家都知道，食糜转入小肠后，在脾的运化作用下，精微物质被吸收，化生气血，营养全身，故称胃为"水谷气血之海"。

在这个过程中，人们大多关注脾，却不知道胃在这之前做了很多的"筹备"工作。比如，胃接受水谷后，依靠胃的腐熟作用进行初步消化，将水谷变成糜，成为更易于转运吸收的状态。也只有胃受纳腐熟之后，小肠的受盛化物与脾主运化的功能才能顺利地实现。《灵枢·营卫生会》说的"中焦如沤"，就非常形象地描绘了胃中腐熟水谷之状。

《素问·五藏别论篇》说："胃者，水谷之海，六腑之大源也。五味入口，藏于胃，以养五脏气……是以五脏六腑之气味，皆出于胃。"胃腐熟的功能不仅跟脾脏紧密相关，还往往会有牵一发而动全身的影响。胃的受纳腐熟功能强健，则机体气血的化源充足；反之，胃的受纳、腐熟功能失常。

胃的受纳、腐熟功能失常主要有以下两种情形：一种是受纳腐熟不及，如胃气虚弱，或胃气不降，即使胃中空虚，也无食欲，或食后胃脘疼痛、嗳腐食臭，或食后呕吐；一种是摄纳腐熟太过，如胃中火旺，消谷下行过快，食后不久即饥饿欲食。所以，《灵枢·五味》说："谷不入，半日则气衰，一口则气少矣。"

以上便是承担着生命活动的胃的特性所在。只有了解了胃的特性，我们才能有针对性地对胃进行养护。《临证指南医案·脾胃》说："太阴湿土，得阳始运；阳明阳（燥）

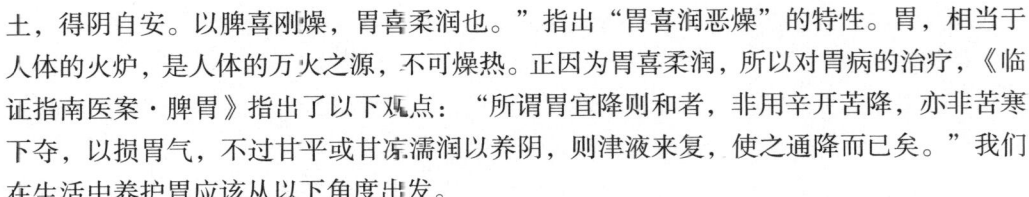

土，得阴自安。以脾喜刚燥，胃喜柔润也。"指出"胃喜润恶燥"的特性。胃，相当于人体的火炉，是人体的万火之源，不可燥热。正因为胃喜柔润，所以对胃病的治疗，《临证指南医案·脾胃》指出了以下观点："所谓胃宜降则和者，非用辛开苦降，亦非苦寒下夺，以损胃气，不过甘平或甘凉濡润以养阴，则津液来复，使之通降而已矣。"我们在生活中养护胃应该从以下角度出发。

（1）养胃护胃一般宜以温胃散寒、清胃泻火、益气建中、消导化滞等为基本原则，以甘凉柔润或甘寒生津的药物作为生津养胃的基本方法。

（2）如肝气郁结，横逆犯胃，宜疏肝养胃，方选逍遥散，重用白芍，疏中有柔，酸甘化阴；肝郁化火，伤胃劫阴，辛开苦降不宜太甚，用沙参、麦冬有泻火柔肝养胃之功。

（3）在处方用药时，必须注意不要损害胃气。例如，用苦寒药或泻下药过度，能损害胃气，使用时必须掌握分寸。但这是一般的原则。如果病邪足以损害胃气，必须使用苦寒药或泻下药时，那也应当放手使用，这也正是为了保护胃气。

科学调理肠胃有益健康

据权威组织统计，当前我国人口中，八成以上的人都患有不同程度的胃肠疾病，并经常出现胃痛、胃酸、食欲不振、便秘等症状，而且这一数据还在呈现高发趋势。不过，在日常生活中，超过半数的患者却都认为肠胃不舒服只是小事一桩。在他们看来，由饮食不当而引发的肚子疼或不消化，任何人都会遇到。因此往往将上述情况当作小问题，很少采取措施治疗或索性直接忽视。

胃肠乃后天之本，是维持人体器官正常运转的能量来源。如果平时不注意科学调理，人体所需的营养便有可能出现"断流"的危险。久而久之，身体素质与免疫力也会不断降低，我们将会成为各类疾病侵袭的对象。所以，在生活中，切不可因为肠胃病比较常见就忽视它，而应该更注意日常的科学调理，争取通过调理肠胃，将健康的体质紧紧握在手中。

肠胃保健，要点在调理，但调理并非意味着盲目进补或天天请家庭医生做保健。真正的科学调理其实一切尽在生活小事上。如果能做到以下几个方面，那么你的调理基本就可以打80分了。

1. 饮食调理

日常饮食要注意以温、软、淡、素、鲜为宜，不吃过冷、过烫、过硬、过辣、过酸的食物，同时戒烟禁酒，并且要做到定时定量、少食多餐、细嚼慢咽，忌暴饮暴食、狼吞虎咽。另外，饮食搭配上要注意营养均衡，不挑食不偏食，综合摄取多种营养物质。

2. 运动调理

尽量坚持每天运动半小时，提高身体素质，减少疾病的复发，也可适当作些增强肠胃蠕动的运动，如仰卧起坐、俯卧撑，或传统的太极拳、八段锦等，以提高肠胃吸收能力，促进营养吸收。

3. 保暖调理

在昼夜温差变化大的时间里，以及换季时节，要特别注意胃肠的保暖，适时增加衣服，夜晚睡觉时注意盖好被褥，如果腹部容易受凉，还可以适当使用暖水袋。

4. 精神调理

平时要注意保持精神愉快和情绪稳定，避免紧张、焦虑、恼怒等不良情绪的刺激。同时工作时注意劳逸结合，防止过度疲劳而导致食欲下降。

当然，以上都只是就大方面来说，具体到细节方面，要得看每个人的用心程度了，不过只要注意留心，日久积累下来，你总会成为一个调理肠胃的健康达人的。

发现"肠相"和"胃相"

养生是一门深奥而又神奇的学问，有经验的老中医能从人的"面相"上看出这个人的健康状况如何，或者哪些脏腑出了问题。其实，不仅面相能反映人体的健康程度，每个人的胃肠液都有"胃相"和"肠相"，更妙的是胃相和肠相也能显示人的健康状况。

那么，健康的胃相和肠相是什么样子的呢？以胃部为例，在健康的"胃相"中，整个黏膜都是粉红色，表面平滑，只是看不到黏膜下的血管。不过由于健康者的黏液是透明的，因此会反射内视镜的光，看起来闪闪发亮。健康者的肠与胃同样，也呈现美丽的粉红色，而且非常柔软，可以看到大小一致的褶皱。婴儿在出生时都有美丽的胃相和肠相，但随着一天天长大，他们的饮食和生活习惯造就了不同的胃相和肠相。

对于那些不健康的人，他们的"胃相"是什么样子的呢？不健康的"胃相"主要表现为黏膜颜色斑驳，局部变红或肿胀。如果常见的萎缩性胃炎，由于胃黏膜变薄，我们便可以看见黏膜下的血管。若胃黏膜萎缩，部分表面细胞会增殖以填补萎缩的部分，使得胃壁变得凹凸不平。此时人们的情况就已经变得比较严重了，距离胃癌只有一步之遥。而不健康的肠子，肠壁的肌肉会变厚、变硬，并形成大小不等的褶皱，或是有如被橡皮圈扎住般的褶痕。

人们对于身体表面的变化，反应较为敏感。例如掉发或脸上出现皱纹时，常大惊小怪，花费不少时间、金钱来对应。但是对于眼睛看不见的胃肠内部的变化，却认为"只要不痛就好"，很少人加以理会，直到出现疾病才后悔莫及。因为眼睛看不见，就更无法理解其中变化所代表的可怕。

现代人的饮食习惯与古人不同，甚至可以用"无肉不欢"来形容。我们必须先让大家了解过多摄取肉食，肠内会发生什么样的变化。肉类食物中含有大量脂肪和胆固醇，并且缺乏食物纤维。如果我们持续摄取肉食，肠壁就会逐渐变硬、变厚。同时也因为食物纤维的缺少，粪便的量也相对较少。为了排出这样少量的粪便，肠子必须过度地蠕动。而这种过度蠕动，会造成肠壁大部分的肌肉增厚。这样的结果就是，肠子逐渐变短、变硬。

在肠壁变厚的同时，肠内腔就会变窄。变硬、变窄的肠道，内压会增高，加上大量摄取动物性蛋白质和脂肪，肠道周边的脂肪层也跟着变厚，对肠壁的压力也加倍了。肠内的压力提高了，就会将黏膜由内往外推，这就是所谓的"憩室"（diverticulum）现象，会导致袋状突出物的形成。突出物的增多导致粪便很难在肠内前进，及时粪便的量减少，就会在肠子里累积成为宿便。

另外，粪便常附着在肠壁上，如果肠壁上有憩室的话，宿便就会进入袋状的凹陷处，更难排出。长时间累积在憩室内或褶皱之间的粪便会产生毒素,使附近细胞的基因发生变化,形成息肉。息肉继续成长,就可能成为癌症。

肠相的恶化后果非常严重,它不仅会引起大肠癌、大肠息肉、憩室炎等各种大肠疾病,很多人还会出现一些其他疾病,比如:子宫肌瘤、高血压、动脉硬化、心脏病、肥胖、乳腺癌、前列腺癌、糖尿病等所谓的"生活习惯病"。

所以,对那些身体尚未出现疼痛或不适的"未病"者,我们建议他们减少肉类的摄取,以避免肠相恶化。

真正懂得养生的人不会以自己的主观判断对待自己的身体。他们了解胃肠内部状况,胃肠内部的变化重于身体表面的变化。胃相、肠相不佳,不仅是形状问题,更代表疾病正由身体内部向外侵蚀。我们要防患于未然,而不是等疾病来袭时,再手忙脚乱地"亡羊补牢"。

脾升胃降是脏腑平衡的关键

俗话说"人活一口气",这里所说的"气"既是构成人体的基本要素,也是维持人体生命活动的动力。在中医理论中,气的升降运动被称为"气机",它是生命活动的根本。气的运动一旦停止,也就意味着生命的终结。

脾胃之气的升降运动是人体气机运动的枢纽。中医理论认为,胃主受纳,脾主运化,这两个过程就是靠脾升胃降完成的。脾气上升,帮助胃进行消化,同时吸收、转输水分,运化水谷精微及水湿,维持水液代谢;胃气下降,促进食物下行,接受吸纳水谷及水液,并将经过消化的物质传送至小肠而供给脾以进一步吸收转化。因此,胃气宜降,脾气宜升,升降相宜才能使脏腑达到相对的平衡与协调,从而使得人体气机正常运行。

清代的名医唐笠山说:"治脾胃之法,莫精乎升降。"这就是说,治疗脾胃病的关键就是对脾胃升降气机的调治。气机升降正常,疾病才能得以治愈。反之,气机若不正常,则会患病。例如脾气不升反降,人就会出现不愿说话、面色苍白、头晕等症状,而如果胃气不降反升,人就会出现恶心、呕吐、打嗝等症状。

可见,脾宜升则健,胃宜降则和,只有二者的功能协调,才能保证我们所吃的东西能够正常消化、吸收和排泄。在脾升胃降的过程中,无论哪个环节出了问题,都会影响到消化吸收,甚至进而引发全身的病变。因此,调理脾胃气机的正常升降,在维持脏腑平衡以及全身各系统正常运作中都具有非常重要的意义。

脾和胃都照顾好了才是真的好

生活中,我们常用"肝胆相照"这个词形容两个人之间交情深厚。从中医角度来看,肝与胆是互为表里的,二者真的如成语中表达的意思一般相互照应、和谐共存。一旦一方出现了问题,另一方都会受到很大的影响。同样的道理,对于脾胃养生,我们也要兼顾脾胃,不要单独照顾脾,或单独照顾胃。因为养生不仅是一种生活方式,也是一个连续而完整的过程。

如同"肝胆相照"一样，我们的脾和胃也是互为表里的，脾和胃也是相互照顾的。《黄帝内经》云："面热者，足阳明病。胃既病，则脾无所禀受，脾为死阴，不主时也，故亦从而病焉。"如果得了胃病，就会伤及脾，而脾生了病也会伤及胃。可以这么说，人体的后天营养充足与否，主要取决于脾和胃的共同作用。

与古人相比，现代人的饮食变得越来越不节制了，或饥一顿饱一顿，或凉一口热一口，这样很容易出现胃病。《脾胃论·脾胃胜衰论》中说："夫饮食不节则胃病，胃病则气短精神少而生大热，有时而显火上行，独燎其面。"

我们可以看看胃经经脉循行图，你会发现，胃经有一部分循行在面部。所以面部情况也会体现胃部的问题。《灵枢·邪气藏府病形》中也指出："面热者足阳明病。"因此我们说，面红发热多是胃经上的问题。胃一旦生病了，受纳的食物就会大大减少，脾就不能把更多的水谷精微运送到全身各处，全身得不到充足的营养，人自然就会生病。

那么，如果脾出现问题对胃有什么影响呢？《脾胃论·脾胃胜衰论》说："形体劳役则脾病，脾病则急惰嗜卧，四肢不收，大便泄泻；脾既病，其胃不能独行津液，故亦从而病焉。"也就是说过度劳累会伤脾气，脾气亏虚，脾的运化无力，就不能很好地为全身各处运送水谷精微。

现代人常以工作为主，不注意休息。从中医角度来看，脾出现问题就会出现犯困、身上没劲儿，四肢无力，大便泄泻的情况。脾一旦生病了，胃就不能自己正常运化津液，也就跟着出问题了。

综上所述，我们在养生的过程中，要牢记这一点"肝胆相照，脾胃相连"。不要单独照顾脾，或单独照顾胃。真正的聪明人会把脾和胃两者都兼顾到，这才会让我们的身体安好，享受快乐人生。

肠道年轻化是胃健康的保证

肠道内微生态环境不仅对人体健康至关重要，也会对胃健康产生重要影响。近年来，还有科学家提出了"肠道年龄"的新概念。所谓肠道年龄，实际上就是随着生理年龄的增长，肠道内菌群势力分布变化的阶段反映，并作为一种反映体质状况的健康数据。通过肠道菌群之间的平衡程度，人们可判断肠道是否有老化现象。

研究表明，如果肠道老化，菌群失调，可危及生命与健康。这是因为肠道内有益菌群如双歧杆菌减少了，而那些荚膜杆菌、梭菌、大肠埃希菌及腐败性细菌便会大肆生长繁殖，兴风作浪，产生有害毒素，肠道内硫化氢、氨、酚、靛基质等有毒物质增多，被吸收入血液后，就会对心、脑、肝、肾等重要脏器造成危害，引发多种疾病，使人体过早衰老。尤其是对中老年人来说，由于肠道的张力和推动力逐渐减退，牙齿缺损，咬不烂食物，加上吃的东西过于精细，运动量小等原因，致使胃肠道的消化、蠕动功能变差，极易引起便秘。而粪便在肠道停留时间过长，菌群生态发生改变，有害菌群增殖而影响健康。如果经常吃高蛋白质及高脂肪类食物，可促使胆囊向肠道排泄胆汁增加，某些细菌将部分胆汁转化为二次胆汁酸，这些胆汁酸是一种促癌物质，和其他致癌物质共同刺激肠壁，易引发大肠癌。

"肠道年龄"事关每个人的胃健康。那么，怎样才能让肠道"青春"永驻呢？

（1）要关注膳食结构的平衡合理。一日三餐的饮食应做到粗细搭配，荤素都吃，尤其是要常吃些全谷类、薯类、豆类、蔬菜瓜果等富含膳食纤维的食物。研究表明，膳食纤维不仅能促进肠道蠕动，加快粪便排出，而且能抑制肠道内有害细菌的活动，加速胆固醇和中性脂肪的排泄，有利于肠道内微生态环境的稳定。这与古代医家提出的"要想长生，肠中常清"的道理是一样的。此外，做到吃饭定时定量，不暴饮暴食，不酗酒，注意饮食卫生等，对保持肠道年轻都至关重要。

（2）坚持适度的运动锻炼。人们可选择自己喜爱的运动项目，并持之以恒地参加锻炼，还可常做俯卧撑、揉腹等，这不仅有利于增强腹肌，还可促进肠道蠕动，加速排出粪便，使肠道内菌群保持平衡，防止肠道老化。

（3）要有愉悦的情绪。肠道是人的"第二大脑"，情绪的好坏关乎肠的安危。诸如过度紧张、焦虑、压抑、恼怒、忧愁等不良情绪，皆可导致胃肠道生理功能发生紊乱，引起肠道内微生态环境失衡。因此，要学会调控和驾驭自己的情绪，保持一颗淡泊宁静的平常心，对维护肠道内环境稳定大有裨益。

（4）要合理用药。时下不少人小病大治，无病吃药，滋补成风，特别是滥用抗生素现象异常普遍。结果吃坏了肠胃，有益的细菌被杀灭了，有害菌变得猖獗，肠道内微生态环境恶化，致使出现了许多疾病。

只要大致掌握以上四点，我们便可以疏通阻塞的肠道，保证胃部能够健康地进行工作。

治未病从调理脾胃开始

提起未雨绸缪这个成语，想必大家都不会感到陌生。这个成语指的是在天还没下雨的时候，就把房屋的门窗修补好，常用来比喻事先做好准备工作。其实，在生活当中，我们不仅要对即将发生的事情做好准备，对一些还没有发生迹象的事情也要时刻警惕，比如疾病。在没有患病的时候进行预防，就是我们所说的"治疗未病"，而治疗未病的关键在于调理脾胃。

实际上，病前预防只是治未病含义中的一个层面。中医学中的治疗未病是有多重含义，它们可以被概括成四点。

（1）未病先防：当人体处于没有疾病的健康状态时，就应科学养生，以防止疾病的发生。保持良好的情绪、养成良好的生活习惯，这些都是维持身体健康，治疗未病的必要手段。

（2）欲病早治：当人体处于受邪而未发病的亚健康状态时，应采取相应措施及时调治。从人体受到致病因素的影响到发病，是需要一个过程的，抓住人体尚未发病的时机进行治疗，可能会取得意想不到的疗效。

（3）既病防变：当人体已经患上疾病，就应该采取措施积极治疗，防止疾病加重或转变。

（4）病后防复：当患者经过治疗而康复后，应该及时调养，防止疾病复发。很多人认为病好了就不需要再注意身体了，这种错误的思想很容易导致疾病的复发。

这四种关于治疗未病的观点在中医对疾病的治疗中发挥着重要的作用，早在《黄帝内经》中就有所提及。那么，治未病和调理脾胃到底有着怎样的关系呢？

脾胃作为后天之本、五脏之本和中焦气机的枢纽，它的情况直接影响和决定着机体的健康状况。《内经·灵兰秘典论篇》中说："脾胃者，仓廪之官，五味出焉。"《金匮要略》也提到："四季脾旺不受邪。"这些都说明了养好脾胃是治疗未病、维持健康的关键。

对应未病的四种情况，调理脾胃在不同的阶段对治未病的作用也不尽相同。当人体处于健康状态时，调理脾胃能够提高人体正气，增强人体免疫力，对疾病的发生起到预防作用；当人体处于即将患病的状态时，采取健脾和胃的措施能够补益正气，恢复机体的失谐状态，将疾病扼杀在摇篮里；当人体处于患病状态时，采取扶助脾胃正气的方式，能够防止疾病加重；当人体的疾病刚刚被治愈时，就应当适量减少食物的摄取，来休养脾胃，以促进脾胃功能的恢复，防止疾病复发。

既然脾胃对维持人体健康如此重要，无论我们正处于怎样的健康状态，都要注意对脾胃的调理。

五行土居中，五脏以脾胃为本

近年来，随着生活水平的不断提高，人们所面临的社会环境也发生了很大的变化，诸如食物过于精细、工作压力大、烟酒过度、环境恶化等问题陆续出现，而这些问题恰恰是导致消化道疾病逐年上升的罪魁祸首。虽然从表面上看，它们之间并没有什么直接的联系，但若从本质上来看，它们都是不注意保护脾胃的结果。我们这里所讲的脾胃，并非现代医学解剖学上的脾与胃，而是中医上所讲的整个消化系统。这一界定要远远超出脾胃在解剖学意义上界定的范畴。

脾胃是气血生化之源，人们的生命健康皆与它有着密不可分的联系。元气虚弱是内伤疾病的主要成因。若是脾胃气虚，元气不足，阳气就不能达到固护体表的效果，所以人们容易感受外邪风寒。这就充分表明不论外感内伤，皆以脾胃元气的充盛与否有关。"脾胃乃伤，百病由生"即是由此而来。不过，要想对此拥有全面的认知，我们还是要从五脏五行的对应关系说起。

中医认为，胃气是人们后天生命存续的根本。远在未出生之前，先天之肾就为胎儿生长发育供应营养物质；出生后，所有的生命活动都有赖于后天的脾胃摄入营养物质所供给。先天不足的，可以通过后天调养补足，同样可以延年益寿，但就算是先天非常好，如果不重视后天脾胃的调养，也会多病减寿。所以说脾为后天之本，是当之无愧的生命之源。脾主运化，脾的运化水谷精微功能旺盛，则机体的消化吸收功能才能健全，才能为化生精、气、血、津液提供足够原料，才能使脏腑、经络、四肢百骸，以及筋肉皮毛等组织得到充分的营养，进行正常的生理活动。反之，若脾胃的运化水谷精微的功能减退，则机体的消化吸收机能亦因此而失常，故说脾为气血生化之源。

脾胃居中土，是脏腑的中心，与其他脏腑关系很密切，脾胃有病很容易影响其他脏腑，而且根据五行关系，很容易出现相生相克的疾病传变现象。正如《慎斋遗书》所说："脾胃一伤，四脏皆无生气。"例如，脾生血心主血，脾气足则生化气血功能旺盛，心血充盈；脾气虚则化源不足，心血亏虚。脾为后天之本，肾为先天之本，先天与后天相互滋生相互促进，肾阳可以温煦脾气，以发挥其运化功能；脾所运化的水谷精微，又可资助肾的藏精。故在治疗上，应该考虑到疾病的传变规律。

"四季脾旺不受邪"。在一年四季中，如果脾胃的功能旺盛，人体则不容易受到病邪的侵袭，强调了调理脾胃在疾病治疗和养生的重要性。另外，对于一些西医、中医治疗都十分棘手的疑难危重病人，调理脾胃虽不能挽救生命，但可改善症状，提高生命质量，延长患者寿命。如恶性肿瘤晚期的恶病质，中医认为是严重的气血不足。此时注意调理脾胃，使脾胃健运，气血化生有源，则可补其不足。正所谓"得胃气者生，失胃气者亡"，认识到脾胃的重要性，能做到"不治已病治未病"，及早预防，这样"尽终其天年，度百岁乃去"就离我们不远了。

调理脾胃的那些门道儿

"春吃甘，脾平安"，春季吃甘味食品对脾非常有益；三白汤不仅美容，还能健脾；四君子汤可以治疗脾胃气虚、倦怠乏力；公孙穴是摆平脾胃疾患的第一温阳穴；捏脊不仅适合小孩，大人多捏脊也可以调理脾胃虚弱……这些都是调理脾胃的妙招。只有用心调理，才能脾胃安好，平和中正！

脾经可解脾胃问题

中医认为"脾开窍于口，其华在唇，在液为涎"，因此，要观察脾的运化功能是否正常，很简单，看嘴唇就行了。脾的运化功能好，嘴唇就会很滋润、很丰满，否则就会比较干瘪。"在液为涎"也很好理解，我们经常见到一些小孩爱流口水，衣服前面一块总是湿的，还有一些大人，中风后也会流口水，这都是由脾虚导致的。另外，"诸湿肿满，皆属于脾"，也就是说，身体出现莫名的消瘦、流口水、湿肿等症状，都是属于脾病，从脾上治肯定是没错的。

脾经不通时，人体会表现为下列症状：身体的大脚趾内侧、脚内缘、小腿、膝盖或者大腿内侧、腹股沟等经络线路会出现冷、酸、胀、麻、疼痛等不适感；或者全身乏力、疼痛、胃痛、腹胀、大便稀、心胸烦闷、心窝下急痛等。

以上症状都可以从脾经去治，最好在脾经当令的时候按摩脾经上的几个重点穴位：太白、三阴交、血海等，上午9时到11时正处于人体阳气的上升期，这时疏通脾经可以很好地平衡阴阳。此外，我们在日常饮食上也要注意多吃清淡的食物，不暴饮暴食，以减轻脾经的负担。

太白穴是脾经的原穴，按揉或者艾灸此穴，对脾虚症状如全身乏力、食欲不佳、腹胀、大便稀等脏腑病有很好的作用，也可以补后天之本，增强体质。太白穴在脚的内侧面，大脚趾骨节后下方凹陷处，脚背脚底交界的地方。

三阴交，又名女三里，只要是妇科病，如痛经、月经不调、更年期综合征、脚底肿胀、手脚冰冷等，刺激这个穴位都能有效，所以有人称它为妇科病的万灵丹。月经开始前5~6天，每天花一分钟刺激本穴，远比生理痛再刺激有效。三阴交在脚内踝尖上三寸，就是从内踝向上量四指，胫骨（小腿内侧骨）后缘凹陷处，用手按时比其他部位敏感，有点胀疼的感觉。

血海穴，"血"指脾经所生之血，"海"指脾血在此聚集犹如百川归海。该穴有化血为气，运化脾血之功能，对气血不畅导致的腹胀、腹泻等症状有缓解作用。取穴方法很简单：坐着将腿绷直，在膝盖侧有一个凹陷处，在凹陷的上方有一块肌肉，肌肉的顶端就是血海穴。最好在脾经经气最旺盛的上午9时11时按揉该穴，每侧按揉3分钟直至产生酸胀感。

饮食过度会伤脾

随着生活条件提高，食品极大丰富，人们为饱口腹之欲，暴饮暴食，而运动反而减少，使摄入多于需要，不仅容易伤胃，同时过多的饮食一旦超过了脾的运化能力，也能酿成脾湿。而湿瘀积在体内，迟早都要化热，这样就又和内热联系在一起，成为湿热。

所以许多病是吃出来的，今天常见的富贵病如高血压、冠心病、糖尿病等，都与饮食不节直接相关。而其中湿热为病者十之八九，所以用清利湿热之法，效果就比较好。

我们老提到肥甘厚味或者膏粱厚味，那么肥甘厚味到底是一个什么意思？肥甘厚味和膏粱厚味，在中医上都是指油腻、精细的食物，若用如今常用的医学词汇来解释，就是高糖、高脂肪、高胆固醇的食物。

为什么说肥甘厚味会化湿生热呢？我们打个比方，人的身体就好像是一部机器，机器要想正常运转，就必须要有足够的能量，我们吃的食物，经过消化以后就会转化成身体需要的能量。但是，我们必须要注意的一点是人体所需的能量与每天能够转化的食物都是有限度的。如果吃太多的肥甘厚味，吃进去的食物超过了身体需要的量，除了正常的需要以外，多余的部分就会变成热量，没有转化的食物在体内瘀积就会化成湿，而湿会生热。所以说，肥甘厚味必然会化湿生热，这是饮食养生的大忌。

维持生命的一切物质，都要依靠脾胃对营养物质的受纳、消化、吸收、运化来供给。脾胃伤则会出现倦怠、腹胀、便溏、腹泻、消化不良以及水肿、消瘦、摄血功能失职、免疫与抗病能力下降等症。正如《养老奉亲书》说："脾胃者，五脏之宗也。"所以，古人有"则昌，绝谷则亡""有胃气则生，无胃气则亡""脾胃虚则百病生"等认识。这些论述，都充分体现了脾胃功能的重要性及其与人体生命活动的密切关系。

第五章 补脾益肠，让胃永远安好

过度劳倦导致脾胃失常

过度劳倦对人体的害处很大。《素问·经脉别论》这样说："故春秋冬夏，四时阴阳，生病起于过用，此为常也。"其意是说，一年四季中阴阳之气不断运动变化，而发生疾病的原因，大多是由于我们平时吃得太饱、过于劳累以及精神刺激太大造成的，这是发病的主要原因。众所周知"久视伤血，久卧伤气，久坐伤肉，久立伤骨，久行伤筋"。

（1）久视伤血：在电脑族和学生族中最为普遍。这类人经常不知疲倦地用眼会耗伤血，因为肝藏血，目为肝之窍，而肝受血方能视，久视就会伤血。

（2）久卧伤气：人们都以为卧床是最好的休息方式，其实不然。身体由于长时间久卧会造成气血流通不畅，不仅肢体筋骨、五官九窍之气会渐趋衰弱，而且还会累及内在各脏腑之气，最后会出现身体懒散、精神不振等问题。

（3）久坐伤肉：长时间久坐，不活动，周身气血运行缓慢，可使肌肉松弛无力，而"动则不衰"，动则气血可同流全身，使得全身肌肉尤其四肢肌肉得养。

（4）久立伤骨：我们在站立时主要靠腿与腰的支撑，而腰为肾之府，站立过久，导致腿与腰过度疲劳，伤及肾和骨。

（5）久行伤筋：肝主筋，足受血而能行走，走路走多了，肌肉、骨骼、关节，包括筋必然受损，其中筋连接着关节和肌肉，受到的损伤就比较严重。

一个人体力使用过度时就会出现中气受损、脾胃功能减退、出现胸闷气短、浑身无力、不爱说话、胃纳减退、胃脘部有重坠感的症状。《脾胃论·脾胃胜衰论》指出："劳倦则脾先病，不能为胃行气而后病。其所生病之先后虽异，所受邪则一也。"过度劳倦伤及脾，脾受伤而先病，脾便不能为胃传输运送水谷精微，胃也紧跟着就会生病。脾与胃生病的先后虽有可能不一样，但受邪的病机都是一样的。

同理，一个人过度用脑，也会耗气伤脾。我们知道"生病起于过用"，现代人却从不注意这些。生活中，有些人喜欢在晚上加班工作或伏案看书，这样会使脾胃运化迟滞，消化功能紊乱，出现脘腹痞满、食欲减退或吃完后不容易消化。此外，过度劳累，不管是脑力劳动还是体力劳动，对于脾胃虚弱的人来说，更可能会加重其病情。严重导致身体因劳所伤，更有甚者会引发过劳死。

需要提醒大家的是，当一个人把过劳当成是一种习惯时，他离生病就不远了。要改变这样的现状，就要学会劳逸结合，学会合理地安排自己的时间，该工作的时候工作，该休息的时候休息。休息是为了更好的工作，休息也是为了我们的脾胃，为了我们的健康。

清淡的饮食养脾胃

调理脾胃说难也难，说容易也容易。在生活中养成良好的饮食习惯和生活习惯将会为我们带来相当大的裨益。为此，我们在调理脾胃时需要遵循不宜吃太咸的原则。《脾胃论·脾胃将理法》中提到，脾胃"忌大咸，助火邪而泻肾水真阴"。根据中医的观点：咸能走血，助长火邪，消散肾水。这里所说的"咸"不单单指食盐，还包括现在讲的"矿物质"。

不过,这并不意味着我们需要杜绝咸食的出现,相反地,适当吃咸对于我们的身体而言还是有好处的。我国古代人民早在《黄帝内经》中就提到了"咸入肾","肾者,通于冬气"。因此,根据秋冬养阴、冬季养肾的原则,我们在冬天里可以适当多吃一些咸味食物,以补养肾脏,如海带、紫菜、海蜇等都是非常好的食物。

中医认为,咸有补益阴血、泻下软坚散结等作用。同时,咸还有"重镇"的作用,在这里"重镇"指的是降血压。咸食可以降低大脑睡眠中枢供血量,让亢奋睡不着的人可以安眠入睡,有很好的镇静功用。

当然,我们也不能毫无节制地滥食咸味食物。

(1)多食咸会伤害心。《素问·五脏生成篇》中指出:"多食咸,则脉凝泣而变色。"意思是说,如果过多地食用咸味,就会引起血脉凝涩不通畅,使本来红润的面色变为黧黑,自然也会伤害到心脏。

(2)过食咸会伤脾。我们在冬天里适当吃一些咸味食物,可调节肾脏功能,使之阴阳平衡,不虚不实。但如果吃得多了,就会出现肾阳不足、阴阳失调的情况。众所周知,脾阳是依靠肾阳的温养作用才能主运化的,如果肾阳不足,就会使脾阳虚弱,运化失常。这也是五更泄、食谷不化等病症出现的原因。

脾胃不仅不喜欢太咸的食物,大甜、大辛、大酸、大苦,脾胃都不喜欢。总而言之,调理脾胃要饮食清淡。在生活中要做到多蔬菜、多水果、少油腻、少厚重,同时还要做到荤素搭配,营养均衡。

黄色食物益脾健胃

根据中医五行学理论,脾属土,对应五色中的黄色。因此,黄色食物能补脾。

黄色食物包括一系列由橙色到黄色的食物,代表性的有玉米、黄豆,以及水果中的橘、橙等。与其他颜色的食物相比,黄色食物的特色之处在于含有胡萝卜素,它是一种强力的抗氧化物质,能够清除人体内的氧自由基和有毒物质,具有增强免疫力、防辐射和防止老化等功能,是维护人体健康不可缺少的营养素。

在长夏和每个季节的最后18天,应适当多吃黄色食品,可以补益安中,理气通窍。黄豆就是比较有代表性的黄色食物,每天喝一些黄豆浆对保护脾有很好的疗效。下面给大家推荐两款养护脾的黄色食谱。

1. 山药炖鸭

原料:鸭肉250克,山药100克,红枣、枸杞子各少许。葱、姜、八角、花椒、香叶、陈皮、黄酒、冰糖、盐、胡椒粉各适量。

做法:将鸭肉洗净后切块,入冷水中煮开,关火捞出鸭肉,用冷水冲洗2~3次;锅中加冷水,放入鸭肉、葱段、姜片、八角、花椒、香叶、陈皮、黄酒,大火烧开后转中小火炖50分钟;加盐调味,放入冰糖、山药块、红枣和枸杞子,再炖10分钟。出锅加胡椒粉和葱花即可。

功效:山药含有多种营养素,有强健机体、滋肾益精的功效。

2. 黄豆炖猪蹄

原料：猪蹄300克，黄豆100克。生姜、葱各10克，盐、味精、白糖、胡椒粉和枸杞子各少许。

做法：鲜猪蹄刮毛洗净，切成块，黄豆用水泡透，生姜切片，葱切花；砂锅内放入清水，加入姜片、猪蹄块、黄豆、枸杞子，用大火煲开，再改用小火煲30分钟，然后加入盐、味精、白糖调味；最后撒入胡椒粉、葱花即可盛出。

功效：此菜补气血，富含胶原蛋白，对美肤养颜具有一定的功效。

这两道菜，以黄色食物为主，搭配不同的动物性蛋白，除了对脾胃有滋补作用，而且美味可口，营养价值也非常高，有兴趣的朋友不妨一试。

甘入脾——甘甜的食物适宜补脾胃

《黄帝内经》中反复强调"甘入脾"，也就是说脾主甘味。因此当脾气虚、脾经弱时，我们可以适当多吃点甘味食物来补益脾胃。中医所说的甘味食物，不仅指食物的口感有点甜，更主要的是它具有补益脾胃的作用。

在现实生活中，甘味食物有很多，像蜂蜜、糯米等，都有很好的养脾胃作用。下面为大家推荐几种具有代表性的甘味食物。

1. 大枣

中医认为，大枣性味甘平，可补中益气、安中养脾、养血安神。《本草备要》记载大枣可"补中益气，滋脾土，润心肺，调营卫，缓阴血，生津液，悦颜色，通九窍，助十二经，和百药"。《食物本草会纂》记载大枣"久服轻身延年，补中益气坚志、强力，除烦闷，润心肺，补五脏治虚损"。

大枣不仅对脾有益处，还能补气养血，尤其适合女性朋友，可以煮粥食用或者切碎晾干泡水，代茶饮。大枣还可以在铁锅里炒黑后泡水饮用，对缓解胃寒、胃痛等症有很好的疗效。

2. 山药

山药味甘，性平，归脾经、肺经、肾经。生山药有补脾养胃、生津益肺、补肾涩精的功效，常用于脾虚食少、久泻不止、肺虚咳喘、肾虚遗精、带下、尿频等症；熟山药能补脾健胃，常用于脾虚食少、泄泻便溏等症。总的来说，补阴宜用生山药，健脾止泻宜用熟山药。下面推荐两种山药的吃法：

（1）生山药以汤匙刮成泥，煮熟，配热饭吃。经常食用最能养胃补虚。

（2）山药藤上所结的小山药煮熟后去皮，加少量的糖，在睡前食用，可以止梦遗，兼补肾健胃。将山药洗净切块，加排骨、蔬菜煮成汤，可健胃补脾，促进身体长高，小孩子适宜常吃。另外，山药还具有养颜美容的功能，帮助女性朋友美白又补钙。

3. 葡萄

葡萄性平，味甘、酸，具有补气血、强筋骨、益肝阴、利尿、舒筋活血、暖胃健脾、除烦解渴等作用。现代医学则认为，其主要成分是葡萄糖，容易被人体直接吸收，所以非常适合于脾胃虚弱、咳喘、胃痛、贫血、肝炎病人和孕妇食用。据说，每天饮用红葡萄酒 2~3 次，每次 15 毫升，可暖胃解痉，祛寒止痛，促进消化，有益心脏。但是，容易腹泻的人要少吃葡萄，否则容易拉肚子。

4. 甘蔗

甘蔗味甘性平，具有止渴生津、消痰止咳、解酒除烦、清虚热、止呕吐之功，适于病后体虚、胃肠虚弱者。用新鲜的甘蔗汁 1 杯，生姜汁少许，和匀后一次性喝下，可改善胃病所致的呕吐或脾胃虚弱。尤其是神经性胃炎或慢性胃病所致的反胃，效果更好。

5. 香蕉

香蕉性味甘寒，有清热、生津止渴、润肺滑肠的功效，可以润便、润肠、降血压。中医认为"甘易肉肿"，因此像香蕉等太过甜的食物，对正有扭伤的人不适合，等痊愈后再吃，否则会更严重。香蕉要少吃，吃多了容易胀气，尤其是糖尿病人、肥胖的人更要少吃。

在生活中，人们普遍认为，"甘味"食物就是甜食。殊不知，这里面还包含有许多门道。中医里的"甘味"还可分为"甘温"和"甘凉"。

属于"甘温"的药物或食物有：面粉、糯米、南瓜、莲子、芋头等，适用于阳气不足的人；对阴气不足的人来说，最好选择那些"甘凉"的药物或食物，比如绿豆、丝瓜、冬瓜、茄子、白菜、黄瓜等。

对于脾胃来说，也各有适合它们的滋补之法。我们知道，"脾为阴土""喜燥而恶润"，因此要治脾病，可多选择"甘温"以助其升；而"胃为阳土""喜润而恶燥"，因此在治胃病时，最好多选择"甘凉"以助其降。

当然，养生最重要的原则之一是用辩证的观点看问题。不论是甘味食物，还是甘味药物，都需要根据自己的实际情况选择，每个人的体质不同，选择也不同。

另外，很多养生家都会在春天适当多吃一些甘味食物。这是为什么呢？《素问·六节藏象论》中指出："肝者，通于春气。"就是说，肝的生理活动与春季的阴阳变化是相互通应的。春天肝气当令，肝气易于偏亢。根据中医五行理论，肝属木，脾属土，肝木太旺容易克制脾土，影响脾胃的消化吸收功能，导致食滞，或者不爱吃东西。而"甘入脾"，所以春天养生多吃一些甘味食物，能够补脾，进而补益人体的脾胃之气。

益气补脾，山药当仁不让

脾为后天之本，是人体存活的根本，只有脾好了，人的身体才能正常地运转。生活中的你如果经常流口水、眼皮耷拉，说明你的脾不好，这个时候一定要好好补脾。那么补脾最好的东西是什么呢？山药是最好的选择。

山药又称薯蓣、薯药、长薯，为薯蓣科多年生缠绕草本植物。山药中以淮（怀）山药为佳，是一种具有高营养价值的健康食品，外国人称其为"中国人参"。山药口味甘甜，性质滋润平和，归脾、肺、肾经。中医认为它能补益脾胃、生津益肺、补肾固精，非常适宜防治平素脾胃虚弱、肺脾不足或脾肾两虚的体质虚弱，以及病后脾虚泄泻、虚劳咳嗽、遗精、带下、小便频数等症。

《本草纲目》对山药的记载是："益肾气，健脾胃，止泻痢，化痰涎，润皮毛。"

因为山药的作用温和,不寒不热,所以对于补养脾胃非常有好处,适合胃功能不强、脾虚食少、消化不良、腹泻的人食用。患有糖尿病、高血脂的老年人也可以适当多吃山药。

山药不仅是非常好的中药材,更是餐桌上的一道美食,深受人们的喜爱。下面我们便为大家推荐两道益气补脾的开胃山药。

1. 宝宝开胃山药

原料:淮山药200克,山楂糕100克,蜂蜜10~15克,干桂花5克。

做法:先在一只干净的碗中放入蜂蜜与干桂花,将二者搅拌均匀之后备用;再将备好的山药洗净去皮,切成大段之后放入锅中蒸熟,随后将蒸熟的山药切成约0.5厘米的厚片,晾凉备用;另外,将备好的山楂糕切成与山药同样厚度的山楂糕片。最后在另一只干净的碗中将切好的山药片与山楂糕片交替码好,并将拌好的桂花蜂蜜浇于其上即可。

功效:此方具有益气健脾、开胃化瘀的功效,适合消化不良的宝宝食用。

2. 瓤枣泥山药

原料:山药745克,枣泥、糖各250克,菠萝250克,太白粉10克。

做法:先将山药洗净之后,放入蒸笼中蒸熟;再将蒸熟的山药取出,去皮后切成6厘米长的段,用刀拍扁后在一只干净的碗中摆放整齐;随后将枣泥放于摆好的山药之上,之后再摆放一层山药,上笼蒸15分钟后翻扣盘中。接着,取一只锅放于灶火之上,在锅中放入适量清水与白糖,水开后用太白粉勾芡,浇至盘中。最后将菠萝切成小块点缀在周围即可。

功效:此方具有益气健脾、开胃和中的效果,是防治月子中暑伤之症的良药。

当然,上述两道开胃山药只是山药诸多做法中的两种,但就益气补脾这方面来说,山药的做法还有很多。不过,我们在食用山药益气补脾时一定要注意从自身情况出发,遵从食用时的禁忌,以免造成食物中毒,影响自身健康的恢复。

甘草汤可以缓解胃痛

很多生长在农村的人都有过这样的经历:小时候,没事的时候约几个小伙伴一起去山坡上、沟壑旁挖甜草根,然后将其晒干卖掉。刚挖出来的甜草根那种甜甜的味道很多人到如今还记忆犹新,而这甜草根便是我们今天的主角——甘草。

甘草,味如其名,甘甜可口。中医认为,甘草性平,归脾、胃、心、肺经,它本身气和性缓,可升可降。生活中很多人会在家中常备甘草片,以便嗓子不舒服时吃上几片。医生在处方中写的甘草,生草指的是生甘草,偏于清热解毒、润肺和中,像我们平时的咽喉肿痛、胃肠道溃疡以及食物中毒,都可通过它来调治;另一种是炙草,炙草就是生甘草片用蜂蜜拌匀并炒至成的。炙甘草能补三焦之元气,像脾胃功能减退、大便溏薄等都可以通过它来调治。

南朝医学家陶弘景将甘草尊称为"国老",李时珍在《本草纲目》中说:"诸药中甘草为君,治七十二种乳石毒,解一千二百草木毒,调和众药有功,故有'国老'之号。"为什么这么说呢?在古代政治中,能被称为国老的人通常都是帝师,是辅助皇帝的人。甘草在诸多中药中便有这个作用,看似不起眼,但是能让主药完全发挥它的作用。

服用甘草缓解胃痛有一个毫无副作用的方子——芍药甘草汤。

材料：芍药 12 克，甘草 12 克。

做法：上二味，用水 600 毫升，煮取 300 毫升，去渣，晾温再服。

功效：调和脾胃，缓急止痛。现用于血虚津伤所致的腓肠肌痉挛、肋间神经痛、胃痉挛、胃痛、腹痛。

甘草虽好，但也要讲究用量，不能根据自己的意愿胡乱服用。如果经常使用此药，有可能会引起血压升高、水肿、食纳呆滞等症状。只有灵活地根据自己的身体状况选择，才是最适合自己的养生之道。

茯苓性平可益脾安神

茯苓是菌科植物，生长在赤松或马尾松的根上，可食也可入药。《本草纲目》记载，茯苓性平、味甘淡，功能是益脾安神、利水渗湿，主治脾虚泄泻、心悸失眠、水肿等症。如果用牛奶等乳制品调和后食用，能增添它的美味与营养。

北京名小吃茯苓饼就是以茯苓为原料制成的。相传慈禧太后一日患病，不思饮食。厨师们绞尽脑汁，以松仁、桃仁、桂花、蜜糖等为原料，加以茯苓霜，再用淀粉摊烙外皮，精心制成夹心薄饼。慈禧吃后十分满意，让这种饼身价倍增。后来此法传入民间，茯苓饼就成了京华名小吃，名扬四方。

茯苓淡而能渗，甘而能补，能泄能补，称得上是两全其美。茯苓利水湿，可以治小便不利，又可以化痰止咳，同时又健脾胃，有宁心安神之功。而且它药性平和，不伤正气，所以既能扶正，又能祛邪。用茯苓做成的食物都很美味，以下介绍两款。

1. 茯苓栗子粥

原料：茯苓 15 克，栗子 25 克，大枣 10 枚，粳米 100 克。

做法：加水先煮栗子、大枣、粳米；茯苓研末，待米半熟时徐徐加入，搅匀，煮至栗子熟透。可加糖调味食。

功效：茯苓可以宁心安神，而栗子补脾止泻，大枣益脾胃。这三者同煮就可以用于心阴不足，心胸烦热，惊悸失眠，口干舌燥。

2. 茯苓麦冬粥

原料：茯苓、麦冬 15 克，粟米 100 克。

做法：粟米加水煮粥；二药水煎取浓汁，待米半熟时加入，一同煮熟食。

功效：茯苓能补脾利湿，麦冬养阴清心，粟米除烦热。这三者同煮，就可以用于脾胃虚弱，饮食减少，便溏腹泻。

以茯苓为原料的食物不仅美味，还有不错的药用功效。如果你近日出现心烦气躁的情况，不妨在医生的指导下选择适合自己的茯苓食疗方，以达到安心宁神的目标。

三七疗胃病，天下第一

三七又名田七，明代著名的药学家李时珍称其为"金不换"。三七是一种常见的保健药材,以擅长活血、止血而为人所熟知,扬名中外的中成药"云南白药"和"片仔黄",就是以三七为主要原料制成的。

三七一药,历代医家皆言其功效为止血、活血化瘀,应用与临床屡见不鲜。但很少用来治疗胃病。一般配合它用来给溃疡止血。近年来,临床发现三七单用治疗胃炎和溃疡效果较佳,且多半溃疡治愈。下面介绍一款药膳——三七汤。

三七汤

原料:花旗参7克,三七20克,淮山药25克,枸杞子25克,桂圆肉20克,猪瘦肉30克,清水4大碗,食盐、胡椒各适量。

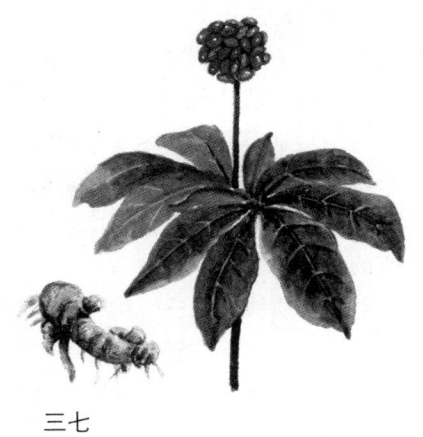

三七

做法:花旗参等中药放入布袋扎紧,和肉放在一起,加入清水,先大火后小火,炖煮2小时,加食盐、胡椒即可。捞除布袋,吃肉喝汤,每次1小碗。每天1次。

功能:活血益气,滋阴养胃。

清代的《本草纲目拾遗》记载:"人参补气第一,三七补血第一,味同而功亦等,故称人参、三七为中药之最珍贵者。"根据现代药理研究,三七与人参一样,含有四环三萜等补养成分,而且比人参含量还高。

运用《易经》的知识来推理,我们对三七的药物功效就会了解得更加全面和精确。人参,不仅与脾土有关,还与坎水有关,也就是说人参不仅补脾,还可养肾;三七,主产于先天巽卦、后天坤卦的西南地区,同时得巽卦和坤卦之气。所以对于人体而言,三七不仅与脾土有关,还与肝木有关,也就是说三七不仅可以补脾,还可以养肝,用来治疗与脾、肝有关的任何疾病,效果都出人意料得好。

莲藕,大补我们脾胃的灵根

李时珍在《本草纲目》中曾这样赞美莲藕:"夫藕生于卑污,而洁白自若。质柔而穿坚,居下而有节。孔窍玲珑,丝纶内隐。生于嫩而发为茎、叶、花、实,又复生芽,以续生生之脉。四时可食,令人心欢,可谓灵根矣。"

的确如此,在中医的眼里,莲藕确实全身是宝,根、叶、花、果都可入药。用莲藕制成粉,能够消积食、止腹泻、开胃口、清湿热,是老弱病残、体虚多病者的上好滋补之品。早在清代咸丰年间,莲藕就被皇帝看中,钦定为御膳贡品了。

另外,莲藕,性质平和,产后不忌,孕妇可以食用,而且还能"破产后血闷"。莲藕还可以治疗冻疮,遇到手脚生冻疮,可以把莲藕蒸熟、捣烂,涂在患处,不仅如此,很多与出血有关的病症,莲藕都能治疗,比如流鼻血、咯血、唾血、血淋、溺血、下血、血痢、血崩。

综上不难看出,莲藕不仅又是常见的蔬菜,原来它还有这么多的药补功效呢。吃莲藕,不仅能让人精神快乐,还能够消气、止腹泻,对我们的脾胃大有裨益。下面为大家介绍几种莲藕的食用方法。

1. 清炒

把莲藕切成片或丝，先在锅里放油烧热，倒入切成片或丝的莲藕反复翻炒，熟后可以加适量食盐等调味。由于莲藕自身的味道清香甘甜，炒时也可以不加其他调料。莲藕还可以同猪肉丝同炒，方法与普通的蔬菜炒肉丝一样，营养而美味。

炒熟之后的莲藕性情由凉转温，具有养胃滋阴，健脾益气的功效。

2. 炖汤

把莲藕切块后和适量猪骨头一起放在砂锅里煲汤，大火煮开后转小火煮45分钟至1小时，汤好时放点儿盐，不需要加入其他调料；就会有一种香醇的味道扑鼻而来。

藕汤对于胃病患者来说也是很好的滋补汤水。待藕炖成红色时，饮用其汤，可收到良好的健胃养胃功效。另外，也可将藕切丁，与土豆和小米一起熬粥喝，不仅能够增强胃动力，补益胃部，还能预防感冒。

不过，莲藕虽好，但不是人人都能多吃的，比如胃口不好的老人、病人和幼小的孩子便是不宜食用莲藕的人群。可是，如果他们对于莲藕情有独钟或是必须食用莲藕才可防治某种病症时，该怎么办呢？这时，可以只喝莲藕汤，而不一定要吃里面煮的莲藕，或者还可以直接吃藕粉。

胡萝卜——健脾消食的小人参

胡萝卜，又称红萝卜或甘荀，是伞形科胡萝卜属两年生草本植物。以肉质根作蔬菜食用。原产亚洲西南部，阿富汗为最早演化中心，栽培历史在2000年以上。

胡萝卜所含营养成分丰富，在蔬菜中享有盛名，民间称它为"小人参"。连中医盛典《本草纲目》里也对胡萝卜大加赞叹，说它健脾化滞，具有健脾消食、补血助发育、养肝明目、下气止咳的功效。而现代医学则指出，胡萝卜素转变成维生素A，有助于增强机体的免疫功能，在预防上皮细胞癌变的过程中具有重要作用。同时，胡萝卜中的木质素也能提高机体免疫机制，间接消灭癌细胞。

除此之外，胡萝卜含有丰富的植物纤维，吸水性很强，我们吃下去的胡萝卜在肠道中很容易膨胀，因而是肠道中的"充盈物质"，可加强肠道的蠕动，从而利膈宽肠，通便防癌。而胡萝卜中的酶类还能分解食物中的淀粉、脂肪，使之得到充分吸收；胡萝卜中的芥子油，可促进肠胃蠕动，帮助消化吸收；胡萝卜中的粗纤维也可促进肠蠕动，使有毒物质和粪便及时排出体外。

总之，胡萝卜的功效涉及方方面面，是蔬菜中的"全才"。它可

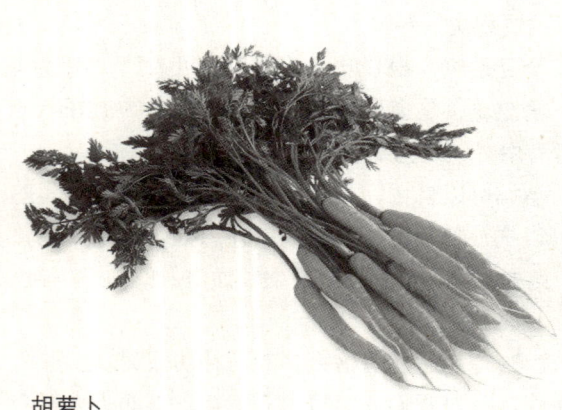

胡萝卜

以润皮肤、抗衰老。著名演员蒋雯丽就将胡萝卜视为美容良品,把胡萝卜当成日常水果,甚至切成条随身带着。多吃胡萝卜对眼睛特别有好处,它有保持视力正常、治疗夜盲症和干眼症等功能。我国维吾尔族人中近视率极低,有专家认为这与他们的饮食有关。因为胡萝卜是维吾尔族人经常食用的蔬菜,几乎所有菜色都会用到。经常食用胡萝卜也就减少了近视发生的概率。

下面为大家介绍一款以胡萝卜为主要材料的美食——白菜萝卜汤。

原料:大白菜叶子2片,胡萝卜、白萝卜各80克,豆腐200克,香菜末、盐、味精各少许。

做法:将大白菜、白萝卜、胡萝卜与豆腐洗净,切成大小相仿的长条,在沸水中焯一下捞出待用;锅置火上,放入适量油烧至五成热,炒香辣椒酱后倒入清汤,把白萝卜、胡萝卜、豆腐一起放入锅中;大火煮开后加入大白菜,再次煮开,用盐、味精调味,最后撒上香菜末盛出即可。

功效:解渴利尿、帮助消化、排毒、增强免疫力。

多吃鸡肉调和脾胃

《本草纲目》禽部,记载了鸡肉的众多疗效。其中提到这样一个方子:"脾胃弱乏,人瘦黄瘦。同黄雌鸡肉五两、白面七两,作成馄饨,下五味煮熟,空腹吃。每天一次。"也就是说鸡肉可以温中益气、补精填髓、益五脏、补虚损。中医认为鸡肉可以治疗由身体虚弱而引起的乏力、头晕等症状。对于男性来说,由肾精不足所导致的小便频繁、耳聋、精少精冷等症状,也可以通过吃鸡肉得到一定的缓解。

按现在的说法,吃鸡肉能够提高人的免疫力。科学研究表明,鸡及其萃取物具有显著提高免疫机能的效果,这一观点与营养学以及传统的中医理论不谋而合。

营养学上一直有"红肉"和"白肉"之分,我们可以简单地从颜色上来区别,所谓"红肉"就是指猪、牛、羊等带血色的肉类;而"白肉"则指的是禽类和鱼类等。鸡肉就是白肉中的代表,具有很好的滋补作用,又比红肉更健康。这种可以培育正气的食物,一些常处于亚健康状态下的人更应该多吃。比如工作强度大、精神长期紧张的都市白领们,多吃鸡肉,可以增强免疫力,减少患病率。

这里介绍一款鸡肉药膳——人参鸡汤,它能补气安神,特别适合气虚、失眠的人群。

原料:人参、水发香菇各15克,母鸡1只,火腿、水发玉兰片各10克,精盐、料酒、味精、葱、生姜、鸡汤各适量。

做法:将母鸡宰杀后,退净毛,取出内脏,放入开水锅里烫一下,用凉水洗净。将火腿、玉兰片、香菇、葱、生姜均切成片。将人参用开水泡开,上蒸笼蒸30分钟,取出。将母鸡洗净,放在盆内,加入人参、火腿、玉兰片、香菇、葱、生姜、精盐、料酒、味精,添入鸡汤(淹没过鸡),上笼,用武火蒸烂熟。将蒸烂熟的鸡放在大碗内。

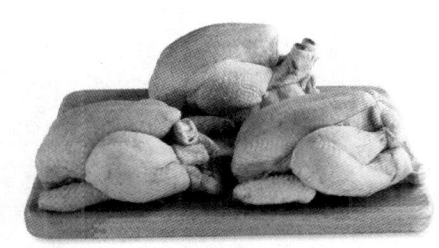

鸡肉

将人参切碎,火腿、玉兰片、香菇摆在鸡肉上(除去葱、生姜不用),将蒸鸡的汤倒在勺里,置火上烧开,撇去浮沫,调好口味,浇在鸡肉上即成。

豆腐可治疗水土不服引起的胃不适

汤先生是商贸公司的职员,平时工作压力挺大的,但最让他烦恼的还是出差。因为工作关系,他经常要到各地出差,每到一个新的地方他就觉得身体非常不适。整个人没有胃口、精神很疲乏,晚上也睡不好,甚至有的时候还会腹泻、呕吐。同事们告诉他,这是水土不服。

汤先生基本上每次出差都会遇到这类问题,身体感觉吃不消。可是工作又要求他必须经常出差,为此他感到很无奈。这一次他和同事老赵一起到了一个新城市,汤先生一下飞机就觉得难受,于是告诉了老赵自己的烦恼。老赵宽慰他别担心,带着他到了餐馆,就点了一道菜——白滑豆腐汤。

这道汤很清淡,汤先生吃了以后,去了预订的宾馆。说来也奇怪,原来每次出差都很疲劳,到了宾馆就想睡觉,却总也睡不着,这一次到了宾馆,汤先生就美美地补了一觉,醒来时觉得神清气爽,还有了想吃东西的欲望。汤先生觉得奇怪,是吃了豆腐的关系吗?

没错,就是这道小小的豆腐餐解决了他的水土不服问题。《本草纲目》里记载,豆腐性平味甘,药食兼用,能养胃和脾、生津止渴、清热润燥、补虚败火、醒脑解乏、益气助力。到了陌生的地方,第一道菜最好先吃用当地的水磨制的豆腐,这样就可以在一定程度上预防和克服水土不服。因为每个地方的水、土、粮食、空气、温度、湿度都不一样,再加上出差途中很疲劳,就会引起胃肠不适,所以应该先吃点当地易于消化的食物,一方面对胃肠的刺激小,另一方面能够使肠胃慢慢适应当地的饮食。下面就介绍白滑豆腐汤的做法。

原料:豆腐200克,鸡蛋1个,水发黑木耳、水淀粉适量。

做法:豆腐切成骨牌块;鸡蛋清、水淀粉、精盐少许放入碗内,调成硬糊;水发黑木耳切成丝,取一平盘,盘上抹匀色拉油,把豆腐蘸匀硬糊平放盘内,上笼蒸透取出备用。汤锅放在火上,放入素汤、黑木耳丝,待汤烧开,撇去浮沫,盛入汤碗内,下入蒸好的豆腐即成。

生冷食物伤脾胃,可用半夏枳术丸来治

每年一到夏季,医院的诊室里就会多了一些胃肠病患者。这些患者大多是自己给自己找来的胃肠病,因为他们大多都是因为天热贪凉,为了解暑降温,吃了生冷食物所致。夏天吃生冷食物容易伤到脾胃,很多人出现了腹痛、腹泻等症状,不得不往医院跑了。

什么是生冷食物呢?从字面上讲,生冷食物就是包括生的和冷的食物。生的如生瓜果、生吃的蔬菜等,以及生硬的、不容易消化的食物;冷的食物不仅包括冰棍、冰镇饮料,以及凉菜、凉饭等,还包括本身属性寒凉的食物,比如田螺、柿子、香蕉、猕猴桃、西瓜等,都属于寒凉食物。这些食物容易伤到脾胃,夏天食用的时候一定要多加注意

夏天最受欢迎的解暑佳品是什么？很多人都会说："冰西瓜！"的确，人们到了夏天就爱吃西瓜，很多人嫌西瓜不够凉，还要放在冰箱里冻一冻。这样的西瓜大量吃下去，脾胃岂能受得了？有些人在感觉口渴的时候，能一口气吃掉半个冰镇西瓜，结果就是感觉胃不舒服，出现了腹胀和腹泻的症状。这就是典型的生冷食物伤了脾胃。《脾胃论》中有一个方子能够治疗这种病症——半夏枳术丸。

原料：半夏（汤洗7次，焙干）、枳实、白术各60克。

做法：以上材料研为极细末，荷叶裹烧饭为丸，如梧桐子大。

用法：每次服50丸，添服不妨，无定法。

这个方子服用起来很方便，没有固定的服用方法，并且稍加用量也没有大碍。

我们来看看，为什么这个方子能够治疗生冷食物损伤脾胃的症状呢？半夏，具有利水化湿、理气降逆的功效，善治脾胃湿痰；枳实，辛行苦降，善破气除痞、消积导滞；白术，有健脾益气、燥湿利水的功效，善治脾虚食少、腹胀、泄泻等证。这三味中药加在一起就能够治疗因冷物内伤所致的脾胃病了。

最后，提醒一句，冰西瓜再好也不能多吃。常言道："医生治得了病，但治不了命。"如果偶尔一两次因贪食生冷之物而伤了脾胃，半夏枳术丸可以来帮我们调理脾胃。但是如果经常贪食生冷食物，这个方子也会失效了。

补中益气汤调理虚弱脾胃

中医认为，气是维持人体生命活动的基本物质。古时判断一个人的生死，常常试一试这个人嘴里还有没有气，有气则生，无气则死，故而有了"人活着就是一口气"之说。而气的来源主要有两个，一个是肺从自然界吸入的清气，另一个则是脾胃所化生的水谷精微之气。明代医学家李时珍认为，人体的元气有赖于脾胃的滋养，脾胃生理功能正常，人体元气就能得到滋养而充实，身体才会健康。因此，古人有"内伤脾胃，百病由生"的说法，即一个人如果脾胃不好，阳气就会不足，各种疾病也就随之而来。

宋金时期著名医学家李东垣是"补土派"（五行中"胃"对应"土"）的代表人物。他以"人以脾胃中元气为本"的原则，结合当时人们由于饮食不节、起居不时、寒温失所导致的胃气亏乏的现状，创制了调理脾胃的代表方剂——补中益气汤。

原料：黄芪1.5克（病甚劳役、热甚者3克），甘草1.5克（炙），人参0.9克（去芦），当归身0.3克（酒焙干或晒干），陈皮0.6~0.9克，升麻0.6~0.9克（不去白），柴胡0.6~0.9克，白术0.9克。

做法：上药切碎，用水300毫升，煎至150毫升，去渣。

用法：空腹时稍热服。

功效：补中益气，升阳举陷。

适应证：脾胃气虚，少气懒言，四肢无力，困倦少食，饮食乏味，不耐劳累，动则气短；或气虚发热，气高而喘，身热而烦，渴喜热饮，其脉洪大，按之无力，皮肤不任风寒，而生寒热头痛；或气虚下陷，久泻脱肛。

对于补中益气汤，当代国医大师张镜人先生颇有研究，他指出：方中黄芪补中益气、升阳固表为君；人参、白术、甘草甘温益气，补益脾胃为臣；陈皮调理气机，当归补血和营为佐；升麻、柴胡协同参、芪升举清阳为使。综合全方，一则补气健脾，使后天生化有源，脾胃气虚诸症自可痊愈；一则升提中气，恢复中焦升降之功能，使下脱、下垂之症自复其位。

另外，张老还指出，补中益气汤的适应指征为脾胃气虚，凡因脾胃气虚而导致的各类疾患，均能适用，一般作汤剂加减。使用药物的分量，也可相应提高。一般用量为：黄芪、党参、白术、当归各9克，升麻、柴胡、陈皮各5克，炙甘草3克，加生姜二片，红枣5枚，或制丸剂，缓缓图功。

健脾美白当数三白汤

爱美之心人皆有之。敷面膜，做保养……很多年轻的女性朋友在美白皮肤上下足了功夫。可是，总有些人的脸色不好，缺乏光彩。不仅如此，她们还感觉浑身没劲儿，精力大不如前。很多人以为这是工作太累造成的，其实这主要是因为脾胃功能差所致。

为什么这么说呢？因为脾胃功能好的人，精神状态良好，肌肤也是比较白净、津润、丰腴；相反，脾胃功能不好的人，往往显得没精神，整个人也显得瘦弱无力，皮肤也没有光泽。

这是因为脾是后天之本，是气血生化之源。脾胃功能差的时候，身体出于保护自己的目的，就会自发进行调节，少吃东西以减轻脾胃的负担。脾胃功能较差时，再好的东西吃进去也不能被充分吸收。这样的结果就是气血生成少，不能滋养皮肤，自然脸色就不好。

有没有什么办法能够调理脾胃，使皮肤白皙呢？现在就向大家推荐一款美白中药方——三白汤。三白汤，顾名思义，是由白芍、白术、白茯苓、甘草四味药材组成的养颜汤。三白汤可以调和身体的气血、调理五脏的功能，进而起到美白祛斑的作用，最适合那些由气血虚寒导致的皮肤粗糙、萎黄的女性朋友使用。

明代著名儒医李梴在其《医学入门》中记载了三白汤的制法——"白芍、白术、白茯苓各5克，甘草2.5克，水煎，温服。"这个方子最初是用来治疗伤寒虚烦的，后来人们发现它还有补益气血、美白润肤的功效，于是在民间广为流传。为什么三白汤有如此神奇的功效呢？我们来看看其中的成分。

1. 白芍

白芍味甘酸，性凉，归肝、脾经，有养血柔肝、缓中止痛、敛阴收汗之功。《医学启源》中记载：白芍"安脾经，治腹痛，收胃气，止泻利，和血，固腠理，泄肝，补脾胃"。

2. 白术

白术性温，味甘、苦，归脾、胃经，有健脾益气、燥湿利水的功效，主治脾虚食少、腹胀泄泻等。

3. 白茯苓

白茯苓味甘、淡，性平，归脾、肺、肾经，有渗湿利水、健脾和胃、宁心安神的功效，主治脾虚食少、泄泻、心悸不安、失眠健忘等。

4. 甘草

甘草性平，味甘，归十二经，有补脾益气、清热解毒、润肤除臭的效果，主要用于脾胃虚弱所导致的口臭以及皮肤皲裂等。

这四种药物有一个共同的特性，都归脾经，具有补脾胃的功效，脾胃好了，肌肤自然就靓丽了。三白汤可以在家自己制作，方法非常简单：先到药店买回这4种药，然后用水煎汤喝。

即便这样，可能有些人还是觉得太麻烦。我们再为你推荐一种吃法：自制泡茶袋。具体做法如下：用白术、白芍、白茯苓各150克，甘草75克，分别研成粗粉末，并将这四者混合均匀，装入30个小包中，每天拿1包用开水冲泡，代茶饮。

简简单单三白汤，健脾美白效果好！从现在起，喝出属于你的美白和快乐吧！

养气健脾可选山药薏米芡实粥

有些人吃一点东西就饱胀不适，难以消化；还有人吃下东西，或腹泻，或便秘，或不生精微而生痰涎，或不长气血而长赘肉。这些问题，都是因为脾不健运造成。中医认为脾胃为后天之本，气血生化之源。所以要想气血充沛，必须要先把脾胃调养好才行。

不管是先天不足的孩子，还是高龄体弱的老人，或者身染重病的患者，山药薏米芡实粥都是补养气血的最佳选择。

山药性甘平，气阴两补，补气而不壅滞上火，补阴而不助湿滋腻，为培补中气最平和之品。山药品种较多，以河南平庆府的品质最好。药用通常干燥切片。药店有炒山药和生山药两种。建议用干燥后的生山药较好。

薏米主要功效在于健脾去湿。健脾可以补肺，祛湿可以化痰。因此薏米可解决与体内浊水有关的问题，但薏米性微凉，脾胃过于虚寒，四肢怕冷较重的人不宜用。孕妇忌用。

芡实止腰膝疼痛，令耳目聪明，长期食用可延龄益寿，芡实不但止精，还能生精，去脾胃中的湿痰，生肾中的真水。

山药、薏米、芡实是同气相求的兄弟，都有健脾益胃之神效。但用时也各有侧重，山药可补五脏，脾、肺、肾兼顾，益气养阴，又兼具涩敛之功。薏米，健脾而清肺，利水而益胃，补中有清，以去湿浊见长。芡实，健脾补肾，止泻止遗，最具收敛固脱之能。将三药磨粉熬粥再加入大枣，对治疗贫血疗效显著。

此粥的做法十分简单，若用于平日保健，山药、薏米、芡实三种材料以1：1：1的比例搭配，打粉熬粥即可。粥里还可以放芝麻、核桃、松子、红枣，或肉丸、海菜来调味。对于平日有水肿、尿又少的人，可以用山药薏米粥；平日肾虚，尿频，口舌干燥，喜饮水的人，可偏用山药芡实。对于老人，偏重补脾肺的，山药可以2份，薏米或芡实1份；偏重补肾阴的，芡实可为2份，山药1份；偏重去湿热的，还可以单用薏米，里面可加绿豆。

最根本的量是山药、薏米、芡实，一次至少要各吃30克，比如山药芡实粥，那就是共60克，打粉熬粥。为了保证粥的效果，一般不主张在粥里加米，尤其是不要加大米。

补中益气，就找这三款药粥

《本草纲目》中的很多本草都有补中益气的功效，拿来做粥，效果就更为明显。这里挑出一些最能益气升阳的药粥给大家，粥方里的本草药材，大家在一般的中药店都可以买到。

1. 黄芪粥

原料：黄芪 10 克，大米 100 克，白糖少许。

做法：将黄芪择净，切为薄片，用冷水浸半小时，水煎取汁，共煎两次。二液合并，分为 2 份，每取 1 份同大米煮粥，待熟时调入白糖，再煮一二沸即成。每日 1 剂。

据《本草纲目》记载，黄芪性味甘、微温，归脾、肺经，有补气升阳、固表止汗、利水消肿、托毒生肌之功。黄芪是除了人参以外，最著名的补气佳品。《本草纲目》说："耆者，长也，黄芪色黄，为补药之长，故名之。"这款粥对肺脾气虚、汗出异常及平素常常感冒的人都有补养的功效。

需要注意的是，如果你此时有疮疡，则不宜选用。

2. 白术粥

原料：白术 10 克，大米 100 克，白糖少许。

做法：将白术择净，放入锅中，加清水适量，水煎取汁，加大米煮粥，待熟时调入白糖，再煮一二沸即成。每日 1 剂。

据《本草纲目》记载，白术性味甘、甘、温，归脾、胃经，是中医常用的健脾药。能健脾益气、固表止汗。同大米煮粥服食，更增其补益健脾之力。如果你经常食欲不佳、倦怠乏力，又大小便异常，本品可以帮你养胃补脾。

3. 莲子粉粥

原料：莲子 100 克，白糖少许。

做法：将莲子择净，研为细末，用冷水适量调匀。锅中加清水适量煮沸后，下莲子粉煮为粥糊，待熟时调入白糖，再煮一二沸即成。每日 1 剂。

据《本草纲目》记载，莲子性味甘、涩、平，归脾、肾、心经，有补脾止泻、补肾涩精、养心安神之功。《本草纲目》言其"交心肾，厚肠胃，固精气，强筋骨，补虚损……止脾虚久泻痢，赤白浊，女人带下崩中诸血症"。这款莲子粉粥可以"健脾胃，止泻痢"，经常拉肚子的人，应该多喝这种粥。

"夜猫族"如何保养脾胃

通常，那些上夜班和夜校，以及各种需要熬夜工作的人常常被称为"夜猫族"，这类人是气虚体质的高发群，他们经常会出现食欲下降、头昏、乏力等症状，除了在上夜班时有轻重不同的不适反应外，白天在家亦难以安睡。为此，有不少人对上夜班顾虑颇多。其实这些担心是多余的，只要合理安排营养饮食和自我调节，头昏体乏、精神不振等不适表现就会缓解。

（1）在饮食上要注意调剂花样，并注意菜肴的色、香、味，以及配些酸味及其他调味品，以促进食欲。进食要有规律，不可吃饱一顿沉睡一天，更不能一点不吃倒头就睡。

（2）上夜班者，中途要加餐一次，以补充所消耗的能量。应多吃富含蛋白质的食物，上夜班后应以易消化的流质食物和碳水化合物为主，如豆浆、菜汤、糖点之类。这样，既可满足白天睡眠时的热能和体液代谢之需，又不会因进食脂肪、蛋白过多，出现饱胀现象而影响睡眠。

李时珍认为，海参能补元气，滋益五脏六腑，同鸭肉烹食，可治愈劳怯虚损等疾。红枣能养脾气平胃气，通九窍助十二经，长期服食能轻身延年。山药是一味性味平和的滋补肝、肺、肾的食物。这些食物都是"夜猫族"的最佳伴侣。

这里给大家推荐一款行气补气的粥膳：海参粥。

原料：海参 30 克，粳米 100 克。

做法：将初加工好的海参切碎，加水煮烂。粳米淘洗干净，与海参一并放在砂锅内。加入清水，先用武火煮沸，再用文火煎熬 20~30 分钟，以米熟烂为度。

用法：早晨空腹食用。

老年人脾胃虚弱如何改善

老人脾胃虚弱是常事，注意日常保养很重要。李时珍在《本草纲目》中称藕为"灵根"，民间早有"新采嫩藕胜太医"之说。对于老年人来说，藕更是补养脾胃的好食材。

如果想让藕有养胃滋阴、健脾益气的作用，必须把它加工熟了，尤其是把藕加工制成藕粉，更是老年人不可多得的食补佳品，既富营养，又易于消化，有养血止血，调中开胃之功效。平时脾胃不好的老年朋友，不妨趁着新鲜秋藕上市的时候多吃一些。也可自己在家做藕粉，制作方法非常简单：把藕连皮切成薄片，为了加快干燥速度，可以先蒸上 5 分钟；然后，把藕片平铺在干净的纱布上晒干；等晒干、晒透后，放入研钵中捣成粉末即可。

早餐时，用开水冲上一小碗晶莹剔透的藕粉，淡淡的藕香特别有助于老人开胃。老年人常有喝粥的习惯，不妨偶尔挨换口味，来点藕粉，喜欢吃甜口的，还可以适当加点蜂蜜、红糖或是桂花。用藕粉做下午的加餐也是不错的选择。

除了藕粉之外，还可以考虑一下食疗方来补脾胃：

1. 豉汁鲫鱼

原料：鲫鱼 250 克，豉汁、胡椒、莳萝、姜、橘皮各适量。

做法：将鲫鱼入豉汁中煮熟，加胡椒、莳萝、姜、橘皮，空腹食用。

功效：适用于治胃虚疼痛。

2. 蒸猪肚

原料：猪肚 1 个，参末 15 克，橘皮末 15 克，猪脾 2 枚（细切），葱白少许，饭半盘，椒姜等调料适量。

做法：在猪肚内放入参末、橘皮、猪脾、葱白、饭、椒姜，缝合，蒸烂食之。

功效：可治老年人脾虚气弱。

3. 鸡肉馄饨

原料：黄雌鸡肉 150 克，白面 210 克，葱白少许。

做法：上述材料做成馄饨，加椒姜五味调和，煮熟空腹食之。

功效：益补脏腑和悦泽颜色。

老年人养脾胃的饮食宜忌

古代名医朱丹溪在著作《养老论》中，叙述了年老时出现的症状与保养方法。朱丹溪根据他的"阳常有余、阴常不足"与重视脾胃的学术思想，提出老人具有脾胃虚弱与阴虚火旺的特点，因此老年人一定要注意管好自己的嘴巴。

1. 节制饮食，但不偏食

在《养老论》中，朱丹溪指出，老年人内脏不足，脾弱明显，更有阴津不足、性情较为急躁者，由于脾弱，故饮食物消化较为困难，吃完饭后常有饱胀的感觉；阴虚易生虚火，又往往气郁生痰，引发各种老年疾病，出现气、血、痰、郁的"四伤"的症候。所以他提出诸多不可食的告诫。现代医学也认为，饮食失节失宜，是糖尿病、高脂血症、肥胖症、心脑血管疾病、普通老化症等代谢病的潜在诱因。

因此，老年人每餐应以七八分饱为宜，尤其是晚餐更要少吃。另外，为平衡吸收营养，保持身体健康，各种食物都要吃一点，如有可能，每天的主副食品应保持 10 种左右。

2. 饮食宜清淡、宜慢

朱丹溪在《茹淡论》中说："胃为水谷之海，清和则能受；脾为消化之器，清和则能运。"又说，五味之过，损伤阴气，饕餮厚味，化火生痰，是"致疾伐命之毒"。所以，老年人的饮食应该以清淡为主，要细嚼慢咽，这是老年人养阴摄生的措施之一。

有些老年人口重，殊不知，盐吃多了会给心脏、肾脏增加负担，易导致血压增高。为了健康，老年人一般每天吃盐应以 6~8 克为宜。有些老年人习惯于吃快食，不完全咀嚼便吞咽下去，久而久之对健康不利，应细嚼慢咽，以减轻胃肠负担促进消化。另外，吃得慢些也容易产生饱腹感，可防止进食过多，影响身体健康。

3. 饭菜要烂、要热

朱丹溪指出老年人的生理特点是脏器功能衰退，消化液和消化酶分泌量减少，胃肠消化功能降低，故补益不宜太多，多则影响消化、吸收的功能。另外，老年人牙齿常有松动和脱落，咀嚼肌变弱，因此要特别注意照顾脾胃，饭菜要做得软一些、烂一些。

老年人对寒冷的抵抗力差，如吃冷食可引起胃壁血管收缩，供血减少，并反射性引起其他内脏血循环量减少，不利健康。因此老年人的饮食应稍热一些，以适口进食为宜。

4. 蔬菜要多，水果要吃

在《茹淡论》中，朱丹溪指出"谷菽菜果，自然冲和之味，有食（饲）人补阴之功"。他倡导老年人应多吃蔬菜水果。新鲜蔬菜是老年人健康的朋友，它不仅含有丰富的维生素 C 和矿物质，还有较多的纤维素，对保护心血管和防癌防便秘有重要作用，每天的蔬菜摄入量应不少于 250 克。

各种水果含有丰富的水溶性维生素和金属微量元素，这些营养成分对于维持体液的

第五章 补脾益肠，让胃永远安好

酸碱度平衡有很大的作用。为保持健康，老年人在每餐饭后1小时应吃些水果。

孩子厌食，关键在健脾强胃

有些家长经常发现自己的孩子食欲不振，甚至拒食。除此之外，孩子还出现了面色少华、形体消瘦、皮肤干燥缺乏泽，或稍进饮食后易泻，大便中夹有不消化残渣或大便不成形等症状。这到底是怎么一回事呢？原来是孩子得了厌食症。

著名中医儿科专家王静安先生根据多年的行医经验认为，为了促进儿童的健康发育，家长在预防小儿厌食时需注意以下几点。

1. 合理喂养，调节饮食

父母在儿童饮食上不能一味求精求细，而要粗粮、细粮、荤菜、素菜、水果、豆制品适当调配，同时注意食品新鲜，制作花样多变，使儿童乐于接受，增进食欲。对于那些顽固性厌食患儿来说，要遵循"胃以喜为补"的原则，以他们喜欢的食物来诱导开胃，暂时不要考虑营养价值，待其食欲增进后，再按营养的需要供给食物。

2. 乳贵有时，食贵有节

有的母亲见孩子一哭，就以为是饿了，便喂奶吃。其实，这是不合理的。儿童的脏腑功能薄弱，"脾常不足"，而又不知饥饱，食无休止。如果不定时、无节制地给食，就容易使孩子脾胃受损，消化不良，甚至伤及其他脏腑，影响孩子生长发育。所以，儿童饮食一定要根据其年龄和身体状况，讲究时间规律和饮食规律。

3. 小儿患病不可乱用药物

如果孩子得了厌食症，一定不要滥用抗生素、磺胺类药，对于苦寒滋腻的中草药，也要适可而止，防止过量，导致病情加重。

小儿厌食症的辨证和治疗关键在脾胃，王静安先生根据小儿厌食症的临床表现，将病症分为三种类型，并自创了药方，疗效显著，下面为大家介绍一下各种药方：

（1）对于因脾胃不和造成厌食症的儿童，王静安先生提出以和胃醒脾为主，佐以消导。为此，他配制了和胃醒脾消食方：广藿香10克，炒陈皮6克，神曲15克，炒麦芽15克，苍术10克，山楂15克，鸡内金10克，云茯苓15克，白蔻5~10克，枳壳10克，槟榔10克，水煎服。

（2）对于因脾胃虚弱造成厌食症的儿童，王静安先生认为应以健脾益气，和胃助运为主。常用方为异功散：泡参15克，炒苍术9克，山楂15克，云苓9~15克，砂仁5克，炒陈皮6克，怀山药9~15克，炒扁豆9~15克，白蔻仁5克，神曲15克，炒麦芽15克，水煎服。

（3）对于因胃阴不足造成厌食症的儿童，王静安先生认为应以滋养胃阴为主，他配制了益胃养液汤：北沙参15~30克，麦冬10~15克，玉竹10~15克，神曲15克，通大海10克，乌梅9~15克，山楂15克，水煎服。

儿童得了厌食症之后，脾胃虚弱，通常服药难以下咽，在这种情况下，可以佩戴中药健胃神奇药袋（白蔻、香附等）。可以起到芳香醒脾、开胃进食的作用，家长不妨一试。

· 227 ·

治疗小儿厌食的四大食疗良方

除了药疗之外，对小儿厌食也可采用食疗的方法。对不同类型的厌食，可选用不同的疗方，调理孩子的脾胃，增进食欲。下面是几种比较有效的饮食疗方，家长可以参考一下。

1. 麦芽糕

出处：《本草纲目》

原料：麦芽 120 克，橘皮 30 克，米粉 150 克，炒白术 30 克，神曲 60 克，白糖适量。

做法：将麦芽淘洗后晒干，然后取晒干后的新鲜橘皮 30 克，将麦芽、橘皮、炒白术、神曲一起放入碾槽内研为粉末，与米粉、白糖和匀，加入清水调和，做成 10~15 块小糕饼，放入碗内用蒸锅蒸熟。

用法：每日让孩子食用自制麦芽糕 2~3 块，连服 5~7 天。

功效：消食、和中、健脾、开胃。适用于小儿厌食或消化不良、脘腹胀满。

2. 麦蜜饯山楂

出处：《医钞类编》

原料：生山楂 500 克，蜂蜜 250 克。

做法：选取优质上乘的山楂 500 克，去掉果柄、果核，洗净后放入锅内煮熟，待锅内的水收干时加入蜂蜜，改用小火煎煮 5~10 分钟即可。

用法：饭前让孩子嚼食 3~5 枚可增进食欲，饭后嚼食 3~5 枚可帮助消化。

功效：开胃，帮助消化。适用于小儿没有食欲或过饱伤食、消化不良。

3. 麦砂仁粥

出处：《养生随笔》

原料：砂仁 2~3 克，大米 50~75 克。

做法：先把砂仁捣碎为细末，然后将大米淘洗后放入锅内煮粥，待粥煮熟时，调入砂仁末，稍煮即可。

用法：每日在早、晚餐的时候让孩子温热服食。

注意事项：砂仁放入粥内后，不可煮得时间过长，以免有效成分挥发。

功效：健脾强胃，帮助消化。适用于小儿食欲不振、消化不良。

4. 麦糖渍金橘

出处：《随息居饮食谱》

原料：金橘 500~700 克，白糖 500~600 克。

做法：将新鲜金橘洗干净后用木块压扁、去核，然后加入白糖腌渍 1 昼夜，在金橘浸透糖后，加少量温水，再用小火煨熬至汁液耗干，停火晾凉后，再加入白糖搅拌，然后放入盘中风干数日，放入瓶中备用。

用法：可当果脯让孩子随意食用。

功效：理气、化痰、开胃。适用于小儿食欲不振、消化不良、胸闷腹胀。

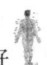

捏脊可改善小儿脾胃功能

生活中,我们常常会遇到这样的情况:明明两个孩子吃了同样的东西,可是却偏偏一个生病,一个安然无恙。这到底是怎么回事呢?原来是因为两个孩子的体质存在一定的差异。而体质是与人们对疾病的抵抗力息息相关的,体质好,对疾病的抵抗力就强;反之,就容易生病。所以父母要想使自己的孩子身体强健,增强孩子的体质是第一要务。

中医认为,"脾胃为后天之本""百病生于气",提高小儿防病抗病能力就需重视调理气机和脾胃功能。而捏脊便可调理脏腑阴阳的平衡,改善小儿消化功能,大大提高孩子的体质。下面,我们来看看具体如何操作。

(1)让孩子趴在床上,保持背部平直,全身放松。

(2)家长将两手的中指、无名指和小指握成半握拳状;食指半屈,用双手食指中节靠在拇指的侧面,抵在孩子尾骨处;大拇指与食指相对,向上慢慢捏起皮肤,同时向上轻轻地捻动。

(3)两手交替进行,沿脊柱两侧自长强穴向上边推边捏边放,长强穴在肛门后上3~5厘米处。一直推到大椎穴附近,完成捏脊1遍。

捏脊一共进行6~7遍,每捏3下需将背部皮肤向上提一下。

捏脊能很好地调节脏腑的生理功能,特别是对胃肠功能有很好的调节作用,可提高孩子的抵抗力。但给孩子捏脊时一定要注意以下几点。

(1)应沿直线捏,不要歪斜。

(2)捏拿肌肤松紧要适宜。

(3)应避免肌肤从手指间滑脱。

坚持给孩子做摩腹和捏脊一段时间后,孩子的胃口就会好了,身体也变得壮实起来。

治疗脾胃虚损常用的四副方子

中医认为,脾气主升,能把饮食中的精气、津液上输于肺,然后再输布于其他脏腑以化生血气。我们通常所说的脾有益气作用的"气",就是代表人体机能的动力,而这种动力的产生,则有赖于脾发挥正常的运化能力。如果脾虚,就不能行气,反而引起气滞腹胀。

在中医理论中,脾胃虚损可以分为脾胃气虚、脾胃阳虚、胃阴虚三大类型,其症状分别为:

(1)脾胃气虚:饮食减少,食后腹胀,肢体水肿,大便溏泻,体倦无力,气短懒言,面色萎黄,舌质淡,苔白,脉细弱。脾气下陷,则出现脱肛、阴挺、胃下垂等症。常因病后,或因饮食不节,内伤脾胃所致。如果脾不统血,还可出现便血、崩漏、皮下出血等。

(2)脾胃阳虚:饮食减少,口泛清水,腹中冷痛,喜温欲暖,四肢不温,久泻,久痢。妇女白带清稀,小腹冷痛。舌质淡,苔白,脉沉迟无力。此由脾胃气虚继续发展,或过食生冷,或过服寒凉泻下药,损伤脾胃之阳气所致。

（3）脾胃阴虚：口燥咽干，不思饮食，低热，盗汗，手足心热，大便干，舌质红，少苔或无苔，脉细数。此多因热病之后津液损伤所致。

在《兰室秘藏》中，李东垣针对不同类型的脾胃虚损制定了相应的良方，下面我们就来认识一下吧：

1. 三黄枳术丸

原料：枳实（麸炒）5钱，黄连（去须，酒洗）、大黄（湿纸裹煨）、神曲（炒）、橘皮、白术各1两，黄芩2两。

用法：上为极细末，汤浸饼为丸，如绿豆1倍大，每服50丸，白汤下，临时量所伤多少，加减服之。

功效：治伤肉湿面辛辣味厚之物，填塞烦闷不快。

2. 巴豆三棱丸

原料：巴豆霜5分，木香2钱，升麻、柴胡各3钱，草豆蔻（面裹煨热，用仁）、香附子（炒）各5钱，神曲（炒黄色）、石三棱（去皮，煨）、京三棱（煨）各1两。

用法：上为细末，汤浸饼为丸，如绿豆1倍大，每服10~20丸，温白汤下。量所伤多少，加减服之。

功效：治伤风冷硬物，心腹满闷疼痛。

3. 白术丸

原料：白矾（枯）3钱，黄芩5钱，橘皮七7钱，神曲（炒黄色）、半夏（汤洗七次）、白术各1两，枳实（麸炒黄色）1两1钱。

用法：上为极细末，汤浸饼为丸，如绿豆大，每服30~50丸，白汤下。素食多用干姜，故加黄芩以泻之。

功效：治伤豆粉湿面油腻之物。

4. 草豆蔻丸

原料：炒盐五分，干生姜、青皮、橘皮各2钱，麦蘖面（炒黄色）、生黄芩（冬月不用）、半夏（汤洗七次）、神曲（炒）各5钱，草豆蔻（面裹煨，去皮取仁）、白术各1两，枳实（麸炒）2两。

用法：上为极细末，汤浸饼为丸，如绿豆大，每服50丸，白汤下。

功效：治秋冬伤寒冷物，胃脘当心而痛，上支两胁，咽膈不通。

补脾益气，找脾俞、足三里帮忙

说起脾虚，想必很多人还是一头雾水，其实这种症状很常见：脘腹胀满，食后为甚，口不知味，甚至不思饮食，大便溏薄，精神不振，形体消瘦，肢体倦怠，少气懒言，面色萎黄或苍白，或肢体水肿，舌淡苔白，脉缓软无力。

这些表现体现了两个方面的病理变化：一是脾脏运化功能的减弱，脾失健运，精微不布，水湿内生，故纳少腹胀，便溏；脾虚失运，水湿泛滥，故肢体水肿。二是气血生化不足，脾主四肢肌肉，脾气不足，肢体失养，故肢体倦怠；气血亏虚，中气不足，故精神不振，少气懒言，形体消瘦，面色萎黄。

脾气虚症的治疗以益气健脾为主，在经络治疗方面，应该选用脾俞和足三里两个大穴。

脾俞是足太阳膀胱经的穴位，是脾脏的精气输注于背部的位置，和脾直接相连，所以刺激脾俞可以很快恢复脾的功能。《针灸大成》中说它可治"善欠，不嗜食"，也就是老打呵欠，总是昏昏欲睡。

脾俞在背部，脊柱旁开两指的直线上，平对第11胸椎棘突（肚脐正对着脊柱的地方为第2腰椎，向上四指处即为第11胸椎）。

刺激脾俞最好的办法是拔罐，其次是按揉，也可以艾灸，但是因四季的不同，采用的方法也有所不同。早春和晚秋最好拔罐，夏末和冬季应该艾灸。夏冬两季艾灸不但可以温补脾气，还可以祛湿，尤其是夏末，这时候的天气有湿有寒，艾灸最为合适，其他时候则以按揉为主。

每天晚上8时左右刺激最好，因为这是脾经精气最旺盛的时候，这时，一天的工作已基本结束，而且运转了一天的"脾气"已经有些疲惫了，这时按揉，一来可以缓解白天的劳累，二来可以为第二天蓄积力量。

足三里是胃经的合穴，"所入为合"，它是胃经经气的必经之处，要是没有它，脾胃就没有推动、生化全身气血的能力。古人称"若要安，三里常不干"，可见足三里对身体的重要性。

足三里穴位于膝盖边际下3寸，当然这里的"3寸"指的是一个人四个手指并在一起的宽度，因人而异，在胫骨和腓骨之间。

足三里穴是胃经的要穴。按摩足三里穴，不但能补脾健胃，促使饮食尽快消化吸收，增强人体免疫功能，扶正祛邪，而且还能消除疲劳，恢复体力，使人精神焕发，因此足三里穴也是人体长寿的重要穴位。此外，足三里穴对于治疗胃病、腰痛、腹泻、痢疾、便秘、头痛眩晕、下肢瘫痪、半身不遂、膝胫酸痛、消化系统疾病都有很好的效果。

足三里一定要每天坚持刺激，也可以找一个小按摩锤进行敲击，力量要以产生酸胀感为度，每次至少揉3分钟。冬天的时候也可以艾灸。

具体操作方法：每天饭前饭后各30分钟的时候，按揉两侧足三里穴3分钟，可以左右交替着刺激，然后晚上8时左右再在两侧脾俞上拔罐15分钟，起罐之后喝一小杯温开水。

另外，在饮食上，脾气虚的患者宜多吃具有补气健脾功效的食物，如山药、莲子、大枣、黄豆、薏苡仁、胡萝卜等，还要注意调整心态，让精神振奋起来，豁达、乐观的精神状态对于治愈疾病有很好的辅助效果。

痛风，治脾是根本

痛风，是新陈代谢异常性的疾病，由于血液里的尿酸过高引起尿酸盐聚积而沉淀在关节、泌尿道及软组织等地方所引起肿痛的病症。一般情况下，男性发病率高于女性，此病主要侵犯男性和老年女性，多数患者有家族史。临床特征为急性或慢性痛风性关节炎，反复急性发作。

中医学认为：脾位于中焦，其生理功能主要是运化、统血、主肌肉和四肢。脾为"后天之本",主运化水谷精微,人身的肌肉四肢皆赖其濡养,清阳之气靠脾气的推动以布达,所以脾脏的功能健旺与否,往往关系到肌肉的壮实和衰萎。关节炎、脚趾痛等均为疾病的症状或称为表象,而不是病因,脾脏患病才是痛风疾病的病因所在。在治疗时重点在于治疗脾脏,恢复脾脏的运化功能,使其经脉滑利、气血流畅、代谢加快,促使病情逐渐好转。同时还要对其他脏腑的经络做全面调整,避免并发症的发生,有利于痛风病症的恢复,这时外关、阳陵泉就成了首选穴位。

外关穴位于前臂背侧,当阳穴池穴与肘尖的连线上,腕背横纹上2寸,尺骨与桡骨之间。它是三焦经的络穴,又是八脉交会穴之一,交阳维脉。具有联络气血、补阳益气的功效。阳维脉主要维系、联络三阳经,主一身之表,外关穴也是以治表证为主。

阳陵泉,又名筋会、阳陵、阳之陵泉,在小腿外侧,当腓骨头前下方凹陷处。属足少阳胆经,是五输穴之合穴,八会穴之筋会,为筋气会聚之处,具有疏肝利胆、强健腰膝、促进血液循环的功效。故阳陵泉是治疗筋病的要穴,特别是下肢筋病,临床较为常用。

具体操作方法:每天用手指指腹或指节向下揉压阳陵泉,并以画圆的方式按摩;用拇指的指腹向下按压外关穴,并以画圆的方式按摩,左右手交替进行。

痛风是一种疑难杂症,发病的原因是多方面的,在治疗上的难度非常大。但是,当你学会了穴位疗法,它也就不再可怕了。

温补脾肾扶正气,四大穴位是灵丹

生病是我们每个人都需要面对的问题。只是不知你有没有想过自己为什么会生病以及生病的根本原因所在。对此,中医认为,人生病的过程就是人体正气和邪气相互斗争的结果。外邪固然是致病的条件,但从中医角度来看,人体正气会导致机体功能失调,这才是产生疾病的根本原因。

那么,到底什么是正气？正气是与病邪相对来说的,是我们人体元气抵御邪气的功能。用现代人的观点来说,正气包括了自我调节能力、适应环境能力、抗病能力和康复自愈能力等。

比如说,在同样的环境里受了风寒,为什么其中一个人就会感冒,而另一个人却什么问题都没有？这是因为后者的正气足。《素问遗篇·刺法论》中说"正气存内,邪不可干",一个正气旺盛的人,邪气根本无法侵犯我们的身体。与古人相比,现代人动不动就爱生病。现代人爱生病受诸多因素影响,比如饮食不节、缺乏运动、情志不调等。长此以往,人体正气不足,邪气就有了可乘之机。

《素问·评热病论》中说:"邪之所凑,其气必虚。"邪气之所以能侵犯你,让你生病,根本原因在于与你的正气相比,现在的正气已经有所虚弱了,邪气本身的侵犯能力已高过了你现有正气的抵御能力。中医养生,就是养人体的正气。而扶持人体的正气,又贵在于脾肾。

为什么这样说呢？因为肾是先天之本,脾胃是后天之本。脾胃一虚,正气则虚,邪气则盛,所以扶养正气贵在温补脾肾。《景岳全书》中说:"土气为万物之源,胃气为养生之王,胃强则强,胃弱则弱,有胃则生,无胃则死,是以养生家必当以脾胃为先。"

通过调理脾胃，能够提高人的抗病能力，对整体状态进行调整，可以防止衰老。因此，很多养生家主张补脾胃，认为脾胃的强弱是决定寿命的关键。

除了食补之外，艾灸也可以温补脾胃。灸者，乃艾之火攻，能壮人阳气，益人真阴。艾灸具有六大功效：通经活络、行气活血、祛湿逐寒、消肿散结、回阳救逆、防病保健。灸法虚寒者能补，郁结者能散，有病者能治，无病者灸之可以健身延年。

那么，灸哪里才能温补脾肾呢？宋代医家窦材在《扁鹊心书》中告诉我们："人于无病时，长灸关元穴、命门穴、气海穴、中脘穴……虽未得长生亦可保百年命矣。"这四个穴位，就是温补脾肾、扶养正气、延长寿命的要穴。

这四大穴位有什么过人之处呢？关元穴是元气出入的"关卡"。气海穴是阴中之阳、元气之海。命门穴是人体的生命之门，具有温煦、推动五脏六腑之阳气的作用。尤其是脾胃，更需要有命门之火的温煦，才能发挥正常的运化功能。中脘穴具有调胃补气、化湿和中、降逆止呕的作用。

我们每天可以对这四个穴位进行艾灸1~20分钟，以皮肤发红为宜。

那么，这几个穴位先灸哪个，后灸哪个呢？要按以下原则进行：先灸上部，后灸下部；先灸背部，后灸腹部；先灸头部，后灸四肢；先灸阳经穴位，后灸阴经穴位。

因此，我们可以先灸背部的命门穴，然后再分别灸腹部的中脘穴、气海穴、关元穴。只要我们掌握了这个顺序以及方法，就能够轻松起到温补脾肾、扶持正气的作用。

对于忙碌的现代人来说，如果没有条件进行艾灸，平时也可以多按摩这几个穴位，也会对身体大有裨益的。

脾虚的人就找太白穴

说到太白，相信大家最先想到的就是《西游记》里的太白金星。其实太白是古代星宿中的一个太白，相传它有平乱安邦的能力。我们身体的太白穴和太白金星一样，有着治理城郭的作用，不过它的城郭在人身上。

太白穴隶属足太阴脾经。太，大也。白，肺之色也，气也。太白穴名意指脾经的水湿云气在此吸热蒸升，化为肺金之气。本穴物质为大都穴传来的天部水湿云气，至本穴后受长夏热燥气化蒸升，在更高的天部层次化为金性之气，故名太白穴。

很多人在生活中都有过这样的体验，很长时间不运动，偶尔运动一下就会感觉浑身酸痛。一般来说，这种酸痛现象在休息几天后就会好转，也有的人需要好久才会好转，这多是脾虚了。脾是主肌肉的，突然的运动会导致脾气耗费很多，使肌肉内部气亏，肌肉就会产生酸痛。如果你遇到了这种情况，可以用艾灸太白穴的方法来解决。

操作方法也是非常的简单，可以用一小段艾条，在脚两侧的太白穴上采用温灸法，灸30分钟左右就会缓解肌肉酸痛的问题。如果身旁没有艾条，可以用大拇指内侧硌硌太白穴，效果虽不及温灸，但也管用。

太白穴是脾经的原穴，有健脾和中、理气运化的功效被人们称为"健脾要穴"。太白穴可以治疗各种原因引起的脾虚，比如先天脾虚、肝旺脾虚、脾肺气虚、心脾两虚、病后脾虚等。

脾虚的症状有很多，比如小孩子晚上睡觉经常性地流口水，舌头两边有齿痕，吃东西肚子胀，消化不良；女性朋友的崩漏，月经淋漓不尽，都是脾虚造成的。我们知道，脾是主运化的，当脾的运化能力不足，身体就会处于脾虚的状态。

刚刚退休的李爷爷前不久做了胰十二指肠切除术，可是术后不久就出现了一系列的并发症：吃完东西后就会吐，吃什么也没滋味，经常打嗝，上腹部感觉发胀。做了详细的检查之后发现，他脉象细弱，舌苔白厚。这是因为他术后脾气受损。从中医观点来看，脾虚则生痰，脾的运化无力，导致气机上逆，出现呕吐、腹部胀满等症状。

老中医对他的治疗选取了太白穴，并配内关穴和足三里穴进行针灸治疗。针灸了一个疗程后，李爷爷就再也没有吐过，也能吃一些流食了，上腹部也不感觉胀满了，后又针灸了几次进行巩固。

为什么对李爷爷的治疗选取这几个穴位呢？在这里，针刺太白穴可运化脾气，足三里穴有降逆消食的作用，内关穴可调畅三焦之气。脾的运化能力强了，症状也就消失了，因此病就痊愈了。

既然太白穴治疗脾病如此有效，那它在人体的哪个部位呢？太白穴位于足内侧缘，当第1跖骨小头后下方凹陷处。刺激太白穴有一个非常管用的方法，就是用大拇指内侧多硌一硌，这样健脾效果比较好。

有的人感觉这样操作起来不方便，告诉你一个简单的小窍门。可以找两颗芸豆，用胶布把两颗豆子分别粘在两脚的太白穴位置。这样可以在边看电视的时候，边用一只脚踢另外一只脚的豆子。休闲与养生两不误，在睡觉前取下豆子就可以了。

健脾和胃、降逆利水的十大穴位

刺激脾经上的穴位对脾胃有很好的调理作用。其实，除了脾经之外，其他经络上有一些穴位也有类似功能，它们主要分布在足阳明胃经、足少阴肾经以及任督二脉上。下面我们就来认识一下这十大穴位吧。

1. 滑肉门穴

滑肉门穴，属足阳明胃经。

滑肉门穴的位置在上腹部，当脐中上1寸，距前正中线2寸。主治肠胃疾病，如胃痛、呕吐、呃逆、肠鸣、泄泻等。

2. 商曲穴

商曲穴，属足少阴肾经。

商曲穴的位置在上腹部，当脐中上2寸，前正中线旁开0.5寸。主治消化系统疾病，如胃炎、胃痉挛、胃下垂、肠炎、痢疾、便秘等。

3. 腹通谷穴

腹通谷穴，属足少阴肾经。

腹通谷穴的位置在上腹部，当脐中上5寸，前正中线旁开0.5寸。具有多种功效：可治消化系统疾病，如急慢性胃炎、消化不良、胃扩张、神经性呕吐、腹胀；可治精神神经系统疾病，如肋间神经痛、急性舌骨肌麻痹、癫痫；可治呼吸系统疾病，如肺气肿、哮喘；还可治其他疾病：如眼结膜充血、暴喑、心痛、心悸、胸痛。

4. 幽门穴

幽门穴，为足少阴肾经与冲脉之交会穴。

幽门穴的位置在上腹部，当脐中上6寸，前正中线旁开0.5寸。具有多种功效：可治消化系统疾病，如慢性胃炎、胃扩张、胃溃疡、神经性呕吐、消化不良、泄泻、痢疾；可治妇产科系统疾病，如乳腺炎、乳汁缺乏、妊娠呕吐。

5. 脊中穴

脊中穴，属督脉。

脊中穴的位置在背部，当后正中线上，第11胸椎棘下凹陷处。主治风湿痛、腰腿疼痛、腰脊强痛、黄疸、腹泻、痢疾、小儿疳积、痔疾、脱肛、便血、癫痫等症。

6. 中枢穴

中枢穴，属督脉。

中枢穴位置在背部，当后正中线上，第10胸椎棘突下凹陷处。主治胃痛、呕吐、腹满、食欲不振、黄疸、寒热、感冒、腰背疼痛、腰背神经痛、视神经衰弱。

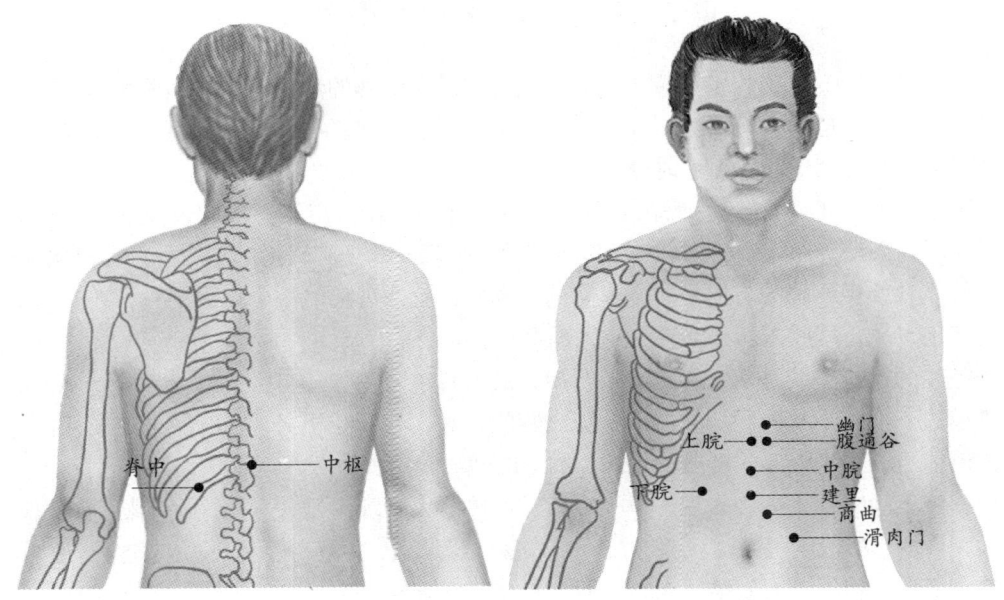

十大穴位示意图

7. 上脘穴

上脘穴，属任脉。

上脘穴位置在上腹部，前正中线上，当脐中上5寸。具有多种功效：可治肠胃疾病，如胃脘疼痛、呃逆、反胃、呕吐、食不化、胃痛、胃炎、胃扩张、膈肌痉挛、肠炎、纳呆、泄泻、癫痫、腹胀腹痛；还可治其他疾病，如咳嗽痰多、积聚、黄疸、虚痨吐血。

8. 中脘穴

中脘穴，属任脉。

中脘穴位置在上腹部，前正中线上，当脐中上4寸。主治疾病为：消化系统疾病，如腹胀、腹泻、腹痛、腹鸣、吞酸、呕吐、便秘、黄疸等，此外对一般胃病、食欲不振、目眩、耳鸣、青春痘、精力不济、神经衰弱也很有效。

9. 下脘穴

下脘穴，属任脉。

下脘穴位置在上腹部，前正中线上，当脐中上2寸。具有多种功效：可治肠胃疾病，如腹坚硬胀、食谷不化、痞块连脐上、呕逆、泄泻、胃炎、胃溃疡、胃痉挛、胃扩张、肠炎、脘痛、肠鸣；还可治其他疾病，如虚肿、日渐消瘦。

10. 建里穴

建里穴，属任脉。

建里穴位置在上腹部，前正中线上，当脐中上3寸。主治肠胃疾病，如胃脘疼痛、胃扩张、胃下垂、胃溃疡、食欲不振、腹痛、腹胀、呕逆、腹肌痉挛、肠中切痛、水肿。

刺激这十大穴位，有助于升清降浊，使气血顺畅运行，以脾为核心，维持脏腑正常发挥机体功能，从而祛除病邪，保身体康健。

脾经当令时，保养很重要

吃早餐不会发胖，这也和脾主运化有关，如果人体脾的运化功能好，就可以顺利地消化和吸收。"巳"在月份中对应四月，阳气已出，阴气已藏，山川万物一片葱茏，这是一个利于吸收营养和生血的时刻。

上午9时到11时，这个时候是脾经当令。脾主运化，指早上吃的饭在这个时候开始运化。如果把胃比作一口锅，吃了饭要消化，那就靠火把脾胃里的东西一点点腐化掉。那么脾是什么呢？脾的右边是一个卑鄙的"卑"，就像古代的一个烧火丫头，在旁边加点柴，扇点风，这些东西都会补充到人的身体里。

脾经的循行路线是从大脚趾末端开始，沿大脚趾内侧脚背与脚掌的分界线，向上沿内踝前边，上至小腿内侧，然后沿小腿内侧的骨头，与肝经相交，在肝经之前循行，上股内侧前边，进入腹部，再通过腹部与胸部的间隔，夹食管旁，连舌根，散布舌下。

脾经不通时，人体会表现为下列症状：身体的大脚趾内侧、脚内缘、小腿、膝盖或者大腿内侧、腹股沟等经络线路会出现冷、酸、胀、麻、疼痛等不适感；或者全身乏力、疼痛、胃痛、腹胀、大便稀、心胸烦闷、心窝下急痛等。

比如有的人得了糖尿病，就是脾脏不好，因为胰岛素和脾是相关的。还有重症肌无力的问题，不要小瞧它，到了老年的时候，每个人都有一些这样的症状。有些人年轻的时候是大三角眼，老了就是小三角眼，这就是脾虚弱的现象。

有些自然疗法专家认为健康的脾是治疗所有疾病的关键，这也是为什么像中医这类自然疗法都强调饮食改变、断食等各种饮食调理方法在内的主要原因。

夏季养脾该注意哪些事儿

中医认为"脾主长夏"，夏季炎热又多雨，湿为阴邪，好伤人阳气，尤其是脾阳，由于脾脏喜燥而恶湿，一旦受损，则导致脾气不能正常运化，而使气机不畅，表现为消化吸收功能低下，症状表现可见脘腹胀满、食欲不振、口淡无味、胸闷想吐、大便稀溏，甚至水肿。从现代医学观点来看，长夏时节天气闷热，阴雨连绵，空气潮湿，衣物和食品都容易返潮，甚至发霉，人也会感到不适。若穿着返潮的衣物，容易感冒或诱发关节疼痛，吃了霉烂变质食品，就会引起胃肠炎，甚至中毒。所以在长夏一定要注意饮食、起居的应时应季变化，以预防疾病发生。

长夏最容易产生胃肠道疾病。中医上说，因为湿困脾，使其升清降浊功能削弱，吃油腻或过甜的东西就容易产生呕吐，所以饮食尤其要控制，饮酒也要控制，因为酒亦主湿。在长夏季节里，饮食应以清热祛湿、健脾和中为主，所以也有"夏天（清）补心，长夏（淡）补脾"之说。日常生活中，除食用冬瓜、绿豆芽、小白菜、苦瓜之类清热食物外，还要吃些薏米、芡实、赤小豆，常喝稀饭、淡茶、菜汤、豆浆、果汁等。经过炎夏的消耗，入秋后人体消化功能逐渐下降，肠道抗病能力也减弱，稍有不慎，就可能发生腹泻，所以大鱼大肉等易生火的食物尽量少吃，吃海鲜和烧烤时，也要注意新鲜。

人们在夏天的时候往往喜欢吃冷饮，生冷食物容易伤脾，造成脾湿健运，不思饮食和乏力等，所以夏天不要吃太多的冷饮。

"苦夏"健脾三法

中医学认为，人体五脏之气的衰旺与四时变换相关。夏天中的长夏（阴历6月、阳历7~8月）时期应脾，就是说，此时与人体脾的关系最大。

中医认为长夏属土，人体五脏中的脾也属土；长夏的气候特点是偏湿，"湿"与人体的脾关系最大，所谓"湿气通于脾"，所以脾应于长夏。因而，长夏是健脾、养脾、治脾的重要时期。

在夏季，我国大部分地区均见持续炎热，雨水偏多，暑湿偏盛，故极易造成脾胃功能下降而厌食困倦。中医认为，夏天人体消耗较大，需要加强脾的"工作"，才能不断地从食物中吸收营养。同时，夏天人们大量食冷饮和瓜果，易损伤脾胃，有很多人容易"苦夏"，表现为不思饮食、乏力。而通过健脾益气则往往能达到开胃增食、振作精神的效果。因此，不仅在酷暑的夏季，乃至日常调理脾胃功能，对养生防病都很有必要。

针对长夏气候的特点，饮食原则宜清淡，少油腻，以温食为主，可适当食用辣椒，缓解燥湿，增加食欲，也帮助人体排汗；同时，要注意空腹少食生冷，切忌冰箱内食物直接食用；另外，在闷热的环境里增添凉爽舒适感，对于脾保健也有很大好处，但是切忌长时间待在密不透风的空调房里，这样反而有害健康。

下面，我们给大家推荐非常有效的"养脾三法"，对于夏季健脾益气极有帮助：

1. 醒脾法

取生蒜泥10克，以糖醋少许拌食，不仅有醒脾健胃之功，而且还可以预防肠道疾病。也可常取山楂条20克，生姜丝50克，以糖、醋少许拌食，有开胃健脾之功用。

2. 健脾法

选用各种药粥健脾祛湿，如莲子、白扁豆、薏苡仁煮粥食，或银耳、百合、糯米煮粥食，或山药、土茯苓、炒焦粳米煮粥食。

3. 暖脾法

因食生冷过多，容易寒积脾胃，影响日后的消化功能。此时可用较厚的纱布袋，内装炒热的食盐 100 克，置于脐上三横指处，有温中散寒止痛之功。

秋季进食猪肚可补虚健脾

秋季是从酷暑向寒冬过渡的季节，人的抵抗力在这个时候也相对较弱。与此同时，秋季又是有利于调养生机，去旧更新的季节，最适宜进补。只不过到了秋季之后，人们的口、鼻、皮肤等部位往往会有不同程度的干燥感，因此秋季饮食要选择既能增强人体抵抗力和免疫力，又能生津养阴滋润多汁的食物。猪肚便是能够缓解上述症状的最佳选择之一。

猪肚即猪胃，含有蛋白质、脂肪、碳水化合物、维生素及钙、磷、铁等，具有补虚损、健脾胃的功效，适用于气血虚损、脾胃虚弱、食欲不振、中气不足、气虚下陷等症的食疗。

中医认为，猪肚味甘，微温。《本草经疏》说："猪肚，为补脾之要品。脾胃得补，则中气益，利自止矣……补益脾胃，则精血自生，虚劳自愈。"常配其他的食疗药物，装入猪胃，扎紧，煮熟或蒸熟食用。如配党参、白术、薏苡仁、莲子、陈皮煮熟食用，可治小儿消瘦，脾虚少食。

猪肚适于爆、烧、拌、蒸和煲汤，其做法都能保存猪肚的营养成分，可根据自己的喜好烹饪出适合自己口味的猪肚菜肴。

下面，我们就来看看关于猪肚的保健食谱。

1. 香辣肚丝

原料：猪肚适量、红辣椒 1 个、青辣椒 1 个、大葱 1 根、生姜 1 块，花椒、大料、干辣椒、香油、料酒、醋、精盐、味精各适量。

做法：大葱洗净切段，生姜洗净拍松，将猪肚反复用清水洗净，青、红辣椒洗净切丝；烧开水，把猪肚焯一下，呈白色时捞出刮洗干净，除去油脂；洗净锅，再加水烧开，放入猪肚、葱段、姜块、辣椒、大料、花椒、料酒，武火烧开后撇去浮沫，改用文火煮；约 1 小时后取出猪肚晾凉，切成丝装盘，然后放入辣椒丝；将精盐、味精、香醋、香油调匀，淋在肚丝和辣椒丝上，撒上姜末即可。

功效：补虚健脾、滋阴润燥。

2. 油爆双脆

原料：猪肚头、鸡胗各适量，葱末、姜末、蒜末、精盐、味精、熟猪油、湿淀粉、清汤各适量。

做法：将肚头剥去脂皮、硬筋，洗净，用刀划上网状花刀，放入碗内，加盐、湿淀粉搅拌均匀，鸡胗洗净，批去内外筋皮，用刀划上十字花刀，放入另一只碗内，加盐、湿淀粉搅拌均匀；另取一只小碗，加清汤、料酒、味精、精盐、湿淀粉，拌匀成芡汁待用；

炒锅上旺火，放入猪油，烧至八成热，放入肚头、鸡胗，迅速炒散，倒入漏勺沥油。炒锅内留油少许，下葱、姜、蒜末煸出香味，随即倒入鸡胗和肚头，并下芡汁，颠翻两下，即可出锅装盘。

功效：适用于气血虚损、身体瘦弱者食用。

3. 鲜莲子百合煲猪肚

原料：猪肚一副，鲜百合、鲜莲子、胡椒粉、盐、味精、葱、姜各适量。

做法：把清洗干净的猪肚放进开水中用大火焯一下，加入料酒去除腥味，再用清水把猪肚洗干净并切成条，葱切段、姜切片备用；将肚条、莲子、葱、姜放入盛有开水的砂锅里，武火煮开，改文火炖30分钟；将百合放入锅中煮30分钟，加入胡椒粉、盐、味精调味，搅拌均匀后即可出锅食用。

功效：润肺益脾、除虚热、养心安神、补虚益气。

猪肚烧熟后，切成长条或长块，放在碗里，加点汤水，放进锅里蒸，猪肚会涨厚一倍，又嫩又好吃，但注意不能先放盐，否则猪肚就会紧缩。要注意的是：猪肚不适宜贮存，应随买随吃。

冬季进补，调理脾胃要当先

俗话说"冬天进补，春天打虎"，这就是说，冬天脾胃消化能力相对较强，吸收较好。所以，身体较虚弱的人冬天应加紧进补，做好来年的营养储备，来年才会精力好、力气壮，而且不会生病。但很多人尤其是身体虚弱的人会问："我平时很注意饮食保养，冬天吃了不少补品，但流感、支气管炎等老毛病还是不断地来。"这便是中医中所讲的"不受补"的表现。

其实，到底"受补"还是"不受补"，关键在脾胃。脾为后天之本，只有脾胃功能正常，消化吸收能力才好，进补才能有效。而素来脾胃不好、脾虚消化不良的人，进补后承受不了，就会发生腹胀、不能消化甚至腹泻等现象。胃寒的人也不能补，进补后消化不了，会发生腹痛。此外，肝郁、心情不好的人也不受补，进补后会腹胀。还有，胃中有火的人进补后会感觉胃中吞酸嘈杂，恶心欲呕。上述这四种情况是冬不受补的最常见情况，对冬不受补的人，应在进补前先调理脾胃。

一般来说，脾气虚的情况最多见。素体脾虚的人经常食少腹胀、少气懒言、大便稀溏、肢体倦怠、面色萎黄、舌淡苔白、脉缓弱。这样的人应在进补前先吃一些健脾的药，比如参苓白术散、人参健脾丸之类；也可多用山药、扁豆、薏米、白术等炖肉吃，等脾功能有所恢复、脾不虚时再进补，才能正常消化吸收。

还有一些人，平素好食辛辣肥甘，日久化热生火，积热于肠胃，表现为胃部灼热、嘈杂、喜呃善饥，进补后，呃逆腹胀，不能消化，这属于脾胃有火的表现，进补前就应先清火，可用竹叶、麦冬泡水喝，或喝苦丁茶，或吃一点黄连片，或吃菜时多吃苦瓜、黄瓜、青菜，待胃火退后再进补。

老年人消化力比较弱，胃常有积滞宿食，而出现不思食或厌食，进食后胃部饱胀、口臭便臭，苔腻脉滑实，宜先消食和胃后再进补。方法是饭前先服陈皮、山楂、神曲等

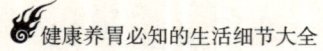

开胃药,饭后可服香砂养胃丸。身体较好的可适当服用平胃散或保和丸。平常可用炒谷、麦芽泡水喝。

特别需要提醒的是,有感冒的人要先治感冒。冬天感冒的人很多,而且常常犯胃。外邪犯胃多表现为发热怕冷、恶心欲吐、不思食,可吃一点藿香正气散或生姜。

脚臭,脾湿才是根源

"脚臭"似乎是男人的通病,很多人上一天班回到家,一脱鞋,脚简直是臭不可闻。故而男人往往会被冠以"臭男人"的称号。人们通常认为,脚臭的人是天生的"汗脚",没有办法改变。其实,这种想法是错误的,汗脚和臭脚多是由脾湿造成的,只要将脾湿调养好,脚臭的问题也就解决了。

中医上讲"诸湿肿满,皆属于脾",汗脚就属于"湿"的范畴,脚特别臭的人是因为脾大,而脾大则是由于脾脏积湿,脾湿热的时候,脚就会出又黄又臭的汗,就形成了"汗臭脚"。想告别汗臭脚就应该吃一些清热祛湿的药,然后每晚都用热水或者明矾水泡脚,明矾具有收敛作用,可以燥湿止痒,还可以适当多吃些健脾祛湿的扁豆。另外,民间有一些土方子治疗脚臭的效果也不错,比如把土霉素药片压碎成末,抹在脚趾缝里,就能在一定程度上防止出汗和脚臭,因为土霉素有收敛、祛湿的作用。

此外,从饮食上调养脾脏也可以达到不错的功效,下面为大家介绍两款药膳。

1. 山药茯苓粥

原料:山药50克、茯苓50克、粳米250克。

做法:先将粳米炒焦,与山药、茯苓一同加水煮粥即可。

2. 莲子粥

原料:莲子50克、白扁豆50克、薏苡仁50克、糯米100克。

做法:莲子去心,与白扁豆、薏苡仁、糯米一同洗净,加水煮成粥即可。

另外,生蒜泥加糖醋少许饭前食,或用山楂条、生姜丝拌食,还可用香菜、海蜇丝、食盐糖醋少许拌食,均可达到健脾开胃的目的。

明白了脚臭产生的根源,知道了治疗脚臭的方法,相信你离告别"臭男人"的日子也就不远了。

要健脾,先减压

近年来,随着社会竞争的加剧,职业发展的困惑、上司的期望、管理难题、人际关系、经济压力、家庭矛盾、健康危机等带来的压力,把很多人压得喘不过气来,身体不适也会随之而来,尤其是肠胃问题更是雪上加霜。

中医有"思虑伤脾"之说,思虑过多就会影响脾的运化功能,导致脾胃呆滞、运化失常、消化吸收功能障碍,而出现食欲不振、脘腹胀闷、头目眩晕等症状。所以缓解压力就可以健脾,那么生活中我们应该怎么减压呢?下面几种对策,你不妨试试看。

1. "笑一笑十年少" "哭一哭也无妨"

当自己感到郁闷时能够"笑一笑"当然是最好的,实在笑不出来的时候就"哭一哭"。在传统习惯中男人哭泣被认为是软弱的表现,是被人瞧不起的。但是心理学家研究发现,"哭"是一种极好的情绪宣泄方式,而且比其他的宣泄方式更有益于身体健康。所以男人感到压抑时应该尽量放声痛哭,如果怕没面子,可以找个没人的地方痛快地大哭一场,等情绪好转后再树立自己的男子汉形象也不迟。

2. 多听悦耳动听的音乐

悦耳动听的音乐会通过人的听觉影响大脑皮层,使内分泌系统增加分泌一些有益于健康的激素和酶,所以当一个人听到自己喜欢的音乐时,呼吸会加深,神经会松弛,疲劳便得以消除。

3. 劳逸结合,疲劳时学会放松

每个人都有感到无能为力的时候,在自己情绪低落或精力不足的时候,要给自己充分的放松和休闲机会,不要过分地强迫自己而不顾身体的实际情况拼命蛮干。

4. 找一个没人的地方自言自语

因为自己声音的音调有一种使自身镇静的作用,可以产生安全感,所以在感到心情不好的时候,找一个没人的地方自言自语一会儿,可以发泄长年所遭受的思想和感情上的压抑,从而获得精神状态和心理状态的平衡协调。

补先天元气,多吃属坤卦的黑色食品

脾胃好,身体才会好。要想身体无病无灾,你就一定要多吃黑色的坤卦食品。那么,哪些食品属于坤卦食品呢?坤卦来源与《易经》,对应颜色为黑色。生活中有很多食品都具有坤土之气,对人的脾系统有补益作用。当然对坤卦之人来说,更是大好的营养补品。这里我们为大家介绍几种补脾功效很好的动物性食品,这几种动物食品的颜色都多多少少带有些黑色。

1. 泥鳅

在生活中,很多人喜欢把泥鳅当作菜肴经常煮来吃,其实泥鳅还有很好的保健功能。《本草纲目》记载:"阳事不起,泥鳅煮食之。"也就是说,吃煮泥鳅能壮阳,补益先天元气。另外,泥鳅对肝炎患者的康复治疗有很好的效果。可以买些活泥鳅回来,在清水中养几日,待其吐去肚中废物后,再将泥鳅收拾干净,放到烤箱中焙干,研末,装入空胶囊,每天吃2次,每次吃10克,有利于病情的康复。

很多朋友在烹饪时从口感考虑,通常用油炸的方式来做泥鳅。如果只是偶尔作为美食来吃,当然无所谓,但如果想要有保健或治病的功效,最好是把泥鳅用来煮汤吃,这样才可以发挥它更大的功效。

2. 鲫鱼

鲫鱼是餐桌上常见的菜肴,浓浓的鲫鱼汤,滋补脾胃效果特别好,尤其是在输液之后,人的脾受到了寒凉的损伤,更要喝些浓的鲫鱼汤来暖一暖。另外,鲫鱼还具有很好的催奶功效。至于鲫鱼的吃法,还是常规的炖汤能够保留最大的食物功效。

3. 乌鱼

乌鱼又叫黑鱼，也属于坤土，有帮助人体伤口愈合的功效，所以一些医院常常让手术后的患者多吃乌鱼汤。另外，还有治疗痛经的功效。

4. 乌鸡

乌鸡，能入脾土，还与肝木有关。女性朋友如果月经不调，或者容易生气，应该把乌鸡作为日常保健品来食用。有些平常容易犯困的人，还可以把乌鸡和黑灵芝一起炖，汤好的时候加入适量的盐，喝汤吃肉，味道鲜美，马上就把人的精神补起来了。

脾胃不舒服，猪脾来帮忙

我们都知道，春天是肝气生发的季节。但是肝气太旺会影响到脾。要让脾变得更强壮，就可以吃动物的脾脏，例如猪的脾脏、牛的脾脏。动物脾脏是健脾胃的，能增强人体的抵抗力。

很多人经常吃猪脾，却不知道它具体是哪一个内脏，其实猪脾就是猪的脾脏。北方人把猪脾叫作沙肝，广东人称为横俐，在南方有些地方则把它称为连贴。有的人可能会误把它当做是腰子（即肾）。

比较起来，腰子像一颗弯弯的豆子，而脾脏是长条形的，外形是不一样的。脾脏是健脾养胃的好东西，还能调理由于消化失调导致的慢性腹泻。身体瘦弱、脾虚、有慢性糖尿病的人经常吃些脾脏，对增强消化系统功能、调理体质、改善亚健康的状况很有好处。

生活中有这样一种人，他们无论怎么吃，吃多少都不长肉，总是那么瘦。去医院检查，又查不出有什么病。但同健康的同伴站在一起，他们又是满脸"菜色"。这种人以年轻人居多，特别是男孩。这究竟是怎么一回事呢？事实上就是他们的肝与脾出现了问题。

拥有上述体质的人最大的共同点就是往往脾比较虚，肝气比较旺。脾虚，造成吸收功能不好。肝气过旺，造成体内有虚热。这种虚热对人体能量和精气的消耗特别大。如此一来，脾就更虚了，更不能充分地吸收营养。一进一出不平衡，就会造成营养不良，人自然显得干瘦了。时间长了，人的身体抵抗力就会变差，就容易生病，还可能引起贫血和胃病。

要改善这样的体质很简单，我们可以选择经常喝猪脾橘枣粥来补养。

原料：猪脾一块，粳米100克，大枣6枚，陈皮一个，生姜两片。

做法：把猪脾切成小块，大枣掰开，生姜不要去皮，和粳米、陈皮一起放入电饭煲；加冷水，放一点儿芝麻油，一起煮成粥。

吃的时候，不要放盐，喝粥，吃猪脾和大枣，最好把陈皮也一起吃下去。

这道粥能清虚热、调肝、健脾、养胃。经常吃能增强消化系统的功能，对于预防胃炎和胃下垂也有好处。瘦弱的人经常喝这道粥，可以增强体质，使面色白净起来，肌肤变得丰泽一些。

为什么能起到这样的效果呢？我们看看，大枣和陈皮对肝和脾都有调理的作用。大枣以补为主，陈皮以泄为主。大枣养肝血，陈皮排肝毒；大枣养脾之气，陈皮利脾祛湿。而粳米、生姜对胃有调理的作用。粳米补中养胃，生姜暖胃祛湿。这个方子用粳米做粥，补气的作用更好,更能发挥养胃的功效。

不仅瘦人能喝猪脾粥,胖人也可以喝猪脾粥,尤其是虚胖的人。虚胖的人通常肝脾也虚,所以体内堆积了多余的脂肪。胖人喝这个粥的时候只需要把大枣去掉就可以了。

另外,有的小孩子不爱吃饭,胃口差,身体比较瘦弱,爱生病。平时可以喝这个粥来健脾胃、消积食。喝一段时间后,小孩子胃口开了,吃饭香,肠胃功能好了,肚子里没有积食,就不容易生病,即使偶尔感受点儿风寒风热,也好得快,不容易引发长时间的咳嗽。

鸡内金帮营养失衡的孩子找回健康

生活中有这样一句俗语"吃啥补啥",比如说"贫血了多吃肝","胃痛了吃蒸猪肚",等等。这些说法有科学道理吗?的确如此,这就是中医所说的"以脏补脏"。早在唐朝时期,名医孙思邈就创立了"以脏补脏"和"以脏治脏"的理论。

很多古代的医学著作里都记载了行之有效的以脏补脏法。如《圣济总录》中用羊脊骨羹来治疗下元虚冷,下元虚冷是指肾阳不足、肾虚寒等症状;《太平圣惠方》用羊肺藻治疗消渴症,也就是糖尿病;《饮膳正要》中用牛肉脯治疗脾胃久冷、不爱吃东西……比如说,肾主骨,就用羊骨粥来治疗腰膝酸软之肾虚证;肝开窍于目,以羊肝来治疗夜盲;男子阳痿,命门火衰,肾阳不足,可用鹿肾医治。那么,如果孩子营养失衡该怎么补养呢?

有的小孩子体质比较弱,面黄肌瘦,精神也不好,头发也黄黄的。平时不爱吃东西,稍微吃多一点就不消化。这其实是小儿疳积,是因为平时吃东西不注意,伤了脾胃,导致脾胃运化失职,后天生化乏源,营养不足。

《要药分剂》指出:"小儿疳积病,乃肝脾二经受伤,以致积热为患。鸡肫皮能入肝而除肝热,入脾而消脾积,故后世以此治疳病也。"

到底什么是鸡内金?很多人可能都没听说过。大家都知道鸡肫吧,嚼起来很脆、很好吃,它其实是鸡的胃,它的外面有一层金黄色角质内壁,那其实就是鸡内金。将其剥离后,洗净晒干,便成了中药。

根据"以脏补脏"理论,鸡内金是补胃的,它有消食健胃的功效,能涩精止遗。《滇南本草》载,鸡内金可"宽中健脾,消食磨胃。治小儿乳食结滞,肚大筋青,痞积疳积"。鸡内金比较腥,如果直接给孩子吃,他肯定不愿意吃,这时我们可将鸡内金研成粉末(每次3~5克就行了)放在粥里煮食,也可以将其和面粉混合做成小饼吃。

同样,有些大人平时吃饭没有节制,生冷的食物、酒肉吃多了也会伤食。这时不妨吃上些鸡内金,既能消食积,又能补益脾胃。

当然,药补毕竟不如食补,食补又不如预防。要想脾胃健康就要养成良好的饮食习惯,这才是真正的养生之道。

春吃甘,脾平安

众所周知,出生的婴儿必须靠母亲的乳汁才能生存下去,乳汁有着甜甜的味道。可以这么说，甘甜的味道就是生命最初的味道。甘味属土，土地养育万物，甘味的食物也是我们主要的营养来源。

甘味不单指甜味，也包括淡味，就是没什么味道的东西，比如说米、面这些主食。甘入脾胃，甘味的食物有补中益气、调和脾胃的作用，米、面、糖类、各种淡水鱼虾、牛肉、玉米、红薯等都是甘味食品。若是觉得身体虚弱需要补，不要急于去买补药，首先看看一日三餐，甘味的食品吃得够不够，最重要的是，有没有吃足够的主食。

一般厨艺好的人在做菜的时候，都会稍稍放一点点糖，这样出来的味道就会不一样，而吃的人根本品不出甜味。因为甜味可以调和一切味道。不管是酸的，还是苦的、辣的，放些糖进去，口感就会好许多。这也正体现了土的性格，最能包容调和。

甘味中的甜味能缓解疼痛和痉挛，虚寒腹痛、胃痛、头痛还有抽筋的时候，喝点糖水就会感觉好些。甘味中的淡味能利尿渗湿，比如说薏米，眼泡肿或是小腿水肿的人就可以多吃一些，而且甘味能缓和药物的毒性。我们都知道喝中药不能放糖，就是怕解了药性。而药方中，如果有些药物比较猛烈，就得放一点甘草进去调和一下。

甘属土，土生金，肺属金。所以甘味的东西对肺特别好，能润肺、补肺气、滋肺阴。肺是统管人一身之气的。气虚的人，中气不足、气短懒言、爱出汗、爱疲劳，吃点甘味的东西就有补益的作用。

甘味中，淡味或是微甜的食物是我们应该常吃的。适当的甘味补脾，但过甜则太腻，反而阻滞脾的功能。孩子的脾比较弱，需要吃甘味的东西补一下，但千万不能多吃甜食，吃多了，反而伤脾。孩子应该多吃米饭、面条、粗粮，这些才是真正养脾，养身体的。

过甜不但会伤脾，还会伤肾。为什么？因为土克水，肾为水脏。吃甜食太多，会使人肾虚，容易得腰椎病和颈椎病。一般小时候特别爱吃甜的人，长大反而吃得少了。这是人的本能选择，因为人小的时候脾弱，需要吃甜的；成人后，脾功能成熟了，肾却开始衰老。

所以，我们要在春天的时候适当吃些甘甜的食物，以滋补脾胃，强健身体。

长夏湿邪在作怪，健脾除湿是关键

现如今，川菜风靡大江南北，成为人们餐桌上的宠儿。我们知道，生活在云南、贵州、四川的人们几乎是无辣不成席，尤其是夏天。其实，他们这样的饮食习惯是有一定科学道理的。从中医养生角度来看，夏天多吃辣椒可排除掉体内的暑湿。我国南方的气候比较潮湿，因此吃辣可以帮助人们去处体内的湿气。

中医学认为，湿为阴邪，湿性黏滞。"黏"即黏腻，"滞"即停滞。因此，湿邪很容易阻遏气机，阻碍体内气的运行。湿邪还有"沉重"的特点。夏天以湿为主气，空气中湿度增高，会阻碍人体的热代谢，在高温高湿状态，大气中含大量水汽，皮肤汗液难以蒸发，妨碍了人体的散热过程，即阻遏了正常气化功能。很多人为什么在阴天多雨时，总是感到闷热、全身无力、火气大或压抑、头昏脑胀、身体沉重？这就是湿气过重的原因。

脾最怕湿邪，湿邪很容易损伤脾之阳气，造成脾的运化功能失常。《素问·至真要大论》中说："诸湿肿满，皆属于脾。"就是说，各种因湿气所致的水肿、胀满等病症，大多与脾有关。即中医所谓的"湿困脾土"。如果脾的运化不好，消化吸收就不好，人们就会出现不爱吃东西、胸中郁闷、脘腹胀满等症状。

当一个人表现为面黄肌瘦、嘴唇没有光泽、经常腹胀，舌苔表现为黄腻、大便溏泄不成形时，那么这个人多是脾虚了；如果湿邪比较盛，身体对营养物质的消化和吸收就会受到影响，人们甚至还可能出现贫血、水肿等问题。我们可以采用健脾益气的方法进行调治，四君汤、香砂六君丸等特别适合治疗此种病症。

另外，每到夏日，就会有很多人出现中暑的情况。从中医上讲，中暑多是因暑热或暑湿污浊之邪乘虚而侵袭人体的一种急性病症。轻度中暑可以用点穴方法来防治。如果在高温下出现胸闷、气短、心慌等症，可以按一下内关穴，以防止进一步的中暑甚至昏迷。

如果是重度中暑，可按水沟穴，也就是人中穴进行急救促醒。而按人中穴有促醒作用，人中穴在鼻中沟的上三分之一，可以用拇指的指甲用力地掐按，不管是中暑还是其他的昏迷、休克甚至晕倒等，都有很好的促醒作用。之所以要促醒，是因为重度中暑的死亡率是很高的，有时可达50%，为什么这样？就是因为没有及时抢救，大脑缺氧6分钟，造成了不可逆性的死亡。

长夏养脾，除了少吃生冷食物，多按摩阴陵泉穴外，还要保持好心情，不要多思虑。

按摩阴陵泉穴可除长夏暑湿

古人对四季的划分与今人不同，他们增加了一个长夏的季节，具体是指从立秋到秋分的这一时段，合农历六月，包括大暑至白露四个节气。长夏对应五行中的土。土在天为湿，在脏为脾。中医认为，长夏属土，而脾也属土，故长夏应于脾。

长夏属于梅雨季节，是一年中湿气最重的季节。湿属于阴邪，最容易伤害人体的阳气，尤其是脾的阳气。中医认为，"湿"其实是潴留人体内的多余水分。湿是从什么地方来的呢？一是天气变化无常，雨水不断，天气多潮湿，潮湿的天气会让人感觉烦闷湿重、浑身不舒服；二是天气炎热，人们常吃冰激凌、雪糕、冷饮等寒凉食物消暑降温，而这些寒凉食物吃多了，就会导致脾失健运。脾本身的特点就是喜燥而恶湿，一旦脾受湿邪而受损，就会导致脾气不能正常运化，而使气机不畅。脾是运化水湿的，脾的运化作用受阻，体内的多余水分就不能全部运出去了。这时就会出现脘腹胀满、不爱吃东西、吃什么也没有滋味、胸闷想吐、大便稀溏，甚至水肿等症状。其中，腹泻在长夏里是最容易出现的。

还有一些人在长夏时总会感到莫名的烦躁，浑身也没有劲儿，吃不下东西，甚至出现头晕、胸闷、恶心等症状。这在中医里是"暑伤气"，也就是我们老百姓说的"苦夏"。这其实也是长夏湿邪惹的祸。

这时，我们可以按摩阴陵泉穴除长夏暑湿。阴陵泉穴是脾经上的合穴，有健脾化湿、通利三焦、调理膀胱、祛风除寒的作用。

阴陵泉穴位于小腿内侧，胫骨内侧髁后下方的凹陷处。取穴时，正坐屈膝，用拇指沿着小腿内侧骨的内缘由下往上推按，拇指推按到膝关节下的胫骨向上弯曲凹陷处，即为此穴。

每天空闲的时候用手指按揉此穴，要保证每天总共按揉10分钟以上。如果你体内有脾湿，按此处还会有疼痛感，但是坚持按揉一段时间后，你会发现疼痛在逐渐减轻，这说明你的脾湿正在一点点地被排出体外。

除阴陵泉之外，足三里穴也是除脾湿的大穴，两穴可以配合使用。对于足三里，最好是用艾灸，因为艾灸的效果会更好，除脾湿的速度会更快。除按揉阴陵泉穴之外，每天晚上睡觉前，用艾条灸两侧的足三里5分钟，只要长期坚持，脾湿很快会被排除。

另外，慢性前列腺炎、前列腺增生、尿路感染等导致小便不畅、排尿不尽等问题，我们也可以从按摩阴陵泉穴入手。中医认为，排尿不尽多为脾胃亏虚、中气不足、气化失司所致，按摩阴陵泉穴可以补益中气，对治疗排尿不尽有一定的作用。可以每天按摩此穴100~150次，按摩时手法宜轻柔、均匀、和缓，力度以感觉舒适为佳，每天早晚各1遍，两腿都需要按摩，一般15天左右就会见效果。

扶脾益胃的内养功

保养脾胃不是一天的事，我们要在生活中好好呵护脾胃，才能让身体保持良好的状态。在饮食和生活起居方面调节脾胃的同时，我们也可以练习一些扶脾益胃的内养功。现在就向大家介绍一种静养调息的扶脾益胃功。这套功法是以静为主、调节呼吸以养脾胃的一种功法。

本套功法能通调气机，活利营血，调养脏腑，扶补脾胃，增进饮食，助其受纳，加强运化，安定神志，适应于脾目虚弱，胃肠气滞，肝脾失调，肝胃不和，脘腹胀满，便滞便秘等。

本套内养功一般采取侧卧位，尤其以右侧卧为主。侧卧时髋部与膝关节微屈舒适，右手平掌，掌心向上托于右枕头部，左手肘部微屈舒展，托于左髋部。侧卧位并不是功法的唯一姿势，也可以坐在沙发、或者靠背椅上。也可以不拘姿势，只要身体舒适，四肢舒展，全身自然放松就可以了。

接下来进入功法的主要阶段——入静调息。

全身自然放松，双眼和口唇微闭，静息片刻，逐渐入静。练习本套功法的前提就是进入入静状态。初学者一般很难进入状态。这时可以反复默念字句进行自我暗示，如"安静""我在练功，需要安静"等。如果有些人不能很好地放松身体，那么可默念"松""放松""安静、放松"等字眼。

在入静放松的同时，要配合调息。

首先，采用腹式呼吸，吸气由鼻吸入，同时舌尖微卷附于上腭部，缓缓吸气入体内。意念随着气息走，由胸部经过脘腹，慢慢到达丹田。

其次，当气到达丹田之后暂停。初学者可以停留3~5秒，随着练习的熟练程度可以慢慢延长气停丹田的时间，以不憋气为宜。

最后，徐徐自然呼出，或者像刚才一样，以意领气，气由丹田向上而行，缓缓地经过腹胸，由口缓慢呼出，同时舌尖逐渐下沉复至常态，从而完成一吸一呼的过程。一吸一呼，对初练者宜每分钟控制在9~12次，久练或熟练者，每分钟可控制在7~8次为宜。

每次练功，可持续20~30分钟。住院或休息患者，每日可做2~3次；坚持工作的患者，或为保健强身者，以临睡前练功为宜。

在用本套功法治疗脾胃病的时候，要注意以意领气或至胃脘，或至脐腹，或至小腹，也就是病之所在，这样才能活利气血，祛除病邪。呼气时，也要按照顺序逐渐逆行而出。

在练功过程中，患者可能会出现口津增多，心跳增强，胃肠运动活跃，四肢及肌肤温暖，为正常现象。口津应缓缓咽入胃内，以助对饮食的腐熟与化物作用。

理脾导滞的强壮功

本套功法能够理脾导滞，也是通过入静调息，加深呼吸的一种功法。同时意守下腹部，借以集中精神，排除杂念，达到入静目的。也可意守外景，如美丽风景等，以良性意念代替恶念，尽量排除杂念。

1. 姿势

本套强壮功可采用下述几种姿势：

（1）平卧式

身体自然平卧，两膝微屈，腘窝部垫一小枕。两手自然置于两侧身旁，或两手自然平掌，放在丹田之上两足自然平伸舒展。

（2）端坐式

身体自然端坐于椅子上，两膝屈膝约90°，两膝相距与肩同宽。两肘自然屈曲，两手平放于膝上，两肩自然下垂，头部微俯含胸。双脚分开，自然着地。

（3）盘腿坐式

端坐于床上，将两腿自然盘屈，腰背保持直立，两肩自然下垂，头微低含胸。双手虎口交叉，贴在丹田处。

（4）站式

身体直立，双脚分开，与肩同宽，足尖略向内收。腰直胸平，两臂向内收，两手做抱球状，贴附于丹田两侧。

以上姿势适合不同人群练习。卧式适于久病或体质较弱者，其他三式适用于病程不长，或者病程长但体质不是很弱的人。

2. 入静调息法

本套功法的入静方法与扶脾益胃功相同。调息以中深度腹式呼吸为主，气息由鼻子缓缓吸入体内，与此同时舌尖微舔上腭。接下来以意领气，气经鼻、胸、胃脘、脐腹、丹田等处。吸气的同时注意带动腹部微微向上隆起。

当气到达丹田后，保持5~7秒，然后舌体下沉复原，再以意领气，由脐腹带动全腹，气由丹田、脐腹、胃脘、胸、出口徐徐而出，同时腹部随气地排出而逐渐下沉。一呼一吸为一个回合，每分钟宜控制在8~12个回合为宜。

每次练习本套功法的时间应为20~40分钟。住院或休息的病人，可以每天练2次，上午、晚睡前各1次。如果以保健强身为目的的练习者，可每天练1次，睡前练习比较为宜。

本套功法能通调气机，协调脏腑，开胃理脾，消积导滞。作为保健功者，能活利气血，振奋生机，培补元气，增强脾胃。适和脾胃气滞、食滞胃肠、胃脘痞满、腹胀气滞、食后难化、便滞、便秘、肝胃不和、肝脾失调等症。

注意，阴虚阳亢、阴虚发热以及重度衰竭者，不宜练此功。

怒胜思，可养脾

我们在生活中常会遇见这样的现象：一个小伙子，他爱上了一个姑娘，可是他们家里人死活就是不同意，不让他们见面。小伙子天天思念这个姑娘，最后饭也吃不下，人也瘦了；很多孩子在高考期间会吃不好、睡不香，这些都是思虑太过所致。

《黄帝内经》认为，脾在志为思，过思则伤脾。在这里，"思"有思虑、思考的意思。原本一个人有点心事，或偶尔思考一件事，对身体的生理活动并没有什么影响。但是过思就不行了，过度思虑会影响我们体内气机的正常运行。

《素问·举痛论》如是说："思则心有所存，神有所归，正气留而不行，故气结矣。"意思是说，一个人如果思虑太多，精神过度集中于某一事物，就会使体内的正气停留在局部而不能正常运行，以致"思则气结"。

"思则气结"就会伤及脾，使得脾的升降功能失常，脾气郁结。脾胃虚弱不能正常消化吸收人体所摄入的物质，人就会变瘦。

如何解决"思伤脾"的问题呢？我们可以从中医五行的角度出发，中医五行是一个很有意思的东西。在五行中，肝属木，在志为怒；脾属土，在志为思。肝木恰好能克脾土，也就是说怒气能克制思虑。一个人在想一件麻烦事时，很容易变得烦躁，容易发火。这时你一定要让火发出来（不要太过），这样你就会克制过度的思虑。

怒胜思，就是愤怒可以战胜思虑。《华佗传》里记载着这样一个病例：有一个郡守因为思虑过度，造成身体里有瘀血。华佗收了这个郡守很多礼，不但不给他治病，反而写了一封信来骂他，说他不仁不义。华佗的信一下子把他激怒了，怒则气上，这样就把他胃中的瘀血一下子全倒了出来，他吐了几口血，病反而痊愈了。其实，这是华佗的治疗方法，那个郡守是因为思虑太多而得的病，这就是"怒胜思"。

可以看出，养脾的关键在于避免思虑过多，要劳逸结合。而如果思虑太过也可以用"怒胜思"的办法来解决。所以，凡事没有绝对，生气有时也是养生之道。

如何有效养护肠胃健康

现代人应酬多，每到节假日，总少不了参加亲朋小聚、公务宴请，山珍海味，大吃特吃。而一到工作日，又忙于工作，常常不按时吃饭……时间长了，肠胃功能受影响，身体自然吃不消。所以，我们在生活中要注意饮食规律，维护肠胃健康，这样才能享受健康新生活。

观察便便，了解胃肠状况

不少人谈"便"色变，觉得它特别脏，而且不值得在公开场合进行讨论。如果你经常这样想可就大错特错了。大便就像是肠子给你开的"体检单"，看大便，就能知道我们的身体是否健康。为什么这么说呢？先从它的形成讲起吧。

食物入口之后经过的第一站是胃。经过胃液的一番作用之后，像粥一样的食物才能进入小肠。小肠将会吸收食物中大部分的营养和80%的水分。如此进入大肠的物质就只剩下一些食物的残渣了。而当这些残渣里剩余的营养和水分被吸收之后，便便就形成了。它通常先积存在乙状结肠中，而当大便因为自身的重量而移动到直肠时，直肠内的感应器官会受到刺激，产生便意，最终大便经过肛门被排出体外。

这样看起来，食物最后转化为大便，通过了胃、小肠、大肠等多个消化器官，其中要进行一系列"加工程序"。而一旦这些器官出现了病变，或者身体有其他不适，大便的形成就要受阻，最后的结果就是引起我们排便异常。便秘就是排便异常的一种。所以，通过观察粪便，我们就可以了解自己的身体健康状况。

怎样去分析这张"体检单"呢？需要观察的就是粪便的形状、颜色、气味这三项指标。

1. 形状
香蕉状：水分适宜，属健康状。但要注意观察颜色和气味。
盘曲状：水分适宜，比香蕉状更多一些，也要注意观察颜色和气味。
球状：含水分很少，属于便秘。如果颜色、气味再有异常，就要多多注意了。
泥状：水分多了，属于腹泻。如果是红色的血便，要立即去医院咨询。
水样状：水分相当多，占到90%以上，属于腹泻。如果是红色的血便，要立即就医。

2. 颜色
黄色、黄褐色：肠内有益菌含量较多。
茶色：肠内有益菌和有害菌的含量处于平衡状态。
绿色：若形状正常则无大碍，否则可能是食品或者药品的影响所致，如果伴有腹泻就有可能是食物中毒或者急性肠炎等。
灰白色：肝脏、胰脏、胆囊等处疾病造成脂肪消化不良，如果是做过医疗检查则可能是排出了造影剂。
红色：大肠、肛门出血，需要就医。
黑色：可能是食管、胃、十二指肠、小肠出血，或者是正在服用的药物的影响。

3. 气味
温热气息，不恶臭：这是较自然的臭味，是有益菌占优势。
强烈、恶臭：有害菌在增加，食用肉类过多。

要想不累肠胃，就要干稀搭配

张大爷看到邻居家的小孩子长得白白胖胖的，特别羡慕，因为他的小孙子一上饭桌就闹脾气，总说饭菜干巴巴不想吃，吃不了几口就把碗筷撂到一边了，结果看起来一副营养不良的样子。邻居教给张大爷这样一招，每餐多做一些美味的鲜汤，让孩子干稀搭配着吃。张大爷试了试，小孙子吃得果然多了。

平时吃饭时我们都有这样的体会：米饭配炒菜吃起来总觉得干巴巴的，不易下咽。倒不如做些精美的面食，再配上几款鲜汤，干稀搭配，胃肠就觉得舒服多了。

当然，人也不能光吃流质食物。如果光吃稀饭、豆浆、菜汤、米汤等稀食，人体摄入的能量就会不足，也就不能满足日常工作生活的需要，而且长期食用单纯的流质食物，还会使人的咀嚼功能退化。所以，吃饭一定要做到干稀合理搭配，这样既补充了水分，又增进了人的食欲，还能让食物容易消化吸收，真是一举三得！

当然干稀搭配不是让大家用汤泡饭，实际上需要提醒大家一下，汤泡饭不宜吃。有些人喜欢吃饭时将干饭或面食泡在汤里吃，这种饮食习惯不利于健康。我们咀嚼食物，不只是要嚼碎食物，便于咽下，更重要的是要让唾液把食物充分湿润，因为唾液中含有许多消化酶，有帮助消化、吸收及解毒的功效，对健康十分有益。而汤泡饭由于饱含水分，松软易吞，人们往往懒于咀嚼，未经唾液的消化过程就把食物快速吞咽下去，这无疑会加重胃的负担，日子久了容易导致胃病的发生。所以，常吃汤泡饭是不利于健康的。

便秘是肠胃健康最大的敌人

我们经常从电视广告里看到，便秘的人表情十分痛苦，对他们来说，排便更像是在打一场旷日持久的战争。那么，究竟什么是便秘呢？便秘是指排便次数减少，每2~3天或更长时间一次，无规律性，粪质干硬，常伴有排便困难感，是一种临床常见的症状。便秘可分为急性与慢性两类。此症状多见于老年人。

急性便秘多由肠梗阻、肠麻痹、急性腹膜炎、脑血管意外、急性心肌梗死、肛周疼痛性疾病等急性疾病引起，主要表现为原发病的临床表现。

慢性便秘多无明显症状，但神经过敏者，可主诉食欲下降、腹胀、嗳气、发作性下腹痛、排气多等胃肠症状，还可伴有头痛、易疲劳等神经官能症症状。症状的发生可能与肠蠕动功能失调有关，也可与精神因素有关。由于粪便干硬，或呈羊粪状，患者可有下腹痉挛性疼痛、下坠感等不适感觉。

另外，心理上的紧张可导致便秘，故宜精神放松。养成良好的生活习惯，生活起居要有规律，保证充足的睡眠时间，以避免精神过度疲劳。积极参加体育活动，保持乐观的精神状态，也可有助于改善消化道功能。注意饮食规律，多饮水，养成定时大便的习惯。

预防便秘，饮食中必须有适量的纤维素。主食不要过于精细，要适当吃些粗粮；每天要吃一定量的蔬菜与水果，早晚空腹吃苹果一个，或每餐前吃香蕉1~3个，都有助于增加体内纤维素。晨起空腹饮一杯淡盐水或蜂蜜水，配合腹部按摩或转腰，让水在肠胃振动，加强通便作用。全天都应多饮凉开水以助润肠通便。

哪些食物会造成便秘

多吃一些食物对缓解便秘有奇效，当然也就存在着一些少吃为妙的食物。因为这些食物就好像是制造肠道车祸的肇事者，很容易会让你的肠道发生"交通堵塞"。揪出这些肇事者，我们才能疏通肠道，畅顺排便。

肇事者一：辣椒

有些人一吃辣椒就会便秘，也有人一吃辣椒就容易腹泻。这是为什么呢？

辣椒其实也很有营养，但食用过量就会严重危害人体健康。它所含的辣椒素会剧烈刺激胃肠黏膜，使其高度充血、蠕动加快，引起胃疼、腹痛、腹泻并使肛门烧灼刺痛，诱发胃肠疾病，促使痔疮出血，所以有些人吃了辣椒容易腹泻。

辣椒导致便秘是因为它的性味大辛大热，阴虚火旺体质的人多吃辣会加重燥热症状使便秘更严重。我们平常说的"吃了辣椒容易上火"也就是这个道理，所以辣椒也是造成便秘的帮凶。

每个人的体质不同，对辣的接受度和承受度不同。要根据自己的体质来选择食物。像辣椒这类的辛辣食物容易助热生火、耗津伤阴，那些平常就容易上火的人最好少吃，一周吃 1~2 次足够了。

肇事者二：快餐

随着一些欧美快餐的登录，国人中爱上这些快餐的人越来越多。快餐对于便秘可没什么好处。便秘是水分在 70% 以下的状态。不过即使是相当硬的大便，大约也含有三分之二的水分，剩下的三分之一是固形物，而固形物大半是食物的残渣。也就是说，要形成大便，需要有水分和食物的残渣。但是快餐大多含有糖、蛋白质、脂肪，这些物质一被消化吸收，几乎不剩下残渣，也就无法形成便量，这样一来也会加重便秘。虽然糖、蛋白质、脂肪都是人不可欠缺的营养素，但过多食用会使肠内环境失去平衡，造成大便不顺畅。如果长期食用这类食品，肠子就不容易形成大便，当然就会造成便秘了。

除去上述二者之外，我们在日常生活中还需要注意根据自己体质的情况来确定自我的饮食。因为不同的体质对于同一种食物有着不同的反应。只有明确这一点，我们才能做到心中有数，才能远离便秘带来的痛苦。

肠中常清是长寿的关键

有人问，我们为什么要清肠呢？清肠清除的是什么东西呢？中医认为，清肠是"泻污浊而去毒"，也就是说除掉体内产生毒害的渣滓腐物。肠内的渣滓腐物，自然非粪便莫属了。

现代医学观点认为，粪便是经过消化、代谢后的食物残渣和人体内新陈代谢产生的废物以及肠胃分泌物的混合体，这些都是对人体有害的毒素，如不及时排出，一旦在体内停留超过 24 小时，就会在肠道内腐烂变质，滋生出大量细菌，污染人体内部环境。

而且其中的毒素有可能被肠道重新吸收，对人体造成二次危害。

正常人每天至少需排便一次，排便2~3次的人，可以及时清除肠内毒素，从而减轻肝脏、肾脏、皮肤等排毒器官的负担，对养生大有裨益。但结肠的袋状结构使得正常的排便并不能干净彻底地清除粪便，这些留存的粪便——现代医学称之为宿便——会造成自体中毒和静脉血液回流不畅，因此必须清除。

无论是中医还是西医，对宿便危害人体的观点是一致的。在中医看来，宿便是万病之源，西医则认为宿便是毒素的集结体，是体内毒素的主要来源。

便秘不像急症、绝症那样直接危及性命，所以常常被人们排除在疾病的行列，即使承认它的疾病血统，也只把它归为小病之类，这可大错特错了。大便秘结不畅，会直接影响到毒素的排泄，排毒不畅，会引发诸多疾病。

遗憾的是，人们对便秘的认识仅仅停留在"排便困难"或"拉不出屎来"的肤浅层面，而且由于便秘的私密性，导致人们往往在身体出现病症时才发现这个不起眼杀手的厉害。

有首顺口溜说得好："要想身体健康，必须大便通畅，废渣糟粕不去，肯定断肠遭殃。"一语道出便秘的危害和肠道畅通的重要性。那么，我们应该如何保持肠道的通畅呢？以下是六种防治便秘、保障肠道畅通的方法：

1. 多吃粗粮和根类蔬菜，摄取充足的食物纤维

我们日常所进食的主要是经过精细加工的食品，如精小麦、精米、精面粉等，粗粮（糙米、麦、豆类等）的摄入越来越少，而粗粮中富含的食物纤维是通便排毒的利器。

除粗粮外，牛蒡、胡萝卜等根类蔬菜食物纤维含量也很丰富，所以我们在平时的饮食中应注意增加粗粮和根类蔬菜的摄入。

2. 摄取充足的水分

水也是软化大便、保证肠道通畅的利器，我们每天至少要喝7~8杯（以每杯300ml论），当然8杯以上更好，但不宜过多，以免给肾脏造成负担。在各种水中，最好的选择还是20℃~30℃的凉开水。

3. 揉腹通便

这种方法是通过简单的按摩来舒畅气血，促使胃肠平滑肌张力及蠕动增强，增强消化排泄功能，以利于通便排毒。

4. 大笑放松身心

人们受到惊吓或紧张时，会嘴巴干涩、心跳加速，肠子也会停止蠕动。大笑时，一方面震动肚皮，对肠子有按摩作用，能帮助消化，防止便秘；另一方面，大笑能缓解压力和紧张情绪，促进肠道蠕动，保障肠道畅通。

5. 不要忍便

食物进入口腔，经消化、代谢后的残渣，应当在8~12小时内排出，如果粪便在肠道的停留时间过长，粪便中的有毒物质及水分就会被肠壁吸收，使毒素随着血液输送到其他各器官组织。而缺乏水分的粪便太干硬，更难以排出，极易发生便秘。我们在生活中可能因为这样那样的原因而忍便，造成粪便在肠道内停留时间过长，不利于肠道的畅通，甚至引起便秘。

6. 多运动

运动量不足的人，肠道蠕动也很迟钝，使得粪便停滞不下，从而阻碍肠道畅通；运动量大的人，肠道蠕动加快，不利于粪便的停滞，保障了肠道畅通。

椿根皮可治疗腹泻

椿根皮分为两种，一种是香椿树的根皮，一种是臭椿树的根皮，其中臭椿树的根皮又叫樗白皮。不过，由于二者的主治功能大体相同，因此中医使用当中通常并不加以区分。

中医认为，椿根皮为清热燥湿的药物，具有收敛固涩作用，故能止带、止泻、止血固经。在临床上用于湿热带下，常与黄柏、白芷、白芍等配合应用；用于湿热痢疾、腹泻等症，常与黄连、黄芩、木香等配用；用于血热所致的月经过多、漏下不止等症，常与龟板、白芍、黄芩等同用。此外，用椿树根煎汤外洗，还可用于治疗皮肤疮癣等病。

椿根皮治腹泻，其中主要有以下几种方法。

（1）将椿根皮炒黑后，治疗妇女体虚引起的月经过多及产后出血不止，效果极好。

（2）椿根皮有收敛的作用，经过蜜制后，治疗久泻久痢疗效显著。

（3）患有慢性痢疾或结肠炎的病人，症见腹痛绵绵，大便每日数次，质稀而黏，或有脓血便者，可用椿根皮与香砂六君子汤合用，收效颇快。

除此之外，我们再向大家推荐几种民间治疗腹泻的偏方、验方，有需要的读者可以一试：

1. 鲜桃治腹泻
发现便溏或腹泻初发，速吃鲜桃（每饭前吃鲜桃一个，饭中食大蒜1~2瓣），腹泻立止或大为减轻。

2. 大蒜治肠炎腹泻
蒜剥皮洗净，用刀削去蒜瓣的头尾和蒜的膜皮。大便后先温水坐浴，再将削好的蒜送入直肠里，越深效果越好。一般情况下，放入蒜后泻肚即止，五六个小时后排便即成条形。每次放一两瓣，连放两三天，大便可正常。采用此法应注意手的消毒。

3. 熟吃苹果可治腹泻
把洗净的苹果放入碗中隔水蒸软，吃时去外皮，一日3~5次。小儿腹泻初起效果最佳。

4. 鲜姜贴肚脐治婴幼儿腹泻
婴幼儿腹泻久治不愈，可把鲜姜剁成碎末，放在一块药布上，贴在肚脐处，用橡皮膏粘牢即可。此法立竿见影，屡试不爽。

5. 鸡蛋黄烤油治婴儿腹泻
拿砂锅将7个熟鸡蛋黄慢火烤，油烤出来随时用勺盛出，烤出的油分3天服完，每天早、中、晚3次或多几次，饭前饭后均可。轻者一剂即愈，如不愈再服一剂。

6. 茶叶炒焦治腹痛泻肚
将茶叶（不论何种茶叶）用铁锅在火上炒焦后，沏成浓茶，稍温时服下，腹痛泻肚即能缓解见好。

痔疮和脱肛的缓解方

俗语里有"十人九痔"的说法，因为痔疮的发病率相当高，男女老少都有可能患上，并可随年龄加重病情。因此，我们每个人都要学一点防治痔疮的知识。

痔疮最主要的症状是便血和脱出，大便时反复多次出血，会使体内流失大量的铁，引起缺铁性贫血。可用脚尖走路以减轻痔疮的困扰：走路时，双脚后跟抬起，只用双脚尖走路。在家中早晚2次，每次走100米左右。长期坚持有利于提肛收气，又能让肛门静脉瘀血难以形成痔疮。

此外，我们还可以采用冷敷的方法。每天大便后，用毛巾或手指蘸冷水敷或清洗肛门。因为冷水洗不但能清洁肛门，还能使肛门收缩，防止由于大便引起的肛门发胀和下垂。

《本草纲目》中也有治疗痔疮的妙招，对于血热肠燥型，可用槐花散或凉血地黄汤加减。处方：槐花20克，地榆20克，黄连12克，诃子肉15克，木香12克，乌梅15克，黄檗10克，赤芍12克，生地黄炭20克，茜草炭20克，丹皮15克，甘草6克，水煎服。可配合槐角丸、消炎合剂、麝香痔疮膏一起使用。

如肛门坠胀难受、痔出难收、便血色淡质稀、面色少华者，治宜补气升陷，以补中益气汤加减。也可用苦参汤外洗，或使用玉红膏、黄连膏外用，效果都不错。

肛门是人体的魄门，而气虚下陷，长时间腹泻不愈、久病卧床伤气、大便干结，就会出现脱肛。中医认为，脱肛是人体阳气衰弱导致的。现代人由于工作、生活压力过大，造成了下焦阳气衰弱，不能收摄住，或者中气下陷，而这两种状况的外在表现就是脱肛。

每天收缩肛门10~20次，能够提升阳气，气归丹田，温煦五脏而益寿延年，并能防治肛肠疾病。如果采用针灸疗法，可针灸百会穴，病久加足三里穴。此外，下列药膳也可治疗脱肛。

1. 田螺炖猪肉

原料：田螺肉120克，猪肉120克。

做法：将洗干净的田螺肉、猪肉入锅共炖。每日1剂，分4次服食。

2. 黄花木耳汤

原料：黄花菜（又名金针菜）100克，黑木耳25克，白糖5克。

做法：将黄花菜、黑木耳洗净去杂质，加水煮1小时，加白糖调匀服食。

3. 鲫鱼黄芪汤

原料：鲫鱼150~200克，黄芪15~20克，枳壳9克。

做法：将鲫鱼去鳃、鳞、内脏，先煎黄芪、枳壳，30分钟后下鲫鱼，鱼熟后取汤饮之，可加适量生姜、盐调味。

4. 石榴皮五倍子水

原料：石榴皮90克，五倍子30克，明矾15克。

做法：加水1000毫升，文火煎30分钟，滤去药渣，趁热先熏后洗，同时将脱出的部分轻轻托上。每日早晚各1次，一般5~10天可治愈。

5. 何首乌煲鸡

原料：何首乌30克，母鸡1只（约500克）。

做法：将鸡宰杀，去毛及内脏，以白纱布包何首乌末，纳鸡腹内。加清水适量，放入锅内，煲至鸡肉离骨。取出何首乌末，加盐、油、姜、料酒调味，饮汤食鸡肉。1日内分2次服完。

排除体内废气，有助胃肠健康

放屁，尤其是在安静的公共场合放出一个响亮的臭屁，是一件很尴尬的事情；打嗝，尤其是在聚餐的餐桌上打嗝，是一种很不雅的举动。尴尬也罢，不雅也好，我们却不能杜绝它们，因为它们是在帮助我们释放体内的废气。

通常情况下，我们在进食过程中会吞入大量空气，食物在消化过程中也会产生气体。此外，身体内部机能活动也会产生部分废气，并由血液通过肠壁扩散进入肠道中。这些对身体无益的废气，是人体内的毒素，必须从身体内排出。

中医指出，肠内废气不同于空气，对人体的危害是非常大的。

（1）肠内废气含有氨气、吲哚等有害气体，除了直接影响大肠外，还会通过肠壁溶解于血液中，影响新陈代谢，使得脸上长粉刺和雀斑，引发皮肤干燥、粗糙，并可影响某些器官的功能，带来诸多不良后果。

（2）肠内积存的废气，有时会压迫血管，造成血液循环不良，引起手足冰冷，还会降低消化吸收的功能，甚至抑制大便排泄，而肠内堆积有害物质，会产生更多废气，造成恶性循环。

（3）若肠内积存的废气堆积在横结肠的右角，导致横结肠压迫胆囊和胰腺，就会造成剧烈的疼痛。若患有消化道溃疡，体内胀气会刺激扩大伤口，令溃疡恶化，使治疗更加困难。

（4）肠内废气对人体最大的害处是它的致癌作用。因为，梭状芽孢杆菌等有害菌在大肠内制造臭气的同时，还会生成亚硝胺和苯酚等致癌物质，以及强化这些致癌物质的粪臭素等。如果这些物质持续地刺激大肠，就会使大肠癌的发病率升高。

经常放臭屁以及腹中胀气者，有必要尽早改善大肠内的细菌环境，排出废气。在生活中，以下三招可以帮你除掉有害气体。

1. 改善饮食习惯

乳酸杆菌等有益菌增加时，废气易于排出，有害菌增加，则气体不易排出。所以，长期摄入动物蛋白质和脂肪过多者，应该改食以根菜类和薯类、豆类、海藻类等富含食物纤维的食物，以改善肠内的细菌环境。

2. 平衡一日膳食

一日三餐中，尽量在午餐时摄取较多食物，而在胃肠功能较弱的夜晚，则要注意减少食物的量。就算吃胃肠药也只能使胃肠获得一时的舒适，如果不改变错误的饮食习惯，胃肠功能仍然衰弱，废气还是会不断积存。

3. 放松心情

紧张或情绪不快时，交感神经会兴奋，从而促进胃肠蠕动的副交感神经无法发挥作用，导致体内废气很难排出。而且，大肠中的梭状芽孢杆菌会因焦虑情绪而增加。因此，应尽量避免压力堆积，尽量放松自己的心情。

酸奶，肠道健康好帮手

酸奶味美，是很多人喜爱的食品。它是以新鲜的牛奶为原料，经过巴氏杀菌后再向牛奶中添加有益菌来发酵，再冷却的一种牛奶制品。鲜奶中钙含量丰富，经发酵后，钙等矿物质都不发生变化，但发酵后产生的乳酸，可有效地提高钙、磷在人体中的利用率，所以与鲜奶相比，酸奶中的钙磷更容易被人体吸收。

对于肠道健康，酸奶功不可没。酸奶是最能增加肠道益生菌的食品。酸奶中含有如双歧杆菌、嗜酸乳杆菌、干酪乳杆菌等乳酸菌。目前市面上各种酸奶制品品种繁多，有凝固型的、搅拌型的，还有加入不同的果汁，酸甜可口，适应各人不同口味的果汁型酸奶。不管是何种酸奶，其共同的特点都是含有乳酸菌。这些乳酸菌在人体的肠道内繁殖时会分泌对人体健康有益的物质，加强我们的胃肠功能，从而促进排便。

尽管乳酸菌优点众多，但是却有一个致命的弱点——繁殖力和战斗力都很差。若是它们没有在人体内形成一定规模的话，所起的作用就会非常有限。所以，偶尔喝酸奶并不会为肠道带来健康的曙光。只有保质保量地饮用，酸奶才能起到积极的作用。至于具体的数量，最好每天喝200克酸奶，按照这个标准养成每天喝酸奶的习惯，你肠道内的益生菌群才能占据优势。

莴苣治疗便秘功效好

莴苣（莴笋）营养丰富，是蔬中美食，古人称之为"千金菜"，有语曰："呙国使者来汉，隋人求得菜种，酬之甚厚，故名千金菜，今莴笋也。"

莴笋的药用价值很高。中医认为，莴笋能够利五脏、通血脉。据《本草纲目》记载，当年李时珍就有用莴笋加酒，煎水服用来治疗产后乳汁不通。现代医学表明，莴笋中含有的大量纤维素，能够促进人体的肠壁蠕动，可以治疗便秘；另外，莴笋中还含有铁、钙，如果儿童经常吃莴笋的话，对换牙、长牙是很有好处的。还有一点需要注意的就是在吃莴笋的时候，千万不要扔掉莴笋叶，因为莴笋叶子里的维生素含量要比莴笋茎高出5~6倍，而其中维生素C的含量更是高出15倍之多。

具体说来，莴笋的功效有以下几方面。

1. 开通疏利，消积下气

莴苣味道清新且略带苦味，可刺激消化酶分泌，增进食欲。其乳状浆液，可增强胃液、消化腺的分泌和胆汁的分泌，从而促进各消化器官的功能，对消化功能减弱、消化道中酸性降低和便秘的病人尤其有利。

2. 利尿通乳

莴苣含钾量高，有利于体内的水电解质平衡，促进排尿和乳汁的分泌。对高血压、水肿、心脏病人有一定的食疗作用。

3. 强壮机体，防癌抗癌

莴苣含有多种维生素和矿物质，具有调节神经系统功能的作用，其所含有机化合物中富含人体可吸收的铁元素，对缺铁性贫血病人十分有利。莴苣的热水提取物对某些癌细胞有很高的抑制率，故又可用来防癌抗癌。

4. 扩肠通便

莴苣含有大量植物纤维素，能促进肠壁蠕动，通利消化道，帮助大便排泄，可用于治疗各种便秘。

需要注意的是：有眼疾特别是夜盲症的人应少食莴笋；莴苣性寒，产后妇人应慎食。另外，莴苣与蜂蜜不宜同食，否则会导致胃寒，引起消化不良、腹泻。

哪些茶可排毒清便

电视上各种排毒减肥茶广告满天飞，对于便秘者来说到底选什么好呢？其实我们不必为此烦恼，以下这些清淡茶就有排毒清便的功能。

1. 当归茶

当归可以刺激肠胃蠕动，使排便润滑，尤其对慢性便秘和神经性便秘有特殊疗效。

原料：当归20克，水900毫升。

做法：将当归洗好，按自己的喜好切成好看的样子，加水，用大火煮。烧开后，改为小火，再煮15分钟。待到香味四溢的时候，把当归捞出，即可饮用。

2. 长寿茶

用各种中草药熬制出来的长寿茶不仅可以使胃肠道更加健康，而且还可以缓解便秘症状，润肠通便。

原料：当归10克，枸杞子10克，五味子10克，山茱萸10克，灵芝5克。

做法：将材料洗净，滤干水分。将滤干水分的材料放到锅中，根据需要加水。水开后，改为小火，继续熬煮20~30分钟，最后将材料捞出，只剩汤汁。每次饭后2小时饮用1杯即可。

3. 桃仁大黄桂枝茶

此茶适合急性、慢性便秘患者，口淡无味的时候也可饮用。

原料：桃仁70克，大黄30克，桂枝15克，水2升。

做法：将桃仁捣碎，放到纱布袋中，加水2升，煮10分钟左右。将纱布袋捞出，在水中再加入大黄和桂枝，继续煮5~7分钟。最后将渣子滤除，一道完美的桃仁大黄桂枝茶即做好了。

4. 决明子茶

决明子茶可以作为温和的通便剂，决明子还具有治疗高血压和醒酒的功效。

原料：决明子20~30克，水700毫升。

做法：将决明子放入水中，上火熬煮，熬到汤收到一半时关火，将渣滓过滤，只取汤汁。饭后2小时饮用一杯。

5. 槐花蜂蜜茶

本品具有清热润肠、凉血止血之功效，可代茶频频饮用。适用于老年性及习惯性便秘。但糖尿病患者禁忌使用。

原料：槐花 10 克，蜂蜜少许，绿茶适量。

做法：将槐花洗净，与绿茶一起用适量沸水冲泡，加入蜂蜜搅拌均匀，即成。

猕猴桃有助于胃肠蠕动

猕猴桃还有个名字叫奇异果，每 100 克新鲜猕猴桃果肉便含有 100~300 毫克维生素 C，比苹果高出 20~80 倍，比柑橘高 5~10 倍。所以，猕猴桃是当之无愧的"维 C 之王"。

很多人以为猕猴桃是新西兰特产，其实它的祖籍是中国，一个世纪以前才引进新西兰。也因为其外形看来酷似新西兰的国鸟几维鸟的蛋，所以它还有一个名字叫几维果。

猕猴桃之所以对肠有益，是因为酸味所带来的刺激以及水溶性膳食纤维和果胶。在水溶性膳食纤维的平稳刺激下，会促进排便，所以它是可以向有痉挛性便秘困扰的人推荐的食品。猕猴桃的微酸，能促进肠胃蠕动，减少肠胃胀气。中医也说猕猴桃有滑泄之性，大便秘结者可多食之。

让人高兴的是，猕猴桃不仅对健康有益，口感很好，所含的热量也不高，多吃也不会造成体重困扰。它的表面是茶色的绒毛和较硬的表皮，如果嫌剥皮麻烦，可直接将它切成两半，用匙挖来吃。另外，不要将较硬的尚未完全熟透的猕猴桃放到冰箱内，将其搁置一段时间后，它会自然变软。

麻子仁粥有助治便秘

便秘可以发生在人生的任何一个年龄段，它与我们的饮食不均衡、运动不足、压力过大、生活不规律等有着密不可分的关系。用饮食调理便秘自然是长久之法，但有的时候也要适当辅之以药物。这当然不是鼓励大家去吃泻药，而是希望大家可以听听中医的方法，去药店买些麻子仁。

麻子仁可以润肠通便，滋养补虚，适用于邪热伤阴，或素体火旺，津枯肠燥所致的大便秘结，脘腹胀满，恶心欲呕等。医学盛典《本草纲目》里是这样记述的："大便秘，小便数。用麻子仁二升，芍药半斤，厚朴一尺，大黄、枳实各一斤，杏仁一升，一起熬研，加炼蜜和成丸子，如梧子大。每服 10 丸以水送下。一天服 3 次。此方名'麻仁丸'。"麻仁丸是我国中医用来治疗便秘的一个良方，不过你若是觉得这个方子用起来太复杂，不妨试用食疗的方法，喝一碗麻子仁粥。

原料：麻子仁 20 克，粳米 100 克，白糖适量。

做法：将麻子仁洗净，放入锅中，加清水适量，浸泡 5~10 分钟后，水煎取汁，加大米煮粥，待熟时调入白糖，再煮一二沸即成。

用法：每日 1 剂，连续 3~5 天。

不过还应当提醒大家注意的是，中医都讲究辨证施治，便秘也有类型之分。热秘是由体内热毒引起的，需要润肠来通便，气虚则是大肠传导无力，血虚则因津枯不能滋润大肠。乍一看症状差不多，但病因往往不同。因此，对于体内毒素，切忌不可"一泻了之"。用食物泻法来清肠就比较安全而没有副作用了。

告别便秘的中药偏方

在民间，很多让医生束手无策的疑难杂症用一些民间土方却能药到病除。便秘自然也不在话下，这里介绍一些历来民间解决便秘的中药偏方：

1. 白术散治疗便秘

取生白术适量，粉碎成极细末，每次服用白术散10克，每天3次。此法对虚性便秘疗效颇佳，一般用药3~5天，大便即可恢复正常。大便正常后即可停药，以后每星期服药2~3天，即可长期保持大便正常。

2. 芍甘汤加味治便秘

取生白芍30克，生甘草20克，枳实15克，加水2碗煎成大半碗，每天1剂，分2次服用。此方治疗各种原因所致的便秘，疗效颇好。此法特别适用于老年人、久病体弱的成人便秘患者，孕妇慎用。

3. 连翘治疗便秘

取连翘15~30克，煎沸当茶饮，每日1剂。小儿可兑白糖或冰糖（不兑糖效果更好）服用。持续服用1~2周，即可停服。此方特别适用于手术后便秘、妇女（妊期、经期、产后）便秘、外伤后（颅脑损伤、腰椎骨折、截瘫）便秘、高血压便秘、习惯性便秘、老年人无力性便秘、脑血管病便秘及癌症便秘等。

4. 车前子治疗便秘

每日取车前子30克，加水煎煮成150毫升，每日3次，饭前服，1周为一个疗程。一般治疗1~4个疗程即可痊愈。服药期间停服其他药物。本方不仅可以治疗便秘，而且还有降血压作用，特别适用高血压而兼便秘患者。另外，以车前子为主治疗糖尿病便秘患者，均有明显的近期、远期疗效。

5. 昆布治疗便秘

昆布60克，温水浸泡几分钟，加水煮熟后，取出昆布待温度适宜，拌入少许姜、葱末，加盐、醋、酱油适量，1次吃完，每天1次。

6. 生甘草治疗便秘

取生甘草2克，用15~20毫升开水冲泡服用。每日1剂。本法专治婴幼儿便秘，效果良好，一般用药7~15天即可防止复发。

7. 胖大海治疗便秘

取胖大海5枚，放在茶杯或碗里，用沸水约150毫升冲泡15分钟，待其发大后，少量分次频频饮服，并且将涨大的胖大海也慢慢吃下，胖大海的核仁勿吃，一般饮服1天，大便即可通畅。

8. 蒲公英治疗便秘

取蒲公英干品或鲜品60~90克，加水煎至100~200毫升，鲜品煮20分钟，干品煮

30分钟，每日1剂饮服。年龄小服药困难者，可分次服用，可加适量的白糖或蜂蜜以调味。

9. 桑葚子治疗便秘

取桑葚子50克，加水500毫升，煎煮成250毫升，加适量冰糖，以上为1日量，1日服1次，5天为一个疗程。

10. 决明子治疗便秘

取决明子20克，放置茶杯内，以白开水冲浸，如泡茶叶一样，20分钟后，水渐成淡黄色，香味四溢，即可饮用。喝完药液后，再加1次开水泡饮。

久坐白领易便秘

办公室一族由于工作性质的缘故长期久坐，难得一动，而长期保持坐姿缺乏运动，就很容易造成消化不畅，大肠蠕动无力，导致便秘。同时，紧张的工作、不规律的生活也让白领们经常处于焦虑状态中，而焦虑的状态是很容易引起胃肠道功能紊乱的。这些均是造成白领便秘的原因。

这便是白领们与老年人便秘最大的不同所在。年轻人的便秘往往是受到外界因素的干扰，便秘不但会聚集体内的毒素，时间长了，还会引起其他疾病。想要彻底告别便秘，首先要让身体处于一种良性循环的状态中，然后再维持这种科学的状态。

保证正常的三餐也是白领预防便秘以及其他疾病的基本要求。虽然数不清的案头工作、会议、出差让你不得不在工作中匆匆解决一日三餐，大大小小的商务午餐、晚宴也不会让你吃得痛快。但为了健康着想，也要经常制定工作日健康食谱并坚持执行。

早餐的选择最好是一些消化较慢含糖分高的碳水化合物，这类食物会平稳地提升血糖浓度，维持你一上午的营养供给。例如，一小碗燕麦粥、一根香蕉、一杯原味酸奶或新鲜果汁都是很聪明的选择。

午餐最好选择高蛋白质的鱼肉、鸡肉、牛肉、鸡蛋或豆腐。这些食物内含的蛋白质可以帮助消化，也可以驱除餐后的睡意。但一定不要忽视了搭配高纤维的蔬菜和水果。

晚餐则可以选择土豆、荞麦面的面条、大米等主食，它们对脑细胞有舒缓作用。但为了预防便秘，经常性吃一些糙米也是有好处的。

另外，一些按摩小方法也可以帮助白领们缓解便秘。在肚脐眼上抹一些清凉油，按顺时针方向按摩，面积由小到大，力量由轻到重，早晚各一次，每次10分钟，揉到手和肚皮都发热，也对缓解便秘有很好的效果。不过，任何方法都贵在坚持，如果是顽固的便秘者，刚开始可能效果不明显，坚持一段时间效果会很明显的。

孩子肠胃弱，饮食有忌讳

幼儿的肠胃与成年人相比是非常脆弱的，所以在饮食上就更要注意。饮食上的偏差就会很容易造成便秘、腹泻，以及一系列胃肠道疾病。身为父母，一定要知道孩子成长过程中的一些饮食禁忌。

1. 3 个月内不要咸

3 个月内的婴儿从母乳或牛奶中吸收的盐分已足够了。3 个月后随着生长发育，宝宝肾功能逐渐健全，盐的需要量逐渐增加了，此时可适当吃一点点。原则是 6 个月后每日可将食盐控制在 1 克以下。

2. 1 岁以内不要食蜜

周岁内小儿的肠道内正常菌群尚未完全建立，吃蜂蜜后易引起感染，出现恶心、呕吐、腹泻等症状。宝宝周岁后，肠道内正常菌群建立，肉毒杆菌孢子可被肠道内的有益菌双歧杆菌等抑制，故食蜂蜜无妨。

3. 3 岁以内不要饮茶

3 岁以内的幼儿不宜饮茶。茶叶中含有大量鞣酸，会干扰人体对食物中蛋白质、矿物质及钙、锌、铁的吸收，导致婴幼儿缺乏蛋白质和矿物质而影响其正常生长发育。茶叶中的咖啡因是一种很强的兴奋剂，可能诱发幼儿多动症。

4. 5 岁以内不要补

5 岁以内是宝宝发育的关键期，补品中含有许多激素或类激素物质，可引起骨骺提前闭合，缩短骨骺生长期，造成个子矮小，还能干扰孩子生长，导致性早熟。此外，年幼进补，还会引起牙龈出血、口渴、便秘、血压升高、腹胀等症状。

5. 10 岁以内不要吃腌制品

10 岁以内的儿童不要吃腌制食品。一是腌制品（咸鱼、咸肉、咸菜等）含盐量太高，高盐饮食容易诱发高血压病；二是腌制品中含有大量的致癌物亚硝酸盐。研究资料表明：10 岁以前开始吃腌制品的孩子，成年后患癌的可能性比一般人高 3 倍，特别是咽喉癌的发病危险性高。

准妈妈如何应对便秘

准妈妈们经历着人生很重要的过程，而这个过程中要遭遇很多苦痛，便秘就是其中之一。很多孕妇都经受着这种肠道"纠结"之苦，不仅心情压抑，也对皮肤有很大的伤害。最直接的反应是肤色灰暗、粗糙，出现类似粉刺的黑斑。而为了腹中的宝宝着想，准妈妈们又不敢尝试药物治疗便秘的方法。

为什么孕妇易受到便秘的困扰呢？这是因为孕妇怀孕后体内孕激素增多，孕激素具有抑制肠蠕动的作用，所以孕期肠蠕动减弱。又因子宫逐渐增大可压迫直肠，使粪便在肠内停留的时间延长。膨大的子宫体也会压迫结肠，使粪便运转速度减慢，导致准妈妈不能正常排便。

此外，怀孕之后，准妈妈们为了体内的宝宝都会吃得又多又精致。这种膳食结构的改变，粗粮减少，缺少膳食纤维，就会缺乏对肠壁刺激的推动作用。而孕期的女人也会减少活动，这也是影响结肠蠕动的原因之一。

还有一种情况可能是服用药物的原因。如用镇静药物来缓解孕期不适症状，但这些药物有可能对肠道功能产生副作用，这是造成孕妇便秘的又一重要原因。

为了对抗这种纠结之苦，女性朋友们最好在怀孕前半年就做好充分的准备，包括锻炼身体，多做按摩，坚持冷水擦浴，增强皮肤的弹性，不吃高糖，及含味精、咖啡因、防腐剂、辛辣等食品。可提前多摄入含硒、镁等微量元素的食物，如黑芝麻、麦芽、虾以及动物肾、肝等含较高硒的食物。镁主要来源于含叶绿素多的有色蔬菜等植物性食物。此外，小米、大麦、小麦、燕麦、豆类、坚果类、海产品等的摄入也是镁的良好来源，可防止出现类似粉刺的黑斑。每天喝点绿茶，亦可起到良好美容作用。

总之，提早预防，保持正常、健康的饮食，这些困扰准妈妈们的烦恼也是可以解决的。

新母亲要注意预防便秘

除了孕妇容易为便秘纠缠，刚当上新妈妈的产妇们未来得及享受快乐，便会发现便秘又悄然而至了。

美国科学家的一项研究显示，不仅孕妇容易便秘，刚生下孩子3个月的产妇也容易便秘，尤其是补充过铁剂及有过便秘史的概率更高。由此可见，便秘这个祸手也不会放过新妈妈们。为什么产妇在头3个月里容易患上便秘呢？原因有二：一是分娩之后长期卧床休息，很少活动，肠蠕动减慢，同时怀孕时腹壁扩张，产后腹壁松弛无力、腹压降低。这都会使肠内容物易停滞在肠腔里，难以排出；二是产后饮食不太得当，过多地进食精细食物，不吃或很少吃蔬菜、水果等富含纤维的食物，有些人饮水还少。这就难免要发生便秘，甚至诱发肛裂。

所以在孕初期就有便秘史及需要补充铁剂的孕妇，在孕早期就应该针对可能出现的便秘采取些必要措施。

产后便秘这个问题要以预防为主，在孕期就应该养成定时排便的习惯，最好还能进行散步等相对舒缓的运动。当然，饮食是绕不过去的坎，一定要保持均衡，膳食中要加强蔬菜、水果等含纤维素食品的摄入，多食用玉米、红薯、芹菜、香蕉、梨等。另外，常吃黑芝麻、核桃仁、蜂蜜等对防止便秘也有一定的作用。

当上了新妈妈的女性朋友别再为便秘烦恼了，用合理的饮食和运动计划来对抗这个顽敌，尽情享受做母亲的快乐吧！

老年人便秘常用的食疗良方

老年人是最易发生便秘的人群，发生率可以高达30％以上。长期便秘的老年人不仅会出现腹胀不适、食欲不振、心烦失眠和头昏等症状，而且还可诱发或加重痔疮、肛裂、前列腺肥大等诸多疾病，便秘给老年人的生活无疑带来了沉重的负担。随着年龄的增长，便秘所带来的烦恼会急剧增多。

便秘和年老体衰之间可是存在着密切的关系。老年人腹肌力量的下降，大肠往往会从自己的原有位置下垂，从而降低肠功能。另外，排便时为了能使粪便顺利排出，往往会下意识地通过腹部用力来压迫大肠。如果腹肌力量下降，这种推压肠的力量也会减小。

对于老年人来说，便秘也很可能是器质性病变的一种表现。如肛门疾患引起的疼痛，结肠内外肿瘤、结核等引起的梗阻，糖尿病。而反过来，便秘又可能引发多种疾病，其中包括让人心生恐惧的大肠癌。因此，对于老人便秘的防治，千万不可掉以轻心。

另外，如果老年人屡受便秘困扰，这里有一些食疗方案可供大家参考。

1. 杏仁饮方

原料：杏仁 100 克，粳米 100 克。

做法：将杏仁去皮尖，研细，以水浸之。淘洗粳米后与杏仁汁混合，煮开。空腹服用。

功效：对老年人五痔，泄血不绝，四肢衰弱，不能下食有很好疗效。

2. 桑耳粥方

原料：桑耳 100 克，粳米 100 克。

做法：将桑耳加入 3 升水中煎取至 2 升，粳米淘洗后于桑耳汁同煮，熬成粥。空腹食用，每天 2 次。

功效：对老年人五痔下血，常烦热，赢瘦有效。

3. 槟榔粥方

原料：槟榔 15~30 克，大米 60 克。

做法：先将槟榔煎煮 20 分钟后，去渣取汁，入大米煮成粥。早晚分服。

功效：对大便解出困难，大便干结，口苦，频频嗳气，胸闷胁胀有效。

此外，药物性便秘在老年人中也十分常见。因为大多数老年人常年使用各种药物，而这其中的一些成分就有可能导致便秘。有些中药如番泻叶等，"服之即下，停之又秘"，同样可致"成瘾"。对于长期便秘病人，可以清晨空腹时，喝温淡盐水 260~450 毫升，可促进胃肠蠕动，有利于排便顺畅。

便秘往往是多种因素共同作用的结果，因此寻找和消除病因是治疗便秘的关键。对于慢性功能性便秘，良好的生活和饮食习惯是治疗最有效的方法。

科学服大黄，助中老年人通腑除宿便

传统医学认为："六腑以通为用。"早在汉代，医界先辈就提出腑气不通致衰的理论。王充曾说："欲得长生，肠中常清；欲得不死，肠中无滓。"意思是说保持大便通畅而无积滞，就能有益于健康长寿。元朝朱丹溪受王充的启示，提倡"倒仓法"以祛病延年，即通畅大便及时排出肠胃中的糟粕，保持肠胃的清洁，从而减少疾病，延缓衰老。

朱丹溪认为肠中粪便污物久积，是招致细菌、真菌、病毒繁殖，引起早衰和导致肠炎、肠癌等多种疾病发生的重要原因之一。正常排便，则可以调节人体的气机升降，健脾和胃，增加食欲，疏肝利胆，平衡内分泌，并能益肾强腰，清心轻体，养精定神，是非常有益于健康的。

欲使肠中常清，大便通畅，中药大黄可谓是一味良药，堪称名副其实的"通腑将军"。它在保持大便通畅，减少肠中有毒物质对机体的侵害

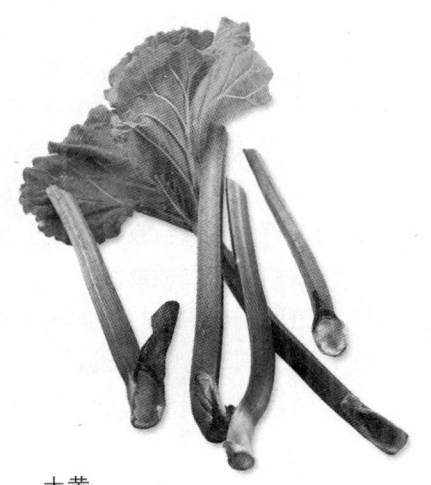

大黄

以及抗衰延年的过程中屡建奇功,立下了汗马功劳。早在《神农本草经》中就有记载:"大黄能荡涤肠胃,推陈致新,通利水谷,调中化食,安和五脏。"中老年人如能定期服用大黄,就像定期大扫除一样,可使体内的积滞隐患及时得以清除干净,肠中"垃圾"一经清理,就可达到防病健身的目的。

服用时,每次取生大黄5~10克,水煎服或沸水冲泡代茶饮,以大便稀软而不形成水泻为度,每隔2~3日服1次。总之,应根据个人体质及具体情况酌情服用大黄,使其在保持大便通畅,抗衰延年中发挥应有的作用。

另外,多吃一些富含纤维素的食品也有通腑清便的作用,如芹菜、白菜、青菜、萝卜、丝瓜、番茄、青笋、豆芽、香椿、柑橘和带壳果品,及主食中的各种粗杂粮等。

卯时,排便的最佳时间

卯时就是清晨5~7时,卯时大肠经当令,大肠的功能就是将人体内的垃圾清理出体外,每天按时排便,健康才会有保证。

《黄帝内经·灵兰秘典论》说:"大肠者,传道之官,变化出焉。"这里的"传道"中的"道",同"导"。"传道"就是"传导",转送运输。这句话就是说大肠管理输送,能使糟粕变化成粪便由此排出。

卯时,气血运行到大肠经,大肠经的功能在这时最兴奋。大肠的主要功能是转化糟粕,这很好理解,大肠接受小肠的食物残渣,吸收多余的水分,形成粪便。在早上的5~7时,大肠的蠕动在一天中这个时候是最快的,于是人产生了便意,理所当然应该排出。相反,如果早上起来不能按时排便,或者没有按时排便的习惯,不仅容易影响一天心情,长此以往,还容易形成便秘。如果肚子里的残渣毒素不能及时排出,就会进一步导致肥胖及各种不健康的状态。

平时我们吃进去的一些食物残渣及毒素,如果不及时排出的话,有些会顽固地附着在肠壁上,使肠壁变得异常狭窄,导致排泄困难,便秘加重,也会严重的伤害平和体质。有人做过统计,超过12小时不大便身体积累的毒素等于三包烟产生的那么多。几乎所有的食物在人体停留时间过长,都会释放毒素。毒素较少时,肝脏可以清除;毒素较多时,肝脏就无能为力了。于是毒素随着血液流向人体各个角落,损害人体各个器官,引发各种疾病,出现记忆力减退、疲劳、面色灰黄、痔疮、内分泌失调、便秘和肥胖等。

排便异常这种不易被人们引起重视的病症,实际上是多种疾病的诱发源,它可以引起疲乏、无力、健忘,注意力不集中、神经过敏、失眠多梦、头痛、心慌、忧虑等症状;导致肠胃不舒、腹胀、食欲减退、烦躁不安、睡眠不宁、精神不振;可造成头发枯黄、分叉、皮肤粗糙、腰膝酸软、健忘、脱牙及牙齿松脆易断。长期排便异常可导致痔疮、肛裂、脱肛、肠梗阻、智力下降,及老年性痴呆症、结肠癌、直肠癌等,是中风、心肌梗死、猝死等的重要常见诱因。

第五章 补脾益肠，让胃永远安好

日行万步除便秘

除了饮食上调理来防治便秘以外，生活中许多细节也能对缓解便秘起到意想不到的作用，例如，每天行走一万步。

很多国内外医学研究人员做过研究，结果显示日行万步，不但可以甩开身上多余的肥肉，还可以降低糖尿病、脑血管、心血管疾病的危险。步行运动并不激烈，比起其他运动来说，可以算得上是最方便、冲击力和伤害力最小的运动。但只要坚持，就能让你有好体能，增强你的心肺功能，也能强化肌肉耐力，最后达到的效果就是控制体重、延缓老化。对于受到便秘困扰的人来说，每日步行可以促进肠胃的蠕动，进一步促进消化。

经常走路的人，血液循环较好，快走则更能加速血液循环。多运用你的双脚，就可以改善体内自律神经的操控状态，对于消除压力很有帮助，也有助于自己入睡。步行分为快走和慢走。慢走就是指平常悠闲地散步，而快走是有速度的，它的速度快于走路，但低于跑步。具体而言快走的人在10分钟之内可以走1000米的距离。而对于便秘患者来说，步行最好采取快走的方式。每次最好走30分钟，也就是3000米长的距离。平时如果缺乏锻炼，人的肠道也会蠕动缓慢，很容易造成便秘，最好能够天天走，这样就可以让肠胃蠕动起来，自然也就能避免便秘的情况。

步行运动还有一个好处，那就是方便快捷成本低。与其花几万元的会费加入健身房，何不每天走一万步！不过，很多人认为每天要走上一万步是个很难达到的目标。其实，实行起来也很方便。每天提前30分钟起床，提早几站下车，步行走到公司，并且养成上下班爬楼梯的习惯。这样一来，要达成这个目标也就很简单了。

身体暖了才能告别便秘

便秘和寒冷的身体之间有什么关联呢？调查显示，患有慢性便秘症的人，大多身体虚寒。这两者看起来没有什么关联，实际上可不是这样。便秘和身体寒冷之间有着互相促进的作用。

便秘发生时，粪便积存在肠道内就会产生有毒物质，这些毒素被肠道吸收后进入血液从而流向全身。血液中充满了毒素就会污浊、黏稠，变得流动不畅，手、足等末端的毛细血管就得不到充分的血液灌溉，于是就会出现手足发冷的症状。而反过来，如果手足毛细血管的血液长期循环不够，就会影响体温调节功能，全身体温就会下降，胃肠道温度也会下降。这样导致的结果就是肠道内酶的作用降低，肠蠕动减弱。同时，肠道的免疫功能也会降低，这样就给有害菌繁殖创造了有利条件。如此一来，肠道的虚寒又让便秘更严重。

所以，要防止这种恶性循环的发生，就要改变会造成身体虚寒的那些不良生活习惯。例如，在炎炎夏日里大吃冰激凌，或者灌下一大杯冷饮，你可能在一时之间觉得"过瘾"，却不知道"后患无穷"。

吃太多冰凉的东西对身体是没有好处的。拿起一块冰放在手中，一开始冰凉冰凉的，让人感到舒畅，握久了你的手就会感到疼痛。同理，冷饮只会越吃越渴。而女性如果常吃冷饮的话，就容易长小肚子，因为身体要用厚厚的脂肪来保护子宫。更严重的情况就会导致月经不调，甚至不孕。而男性常吃冷饮的话，会让气管受到伤害，容易积痰咳嗽。这些冰凉的东西会造成火气大，这对于便秘无异于推波助澜。所以，要想根除便秘，也要从温暖身体着手。

畅便瑜伽令肠道更健康

我们知道不少饮食、按摩等畅便的"内部功课"，如果能够再结合运动这一"外部功课"，那畅便、排毒将会事半功倍。下面，推荐给大家一套简单有效的畅便瑜伽。

1. 髋关节伸展运动——促进便意

挺胸直腰席地而坐，双脚并拢，向大腿内侧方向拉近；

双手抓住双脚，尽量让大腿贴向地面；

放下大腿的时候，吸气，同时收缩肛门，保持5秒；

呼气，同时慢慢放松，反复做此动作10次。

作用：通过伸展髋关节，可以刺激肠道蠕动，促进形成便意，并能有效预防痔疮。

2. 弓式——缓解便秘，消除腹部赘肉

俯卧，双腿后屈，抬高双腿，双手抓住脚踝；

呼气，然后深深吸一口气，同时抬高上身；

抬头，尽量后仰，向上看。同时抬起双腿，使膝盖离开地板，尽量只让小腹贴住地板，此时两膝盖间最大限度地保持与骨盆平齐；

拉紧小腹肌肉，尽量保持此姿势，然后慢慢呼气，舒缓身体；

休息片刻，重复做3次。

3. 仰卧扭腰式——缓解顽固便秘

仰面平躺，深深吸气，并拢双腿，抬至垂直；

慢慢呼气，将并拢的双腿右倾；

此时，头和眼睛的视线放在相反方向，应该注意的是，并非只是双腿右倾，而是腰部以下都要右倾，保持此姿势5秒；

抬高双腿至垂直的时候吸气，向右、向左倾斜的时候慢慢呼气。如果将并拢的双腿向左倾斜或右倾感觉太吃力的话，可以将双腿弯曲，必须感觉两肋和双腿的肌肉都被拉紧。

4. V字式——最适合弛缓性便秘

屈膝坐下，双手放在身后，与肩平齐，支撑上半身；

将上半身微微后倾，深吸气；

将双腿伸直，抬高45°，保持10秒；

反复做3次，熟练后，可以同时将双臂向前伸直，保持水平，效果会更佳。

5. 犁杖式——缓解慢性便秘

仰面平躺，双手放在臀部两侧；

吸气,将两腿抬至与地面垂直;

呼气,两腿举至头后,脚尖贴地,收紧腹部和大腿前侧肌肉;

吸气,将腿收回至垂直状态;

呼气,轻轻放回地面,重复2~3次。

相信经过"里应外合",任何毒素都可以被我们轻松"驱逐出境"了。

科学断食保肠胃畅顺

在我们日常饮食中,有许多未彻底排出的毒素留在体内,这时候如果想彻底排毒,只能试一试断食法。这种方法除了能排除肠道毒素,还可将体内的老、病、废细胞排出体外,促使激素分泌旺盛,从而使人体血液循环变得顺畅,肤色红润、光泽。

需要注意的是,排毒方法应因人而异。这里我们讨论的断食排毒法,最适合有以下症状的人群:

(1)脸上青春痘不断滋生。

(2)脸色暗淡无光泽、面容憔悴。

(3)新旧黑斑长驻脸上,无法消除。

(4)有诸多杂症,如头痛、头晕、口臭、狐臭、体臭等。

(5)身体还算健康,自觉不对劲,却检查不出什么病。

(6)全身出现皮肤病,如红肿、痒、癣、过敏、脂肪瘤等。

(7)罹患慢性胃肠病,如胃痛、溃疡、便秘、下痢、胃下垂、胃酸过多、消化不良等。

(8)罹患一般成人病,如高血压、心脏病、糖尿病、肾脏病等因代谢障碍所引起的疾病。

(9)发现有肿瘤,不论良性或恶性,均应立刻改善饮食,并用安全的断食法来排除体毒,改善癌症体质。

由于现代人的生活节奏快,每天都很忙碌,如果一个月能安排一天断食来定时进行体内大扫除,在时间上比较容易做到。这也就是人们常说的"一日断食法"。这种方法包括三个阶段,即减食阶段、断食阶段和复食阶段。以前后三天为一个完整的疗程,如星期五"减食",星期六就要"断食",星期日"复食"。

减食阶段,减食很容易理解,就是减少食量,吃五分饱即可。

断食阶段要做一次自我灌肠,将大肠彻底清洁。如选择咖啡灌肠,具体做法就是先泡4~8盎司(1盎司=31.1035克)的咖啡液,让其凉至体温温度,然后使用正规、合格的灌肠袋,依据使用说明进行灌肠操作。

断食阶段,可饮用少许果菜汁,但宜慢慢吞咽(每喝一口,含在口中30秒以上,待果菜汁温热后再吞咽),目的在于刺激口水大量分泌,唾液中含有丰富的蛋白酶、脂肪酶等,对消化胃肠内的积食大有帮助。此外,一定要注意:禁食所有嗜好品,如烟、酒、咖啡、茶、槟榔、零食等。

复食阶段最重要的就是控制食量,只能吃五分饱,切勿过量,而且要细嚼慢咽(每口食物均咀嚼20次再吞咽),才不致引起肠胃不适。

不过,有的人很难坚持做到"一日断食",这可能和个人的身体素质有关。所以,在实行"一日断食"中可以摄取少量的食物，比如下面的两种食物。

1. 蜂蜜水

此断食法简便易行，尤其是蜂蜜甘甜可口，备受欢迎。每次用 30~40 克蜂蜜，以 350 毫升温水溶化冲淡后饮用。每日三餐服用。

2. 米汤

米汤具有一定的营养，可以避免正规断食引起的全身乏力和精神不安，而且对胃黏膜有一定的保护作用，非常适合胃肠功能虚弱的人。

先用糙米熬粥，然后将米渣去掉，即成米汤；或者直接使用糙米粉末，熬熟后，不去渣滓，即为米汤。每餐可用糙米 25 克，喜欢稍稠者可用糙米 30 克。喝的时候可加入少量食盐或糖。每日三餐服用。

在一日断食法中，必要的辅助相当重要，也就是断食三个阶段，均要做刮舌苔、干刷与发汗运动。刮舌苔应在早晚刷牙前做一次；干刷则在洗澡前全身刷一次；发汗运动是指全身关节均能充分高效率运动，使心跳达 100~120 次/分，让身体微微发汗最佳。这些功课均有助于促进新陈代谢，加强排毒净身。

双歧杆菌，肠内最"好"的细菌

肠内细菌有 100 种左右，按照其对人体的作用，可以分为"好细菌""坏细菌"和"时好时坏的细菌"。好、坏细菌的代表，就是双歧杆菌和威尔斯菌。其中，双歧杆菌几乎可以说是最优异的"好细菌"。此外，乳酸杆菌也是好细菌的一种，但在一般人的肠内并没有那么多。

我们说双歧杆菌是最好的细菌，那么它究竟有什么好处呢？下面我们就来看看双歧杆菌的七种机能。

1. 防止身体感染病原菌

健康人的肠内栖息着大量的双歧杆菌。最典型的代表，即为吃母乳的婴儿，他们的肠内细菌丛 99% 都是双歧杆菌。双歧杆菌可制造出乙酸和乳酸，使肠内的 pH 值偏向强酸性，从而抑制病原菌的繁殖，防止人体受到感染。因此，母乳喂养的婴儿较少发生腹泻或肠炎，死亡率也比较低。成人也是如此，肠内的双歧杆菌越占优势，就越不容易感染疾病。

2. 抑制肠内腐败的情况

蛋白质在肠内被坏细菌分解时，会形成氨、吲哚、硫化氢等腐败物质。这些物质被人体吸收后，就会导致便秘、腹泻、癌症、高血压等各种疾病，加速身体的老化，而双歧杆菌就可以抑制肠内腐败的状况。

3. 制造维生素

双歧杆菌可以制造出维生素 B_1、维生素 B_6、维生素 B_{12}、维生素 K_{12}、烟酸和碘等元素。当其中一部分被吸收之后，人体将会从中获取很大益处。

4. 促进肠蠕动，防止便秘

双歧杆菌在肠内繁殖时，会制造出乳酸或醋酸等有机酸，作为代谢产物，可促进肠子蠕动，防止便秘。

5. 预防和治疗腹泻

肠内细菌丛失去平衡时，就可能引起细菌性腹泻。如果双歧杆菌能在肠内繁殖，即表示肠内细菌丛已保持正常的平衡。因此，可以预防腹泻。

6. 提高身体的免疫力

肠内的双歧杆菌可因自我溶解，令菌体的成分被体内吸收，而有助于免疫能力的提高。

7. 分解致癌物质

肠内存在着使食物成分转变成亚硝胺等致癌物质的坏细菌，而双歧杆菌能将这种亚硝胺分解。

从上述双歧杆菌的机能可以看出，这种好细菌对我们的身体有多么重要。但是，在日常生活中，我们怎样才能让体内的"好细菌"增加呢？

养成科学的饮食习惯是最重要的。地下根茎类、谷类、豆类、海草等含有丰富食物纤维的食物，就具有帮助双歧杆菌繁殖的作用。其中红薯的食物纤维最多，每100克中约有1.9克的食物纤维；水煮的芋头含有0.5克的食物纤维；清蒸的土豆含有0.4克的食物纤维；水煮的山芋含有0.3克的食物纤维。另外，胡萝卜、莲藕、牛蒡等食物纤维含量多的蔬菜炖煮后食用，效果也非常不错。

大豆低聚糖护肠有功劳

大豆低聚糖是大豆中所含的可溶性糖类的总称，其主要成分是水苏糖和棉籽糖。水苏糖和棉籽糖都是双歧杆菌的食料，特点是不被对我们身体有害的大肠菌和产气荚膜杆菌利用。除此之外，大豆中还含有多种营养成分，其作用也非常重要。

1. 大豆脂质具有防止动脉硬化的作用

大豆所含的脂质中，有较多能够降低胆固醇的不饱和脂肪酸——亚油酸，能够防止动脉硬化。大豆蛋白质还能阻止肝对胆固醇的吸收。

2. 大豆的食物纤维具有防便秘的作用

大豆中的食物纤维能增加排便量，从而刺激肠壁，促进肠蠕动，具有通便的功能。

3. 具有丰富的维生素和矿物质

大豆中含有糖质代谢不可缺少的维生素B_1，促进生长发育作用的维生素B_2，有抗氧化作用和防老化的维生素E等。

4. 被用于肝脏药

大豆中所含的磷脂质被制成了治疗脂肪肝的药物EPL，因为大豆磷脂有分解中性脂肪的酵母脂肪酶的功能，对脂肪肝的改善具有功效。

5. 大豆中的低聚糖可增加双歧杆菌的数量

一个培养肠内菌的试验表明，只含有水苏糖和棉子糖的精制大豆低聚糖能被所有肠内双歧杆菌充分利用，而难以被其他有害菌所利用，也就是说，大豆低聚糖对双歧杆菌有明显的增加效果。

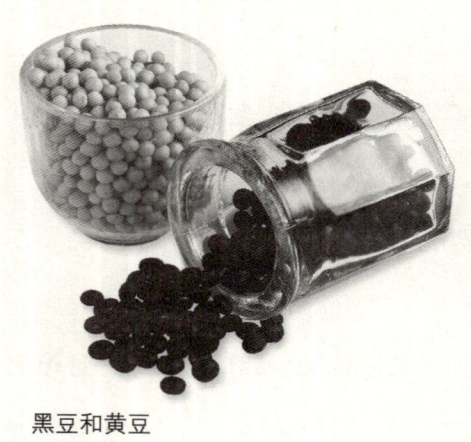

黑豆和黄豆

要提醒你注意的是：大豆低聚糖的效果并不是对任何人都一样，由于人体肠内细菌丛的状况不同，双歧杆菌的增加方式，或食用后的症状也不同。因此，有人在服用大豆低聚糖之后会有腹胀的感觉，这是大豆低聚糖被坏细菌抢吃的结果。这样，原本肠内细菌丛失衡，坏细菌占优势的人，肚子里的气体就会非常多，会觉得腹胀，或老是放屁。

不过，即使有一些大豆低聚糖会被坏细菌抢食，但大部分的大豆低聚糖都能为双歧杆菌所吸收，从而促进其繁殖。所以，不久之后，腹胀的情况也会逐渐减少，肠子的状况亦获得改善。

哪些食物可以帮助胃部排毒

胃部的大部分毒素是从饮食中来的，因此最好的排毒方法当然也要从日常饮食入手，这样才能将毒素排出体外。当然，并不是所有的食物都有排毒的功效，像那些腌制食品、油炸食品等，不但不能排毒，还会增加体内的毒素。只有那些天然食物才是排毒的最好选择。下面就为大家介绍几种排毒的好食物。

1. 茄子

中医认为，茄子味甘性寒，具有消热解毒、活血散瘀、消肿止痛、祛风通络及止血等功效。《本草纲目》说："茄子味甘、性寒、无毒。主治寒热、五脏劳损及瘟病。吃茄子可散血止痛，去瘾利尿，消肿宽肠。"现代医学研究表明，茄子中丰富的维生素P，可增强细胞间的黏着能力，能防治微血管脆裂出血和促进伤口愈合。因此，常吃茄子可防治脑出血、高血压、动脉硬化、咯血、紫癜、坏血病、内痔出血、癌症等病症，对慢性胃炎及肾炎水肿等也有一定治疗作用。

不过茄子也不能多食。尤其是消化不良、容易腹泻的人，茄子吃得太多对肠胃无益。《本草纲目》中还说："茄子性寒利，多食必腹痛下利。"所以这种寒性的蔬菜最适宜的季节应该是夏季，进入秋冬季节后还是少吃为宜。

2. 绿豆芽

绿豆芽不仅清爽可口，还是很好的排毒食物。《本草纲目》说它"解酒毒热毒,利三焦"。绿豆芽富含纤维素和膳食纤维，可清肠排毒，是便秘患者的健康蔬菜。而且它含核黄素，可以用来治疗口腔溃疡。另外，绿豆芽的热量很低，经常服用，还能起到减肥的目的。

因此，凡体质属痰火湿热者，平日面泛油光、胸闷口苦、头昏、便秘、足肿汗黄、血压偏高或血脂偏高，而且多嗜烟酒肥腻者，常吃绿豆芽，便可清肠胃，解热毒。但是，绿豆芽所含的膳食纤维较粗，不易消化，且性质偏寒，所以脾胃虚寒之人不宜久食。绿豆芽也不宜与猪肝同食。

3. 红薯

红薯含有大量膳食纤维，能刺激肠道，增强蠕动，通便排毒，有利于减肥。《本草纲目》中说，红薯"性平，味甘；补虚益气、健脾强肾、补胃养心"。因此，红薯适宜脾胃气虚、营养不良、习惯性便秘、慢性肝病和肾病及癌症等患者食用。

胃肠疾病及糖尿病等患者应忌食红薯。另外，红薯含有气化酶，吃后有时会发生烧心、吐酸水、肚胀排气等现象，但只要一次别吃得过多，而且和米面搭配着吃，并配以咸菜或喝点菜汤即可避免。食用凉的红薯也可致上腹部不适。

4. 海带

海带是一种营养价值很高的蔬菜，《本草纲目》中说："海带能催生，治妇人病，及疗风下水。治水病瘿瘤，功同海藻，昆布下气，久服瘦人。"中医认为，海带味甘、性温、微咸，有润肠通便、祛火清热的功效。

患有甲亢的病人、孕妇和乳母及脾虚腹泻、痰多者都不宜食用海带。而且，吃海带后不要马上喝茶，也不要立刻吃酸涩的水果，海带中富含铁，以上两种食物都会阻碍体内铁的吸收。

5. 竹笋

《本草纲目》中记载：竹笋"性寒，味甘；滋阴凉血、开胃健脾、清热化痰、解渴除烦、利尿通便、养肝明目。"现代医学证实：竹笋甘寒通利，其所含有的植物纤维可以增加肠道水分的潴留量，促进胃肠蠕动，降低肠内压力，减少粪便黏度，使粪便变软利排出，用于治疗便秘，预防肠癌。竹笋具有低糖、低脂的特点，富含植物纤维，可降低体内多余脂肪，消痰化瘀滞，治疗高血压、高血脂、高血糖症，且对消化道癌肿及乳腺癌有一定的预防作用。

需要注意的是，患有胃溃疡、胃出血、肾炎、肝硬化、肠炎、尿路结石者、低钙、骨质疏松、佝偻病人不宜多吃。

黄瓜可保持肠道通畅

黄瓜原名叫胡瓜，是汉朝张骞出使西域时带回来的。为何"胡瓜"变"黄瓜"，这其中还有一段故事。

据说，后赵王朝的建立者石勒是入塞的羯族人，也就是百姓口中的"胡人"。他登基做皇帝后，对这个词很恼火，于是制定了一条法令：无论说话写文章，一律严禁出现"胡"字，违者问斩。法令听起来严酷无比，不过也只是石勒用来警醒人民的，真的遇到了犯忌的人，倒不一定真的会问斩。某次，石勒召见地方官员，襄国郡守樊坦就无意间犯了忌讳。他急忙叩头请罪，石勒也并没有多加指责，不过等到召见后例行"御赐午膳"时，石勒指着一盘胡瓜问樊坦："卿知此物何名？"樊坦看出这是石勒故意的，便恭恭敬敬地回答道："紫案佳肴，银杯绿茶，金樽甘露，玉盘黄瓜。"石勒听后，龙颜大悦。自此，胡瓜有了新名字——黄瓜。

《本草纲目》中说黄瓜有清热、解渴、利水、消肿的功效。也就是说，黄瓜对肺、胃、心、肝及排泄系统都非常有益，能使人的身体各器官保持通畅，避免堆积过多的体内垃圾生吃能起到排毒清肠的作用，还能化解口渴、烦躁等症。

因此可以说黄瓜就像是人身体内的"清道夫"，认认真真地打扫着人的内环境，保持着它的清洁和健康。下面，就为大家介绍可以通便排毒的黄瓜吃法。

原料：黄瓜 500 克，豆腐干 100 克。

做法：将黄瓜和豆腐干洗净切片，放置一边备用；锅置火上，烧热油后，下入葱末炝锅，放入黄瓜煸炒片刻后再下豆腐干，烹入料酒，加入味精、盐，淋上香油，颠炒几下即可出锅。

功效：清热、排毒、降糖。

黄瓜性凉，患有慢性支气管炎、结肠炎、胃溃疡的人少食为妥。如果要食用，也应先炒熟，避免生食。

常吃紫菜可清肠防癌

紫菜，俗称长寿菜，也称海苔，属红藻门类红毛菜科食用海藻，是一种不含胆固醇的纯天然野生食品。它含有高量蛋白质、钙、铁、碘等以及各种人体所需维生素和无机盐类，具有化痰软坚、清热利水、补肾养心等功效，历来被人们视为海味珍品。

作为一种零食，紫菜热量很低，纤维含量却很高，几乎没有令人发胖的风险，是女性和孩子可以放心食用的美味小食。在日本和韩国，紫菜是家庭中必不可少的食品。不论是紫菜饭团，还是紫菜丝泡饭，紫菜一直都是餐桌上的亮点之一。日本的紫菜消费量十分惊人，10年以前，紫菜在日本的消费量已达到每年18.5万吨，相当于每人每天食用4.1克。相比之下，中国人吃紫菜的数量就少得多了，很多人一年到头也吃不到一片。

紫菜的好处不仅体现在营养方面，它的保健效果更令人称道。英国研究人员在20世纪90年代就发现紫菜可杀死癌细胞，增强免疫力。紫菜中所含藻胆蛋白具有降血糖、抗肿瘤的应用前景，其中的多糖具有抗衰老、降血脂、抗肿瘤等多方面的生物活性。紫菜中所含的藻朊酸，还有助于清除人体内带毒性的金属，如锶和镉等。医疗人员还从紫菜中开发出具有独特活性的海洋药物和保健食品，能有效预防神经老化，调节机体的新陈代谢。此外，紫菜能预防和治疗消化性溃疡，延缓衰老，帮助女士保持皮肤的润滑健康。

紫菜除了作为零食以外，还有很多吃法，如吃饭的时候，配一些切成小片的调味紫菜，味道鲜美，增加食欲；调制凉菜和沙拉的时候，加一点紫菜丝，可以当作调味品；拌馅的时候，可以加入紫菜，然后制作饺子和包子等。

下面，再为大家介绍紫菜的简单吃法，能够提升免疫力——芝麻拌紫菜。

原料：紫菜 100 克，黑芝麻 20 克，白芝麻 20 克。

做法：先把紫菜剪成长条状细丝，然后再把黑芝麻、白芝麻用研磨棒碾碎，最后把磨碎的芝麻和紫菜拌在一起放进瓶子里储存，吃饭时舀几匙出来和白饭拌在一起吃，别有风味。

运用药膳巧润肠

中医认为，人体内有中气，来源于饮食，主生长、生存，为后天之气。人因贪食而损伤中气，气损则血衰，《内经》云："气之不行，血之不流。"所以养生需和中、清热、润肠。

清热，是运用寒凉性质的药或食，通过其泻火、解毒、凉血等作用，以解除热邪的治疗法。

另外，古人常说："欲无病，肠无渣，欲长寿，肠常清。"中医认为，体内湿、热、痰、火、食积聚成毒，是万病之源。通过各种方法把身体中的毒素排出体外，人才会重新恢复健康活力。

下面，就为大家推荐几款清热润肠的药膳。

1. 灯芯莲子粥

原料：灯芯一束，莲子30克，淡竹叶5克，粳米50克，白糖适量。

做法：灯芯洗净装入纱布袋口扎上口；莲子、粳米淘洗后，放入砂锅中再将纱布药袋放入锅内，加适量清水，文火熬至莲子熟烂，加适量白糖即可。

用法：每日早晚温服，5天为一个疗程。

功效：此粥可清热安神。用于心火亢盛而致的失眠，心烦不安，小便灼热，口舌生疮等。

2. 玄麦甘菊茶

原料：玄麦5克，麦冬10克，菊花3克，胖大海2枚，甘草5克。

做法：以上诸药用冷水洗净后，加开水冲沏当茶饮。

用法：每日沏3次，5天为一个疗程。

功效：本茶可清热解毒，润肠通便。适用于口臭咽痛，唇舌生疮，大便秘结等热毒内盛者等。

3. 八宝梨罐

原料：鸭梨150克，橘饼、桂圆肉、冬瓜条、红枣、山楂糕、青梅、糯米饭、瓜子仁、青红丝、白糖、桂花酱、熟猪油各少许。

做法：鸭梨削皮，在梨头切下四分之一作盖，去梨柄，用小刀挖去梨核，成为罐形，用开水稍烫。橘饼、桂圆肉、冬瓜条、红枣去核，山楂糕、青梅均匀切成小方丁，用沸水焯过，与蒸过的糯米饭、白糖、桂花酱、瓜子仁、熟猪油搅拌成馅。将馅装入罐内，盖上盖，青梅切条作梨把，装入盘内，上笼旺火蒸片刻取出，撒上青红丝，炒锅放入清水、白糖、桂花酱，旺火烧沸成汁，浇在梨上即成。

用法：每日酌量食用。

功效：清脆爽口，香甘味美，能防暑热，振食欲，并有润肺养颜、止咳化痰的功效。

4. 冬瓜鳖裙羹

原料：1000克雄甲鱼一尾，嫩冬瓜1000克，水发香菇50克，葱花、精盐、姜汁、白胡椒粉各适量，猪油500克，排骨汤1000克。

做法：甲鱼宰杀后，剁去头，放沸水锅中略烫后取出，用刀刮去黑衣污物，洗净，放入旺火沸水锅中煮一会儿捞出，挖出盖壳，除去腿骨和胸骨，取下裙边切成条块；鱼肉切成1寸见方的块；嫩冬瓜去皮和内瓤，用刀削成24个如核桃大小的球；香菇切成丝。炒锅置旺火上，下猪油500克，烧至八成热时，将甲鱼滑入锅内走油，除去腥味捞出，沥净锅中余油，炒锅复置旺火上，下排骨汤500克，姜汁、清盐少许，倒入走油的甲鱼和裙边一起煮一会儿盛入炖盆内；原炒锅放旺火上，下猪油烧至六成热时，将冬瓜球投入锅内走油捞出，沥净油，复置旺火上，下排骨汤500克，放入冬瓜球煮一会儿，连同排骨汤、香菇丝一起倒入鳖裙的炖盆内，加入精盐，放入蒸笼内，用旺火蒸片刻出笼，撒上白胡椒粉、葱花，淋入适量猪油即可上桌。

用法：食菜饮汤。

功效：此菜汤清汁醇，鳖裙软糯，冬瓜爽口，相得益彰，是席上珍品。由于冬瓜有消炎、清热、利尿的作用，老鳖具有滋补功能，可谓一道清补的食疗名菜。

5. 清宫龟苓膏

原料：龟板一块，土茯苓500克，金银花五钱，生地黄1两，腊梅花五钱（亦可以由玫瑰花或菊花代之），绵茵陈1两，夏枯草1两，紫草三钱，甘草二钱以及凉粉草适量。

做法：把土茯苓、夏枯草、金银花、生地黄、腊梅花、绵茵陈、紫草、甘草与凉粉草用水洗干净；将龟板打碎，混合土茯苓、金银花、生地黄、腊梅花、绵茵陈、夏枯草、紫草与甘草放入锅中，倒入适量清水，先熬2小时，然后放入凉粉草再熬片刻，熄火，捞出药渣；将药汁取出倒入碗中，凉后结成膏，即成龟苓膏。

用法：佐食，每日酌量。

功效：祛毒解热，润肺止咳，健胃整肠，改善便秘。乌龟养阴润燥，补肾养心；茯苓安神利水，药性平和；腊梅花、金银花、菊花清热解毒、消肿散结；甘草解毒，坚筋骨，长肌肉。

肠道清，体内才畅通

中医学认为，"毒"侵害人体、阻滞气机、耗气伤津，使五脏六腑、经络、气血之间关系失调，从而导致人体阴阳偏衰或阴阳失调。宋美龄并不便秘，但她每天都坚持睡前灌肠。用清水灌肠，这样保持了肠道下部如直肠、乙状结肠、降结肠等部位的清洁。

随着生活越来越安逸，很多人生活无规律、饮食无度。又加之运动量太少，他们不同程度上存在胃肠不洁的问题，尤其是那些长时间坐在写字楼里的上班族们患上胃肠疾病的概率会更大。究其根源，就是胃肠不洁造成了经络的瘀阻。经络不通，就会影响五脏六腑间气血和营养的输送，身体必然会生病。

要想保持胃肠清洁，首先要保证饮食的卫生，即吃进肚子里的东西要干净。很多人都知道严重的食物中毒会致死，但不知道饮食不卫生就等于慢性的食物中毒。经络畅通的人，吃完不干净的食物马上就会有反应，如腹痛、呕吐、拉肚子等。但如果经常吃不干净的食物，体内的经络对那些细菌已经习以为常了，就会把它们误认为是身体的一部分，就不再对抗它们，于是这些人即使吃了不干净的东西身体也没反应。如此恶性循环

第五章 补脾益肠，让胃永远安好

下去，体内经络里的毒素就会越积越多，最终导致经络瘀阻，体质下降，疾病也就产生了。因此，那些经常在外面吃饭，但又很久没腹泻的人要注意，有可能你体内就已经蓄积了不少毒素了。

其次，要清理宿便，保持肠道清洁。有数据显示，当代都市人与20年前相比，排便量减少了20%左右，肠道承受着越来越重的压力。身体里的毒素会越来越多，瘀积于经络，导致经络不通，于是身体也就变成了酝酿疾病的沃土。因此，如果有宿便，那就必须清理。

宋美龄的长寿秘诀之一就是注重清肠排毒，除了上面提到的清水灌肠外，还可以通过饮食来排毒。比如多喝水，多吃膳食纤维、蔬菜和水果。宋美龄平日特别喜欢吃水果、生菜，而且什么水果都吃，对油腻的食品完全忌口。

总之，无论是哪种方式，都是要清除体内的垃圾，只有肠道清洁了，经络才会正常畅通，五脏六腑才会正常工作，疾病自然也就远离大家的身体了。宋美龄活了106岁，足见其养生之道的成功。直至生命的最后几年，她的头脑仍很清晰，除了听力、视力有所下降之外，基本算是个健康的百岁老人。

用揉腹来保养大小肠

我国宋代的大诗人陆游非常喜欢按摩，并从中受益不少，他坚持"饭后自做揉腹功"。在他看来，饭后频摩腹可以有助消化。揉腹不仅可以保养大小肠，而且对多种疾病如高血压、冠心病、肺心病、糖尿病、便秘及肾炎等均有良好地辅助治疗效果。

此外，揉腹可以调和气血，增加腹肌和肠平滑肌的血流量，增加胃肠内壁肌肉的张力及淋巴系统功能，使胃肠等脏器的分泌功能活跃，明显改善大小肠蠕动功能，从而加强对食物的消化、吸收和排泄，防止和消除便秘。腹部按揉操作方法如下。

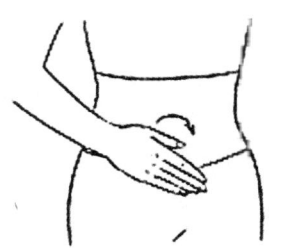
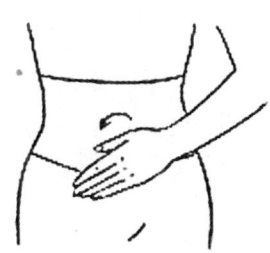

（1）排空小便，取仰卧位，双膝屈曲，全身放松。

（2）左手按在腹部，手心对着肚脐，右手叠在左手上。先按照顺时针方向揉腹50次，再逆时针方向按揉50次。

（3）取仰卧位，以右手按顺时针方向绕脐揉腹，次数可多可少，50~100次均可，用力适度，右手做完再换左手按逆时针方向进行。

另外，如果揉腹时出现腹内温热感、饥饿感，或有便意及肠鸣、排气等，都属正常现象，无须担心。揉腹运动必须持之以恒，方可取得健身强体的效果。

每天指压10分钟,成就"肠美人"

由于处于消化吸收的"交通要道",人们的肠胃中经常会有毒物、废气等身体垃圾留存下来。而每天进行10分钟简单的指压按摩,却可以帮助人们减少甚至摆脱身体垃圾对肠胃的影响,从而使人们成为由内而外的健康美人。

1. 腹部按摩

双手叠加,以肚脐为中心,顺时针按摩15秒;从上往下推压5~10次;在大便容易潴留的地方——乙状结肠附近用拇指按压。

2. 敲打腹部

握拳,按照从右到左的方向轻轻敲打腹部;换另外一只手再做一次,敲打3次。

此按摩对消化不良、便秘、胃肠障碍有很大帮助,在早晨去厕所前做一次,效果显著。

3. 腰部、背部指压法

找到便秘点,在背部肋骨最下方两拇指往下的地方,用拇指轻轻按压,同时扭转腰部。

大肠俞这个穴位在腰部,脊椎往外两指远的地方,用大拇指按住这个点,左右同时按压,或者借用按摩工具敲打。

此法对便秘、消除疲劳、腰疼有特效,而且简单易学。

4. 手和胳膊的指压法

合谷:拇指和食指之间凹陷的地方,是缓解便秘的代表性穴位,用拇指和食指用力按压此处。

神门:小拇指往上,手腕关节部位,骨头和筋中间凹陷的地方,用拇指略加施力按压

支沟:在小拇指和无名指的延长线交叉的地方,用拇指用力旋压。

以上几个指压动作通过按摩穴位,能够很好地促进大肠循环。

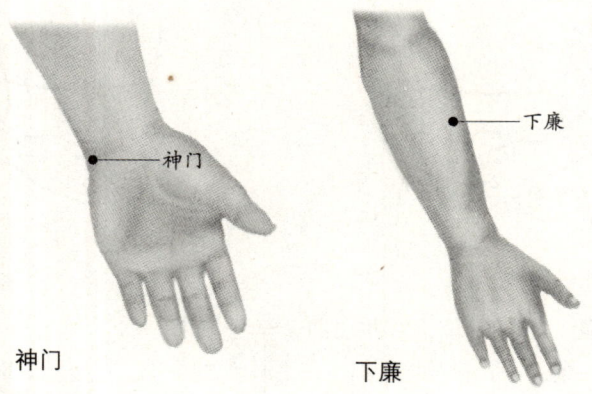

神门　　下廉

5. 小腿和脚踝指压法

足三里:从膝盖往下4指远、小腿外侧骨头凹陷的地方,用中指适力按压。

三阴交:从里侧的踝骨往上4指、小腿骨后面凹陷的地方,用拇指按压。

按摩足三里、三阴交,可以"整顿"胃肠,使大肠更健康。

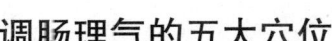

第五章 补脾益肠，让胃永远安好

调肠理气的五大穴位

中医上都可通过那些穴位来调肠理气呢，下面，我们就来为大家总结一下。

1. 下廉穴

下廉穴也叫手下廉穴，隶属手阳明大肠经。下，与上相对，指下部或下方；廉，廉洁清明也。手，指本穴位于手部。下廉、手下廉名意指本穴下部层次的气血物质洁静清明。因为本穴物质为温溜穴传来的水湿云系，此水湿云气在本穴所处的位置是在天之天部，而天之下部的气血物质相对处于廉洁清静，故名"下廉"，有调理肠胃，通经活络功效。

定位：在前臂背面桡侧，当阳溪与曲池连线上，肘横纹下4寸处。侧腕屈肘，在阳溪与曲池的连线上，曲池下4寸处取穴。

功效：运动系统疾病 网球肘 肘关节炎；消化系统疾病：腹痛，肠鸣音亢进；其他：急性脑血管病。

配伍：配足三里，治腹胀、腹痛；配神庭、五处，治头风；配肾俞、丘墟、侠溪，治胸胁满引腹。

注意事项：

（1）按揉或拍打此穴时有局部酸胀感，并可能向手臂及手指放散。

（2）刺法：直刺0.5~0.8寸。

（3）艾炷灸或温针灸3~5壮，艾条灸5~10分钟。

2. 外陵穴

外陵穴，别名外丘穴。外，指本穴气血作用的部位在经脉之外。陵，陵墓也，土丘也。该穴名意指胃经的脾土微粒输送胃经之外。本穴物质为胃经上部太乙穴、滑肉门穴、天枢穴诸穴，胃经下部气冲穴等穴传来的天部风气及风气中夹带的脾土尘埃，上下风气交会后在本穴形成了一个风气场的至点，随风气扬散的脾土微粒则随着在本穴的风停气止由天部沉降于地，在穴周外部形成了脾土堆积的土丘，故名。外陵穴有调肠利气的功效。

定位：在下腹部，当脐中下1寸，距前正中线2寸。下腹部，脐中下1寸（阴交）旁开2寸处，当天枢下1寸。

功效腹部疾病：腹痛、疝气、痛经、心如悬、引脐腹痛；女性绝育术针麻用穴。

配伍：配子宫、三阴交穴，治痛经；配气冲，用于女性绝育术针麻。

注意事项：

（1）刺法：直刺1~1.5寸。

（2）灸法：艾炷灸5~7壮，艾条灸10~20分钟。

3. 气冲穴

气冲穴，别名气街穴，冲脉足阳明之会穴。气，指穴内气血物质为气也。冲，突也。该穴名意指本穴的气血物质为气，其运行状况是冲突而行。本穴物质来源有二，一为归来穴下行的细小经水，二为体内冲脉外传体表之气。由于冲脉外传体表之气强劲有力，运行如冲突之状，故名。

定位：气冲穴位于人体的腹股沟稍上方，当脐中下5寸，距前正中线2寸。

功效：妇科疾病：阴肿、月经不调、不孕；男性疾病：疝气、阳痿；其他：肠鸣腹痛。

配伍：配气海穴，治肠鸣腹痛。

注意事项：

（1）在按摩时，先按揉气冲穴，然后按揉跳动的动脉处，一松一按，交替进行，对促进腿部血液循环、温暖手足有益。

（2）刺法：直刺0.5~1寸。

（3）灸法：艾条灸5~10分钟。

4. 商丘穴

商丘穴为五腧穴之经穴，五行属金。商，古指漏刻，计时之气也。丘，废墟也。商丘名意指脾经的热散之气由此快速通过。该穴物质为公孙穴传来的水湿风气，其性湿热且循脾经上行，而该穴的气血通道又如漏刻滴孔般细小，因此风气快速通过本穴，强劲的风气吹走了该穴中的脾土微粒，此处脾土如废墟一般，故名商丘。

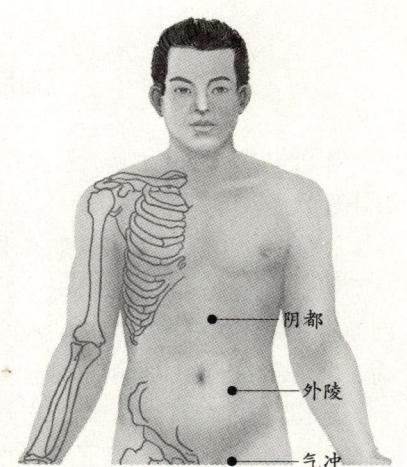

阴都、外陵、气冲

商丘穴在内踝骨的前缘偏下一点。商丘穴正好对应足底反射区中的下身淋巴反射区，因此可以治疗各种炎症。同时它又揭示了一个医理：炎症一般是由细菌感染引起的。因为脾是管运血的，它能把新鲜血液运到病灶上去，脏东西被清走后，炎症自然就消除了。商丘穴多用于神经性呕吐、消化不良、急慢性胃炎、急慢性肠炎、腓肠肌痉挛、踝关节及周围软组织疾患等。

此外，商丘穴还能预防和治疗痔疮，治疗因身体能量大量消耗导致的乳腺疾病，治疗感冒后的恶心、呕吐。经常按压此穴，对乳腺的保养以及提高受孕的机会有很大好处。

定位：商丘穴的位置于足内踝前下方凹陷处，舟骨结节与内踝尖连线的中点，当胫骨前肌腱内侧。正坐垂足或仰卧位，在内踝前下方凹陷处。

功效：

（1）脾胃疾病：脾虚、腹胀、肠鸣、溏泄、便秘、寒热善呕、胃脘痛、黄疸、食不化、反胃、腹痛、大惊、乳痛、痔疾、阴股内廉疼、疝引小腹痛。

（2）运动系统疾病：膝不得屈伸或不可以行、内踝疼痛、骨痹。

（3）神经系统疾病：小儿惊风、烦闷、厥头痛、癫疾狂多食、善笑不休、梦魇。

（4）其他：喉痹、舌本强痛、面肿起、痔、妇人绝子。

配伍：

（1）配阴陵泉、曲泉、阴谷穴，治腹胀满不得息。

（2）配幽门、通谷穴，治喜呕。

（3）配解溪、丘墟穴，治脚痛。

（4）配三阴交穴，治脾虚不便。

（5）配天枢、阴陵泉穴，治慢性肠炎。

（6）配三阴交、阴陵泉、足三里穴，治下肢水肿。

（7）配气海、足三里穴，治腹胀肠鸣。

5. 阴都穴

阴都穴，别名食宫穴、通关穴、不宫穴。阴，阴凉水湿也。都，都市也。该穴名意指肾经冲脉的上行水气在此集散。本穴物质为石关穴吸热上行的水湿之气，至本穴后为云集之状，穴外气血不断地聚集本穴同时又不断地向外疏散，本穴如有都市的聚散作用，故名，具有调理胃肠、宽胸降逆之功效。

定位：在上腹部，当脐中上4寸，前正中线旁开0.5寸。仰卧位，在肓俞上4寸，中脘（任脉）旁开0.5寸处取穴。

功效：呼吸系统疾病：支气管炎、哮喘、肺气肿；五官科系统疾病：结膜炎、角膜白斑；其他：胸膜炎、胸胁满、疟疾、腹胀、肠鸣、腹痛、便秘、妇人不孕。

配伍：配巨阙穴，治心中烦闷；配三阴交穴、血海穴，治闭经；配中脘穴、天枢穴、足三里穴、四缝穴，治纳呆及小儿疳积。

注意事项：

（1）刺法：直刺0.5~0.8寸，局部酸胀，针感可放散至上腹。不可深刺，以免刺伤胃。

（2）灸法：艾炷灸3~5壮，艾条温灸10~15分钟。

高脂饮食可导致大肠癌

大肠癌的病因主要是饮食不当。饮食不当的突出特点是热量、动物脂肪和胆固醇等摄入过多，膳食纤维和维生素等明显缺乏，以及在高热量摄入的同时伴随的运动过少等。尤其是高动物脂肪的饮食，诸多致癌物质为脂溶性，即可溶解于脂肪中易导致大肠癌。如果想要避免大肠癌的打扰，那么我们就需要注意做到以下饮食：

每日补充膳食纤维30克，多吃富含膳食纤维的食物：魔芋、大豆及其制品、新鲜蔬菜和水果、藻类等。植物油（包括花生油、豆油、芝麻油、菜籽油等）限制在每人每日20~30克（约合2~3汤匙）。适量食用含不饱和脂肪酸的食物，如橄榄油、金枪鱼等。维生素A、维生素C、维生素E、微量元素硒等，在预防恶性肿瘤方面有潜在的作用。食物要多样化，单一的食物模式难以满足人体对多种营养素的需要。

另外，除日常饮食外，要预防大肠癌，还可试试以下两款粥汤：

1. 黄芪参枣粥

原料：生黄芪300克，党参30克，甘草15克，粳米100克，大枣10枚。

做法：将生黄芪、党参、甘草切片，装入纱布袋内，扎紧袋，放入锅内，加清水适量，煎成药汁，拣去药袋，留药汁备用。药汁加粳米、大枣，加适量清水，先用大火烧开，转用慢火熬煮成粥，即可食用。早晚服用，连服10~15天。

功效：补中益气、健脾养血。适用于心烦、消渴、气血不足、形体消瘦、神疲气短及结肠癌、直肠癌晚期患者。

2. 马齿苋绿豆汤

原料：新鲜马齿苋180克（或干品90克），绿豆90克。

做法：马齿苋洗净，切成2厘米长的小段；绿豆洗净，去杂物。绿豆放入锅内，加清水适量，大火烧开，再转慢火熬煮。然后加马齿苋，继续熬煮至绿豆熟烂，即可食用，也可放蜂蜜调味。每剂分3次服完，每天服1~3次，连服2~3周。

功效：清热解毒、利水消肿、生津养液。适用于湿热蕴结兼有痢疾、疮疡等症状的肠癌患者。本品不适用于脾虚泄泻的患者。

情绪紧张可造成结肠紊乱

每年高考前夕，医院的急诊室都会有这么一群特殊的病人，他们是马上就要参加高考的学生，饱受心理压力和情绪紧张之苦。可是越是紧急时刻，身体越不争气，开始出现不明原因的腹泻，每天3~5次，甚至7~9次，影响复习和睡眠，于是不得不到医院就诊。

医学上把这种情况称为"情绪性腹泻"。情绪性腹泻是"情绪结肠症"的一种，为胃肠道最常见的功能性疾病，以肠道症状为主，患者常有腹痛、腹胀、肠鸣、腹泻和便秘等症状。过去称此为结肠功能紊乱、结肠痉挛、结肠过敏、痉挛性结肠炎、黏液性结肠炎、情绪性腹泻等，渐渐倾向于统称为肠激惹综合征。实际上，本症肠道功能紊乱，并没有器质病变，而且功能紊乱也不仅限于结肠。下面是一个情绪紧张造成结肠紊乱的典型案例。

有一天，一位知名内科医生应邀给一位病人看病，这位病人有着胆结石急腹痛的所有症状表现。恐怕当时所有医生都会作出相同的诊断。这位医生只得给她注射了三针止痛剂，直到疼痛有所减轻。可是他忽略了事实，即就在两天前她唯一的儿子收到了征兵入伍的通知。

两天后，她的儿子出发前往军营，这位女士经历了同样的剧痛，症状和结石病完全相同。医生又给她注射了三针止痛剂。

三个月后，这位女士接到通知说儿子已经离开纽约去往国外，但是目的地不详。得知这个消息后，她有了第三次也是最严重的一次绞痛。那次，情况太严重了，医生不得不把她送往医院。让医生非常吃惊的是，X光显示胆囊没有任何异常。但这位医生坚信患者的胆囊中有着X光不可见的结石，于是建议切除胆囊，经过她的同意后其胆囊就被切除了。

这之后的好几个月，这位女士的情况一直很好。医生正要因为自己的诊断正确而自鸣得意时，她第四次疼痛发作，位置在体内右边的胆囊附近，但是她的胆囊已经被切除。这次剧痛发生的前两天，她收到消息说她的儿子去了南非，在那里加入了和德国人的战争。第五次疼痛发生在她得知儿子在战场受伤后。此后儿子返乡，她的疼痛再没有发作过。

与其他器官相比，结肠是最能反映情绪变化的器官。它就像心情的镜子，一旦心情紧张，结肠就跟着打结。

情绪与身体变化的关系在结肠上有着令人惊讶的表现。在任何人身上，相同的情绪每次都会以相同的方式在身体上表现出来，特定的情绪紧张与特定的肌肉紧张有明确的对应。

对于有些人，某种情绪可能会让结肠的某一部分紧张，那么该部分结肠总会反映那种特定的情绪。

如果这种痉挛恰巧发生在腹部上方右边部分的结肠中，就会导致一种类似于胆结石的绞痛。比如上面病例中的女士,她有着典型的"胆结石"症状,但胆囊一切正常,原因是这种绞痛来自于结肠或者其他相邻部位的情绪性痉挛。芝加哥一位生理学博士认为,胆管出口处括约肌情绪性痉挛引起的疼痛会和胆结石绞痛一样严重。

如果结肠情绪性痉挛发生在腹部右侧下方四分之一处,所有人都会认为是阑尾炎。再聪明的医生也无法作出正确的诊断,尤其是这种情况更容易发生在小孩身上。为了安全起见,通常会做手术,但是剖开腹部后,医生看到的不过是一截正常的阑尾而已。

在另一些人身上,痛性痉挛可能发生在整段结肠上。毫无疑问,这些人的情绪很糟糕。

结肠会因为情绪造成多种紊乱,因此各种术语就出现了,比如,结肠痉挛、结肠应激反应等,所有这些都是指"情绪性结肠反应"而已。

日常饮食中如何关爱肠道

肠道每天不停地消化、吸收食物,以保证身体养分充足,是身体最劳累的器官。此外,它还是人体内最大的微生态系统,共有400多种菌群,掌管着人体70%以上的免疫功能,成为维护人体健康的天然屏障。但是,长期以来,人们对胃肠营养健康问题的认识非常有限,很多人对肠胃方面的不适都不太在意,认为只是一些小毛病而已。其实,肠道的作用非常重要,我们应该给自己的肠道多一点关爱。

微生态学家指出,保持肠道年轻的一个关键因素就在于保持肠道清洁,大便畅通。而膳食纤维就能促进肠道蠕动,加快粪便排出,从而抑制肠道内有害细菌的活动,维护肠内微生态环境平衡。因此,日常饮食中要多吃粗粮,有意识地增加膳食纤维的摄入量。膳食纤维含量丰富的食物包括米、大麦、玉米、燕麦、小麦、荞麦、裸麦(青稞)、薏苡仁等。但粗粮并非吃得越多越好,研究发现,饮食中以六分粗粮、四分细粮最为适宜。正常人吃粗粮的频率以每两天一次为宜。

另外,黄豆、黑豆、红豆、绿豆等豆类及豆制品,对维护肠道微生态环境平衡起着至关重要的作用。但油炸豆腐、熏豆腐、卤制豆腐等加工食品,营养物质遭到破坏较多,应少吃。

蔬菜与水果也都含有丰富的维生素、矿物质及膳食纤维,成人应每天都摄取。高纤蔬菜主要有:芹菜、南瓜、莴苣、花椰菜、豆苗、洋山芋及荚豆类。高纤水果主要包括:橘子、葡萄、李子、葡萄干、无花果、樱桃、柿子、苹果、草莓。高纤的根茎类包括:番薯(白薯)、芋头。

除此之外,花生、腰果、开心果等坚果类,芝麻等种子类,食物膳食纤维的含量也都较高,但是除了栗子、莲子外,坚果类的脂肪含量都很高。还有,洋菜(琼脂)、果冻、蒟蒻(魔芋)也是高纤食物。

与此同时,我们还要严格控制某些食物的摄取量。例如,肉类如果没有充分咀嚼就不易消化,容易成为肠内腐败的元凶;主要存在于动物脂肪和人造奶油中的饱和脂肪,如果聚集会打破肠道内的菌群平衡,增加那些促使胆汁酸盐变为致癌物的细菌含量;白糖有利于细菌特别是大肠埃希菌在肠道内的迅速繁殖,摄入过量的白糖将对肠道微生态环境平衡会产生致命的危害。

保护好胃肠，心宽体壮

人生天地间，吃五谷杂粮，必须依赖肠胃的消化功能才能生存下去。肠胃功能好，我们才会心宽体壮。那么，我们在生活中该如何保养胃、肠呢？只要我们多做胃肠喜欢的事，少做它们不喜欢的事，就自然胃肠相安，心宽体健了。

1. 胃肠喜欢细嚼慢咽

易消化、温度适宜、可口的食物最受胃肠的欢迎，那些过硬、过烫、过冷、过辣、过黏、油炸、腌制的食物，应该离我们的嘴巴远远的。

2. 胃肠喜欢定时、定量和有规律的进食

经过多年的调查研究发现，所有的长寿老人都有一个共同点，那就是他们从不暴饮暴食，总是定点吃饭、睡觉，饮食极有规律。所以，若想保护好自己的胃肠，我们就需要从婴幼儿时期就开始定时定量的饮食安排，并且一直坚持到老。

3. 胃肠最喜欢按摩

当经常有胃胀、消化不良的症状时，在腹部左右上下轻轻按摩，不舒服的症状会随之减轻，所以胃肠消化功能不好的人，要经常摩腹。肚子上有人体最重要的9条经络，按摩时等于把9条经络全照顾到了，真是一个一举多得的健康良方。

4. 体育锻炼让你胃口大开

有人可能觉得这样说有些片面，为什么有的人锻炼后食欲旺盛，而有些人锻炼后反而不想吃饭了，这类人就是气血不足。因为，锻炼后气血多分布到了四肢，如果气血不足，胃肠就会相对缺血，血供减少后，消化功能就下降，反倒不想吃饭了。遇到这种情况时，可以减少运动量，尽可能多吃一些细、软、烂的食物，等气血补足的时候再去锻炼，就不会出现上述不适了。

现在，我们已经知道了胃肠喜欢什么。那么，胃肠最怕什么呢？

胃肠最怕冷。有胃肠疾病的人都知道，当胃肠不适时，抱个热水袋捂一会儿就会舒服些。这说明体内寒重，因为胃属土，主黄，面色发黄时说明消化功能不好，发暗时说明寒重，这时就不能再吃寒冷的东西了。寒冷之物会使胃肠的血管收缩，引起胃肠不适。

"寒冷"的概念除了指食物本身的温度外，还有食物的属性。比如，香蕉是寒性的，把香蕉加热了吃，它也依然是寒性的。况且香蕉吃多了不能消化，只能匆匆排出体外，这就是很多人吃多了香蕉会腹泻的原因。另外，中国人饮食普遍清淡，能量、热量本身就不足，千万不能喝冰水、吃冷饮，不然就是给肠胃找麻烦，自讨苦吃了。在生活中一定要尽量少吃寒凉性质的食物，多吃性平、性温的食物来保养胃肠。

引起肠异常的三个主因

大多数人在生活中都会有腹泻的现象。一般来说，腹泻的症状大致可以分为急性和慢性两种。

第五章 补脾益肠，让胃永远安好

"急性腹泻"通常是细菌或过滤性病毒所引起。有时暴饮暴食、睡觉着凉也会引起腹泻。大部分的"慢性腹泻"是由胃、小肠、胰脏、肝脏、胆囊等疾病所引起。不少人因为长年累月腹泻，还会导致体重减轻或贫血等"二次灾害"。此外，如果慢性腹泻混杂着血液，或是伴随发热、全身衰弱、食欲不振、体重减少等症状时，人们便有可能是患了溃疡性大肠炎、阿米巴痢疾等疾病。另外，压力也是造成腹泻的一个重大的原因，有很多人在考试前一天，或工作忙碌时就常常腹泻。

慢性腹泻通常几个星期就痊愈，也有连续拖了一年多才好的；急性腹泻每天排便可达10次以上，但慢性腹泻几乎没有这种情况，有时也有一天上一两次厕所，或周期性反复腹泻和便秘（交替性腹泻）的情况。

腹泻也有肠道的原因。肠的运动激烈或肠黏膜水分分泌就会导致腹泻。那么，哪些情况会引起肠道功能异常呢？

1. 食用过分刺激肠黏膜的食物

当人们吃太多不容易消化的食物，或肠胃消化不良时，食物会产生异常发酵或腐烂，这种物质当然会刺激黏膜。吃到有毒的物质，或病原菌在肠内释放毒素时，也会引起相同的情况。现代人饮食条件好，几乎是想吃什么就能吃到什么，很多人吃东西更是不加节制。从表面上看，人们享受到了味道各异的特色饮食，但从本质上而言，这种生活却会带给肠过度的负担。在这种情况之下，最容易引起的就是急性腹泻。急性腹泻是迅速排除对身体有害的物质，也是自我保护的生理现象。

2. 肠黏膜发生病变，对刺激会产生过敏

肠管发生炎症或溃疡时，对肠壁会形成异常的刺激。

3. 支配肠作用的自律神经机能发生异常

原因是精神紧张，尤其是压力，会致使副交感神经亢奋而发生异常。

天枢穴，腹泻的克星

夏季高温酷暑，人们一心想着如何摆脱炎热的天气带给自己的影响。冷饮、冰西瓜成了桌上常客。殊不知，经常使用凉性食物以及生冷瓜果容易引起腹泻。嘴上的"舒服"让我们的肚子受罪了。患了腹泻后，很多人自己会找一些止泻药来吃，单纯地认为止住了"泻"就治好了病。

其实，这样的做法并不科学。因为很多肠道传染病发病初期多有不同程度的腹泻，排泄物能将体内的致病菌与它们所产生的毒素和进入胃肠道的有害物质排出体外，减少对人体的毒害作用。如果单纯使用止泻剂，无疑是闭门留寇，并且还会使真正的病因隐藏起来，耽误了治疗。

中医认为，腹泻病位虽在肠，但五脏六腑是相互联系的，一旦其中一个出现问题，就会牵连整套脏腑器官，导致大肠的传导功能和小肠的泌别清浊的功能失常而发生腹泻。其实，若是因不洁饮食或感受寒冷发生腹泻，按摩天枢穴就能够解决这个问题。

天枢穴属于胃经要穴，同时也是大肠经的募穴，是阳明脉气所发之处，具有健脾和胃、通调肠腑的功效，能治疗胃痛、腹泻、便秘、消化不良、恶心呕吐、月经不调等症

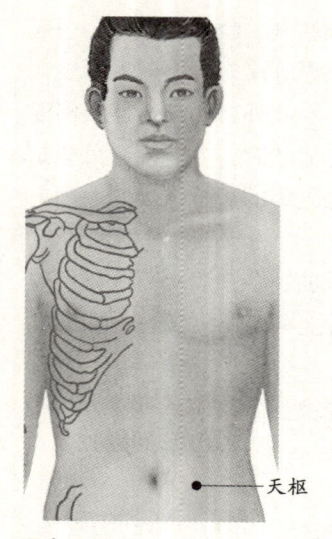

天枢

《素问·六微旨大论》载："天枢之上，天气主之；天枢之下，地气主之。"言下之意是说，这个穴位是一个升清降浊的地方。换言之，吸收到肠胃里面的营养物质，就在这里开始分清与浊，营养的精微物质在这里变成血液被吸收了，糟粕的东西则从此处排向大肠。由此，我们不难看出，天枢穴在人体吸收营养的过程中扮演的是一个中转站的角色。

那么天枢穴的位置在哪里呢？就在肚脐旁2寸处，离肚脐眼两个大拇指的距离。按摩天枢穴来治疗便秘的手法如下：用整个手掌摩此穴周围，顺时针揉肚子，可以帮助肠子蠕动；还可以用两个拇指点按天枢穴，尤其是左边的天枢穴，可以促进排便。

此外，我们还可以用灸法来防治腹泻。在运用灸法的过程中，患者需要仰卧于床上，然后由施术者找到天枢穴开始灸，两个穴位各灸20分钟左右。与此同时，你还可以请施术者顺便再灸一下神阙穴（也就是肚脐眼）几分钟，这样腹泻的问题就解决得差不多了。正如《胜玉歌》中所说的一样："肠鸣时大便腹泻，脐旁两寸灸天枢。"

除了天枢穴外，我们还可以灸关元穴和气海穴，这两个穴位都有培本固元的功效，对缓解腹泻也很有功效。腹泻时，我们还可以用生姜切成薄片敷在穴位上，再在上面进行艾灸，可以治疗过敏性结肠炎。

天枢穴除了以上功能，还有减肥瘦身的作用。在针灸减肥瘦身的领域，此穴是必不可少的。如果针灸不方便可以改为按摩手法。每天早上7时到9时，在胃经当令这段时间坚持按摩此穴200下，两边穴位都要按摩，也会有很好的效果。

核桃可解便秘之苦

核桃是养生保健的佳品，很多老人都吃核桃来保健。因为核桃内含有丰富的核桃油，还有大量的粗纤维。核桃油能软化大便，润滑肠道，粗纤维能吸水膨胀，刺激肠道运动，这两点加起来，就达到了治疗便秘的效果。

核桃治疗便秘的机理与番泻叶、大黄、肠清茶之类药物的机理是完全不同的。以上这些药物在通便上属于刺激性泻药，通过直接刺激肠道肌肉收缩来达到排便的效果，但是用久了之后会形成药物依赖，导致大肠肌无力，越用效果就越差。

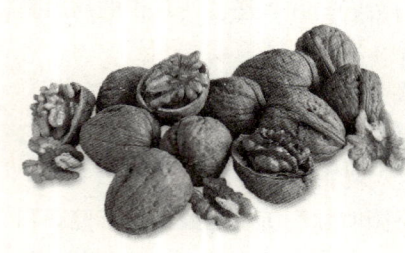

核桃

根据中医理论，一味地使用刺激性泻药是非常不科学的。中医认为，老年便秘的患者有一种"无水舟停"的现象，意思是说老年人血虚、津少，不能滋润大肠，大肠里津液不足，大便就会秘结。如果只一味采用刺激性泻药强行泻下，只会愈发导致津液不足，这就像一条船搁浅在一条枯河里，埋头向前推肯定不行，唯有使河内涨满水，水载舟，船

第五章 补脾益肠，让胃永远安好

才可前行。核桃润肠滑肠，治疗老年便秘就是完全符合了"增液行舟"的原则。

那么，该怎么吃核桃呢？其实并无固定方法，只要每日早、晚吃几块核桃仁，或闲时随意吃，一天吃的核桃总量在 0.5 两以内就可以了。

除了治疗便秘外，核桃油还能够预防老年性痴呆和动脉硬化。老年人的便秘与痴呆是有一定关联的。长期便秘会导致肠道里的毒素被重新吸收进入血液，当这些有毒物质超过肝脏的解毒能力时会随血液循环进入大脑，逐步损害脑细胞和神经中枢，从而引起痴呆。

需要注意的是，核桃摄入过多，可能引起肥胖，所以要注意控制食量。

肠道健康的保护神——马齿苋

马齿苋是一种常见的野菜，野外田间地头随处可见，可真正知道它保健作用的人却不多。马齿苋性寒凉，能够清除心、肝、肺和大肠之热。马齿苋入肝经，可以凉血、降肝火、明目、降血脂、使白发转青。历代的本草书中对马齿苋的描述如下："马齿苋，又名五行草，以其叶青，梗赤，花黄，根白，子黑也。"

对于肠道病患者来说，马齿苋是肠道的清洁剂，是各种肠道病的首选良药，尤其是调理细菌性肠炎和细菌性痢疾的效果非常好。春天去郊外踏青，采上一大把拌凉菜吃，既可以降肝火、清心火，又可以清肠热，解毒，调理便秘，清除宿便。

马齿苋对于肠道病属于热证的基本上可以通治，比如痔疮出血、细菌性痢疾、肠道息肉、实热便秘。简单地说，大部分的肠道病都属于这个范畴，受寒引起的腹泻和脾虚引起的长期大便稀溏除外。所以，从保健的角度讲，春天、夏天采些马齿苋回家当凉菜吃，是很有好处的。不过需要提醒大家的是：马齿苋性寒凉滑利。刚开始吃一定要少量，逐渐适应了才能多吃。

另外，有三种人要避免吃马齿苋：一是腹部受寒引起腹泻的人；二是孕妇，马齿苋是滑利的，有滑胎的作用；三是在服中药期间，如果药方里有鳖甲，要注意马齿苋与鳖甲相克，不要同服。

上巨虚穴，治疗腹泻的常用穴

对于腹泻这种病症，中医有多种治疗方法，也有多个穴位可以用。比如说，上巨虚穴就是其中之一。《古法新解会元针灸学》认为："膝（胫骨）骨屈曲如巨，骨与筋肉之内外分间，其虚空如巨长之状，故名上巨虚。"巨虚，有巨大空隙之意。因为这个穴在下巨虚的上方，胫、腓骨之间大的空隙处，所以中医管它叫上巨虚。

上巨虚穴的位置在哪里呢？在小腿前外侧，外膝眼下 6 寸，距胫骨前缘 1 横指（中指）。取穴时，正坐屈膝位，在犊鼻下 6 寸，当足三里穴与下巨虚穴连线的中点处取穴。

上巨虚穴在治疗脾胃病方面有独特作用，其属于胃经，同时又是大肠的下合穴，下合穴是六腑之气在人下肢上会聚的穴位，而且只在下肢上的几条阳经上会聚。正如《灵枢·邪气藏府病形》中说"合治内腑"，上巨虚穴可以调治一切大肠腑上的病。

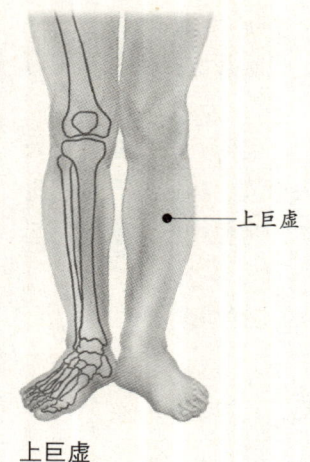

上巨虚

《素问·灵兰秘典论》中说:"大肠者,传导之官,变化出焉。"就是说大肠是主传导的。我们平时所吃的食物经过小肠的消化吸收后,部分糟粕下输于大肠,由大肠继续吸收其中的水分,变为粪便,排出体外。

大肠经有一个很重要的功能,就是生"津",这个津就是一种向外渗透的力量。之所以发生便秘,就是津的力量过于强大,把大肠中的液都渗透出去了,而里面的宿便就变得干硬,形成便秘。相反,如果津的力量很弱,液积存得过多,就会腹泻。作为大肠的下合穴,上巨虚穴具有调和肠胃、行气化瘀的功效。在临床上也常用其治疗大肠运化失司方面的疾病,比如说痢疾、泄泻、便秘、消化不良、阑尾炎、胃肠炎等。

中医认为,腹泻多由进食生冷不洁之物或兼受寒湿暑热之邪,容于胃肠,邪滞交阻,气机不和,清浊不分所致。那么,如何利用上巨虚穴来治疗因饮食失节所致的便秘、腹泻呢?

可以用艾条灸。用艾条灸巨虚穴5~15分钟,以皮肤有灼热感为宜。或者用拔罐的方法也可以,将上巨虚穴进行消毒后,用闪火法在穴位上拔罐,留罐10分钟左右,每天拔1次。注意,拔罐时有时皮肤会出现紫红色瘀血,属于正常现象。

第六章 胃病治疗基础常识一点通

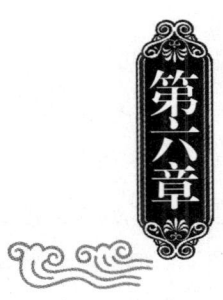

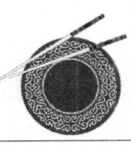

长久以来，人们对于胃病多容易持一种轻视的态度。究其原因，与长期流传的错误观念及胃病本身的特点有着密切的关系。首先，在人们的印象里，"胃病根本不算大病"的观点流传已久。其次，胃病多为慢性病，即便治疗不及时，其危害性也很少立竿见影地显现出来。那么，胃病到底会为人们带来怎样的健康隐患？怎样做才能减少甚至免除胃病带来的伤害呢？现在就让我们了解一些防治胃病的基础常识，为你的胃部健康保驾护航。

胃病的一般知识

生活中人们常常把胃痛笼统地称为"胃病",实际上,人们所说的"胃病"是胃的许多病症的统称,主要包括胃的炎症、溃疡、肿瘤和其他疾病。这些疾病常常有相似的症状,如上腹胃脘部不适、疼痛、饭后饱胀、嗳气、反酸,甚至恶心、呕吐等。人们常说胃病"三分靠治,七分靠养",需要明确的是,"七分养"应该在"三分治"的基础上进行,只有了解胃病的科学知识,经过全面检查后再进行系统治疗才会取得比较好的效果。

胃病的四大元凶

胃病是一种世界性的常见疾病,患病率高达10%~20%。胃病的包含范围也比较广,如急性胃炎、慢性胃炎、胃溃疡、十二指肠溃疡、胃十二指肠复合溃疡、胃息肉、胃结石、胃的良恶性肿瘤,还有胃黏膜脱垂症、急性胃扩张、幽门梗阻等。人们常说的胃病一般指胃炎和胃及十二指肠溃疡。那么,是什么原因引起胃部的病变呢?让我们看看引起胃病的四大元凶。

1. 饮食不当

俗话说:"民以食为天。"吃饭是生活中的头等大事。然而,"人食五谷杂粮,谁能不病?"的确如此,饮食入口,首先影响的就是胃。胃是人体最重要的消化器官,胃黏膜血管丰富,具有贮存、消化和运送食物的功能。所以,饮食不当往往是引起胃病的重要因素之一。

我们举例来说,慢性胃炎是一种十分常见的消化道疾病,约占接受胃镜检查病人的80%~90%。慢性胃炎患者通常情况下会出现上腹部闷胀、疼痛、嗳气频繁、反酸、食欲减退、消瘦、腹泻等症状,而导致慢性胃炎发病的主要原因就是饮食不当。

因此,在生活中要保持良好的饮食习惯:第一,饮食应有节律,切忌暴饮暴食及食无定时;第二,少吃辛辣、油炸、烟熏食物如烧烤等,多吃素菜和粗纤维食品如芹菜、香菇等。不吃过酸、过冷等刺激强烈的食物,不饮酒,少饮浓茶、咖啡等;第三,细嚼慢咽,以减少粗糙食物对胃黏膜的刺激。

2. 精神因素

现代健康理念认为,真正的健康不仅是身体健康,更重要的是心理健康。人们已经充分认识到人的心理、生理是一个统一的整体,心情长期不好、性格抑郁或重大事件对精神造成的急剧刺激,都可能会引起身体某些器官的病变。

我们都有这样的体验,心情不好的时候往往没有胃口,不想吃饭。如果长期处于这种状态,肯定就会对胃造成一些伤害,引发疾病。另外,有关研究表明,重大事件尤其是创伤性事件发生时,还可能会发生应激性胃溃疡。

由于人的大脑中食欲饮食控制中枢和情绪控制中枢离得比较近，细胞活动会相互影响，当人体处于紧张、焦虑、恐惧、愤怒状态时，大脑皮层对周围神经的反射不敏感，对周围神经的控制及调节能力下降，就会导致胃部分泌、运动功能紊乱，进而诱发疾病。因此，有人说坏心情是一种"病毒"，它在无形之中导致了胃病的发生。

3. 其他器官疾病

传统中医理论认为，人体是一个统一的整体，身体某一部分的病变也会引起其他器官出现问题。一般来说，引发胃疼的最常见疾病就是慢性胃炎和消化性溃疡，所以一旦胃疼起来，很多人就先入为主地认为自己得了胃病。其实引发胃疼的因素有很多，其他脏器的病变也可能引起胃疼，如胆囊、胰腺、心脏等器官的病变。当出现胃疼症状的时候，应及时到医院就医，确定病因并及时治疗。

4. 职业及环境因素

胃病的发生是一个复杂的过程，职业及环境因素也会影响到胃病的发生。比如一些经常处于高度紧张状态下工作的人们更容易患胃病，如驾驶员、飞行员、医生、会计等。而工作环境相对轻松的人患胃病的概率相对较低。另外，环境因素也是影响胃病的一个重要原因。研究表明，大量饮酒会导致胃炎，过量吸烟者更容易发生胃黏膜炎症，某些药物也会诱发胃炎及胃溃疡。

除了以上四大元凶之外，其他因素诸如遗传、气候、细菌感染等也会引起胃病。为此，我们在生活中要注意调节情绪，注意饮食卫生，养成良好的饮食规律，避免不良刺激，这样才能降低胃病的发生概率。

胃病的早期信号

《黄帝内经·素问·玉机真藏论》记载："五脏者，皆禀气于胃，胃者，五脏之本也。"胃是人体消化吸收营养物质最重要的器官，古人早就认识到胃的健康关系到人体生命活动及存亡的问题，因此把胃称为"后天之本"。一旦"后天之本"出了问题，人体这部复杂精密的机器也就无法正常运行了。就像机器在发生大故障之前，都会出现声音嘈杂、运行不畅等问题一样，胃病的发生也是有征兆的。一般来说，胃病的早期信号有以下几种。

1. 疼痛

很多胃病都会表现出胃痛的征兆，这是胃病最常见的症状之一。导致隐痛的原因很多，表现形式也复杂，比如隐痛、刺痛、绞痛等。一旦出现胃疼的症状就要引起重视，千万不要敷衍了事，让病情恶化下去。

2. 食胀和气胀

这也是胃病最常见的症状之一。由于各种各样的因素，胃不能正常消化食物，或者肠胃蠕动过慢，都会导致食胀。另外，胃内的气体如果不能及时、正常排出，也会导致气胀。无论食胀还是气胀轻，早期仅限于胃部，而严重时会导致全腹膨胀。

3. 反酸

很多胃病都会表现出反酸的症状。胃中痰火而有酸味上泛的，叫作反酸。胃酸过多是导致反酸的原因，反酸有两种表现，一种是酸水上冲咽喉，还没有来得及吐出，就又咽下，就像咽了一口米醋一样，叫作吞酸。而酸水直接从口中吐出的，叫作吐酸。这两种情况都是胃酸过多导致的。

4. 舌淡无味或口苦

生活中常有人说"嘴里没味""什么都不想吃"……根据中医理论"脾开窍于口"，如果脾受困，或其他原因导致脾虚，都会引起患者食欲不振，不思饮食。另外，按照中医的观点，口苦是肝胆受热产生的典型症状，是胆气上泛的表现，即西医所说的胆汁反流性胃炎。

以上是胃病的几种典型症状。不过，不同的胃病可能有相同的征兆，也多半有各自独特的征兆。下面就让我们详细了解一下常见的几种胃病的典型早期症状表现，从中发现一些蛛丝马迹，并将其扼杀在"摇篮"之中。

1. 胃炎的早期信号

生活中很多人都会有这种情况，吃饭之后大约30分钟开始腹痛，有饥饿的感觉，还会有上腹部不适、反酸等症状。这都是胃炎的早期表现。

2. 十二指肠溃疡的早期信号

十二指肠溃疡的早期症状表现如下：吃饭之前腹部疼痛，吃饱之后疼痛感消失，但是过一段时间之后又开始疼痛。而且这一过程总是不断重复，周而复始。

3. 胃下垂的早期信号

很多人以为胃下垂并不是病，其实胃下垂也是胃部疾病的一种。如果有以下症状，可能是胃下垂的原因导致的：身体瘦弱、饭后腹胀、劳累之后腹胀加重、卧床休息之后腹胀减轻、频繁地消化不良、食欲缺乏、便秘、腹泻。

4. 慢性胃肠道梗阻的早期信号

有些人吃完饭后，经过较长时间之后才会呕吐，比如早上呕吐出昨天晚上的食物，这可能是慢性胃肠道梗阻导致的。

5. 反流性食管炎的早期信号

吃饭的时候发生呕吐，而且和下咽同时进行；吃饭后1个小时左右发生腹痛、胸痛，主要部位为上腹部和胸骨后，疼痛感觉如火烧。

6. 胃癌的早期信号

胃癌的早期症状表现形式较为多样，比如食欲缺乏、消化不良、吃饭较少、身体消瘦、营养不良、有饱食的感觉；腹部会出现间歇性的疼痛、腹胀。最重要的是，出现这些症状时服用一般胃肠病药物无效。

胃病会遗传吗

在一般人看来，胃病大多是由于后天的不良习惯或病菌感染造成的，和遗传似乎没什么关系，然而近年研究不断表明，有些胃病也会受家族遗传的影响，和基因、血型等有着一定的关系。

1. 胃及十二指肠溃疡

消化性溃疡病是最具有明显遗传性的胃病之一，且胃溃疡和十二指肠溃疡基本上是分别单独遗传。总体上来看，消化性溃疡患者的亲属患溃疡病的机会大致相当于一般人的3倍。

如果仅看十二指肠溃疡，从血型上来说，O型血的人发生十二指肠溃疡病的概率相当于A、B或AB型血的人的1.4倍；血型物质不分泌者发生十二指肠溃疡病的概率相当于分泌者的1.5倍。而O型血的血型物质不分泌者发生十二指肠溃疡病的概率更大，是A、B、AB型血的分泌者的2.5倍。另外，在复合性溃疡病病人亲属中，发生复合性溃疡病亦比一般单一溃疡病亲属中发生率高。

2. 胃炎

据研究发现，如果亲属中有恶性贫血胃炎患者，那么其患胃炎的概率将明显高于正常人群，尤其是萎缩性胃炎的患病危险性将高出正常人20倍。同时另一项针对胃窦炎的研究也表明其有着家庭聚集的现象。

3. 先天性肥厚性幽门狭窄

这种类型的胃幽门疾病常见于基因隐性遗传。若家中有亲属患有此病，那么其婴儿发生此病的危险性将比一般家庭婴儿高出12倍。在我国，男婴的发病率要高于女婴。

4. 胃息肉

胃息肉病也有一定的遗传倾向，其主要是胃肠道息肉综合征的一种表现，一般情况下不出现症状，仅在息肉发生出血或梗阻时才出现临床症状。家族性息肉属于一种常染色体显性遗传性疾病，更容易发生于青年群体。

5. 胃癌

多数回顾性调查材料都表明，遗传因素对于胃癌的发病具有一定影响，且具有明显的家族性聚集的倾向。一般来说，胃癌病人亲属中胃癌的发病率比对照组高4倍。并且发现青年人胃癌的发病率不仅高于中老年人，而且与家族遗传背景也有着更密切的关系。

总结来说，根据目前的研究认识，在一般胃病中，可以肯定的是慢性胃炎、溃疡病、胃癌和遗传都有一定的关系。虽然目前还无法具体完全地用遗传理论解释清楚，但至少也提醒我们可以多注意一下家庭环境的影响。

"胃弱"是胃病吗

经常听人说自己胃不好一直有胃弱的毛病，那么到底什么是胃弱呢，胃弱是不是真的也是一种胃病？

实际上，严格来讲，胃弱算不上是一个特定的胃病名称，而只能说是一种由于胃病拖延时间太长，迟迟没有好转而造成的状态。一般来说，常见的胃弱主要表现为胃迟缓和胃下垂。

胃迟缓的症状主要可表现为，食欲不振、消化不良、胸闷、呕吐等，有时还会出现饭后腹胀或便秘等现象。其主要原因在于胃部肌肉无力、蠕动减弱，导致胃消化功能也变弱，这就容易造成食物停留在胃里的时间过长，让人产生腹胀的感觉。这种症状如果久久得不到解决的话，就会影响人的食欲，甚至演变成其他更严重的胃病。

胃下垂则主要指的是胃的位置下降，主要是胃的周围韧带、结缔组织或平滑肌松弛，而使胃张力不足。胃下垂并非一种器质性的疾病，而主要属于一种胃肠功能障碍。其症状一般可表现为食欲减退、腹胀、嗳气、腹痛等，有时也会伴随一些头晕、易疲劳、失眠、心悸之类的精神失调的现象。一般来说，产后妇女、体型瘦弱者及从事需要常常站立工作的人，都较容易出现胃下垂的现象。

总而言之，胃弱实际上并不是一种特定的胃病，而主要是一种胃部的不健康状态。在这种不健康状态下，随时可能会因为胃弱而导致其他胃病的发生。提到胃弱，也许有人就会想到中医里常提到的胃虚、胃寒、胃热等说法了。那么这又是怎么一回事呢？下面我们就将为你一次说清楚。

先说胃热，胃热主要是由胃受热邪侵袭，或过食辛温香燥，以致胃中过于阳热的病理变化。它既可以表示一种胃的病理状态，同时也属于中医上的一种胃病情况。

在民间，也常把胃热称为胃火。而中医上则将其分为热郁胃中、火邪上炎和火热下迫等多种情况。如果人的胃部受到邪热侵犯；或者平时饮酒过度、嗜食辛辣、过食油腻等，都会引起上火生热；另外，在气滞、血瘀、痰、湿、食积等郁结的情况下，也能化热化火，导致胃热；或者肝胆之火，横逆犯胃，也是引起胃热的原因之一。

胃寒，与胃热相对应，既可指一种状态，又属于中医上的一种常见胃病名。其指的主要是胃受寒邪侵袭，或饮食生冷过量，而导致的胃中阳气虚损，阴寒偏盛的病理变化。

一般来说，胃寒者较明显的病症是舌苔白、厚，且不易刮除。如果一定要与西医上的胃病相比对，那么胃溃疡、十二指肠溃疡、慢性胃炎、胃下垂、胃神经官能症及胃黏膜脱垂等，都可归为中医"胃脘疼痛"的范畴。而如果胃脘疼痛主要表现为胃痛连绵、喜温喜按、没有食欲、神疲乏力、舌淡白，那就很可能是胃寒所致了。

最后谈谈胃虚。胃虚与其说是一种病，更不如说的一种症候，同时是一种胃病常见病因。中医治病得先分清虚实，然后才能进一步针对症状开方子。如果虚实不同，那么即使是同样的病症，开出的药方也会不一样。以上边的胃寒胃热来说，即使同样是胃热，也还有胃热实证和胃热虚证之分。如果属于实证，则可采用泻火清热的方法，若果属于虚证，则需通过养阴益气来清热。

另外，有时中医里也会提到胃弱，并且常常是和脾联系在一起说脾胃虚弱。这时主要指的是患者消化吸收功能偏弱，不能运化五谷的一种状态，临床上主要表现有，消化不良、饮食减少、腹胀、大便次数明显增多，并伴有不消化食物等，同时也会出现面色萎黄，神疲倦怠的症状。

中医怎么看胃痛

由西医的观点看来，胃痛可由多种胃部疾病引起，然而在中医眼中，纷繁复杂的胃痛不外乎三个原因：气痛、寒痛和虚痛。

首先我们先来看看中医是怎么论述由气痛而引起胃痛的。

1. 饮食导致胃气阻滞

这种类型的胃气痛症状多表现为胸闷痞塞、胃脘胀痛，嗳气过后会稍感舒畅，同时也可能伴随着腹胀、大便困难等，脉象主要表现为多弦滑。针对这种情况，治疗时，常用香砂枳术丸行气散滞。对于较严重的患者也常以沉香降气散结合治疗。

2. 肝气横逆犯胃

在自身脾胃较虚的情况，患者如果一时恼怒过度，便容易引起肝气横逆犯胃，导致胁满胀痛。对于此类患者，应以疏肝健脾和养胃为主，只有当肝气疏泄通畅、脾胃强健了，胃痛才可能从根子上治愈。

除了胃气痛外，另外一大类常见的导致胃痛的原因就是胃寒了。

在中医里，胃寒的意思主要是指胃阳虚，胃中有寒气。一般由胃寒所引起的胃痛患者还往往伴有着呕吐清水或冷涎，常觉得口淡喜欢热饮、舌苔白润等症状。尤其是胃寒湿者，最明显的病症在于舌苔白腻，即舌苔白白的、厚厚的，且不易刮除。西医所说的十二指肠溃疡、胃溃疡、胃下垂、慢性胃炎、胃黏膜脱垂及胃神经官能症等疾病，基本都属中医"胃脘痛"的范畴，均是由胃寒引起的。

最后再来看看胃虚痛是怎么一回事。其中胃虚又可分为胃阳虚、胃阴虚、胃气虚三种情况。

1. 胃阳虚

胃阳虚的患者多是因为自己身体本来就有阳虚的倾向，再加上过食生冷或胃部受寒，以及过服苦寒药物而导致了胃阳损伤。临床上主要以胃病常见症状与阳虚证共见为辨证要点。患者一般表现出的胃脘部隐痛有遇寒而发，喜温喜安的特点；饮食上喜欢偏热的食物，同时伴有神疲乏力，肢冷喜暖，腹胀便溏，甚或完谷不化，呕吐清涎等症。治疗时应以温阳建中为法，常用理中汤、附子理中汤之类。

2. 胃阴虚

同胃阳虚一样，胃阴虚的人多半体质也有阴虚的特点，多由肝火犯胃或胃热炽盛，以及过服燥热药物等耗伤胃阴而导致。临床上主要以胃病常见症状与阴虚证共见为辨证要点。常见的病症如饥不欲食，胃脘隐痛，口燥咽干，大便干结，舌红少津等。同时可能还会伴有脘痞不舒，或干呕呃逆等症。治疗时应以滋养胃阴为法，常用益胃汤、麦冬汤之类。

3. 胃气虚

胃气虚主要多因饮食不节，或服药不当，或其他脏腑有病影响损伤胃气而成，主要以胃气虚弱，受纳无权，腐熟无力为其基本病理变化。以常见胃病症状与气虚证共见为辨证要点。如患者多表现为食少纳呆，胃脘不舒，大便溏薄，舌淡苔白，同时还可能伴有面色无华，气短懒言，肢体倦怠，或恶心反胃，或脘腹隐痛等。治疗时应以益气养胃为法，常用四君子汤、香砂养胃丸之类。

对于胃虚来说，胃气虚、胃阳虚与胃阴虚可互相转化又可同时并存。胃气虚日久失治可发展为胃阳虚；胃阳虚又常兼胃气虚；胃气虚过用温燥药物，可损伤胃阴而转化为胃阴虚；胃阳虚、胃阴虚经过治疗，在胃阳、胃阴渐复的过程中，也可表现为胃气虚。所以在治疗过程中，宜阳中求阴、阴中求阳，还应在药物治疗的同时，注意饮食调养，方能收到预期的效果。

胃病也会传染吗

在一般人的认知里，胃病和遗传病、传染病之类的疾病是没关系的。可是，生活中却又常常出现一家人的胃都不好的情况。这到底是家族性遗传还是胃病也会传染？

以普通的三口之家为例，孩子是禀受父母的先天精气而成，如果父母身体不好，孩子的先天体质就会受到一定程度的影响，不过这种先天性并非绝对的因素，在后天的成长过程中，生活习惯所占影响更为重要。因此，当一家人都出现胃部不适的情况时，首先应该检查一下家庭的饮食习惯。一家人生活在一起，起居饮食无疑也会相互影响，比如假若父母爱吃辣，那么小孩子也许也会受此影响而喜食辛辣，这样的话，如果父母有胃热方面的疾病，可能孩子也就避免不了。

除生活习惯相互影响外，胃病传染也可能是全家人同患此病的重要原因。但这里的传染并非针对所有种类的胃病，而只是特指由感染幽门螺杆菌导致的那一部分。以前，我们基本上认为如胃溃疡、慢性胃炎等疾病，不外乎只和胃酸分泌、吸烟酗酒、饮食不当有关。然而近些年医学研究发现，幽门螺杆菌也是胃部疾病的重要致病原因之一。

幽门螺杆菌在世界各地、不同种族、人群之间均有感染，可算是成人中最广泛的慢性细菌性感染。其感染途径主要是通过粪—口或口—口传播，也就是说饮用未经消毒处理的水、共用餐具、飞沫唾液都可能成为感染幽门螺杆菌的契机。在我国，20~40岁人群中感染率为45.4%~63.6%，70岁以上的老人中间则高达78.9%。因此，假如家中有一人患有由这种病菌导致的胃病，日常生活中又没有注意好餐具的消毒，那全家染上这种胃病的可能性就很高了。

要杜绝幽门螺杆菌的侵扰，最根本还在于要养成良好的个人卫生习惯。如不吃路边卫生没有保证的小摊食物、不喝不洁净的水、蔬菜水果要洗净；常漱口、保持口腔清洁；提倡家庭分餐制等。

哪些职业者易患胃病

社会分工多种多样，不同职业的从业者各自在自己的岗位上打拼着，然而却有一些从业者由于工作环境、工作内容等方面的原因更容易遭到胃病的偷袭。下面，我们就来看看都有哪些职业进入了黄色预警区。

1. 教师

教师这一职业，附加了太多的神圣光环，可即便如此，现实的生活还是并没有得到改变：繁重的教学、管理任务，升学率带来的心理压力，使教师的精神一直处于紧张状态。有资料报告示，教师的胃病患病率为15%~25%。这和教师这一行业的工作性质是分不开的。

教师虽然有着众人羡慕的寒暑假，但日常的教学工作中，他们需要面对的不仅是简单的教书任务，更得处理更多更复杂的"育人"情况。各种各样的学生、突发问题，对教师的精神都是很大的考验。长期的精神紧张、情绪波动过大、太过操心等，都容易造成胃部消化吸收功能紊乱,胃液分泌增加,胃酸和胃蛋白酶持续增多,进而导致胃炎、胃溃疡、消化道恶性肿瘤等疾病的发生。

2. 记者

记者的工作对胃造成伤害的主要原因就在于其工作时间不固定,甚至经常日夜颠倒,饮食生活非常不规律。据统计,在我国媒体从业人员中,一半的人都患有胃病,其中居首位的即是记者。

另外,长期的"心理输出"也是一大原因。记者的工作常常需要关注社会和他人的生存情况,时刻深入各种现场进行采访工作,然后通宵进行采访稿的整理写作。在这个过程中,因为不被理解,被威胁、警告等各种原因,记者的心理始终处于巨大的波动状态。这些心理波动都会促使胃液增多,引起胃黏膜不适,进而引发各种胃病的产生。

3. SOHO族

SOHO族的工作时间随自己支配,看起来似乎很自由的样子。但如果本人缺乏时间上的管理能力,不仅容易造成三餐饮食无规律,饮食结构不合理的情况,还容易造成营养不良或者营养过剩等问题。而由于饮食习惯的不规律、饮食内容搭配的不科学,受胃功能紊乱、胃溃疡等的困扰也就不足为怪了。

4. 销售员

许多销售人员由于工作原因有很多时候需要应酬,可是如果一不小心,就极容易让应酬吃喝搞垮了身体。因为由于应酬往往不定时进餐、过量饮酒、老吃夜宵等,这些习惯都容易扰乱胃正常的消化、吸收功能,诱发各类胃部疾病。另外,销售人员往往需要加班加点才能完成自己的任务额,承担着很重的销售业绩压力。如果长期处于这种超时工作和高压力状态中,胃得不到充分的休息,更容易加重胃肠负担,造成其消化吸收功能紊乱,胃酸分泌失衡,从而引发胃炎、胃溃疡等。

5. 空姐

空姐的工作虽然收入颇丰,看着既舒服又风光,可是飞机上的干燥环境和随时可能出现的应急状况,都会使她们的精神处于紧张状态。长期处于这种紧张的工作环境中,无形中也给空姐的胃健康埋下了隐患。

6. 司机

司机长期开车使得身体的活动量本来就小,进食之后不仅不能得到适量的休息和运动,路况不好的情况下反而还可能整日颠簸,这些因素都严重影响了食物的消化,不利于胃部的正常工作。如果司机还有饮食不规律,吃冷食的习惯,那么对胃来说无疑就更雪上加霜了。另外,汽车的尾气污染也容易给胃健康带来伤害。

7. 医生

医生自己也容易患胃病?其实这一点也不奇怪,医生的工作性质,决定了他们常常吃不上饭,吃不好饭。医生是一个特殊的职业,同时也是一个胃病的高发人群,尤其要注意。

总的来说,针对上述这些职业,我们虽然无法改变其工作环境,但还是要努力将其对身体的危害降到最低。平时能尽量规律饮食就规律饮食,而工作中也要注意劳逸结合,最后还要学会合理有效地处理自己的情绪,即使处于紧张的环境中也要试着保持开朗乐观的心情，积极地去面对下一个挑战。

白领要格外小心胃病

作为都市的一份子，白领们匆匆地穿梭于家与工作单位当中，为了生活而努力奋斗着，他们可能外表较普通劳动者更为光鲜，可是光鲜背后同样也有着隐痛的一面。若不信，去看看他们的胃就知道答案了。

目前，城市白领患胃病的情况越来越普遍。据成都胃病医院业务副院长温育敏医生介绍说，20世纪90年代成都胃病医院诊治的病人以中老年患者居多，进入2000年以后，以白领人群为主的年轻胃病患者逐渐多了起来。而一项针对北京、上海、广州外企白领进行的胃健康调查也显示，白领胃病患病率居然高达24%以上，并且这一状况仍有愈演愈烈的趋势。

总的来说，白领成为胃病高发人群的原因不外乎工作压力和不良的饮食生活习惯两个方面。

大量的公司白领环境压力大，他们常常面临的都是高竞争、高强度的工作，再加上工作节奏快，所以身心压力无法得到及时释放。而胃酸分泌和人的精神状态是有着很大关系的，处于精神压力下时，胃酸往往会分泌过多，如果长此以往都得不到调整，那么各种胃不适的出现就只是早晚的事了。

至于饮食习惯方面，对于白领们，根据不同的生活习惯，常可以分为以下六族：加班族、驾车族、消夜族、看碟族、瘦身族、嗜辣族。这几族各自代表着一种非常不利于胃部健康的生活习惯。

具体来说，加班最容易造成的是晚餐不定时，工作与休息的界限被打乱。生物钟紊乱带来的最直接的后果就是胃酸分泌过多，而胃酸过多是引起胃部不适、疼痛、恶心、腹胀等不适的重要原因。

驾车族最容易患上胃肠型神经官能症。究其原因主要在于本身一天的工作就已经够紧张的了，而如果上下班遇上堵车更容易产生焦躁情绪，这些不良情绪可使胃黏膜的保护作用减弱，导致胃溃疡等疾病的产生。

消夜族最容易遇到的是胃得不到及时休息的问题。这样，即使很晚也得不断地分泌胃酸来消化食物，这样天天迫使胃加班的后果一直就是容易引发胃溃疡。且胃黏膜在受刺激后容易产生二氧化碳，很可能会导致胃酸反流；再加上消夜族的生活往往没有规律，胃肠道缺乏必要的调节，日久下来容易出现厌食、恶心、腹胀、排便不正常等状况。

对于看碟族来说，好不容易下班了，回家看个大片，让身心都放松一下，可谓是无与伦比的享受。不过问题就出现在这"放松"二字上。一般为了放松，通常都是躺着坐着都无所谓，而且除尽可能舒适外，还常常边吃零食边看，如此分心地吃东西很容易造成消化不良，而且边吃边看常常很容易就吃下过量食物，影响胃酸的正常分泌，久而久之可导致胃病。

与看碟族追求惬意的享受不同，瘦身一族常常可以为了保持身材而苦修苦练，甚至一天不进半粒米也在所不惜。然而一味的节食减肥，很容易造成胃肠道消化功能紊乱，身体营养得不到充足的补充，最终也会受到胃病的困扰。

对于嗜辣一族来说，职场的一切压力都可以通过吃辣来得到释放，然而压力倒是释放了，可释放到的地点不是别处，正是自己体内的胃。过多的辣椒会对胃肠黏膜产生强烈的刺激，使其充血、水肿，甚至糜烂、溃疡。另外，食辣还会增加胃液的分泌，并使胃肠道的蠕动加快，从而容易引起胃疼、腹泻等情况。

由此说来，外表光鲜的白领如果不注意日常生活的调整、规律自己的饮食作息，光鲜背后隐藏的就可能是各种或轻或重的胃部疾病。工作重要，生活同样重要，如果将工作中的情绪带到饭桌上，甚至通过饮食来发泄工作压力，那么身体可就要有怨言了。

胃病也会引起并发症

在疾病的治疗过程中，如果护理治疗不当，就容易造成引发其他疾病或症状的可能，这种情况下，一般就把后引起的疾病称为前一种疾病的并发症。由于胃病的病情是发展变化的，各种类型胃病之间也存在着一定的相互联系，因此如果治疗不及时或不得法，或者受到情志、饮食等因素的影响，以及因治疗其他疾病而长时间服用某些药物等，都能导致胃病加重或并发新的胃部病症，使几种胃病同时出现。

这里，介绍一下胃病可能出现哪些并发症。

1. 慢性胃炎并发胃溃疡

对于胃炎患者来说，如果不注意饮食、情绪等因素，或者由于职业、吸烟、遗传等原因，都可能造成胃炎加重进而发展为胃溃疡。

另外，幽门括约肌功能紊乱或胆汁反流等也可能造成胃酸分泌增多，破坏胃壁黏膜屏障，进而在胃炎的基础上进一步形成溃疡。

2. 消化性溃疡并发上消化道出血

在消化性溃疡病患者中，并发上消化道出血的病例占15%~30%。如果溃疡病治疗不及时，或暴饮暴食、酗酒、劳累过度以及不合理用药等，都可能导致病情加重，溃疡面增大，进而使得血管受到溃疡地侵蚀、破坏而破裂出血。在这种情况下，病人在出血前一般会有胃脘疼痛或疼痛加剧的症状，但出血后疼痛症状往往减轻甚至消失。

3. 消化性溃疡并发急性穿孔

胃及十二指肠溃疡的另一种常见的并发症是急性穿孔。

急性穿孔是指溃疡深达肌层及浆膜层而突然穿破胃壁，导致胃或十二指肠液流入腹腔，而造成弥漫性腹膜炎。如果病人本身就患有溃疡病，再加上突然饱餐或进食粗糙食物，或做了易引起腹压骤增的动作，如剧烈咳嗽等，这时就可能引起急性穿孔。

4. 幽门梗阻

总体说来，很多胃部疾病如胃炎、胃溃疡、胃黏膜脱垂等都能引起幽门梗阻。幽门梗阻病人因幽门过于狭窄，造成食物通过困难，症状上常常表现为食后胃胀痛及呕吐，尤其到后期严重时，基本以呕吐为主要症状。且这种呕吐多为自发性，呕吐量大，吐出物多为积存的食物，甚至有1~2天所吃的食物。呕吐时间清晨及上午较为少见，因晚上胃内累积的内容物逐渐增多，所以一般以下午或晚上多见。

5. 胃切除后并发胆汁反流性胃炎

据调查，胃切除术后的慢性浅表性或慢性萎缩性胃炎的发病率可达 95%，其中大多数可能与胆汁反流有关。其原因主要是在于胃切除术后，幽门功能变得不完全，因而使得胆汁容易反流到胃部，损伤胃黏膜，进而引发胃部炎症。

6. 胃癌

胃癌是胃部疾病中最严重及不易治愈的顽症之一。如果胃病患者不留心，很多胃部病症很有可能引起癌变的。

常见的如胃息肉，因为胃息肉本身就属于腺瘤，所以更易演变为腺癌。有调查表明，20% 的息肉有向癌移行的倾向，尤其多发息肉及息肉直径超过 2 厘米或表面凹凸不平者其恶变率更高。另外，胃溃疡也是常见的易引起癌变的疾病之一，据国内有关资料报道由胃溃疡恶变为癌的发病率约为 5%。最后，慢性萎缩性胃炎患者如果平时不注意日常养护，一般在多年之后，也可能发生癌变。

胃病治疗都有哪些讲究

胃病的种类繁多，相对而言，胃病的治疗方法也不尽相同，面对这么多的治疗方法，我们都该注意些什么，讲究些什么呢？

总的来说，治标兼治本是治疗胃病的大原则。此外，治疗时还要兼顾到治胃、护胃、养胃、杀菌等方面。这样才能既有效地控制病情，又可避免日后的复发。

如果从胃病具体的进展来看，又可分为早期和中晚期两个阶段。

（1）如果是胃病早期，此时胃病症状还不明显，病情较轻，在这样的情况下，我们最好采取较为温和如食疗一类的治疗法。

胃病食疗法最重要的就是调节病人的饮食习惯，戒除掉日常生活中不良的饮食行为，培养新的健康的饮食作息。所以此时的胃病患者首先必须要遵守饮食规律，饮食不规律想要治胃病是不可能的。同时在饮食规律的基础上应少吃辛辣、油腻食物以免刺激胃肠。让胃慢慢得以舒缓过来，重新恢复活力。

（2）如果已经到了胃病中后期，这个时候各种胃病症状都会有比较明显的表现，通过各项检查就可以检查确认。此时及时就诊、谨遵医嘱、积极配合医生进行治疗是最重要的。千万不要自以为身体棒，一点点小病不要紧，从而拖延病情，这样除了加重病情外，对身体没有任何好处。这时食疗法只能作为辅助治疗，不过这并不是说可以不注意饮食，只是说到了胃病中晚期仅仅通过饮食调节已经不能够达到治愈疾病的目的了，无论在什么时候注意饮食都尤为重要。

胃病患者，最需要自己照顾自己，生活中事无大小，一切都要以养胃护胃为原则，无论是饮食作息还是情绪调养、用药运动都得从自己的胃部状况出发。看上去的确有时显得小心翼翼，但唯有如此，才能换来早日的康复。

胃病常用检查有哪些

随着医学技术的进步，各种各样的检查器械、检查方法常常会令人头昏脑胀，胃病患者往往会在做了某个检查之后，又被通知做另一个检查确认。撇开在医院各层里跑来跑去不说，更由于不了解这些检查，患者心里也常会存在着一种不安全感。那么胃病常用的检查有哪些呢？这些检查都有一些什么情形呢？

下面就让我们来一次性了解一下常见的胃病检查以及其各自的特点吧！

1. 物理检查

通俗讲就是医生根据患者症状进行的身体检查，包括望诊、触诊、叩诊、听诊。通过物理检查，医生会对疾病做出一个初步的判断，对疾病发生的部位、范围、性质、特点等有所了解，以便指导进一步检查的项目。

2. 胃液分析

胃液分析是一种诊断胃病最古老而又最常用方法。它是指抽取胃液进行有关指标（如胃酸）的测定和检查，从而判断胃液是否正常。胃液分析主要包括一般性状检查、化学检查和显微镜检查三项内容。

做胃液分析检查时，需保持空腹，然后将胃管从鼻腔内插入，经食管，到达胃腔，抽取胃液，因此可能会给患者带来稍许不舒服。不过随着其他更为进步的检测方法的普及，胃液分析已经较少使用了，但它仍是胃分泌功能的客观指标。

3. 碳-14呼气试验

碳-14呼气试验的主要意义是用于检测有无感染幽门螺杆菌。

其检测仪器为碳-14呼气检测仪，检测时，患者需空腹状态下，先用约20毫升凉开水口服一粒碳-14尿素胶囊，然后静坐25分钟，接着用一次性吹气管向二氧化碳吸收剂中吹气，最后将吹完气的样品交给医生做检测就可以了。测定结果若碳-14正常值小于100则为阴性，大于100则为阳性。

碳-14呼气试验的优点在于简便且整个过程无痛苦，但其不足之处也很明显，即只能了解幽门螺杆菌的情况，若要了解别的情况如水肿、充血、糜烂等则需借助于其他检测。

4.X线钡餐检查

X线钡餐检查又叫X线钡餐造影。检测时，患者需在空腹的状态下口服硫酸钡充盈剂，一段时间后造影剂通过消化道的蠕动，将会充满整个消化道，这时利用X线透视，就可以将胃的轮廓清楚地显示出来。

一般利用X线钡餐检查能够诊断胃、十二指肠溃疡、胃穿孔、胃出血及幽门梗阻等多种疾病。

其优点在于，可以详细了解消化道内各器官的体征。不足在于一般情况下，只能对病变作定位诊断即知道某处有病，而不能作定性诊断，不知道病变是何种性质。对于慢性浅表性胃炎、十二指肠炎及慢性结肠炎等轻微病变，不易察觉，漏诊率高。另外，服用造影剂可能会让患者感到稍许不适。

5. 超声检查

超声检查主要是在患者空腹的状态下，利用超声的脉冲反射确定深部组织有无病变，对腹部肝、胆、胰、脾等实质性脏器的病变有较高的诊断价值，对具有明显肿块的胃癌也有一定的诊断价值。

其优点在于不会给患者带来痛苦，但由于胃与肠是空腔器官，在超声反射中是无回声的，而胃肠的主要病变，如肿瘤与溃疡也同属无回声或低回声，所以检查时无法产生明显反差。因此，对黏膜缺损很小的溃疡，超声检查很难发现，并且也发现不了早期胃癌。

6. 胃镜检查

胃镜检查，主要是在患者空腹的情况下，将一根纤状管由口腔直接伸入患者胃体内，纤状管末端的探头可以直接拍摄胃内的表面情况，以方便了解胃、食管、十二指肠的具体病情，同时还可以进行摄像、录像、活组织检查、细胞学检查、细菌学检查、黏膜染色检查和息肉切除、电灼、微波、激光、氩气刀、药物注射、局部化疗、异物取出、胰胆管造影等，是目前胃病检查中比较直观、可靠的检查方法。

其不足在于过程中可能会给患者带来稍许不适，优点是胃镜检查已经是目前最准确最先进的一种检查，并且集检测与治疗为一体，一些小型手术也可以通过胃镜直接完成。

在了解了以上几种常见的检查之后，相信你应当已经对胃病检查做到心中有数。这样以后再去医院做胃部检查时便会从容镇定，不再惊慌失措了。其实如果平时多留心收集一下这些小知识的话，无论是对患者本人还是对患者家属，都是非常有帮助的。

胃镜，检测治疗胃病的好帮手

提到胃镜，大家可能并不陌生。每当上消化道病变无法确定时，医生都会让患者先做个胃镜查一下。但是，对于这种最常见的胃病监测器具或方法，你到底了解多少呢？

我们一般说的做胃镜检查，指的是一种医学检查方法，它主要是将一条纤细、柔软的管子伸入胃中，因而医生借此可以直接观察食管、胃和十二指肠的病变，尤其是微小的病变。另外，胃镜也是对这种检查使用的器具的称呼。目前，由于胃镜检查能直接观察到被检查部位的真实情况，更可通过对可疑病变部位进行病理活检及细胞学检查，以进一步明确诊断，所以是上消化道病变的首选检查方法。

不过，近年来，胃镜也在随着医学和工业技术的进步不断改进，其作用也从单纯的诊断手段发展到如今应用胃镜对临床疾病进行微创或无创治疗，由此使许多原来需要进行手术治疗的上消化道疾病可以得到治疗。比如胃镜下息肉手术，就是通过在胃镜的直视下，用高频电刀直接将息肉切除，不仅完全免除了以往的开刀之苦，还有效地避免了息肉产生恶变。而且一般一次胃镜手术耗时在十几分钟左右，既减轻病人痛苦和经济负担，又节省了不少时间。

总结来说，胃镜主要具有两方面的功能：一是检测，二是进行微型手术治疗。那么都有哪些病人需要做胃镜，或者哪些情况下可以用到胃镜治疗呢？一般来说，有以下几种情况。

（1）怀疑有食管、胃及十二指肠疾病，但是即使做了全面的检查（包括 X 线检查）

也还没能得到确诊的情况下需要做胃镜。

（2）胸骨后疼痛、烧灼感及吞咽困难，怀疑有食管疾病的患者可以通过胃镜来确认。

（3）需要观察食管、胃及十二指肠溃疡愈合情况，以鉴别其良恶性时。

（4）对于怀疑有食管癌和胃癌的患者，胃镜可提高诊断准确率，并发现早期病历，进行治疗。

（5）对于上消化道息肉及隆起性病变，通过胃镜可以得到诊断并可借由胃镜进行治疗。

（6）上消化道大出血的患者。胃镜急诊查可确定病因，并进行治疗。

（7）上消化道慢性炎症，需借助胃镜检查诊断；对慢性萎缩性胃炎伴肠上皮化生或不典型增生，可经胃镜诊断及随时观察情况。

（8）胃手术后的患者如果发现可疑症状，可以通过胃镜发现病变并随时观察病变情况。

总之，除以上这些具体情况外，相信胃镜的用途以后还会越来越广。作为一种可靠安全、简便有效的检测及治疗工具，胃镜的发展不仅代表着人们与胃病抗争的进步，最重要的还是进一步方便了胃病患者的治疗，给众多胃病患者提供了更有效的治愈之路。

不要小瞧胃黏膜活检

一般来说，胃镜检查几乎可以算是目前最准确有效的胃病检查了，可是很多时候，尤其是对胃溃疡患者而言，为什么了做了胃镜检查后还要顺便做个胃黏膜活检呢？胃黏膜活检是什么？又有什么用？相信是很多对胃黏膜活检了解不多的患者的疑问，那么，我们就来一起看看答案吧！

胃黏膜活检，指是在做胃镜检查时，用活检钳钳取胃黏膜组织，然后再对取得的黏膜组织进行进一步的检查。因为胃镜检查一般只能观察到胃部的颜色、形状、大小以及发现坏死组织，这时如果辅以胃黏膜活检就能进一步获得局部病变组织的病理学诊断，有助于防止误诊及漏诊的发生。

一般而言，胃黏膜活检的取材方法有两种，一种是直接针对在内窥镜下可见的病变部位取材；另一种是在直视下胃黏膜病变不明显时采取常规取材，一般以选取胃黏膜特定的四个点或六个点为宜。

现在我们已经知道了胃黏膜活检有助于进一步更精确地诊断，但具体内容都有哪些呢？让我们接着往下看。

1. 鉴别有无细菌或寄生虫感染

如对于最常见的幽门螺杆菌。如果仅凭胃镜观察是不可能确定其到底存在还是不存在的，但只要从胃内取一小块黏膜，放入一种特制的诊断盒中，30分钟后便可确定有无幽门螺杆菌感染了。

2. 判断胃溃疡是良性还是恶性

胃溃疡有良性、恶性之分，一般情况下，通过胃镜对溃疡大小、深浅、颜色、形状、有无污浊物及坏死，以及溃疡周围情况地观察，就可以区别出来。恶性溃疡又可分为两种，一种是溃疡癌,是由胃溃疡发生癌变而来;另一种是溃疡型胃癌,是由于癌肿本身坏死形成的溃疡。如果要进一步确诊到底是属于哪种恶性溃疡就需要借助胃黏膜活检。

3. 跟踪复查,尽早发现癌变

通过胃黏膜活检,可以确定患者的胃黏膜有无肠上皮化生和异型增生(又称不典型增生),而这两种变化都属于胃癌主要的癌前病变。

跟踪调查的结果显示,在胃溃疡患者中,发生癌变的可能性约为2%。但是溃疡癌变是一个相对缓慢的过程,特别是在癌变早期即尚未形成明显肿块等典型特征时,往往仅有溃疡边缘黏膜颜色的轻微改变。不过如果此时对溃疡周围的胃黏膜做病理检查,医生就可能发现肉眼无法确定的早期胃癌,有助于及时进行治疗。

4. 确诊其他肉眼难判断的疾病

由于胃黏膜活检的精确性,因此一些不易通过肉眼观察判断的胃部疾病如慢性萎缩性胃炎等,大部分都可通过胃黏膜活检来诊断。

总之,可以说胃黏膜活检以其诊断的精确性而著称,在诊断胃部疾病尤其是及早发现胃癌方面有着重要的作用。同时由于其可跟踪进行,不仅有助于及时了解病人的病情进展,而且也给科研人员提供一定程度的便利。

哪些疾病易被误诊为胃病

在临床治疗上,因为某些疾病与胃病的症状相类似或者疼痛部分相接近,导致相互误诊的情况时有发生。下边我们就来看看胃病都容易与哪些疾病相混淆,以便做到未雨绸缪,心中有数。

1. 贫血与萎缩性胃炎

贫血,尤其是巨幼细胞性贫血,在临床上常被与萎缩性胃炎相互误诊。因为巨幼组胞性贫血患者常常因腹泻、消瘦、腹胀、腹痛等症状就医,而且通常会带有慢性胃炎、慢性结肠炎、胃溃疡等病史,所以一旦没有诊断全面,就很容易被误诊为消化道疾病。

误诊原因:因受萎缩性胃炎的影响,慢性萎缩性胃炎患者对于食物中铁的吸收能力变弱,由此容易造成贫血,甚至并发恶性贫血或者缺铁性贫血。而贫血患者也常会表现出食欲不振、腹胀、心窝胃脘部不适、恶心、便秘等症状。

2. 咽炎与反流性食管炎

咽炎主要指的是咽部黏膜、黏膜下组织的炎症,常为上呼吸道感染的一部分,依据病程的长短和病理改变性质的不同,可分为急性咽炎、慢性咽炎两大类。其主要症状是咽部不适、有异物感、吞咽困难等。

而反流性食管炎则主要是由胃、十二指肠内容物反流入食管引起的食管炎症性病变,主要源自胃部疾病。其主要症状是反流、烧心。

误诊原因:反流性食管炎的症状表现复杂多样,患者如果出现不明原因的失眠、顽固性慢性咳嗽,成年后出现哮喘(非过敏体质)和胸骨后不适,在其他科室久治不愈,就得留心一下是不是胃食管反流所导致的了。

3. 胆石症与一般胃病

胆石症主要是由于胆管或胆囊产生胆石而引起的胆道疾病。按发生部位可分为胆囊结石、肝外胆管结石和肝内胆管结石三种，其中以胆囊结石最为常见，约占全部结石的50%。

误诊原因：由胆石症引起的胆囊及胆管炎症多表现为心窝部或右肋下有不适感及不规则的隐痛，有时还可能出现嗳气、腹部饱胀感等类似于胃病的相像症状，并且常因饮食不当或进食油腻等情况而加重。因此易被诊断为胃病。

4. 肝胆系统恶性肿瘤与一般胃病

误诊原因：常见的肝胆系统恶性肿瘤有肝癌，尤其是左叶肝癌、胆总管癌和胆囊癌等都会出现类似于胃病的各种症状，如纳差、乏力、黄疸、上腹部饱胀等。

5. 胰腺疾病与一般胃病

误诊原因：慢性胰腺炎的临床症状主要表现为腹痛反复发作且多顽固，且疼痛部位多出现在左上腹或上腹，并向背腰部、左肩放射。同时慢性胰腺炎和胰头癌患者也往往有心窝部隐痛、恶心呕吐等症状。

6. 心肌梗死与一般胃病

心肌梗死是冠状动脉闭塞，血流中断，致使部分心肌由于持久性严重缺血而发生局部坏死的一种疾病。发病时，主要表现为剧烈而持久的类似心绞痛的前胸痛、心悸、气喘、脉搏微弱、血压降低等。

误诊原因：心梗时不一定都会有心前区绞痛，有时仅仅表现为胃部疼痛或心窝部不适，并伴有恶心、呕吐。

以上这些肝、胆、胰腺等部分的疾病常被误认为胃病的主要原因在于，除了胃及十二指肠外，肝左叶、胰腺、胆总管、胆囊和心脏等器官都紧贴或临近心窝部，因此当"心窝"疼时，指的可能就不仅仅是胃及十二指肠的问题，也可能是由其他临近部位的器官病变造成的疼痛。

胃黏膜脱垂是怎么一回事

我们都知道，胃黏膜具有保护胃壁不被胃液消化掉的重要功能，是胃内部的一道天然保护膜。然而在某些特殊的病况下，这层黏膜也会出现脱垂的情况，这在临床上专门被称之为胃黏膜脱垂症。

胃黏膜脱垂症主要是由于异常松弛的胃窦部黏膜，逆行突入食管或向前通过幽门管脱入十二指肠球部所造成。一般情况，以下情况都可能引起胃黏膜脱垂症：

（1）当胃窦部分有炎症时，黏膜的结缔组织会变得松弛，再加上胃黏膜和黏膜下层出现的水肿、增生、肥厚等情况，容易形成冗长的黏膜皱襞。此时如果胃蠕动增强，那么黏膜皱襞就很易被送入幽门而形成胃黏膜脱垂。

（2）如果黏膜肌层功能不良，在胃窦收缩时不能使胃窦黏膜保持正常的纵形皱襞，反而呈环形卷起，也容易导致被收缩的胃窦推送入幽门而形成胃黏膜脱垂。

（3）当恶性病变浸润黏膜时，也会造成黏膜增生冗长，丧失正常胃黏膜的活动性。

随着胃蠕动的增强，肥大的黏膜就很可能被当作异物挤出幽门管，导致胃黏膜脱垂。

（4）当胃的解剖异常时，即胃窦存在一层黏膜隔，阻止了黏膜的逆行蠕动，也容易产生此病。

（5）精神紧张、烟酒咖啡刺激、化学因素和机械性刺激等因素都可引起胃的剧烈蠕动，进而导致胃黏膜脱垂。

（6）另外本病常与胃及十二指肠炎症并存，但它们之间的关系还有待进一步研究。

相比较而言，胃黏膜脱垂症多见于30~60岁男性，症状可轻可重。据相关调查，轻者大概占总患者的三分之一左右。对于这部分患者，胃黏膜脱垂后基本上可以自行复位，临床上并没什么症状表现，或者即使出现也不过是腹胀、嗳气等一类不容易被注意的症状。但若严重时，即在部分胃黏膜脱入幽门而不能立即复位的情况下，就容易出现中上腹隐痛、烧灼痛甚至绞痛，并可能向后背部放射，并且常伴有恶心、呕吐等症状。而且症状的出现常与患者体位有关，如右侧卧位时容易发生，左侧卧位时则较少，甚至不发生。另外也可能出现上消化道出血。

总结说来，也就是胃黏膜脱垂的病人一般并无特异性体征来识别。只有很严重的脱垂病人，我们才可能有时会在幽门部摸到一个柔软的肿块。另外其疼痛与体位的关系也可作为识别胃黏膜脱垂的一大特征。不过如果当患者怀疑有胃黏膜脱垂时，可到医院采用X线摄片作出诊断。

最后，我们再来看看假如确认患上了胃黏膜脱垂症，该如何配合治疗。

（1）注意饮食，少吃多餐，并戒烟酒，尽量避免刺激性食物。

（2）注意体位，患者应尽可能采用左侧卧位，避免右侧卧位。

（3）有幽门梗阻者应禁食，为胃肠减压，并补液、纠正水电解质紊乱。

（4）可在征得医生同意的情况下，适当使用镇静药和抗胆碱能类药物，以抑制过强的胃蠕动进而减少脱垂机会。

总之，虽然胃黏膜脱垂症听着既不如胃炎胃溃疡一般耳熟，也不如胃癌之类的严重吓人，但如果这层保护膜一旦受损，其后果的严重性不言自明。从其病因来看，胃黏膜脱垂症一般多是由于其他胃部疾病所引起的，因此我们除了从日常饮食习惯来预防外，还要注意一旦患上胃病就该积极配合治疗，千万不要一拖再拖，这样除了会导致病情恶化外，还容易引发新的病症，致使治疗愈发困难。

什么是功能性胃病

胃镜检查可谓是目前最精确的胃病检查手段，可是有一类胃病是检查也检查不出来的。不但胃镜检查，甚至胃肠钡餐造影、肝胆胰B超等各种检查也检测不到，这就是功能性胃病。

不过检查不出来并不是说它很隐蔽或很可怕，而是由于这类病本身指的就是当病人具有一系列的胃病症状，如慢性上腹痛、腹胀、反酸、嗳气、烧心、恶心、呕吐等，并且一年内累计超过12周以上，但经检查，胃及十二指肠等各消化器官均未发现器质性病变的疾病。换句话说，病人具有胃病患者的一般症状，但经检查后各部分的消化器官都好好的，在排除其他所有胃部疾病的可能之后，就可确诊为功能性胃病。

功能性胃病发病年龄多在 20~50 岁之间，病程缓慢，女性病人多于男性，尤以白领阶层居多，喜爱运动的人群中发病很少。但由于大多数人对于功能性胃病都不太了解，而医学界对这类疾病的认识也存在严重不足。所以造成很多患者被诊断为慢性胃炎等其他胃部疾病，致使病人长期服药，造成了很大的经济损失，也加重了患者的心理负担。

一般来讲，功能性胃病的发生多和精神上的因素有关，所以除胃部病症外还可能伴有失眠、焦虑、抑郁等其他功能性症状。具体说来，环境、遗传、饮食、情绪等多种因素都可能引发，因此对于功能性胃病的治疗，尤其需要密切关注心理问题。另外，一些不良的生活习惯也可能引发功能性胃病。比如一旦腹泻或是便秘就立即吃止泻药或泻药，长此以往，也会容易导致功能性胃病。

由于功能性胃病的特殊性，所以在其治疗和防治方面都要注意身心兼治：

（1）饮食上要注意避免粗糙、油腻、刺激性食物；忌用冷饮，少食多餐，避免烟酒和咖啡等。

（2）积极参加户外群体活动，多与人沟通交流，舒缓生活和工作压力。

（3）保证生活作息规律。

（4）学会自我放松，平时可多听听轻音乐、做做按摩等。

（5）解除思想包袱，建立和恢复战胜疾病的信心，必要时可以辅以抗焦虑、抑郁药物治疗。

不到万不得已，胃不可随便切除

西医有一个很显著的特点，即身体的哪个部位病变没救了，索性一刀切除了事。而不少胃病患者因忍受不了多年的老胃病，也想着把胃切一刀，以为这样就能让胃病得到"根治"。这种想法有些太过于理想化，实际上，胃可不是那么能随便切的。而且即使切除了，也存在着不少的后续隐患。

首先，胃切除胃后，正常生理结构就被破坏了。最明显的就是胃酸和胆汁的通过路径改变，于是术后的残胃就非常容易发生残胃吻合口炎、胆汁反流性残胃炎、反流性食管炎等多种疾病。所以，哪怕胃已经被切了，新的病痛折磨可能又会伴随病人一生。

其次，患者必须长期面对一个问题，即术后复发。

以胃溃疡患者的胃切除手术为例，因为手术后正常的胃结构被破坏，功能也受到不利因素影响，新的溃疡很可能会就此形成。最常见的有吻合口溃疡、边缘溃疡、胃空肠溃疡等。吻合口溃疡多位于吻合口附近的小肠一侧，边缘溃疡主要发生于吻合口的边缘，而如果溃疡部位位于空肠壁，则称之为胃空肠溃疡。其中，以单纯性胃空肠吻合术后溃疡复发率最高，一般为 15%~35%。

术后复发溃疡与原来溃疡病的发生其基本原因是一致的，同样取决于胃酸的消化作用和黏膜抗侵蚀能力之间的平衡是否能维持。另外，也受手术方式、手术者的技术水平、病人的精神状态、饮食习惯等影响。复发的溃疡主要症状仍是胃痛，多位于左上腹部或左下胸，痛的程度甚至比术前还重，夜间痛较明显，还可伴有恶心、呕吐和消化不良，溃疡部位有压痛，X线及胃镜检查大都有阳性发现。

至于胃癌，也不是说只要把胃切了，就能一劳永逸。

一般而言，胃切除手术，大部分指的都是胃部分切除，所以胃切除后并不等于不会再发生胃癌，切除后残胃得癌的可能性仍是存在的。临床资料表明，胃切除术后，患胃癌的比例为1%~11%，占胃癌总数的0.4%~5.5%，医生将它称为残胃胃癌，简称残胃癌，一般发生在手术后5~10年，以长在吻合口胃侧和胃底贲门部为最常见。产生残胃癌的原因主要是由于胃切除后，胃丧失了正常的功能，胃黏膜的屏障作用破坏，致使致癌物质渗入到细胞内，引起糜烂、出血、溃疡、萎缩，最后逐步演变成癌。

综上所述，把胃切了，并不能根治胃病。因为即使切除了胃，患者也不得不承受术后复发与新的疾病带来的病痛。所以，当胃病为我们带来无穷的苦恼时，应该以正确的心态对待此事，尽量配合主治医生的治疗，并加强自身的调养。如此方能早日恢复健康。

什么是胃大部切除术

虽说胃不能随便切，但如果到了非切不可的时候，还是只能咬着牙上手术台。一般来说，对于胃及十二指肠溃疡的治疗多以药物止酸为主。但在应用药物治疗时应注意保持长期性和规范性，如果随便停药，就很有可能引起胃酸反跳，造成溃疡反复，甚至形成难治性溃疡。难治性溃疡如果经多次内科治疗无效，势必引发出血、穿孔、梗阻甚至癌变等并发症，这时就不得不进行胃大部切除术了。

胃大部切除术，顾名思义，就是运用手术切除胃的大部分，从根本解除大部分胃酸分泌，进而以期达到根治溃疡的效果。

胃大部切除术的方式可因病患的具体情况具体变化，基本上不出以下两种：

1. 毕罗（Billroth）Ⅰ式

毕罗Ⅰ式，主要是在胃大部切除后，将胃的剩余部分与十二指肠切端吻合。其优点在于操作简便，吻合后胃肠道接近于正常解剖生理状态，所以手术之后并发症较少。但如果十二指肠溃疡伴有炎症、疤痕及粘连时，采用这种方式就比较困难。有时为了避免胃十二指肠吻合口的张力过大，切除胃的范围不够，就容易引起溃疡复发。因此这种术式多用于胃溃疡患者，而对胃酸分泌高的十二指肠溃疡病人则不太适合。

2. 毕罗（Billroth）Ⅱ式

毕罗Ⅱ式，主要是在胃大部切除后，将十二指肠端闭合，而将胃的剩余部分与空肠上段吻合。其优点在于胃的切除多少不因吻合的张力而受限制，胃体可以切除较多。所以溃疡复发的机会较少，且由于切除后食物和胃酸无需经过十二指肠，而是直接进入空肠，所以十二指肠溃疡即使未能切除，也可因不再受刺激而愈合。因此，这种术式更适用于十二指肠溃疡患者。但其缺点也很明显，如手术操作比较复杂，且由于胃空肠吻合后解剖生理的改变较多，故而引起并发症的可能性较大，有的并发症甚至还会相当严重。

总而言之，胃大部切除是一种破坏性手术，其目的是在根治胃及十二指肠溃疡。手术前，一定要严格掌握手术指征，切胃一定要慎重。由于胃大部切除后肯定会引起胃结构功能的重大改变，很可能引起一系列并发症，所以术后如何调理也需要患者及其家人多多注意。

年轻人也要当心胃癌偷袭

一般来说，由胃溃疡癌变的情况多发生在老人身上。这就很容易给人造成一种错觉，认为患胃癌是老人们的事。殊不知近年来，年轻人患胃癌的概率也呈逐年增高的趋势。

据国外文献报道，在胃癌患者中，年龄小于 30 岁的胃癌病人占胃癌病人总数的 2%，而我国的数据则高达 7.6%。况且与老年人患胃癌相比，年轻人罹患胃癌的恶性程度高、预后差。据统计，年轻人胃癌 5 年生存率仅为 11.7%~13.8%。可见年轻人对于胃癌同样不能掉以轻心。

多数年轻人凭着自己年轻，以为一点点小病症无关紧要，可往往就是在这样的无关紧要中，将一些早期胃癌的症状给忽视了。一般来讲，以下症状尤其应当引起注意：

1. 贫血

贫血在一些饮食起居不规律、偏食的年轻人中很常见，一般情况下多数人都会自行诊断为缺铁性贫血，而懒得去医院检查。

2. 腹痛

很多年轻人对肚子痛抱着见怪不怪的心态，因为多数情况下疼痛可以能自行缓解，也就不太在意。只有情况变得非常严重后才不得不去医院就诊。而此时患者多会出现幽门梗阻，病情已被延误。因此，对于长期有腹部疼痛的病人，建议行胃镜检查，在排除癌症病变后再给予对症处理。

3. 纳差和呕吐

这在年轻女性中尤为常见，由于节食减肥、怀孕等因素的影响，大部分女性对于呕吐的出现也并没有太在意，结果当发现问题时，多已是晚期了。

4. 腹块

腹部出现明显肿块时多以表示肿瘤的晚期，一旦发现，应立即到医院确诊。

年轻人由于自己不留心，在很多时候，确诊时大多已到了胃癌晚期。就拿初期常出现的呕吐和出血来说，一般呕吐都会被直接忽视，至于出血，很多时候都被当作了缺铁性贫血治疗。

另外，除了自己外，家长和医生也是导致年轻人胃癌发现迟的重要原因。由于很多家长没有相关的知识，很多时候只是凭自身经验认为孩子的贫血、腹痛等症状是"小毛病"，随便买点药，只有到了病情很重时，才来医院就诊，但为时已晚。而有的医生在接诊年轻病人时，往往仅凭经验用点对症处理的药物，甚至懒得做腹部体检，也未提醒病人做胃镜检查，等到发现了转移病灶或出现幽门梗阻时，才会想起寻找原发病灶，直接延误了病情的诊断。

由于以上原因，造成了年轻胃癌患者的预后要比老年人差很多：就诊时间晚，肿瘤恶性程度高，手术切除率仅为 20%~26%，5 年生存率则低至 11.7%~13.8%。由于胃癌的早期诊断直接关系到生存率，所以年轻人切不可大意，一定要留心自己的身体状况，有什么不适症状最好还是尽早上医院检查，千万不可当作没看到或硬扛着，否则等发现时追悔也莫及了。

年轻人患胃癌的特点

我们来总结一下年轻人胃癌的一般特点，好给大家一个更全面的把握，方便平时的自我诊断。

一般总结说来，年轻人的胃癌常具有以下特点。

1. 发病率逐年增高，且女性发病率大于男性

据统计，一般胃癌发病的男女比例为 2.3∶1~3.6∶1，在年轻人当中，胃癌发病的男女比例则为 1∶1.3~1∶2.6，基本上倒置过来了。不过，产生这个比例的原因到目前为止还没有确切的结论。有专家认为跟女性内分泌系统有关。因为在 30 岁以下这个年龄层，激素水平是男女之间最重要的区别。在同样的氛围、同样的环境、同样的遗传条件下，女性内分泌系统的紊乱状态，可能是促进女性胃癌发生的重要原因。另外，还有相关发现显示，女性胃癌患者中有相当一部分也同时患有乳腺癌。至于两者之间是否存在联系，目前还处在研究状态。

2. 症状不典型

年轻人胃癌前期的症状多为腹部隐痛不适、消化不良、食欲减退，因此不容易被注意，常会被直接误诊为消化性溃疡或胃炎。特别是对于妊娠期的女性来说，更容易被当作妊娠反应。

3. 常伴有贫血、出血症状

年轻人胃癌由于恶性程度高，生长迅速，所以极易导致癌症周围血液供应不足，形成溃疡，并导致上消化道出血、穿孔，或直接呕血，排便带血等。而在此病出现早期则更多地表现为贫血。

4. 病程短

年轻人胃癌还有着病程短、进展快、转移早的特点。很多病人在确诊时已发生转移，并很快出现恶化。据统计，80% 的患者病程仅为一年，且年龄越小，病程越短，病程最短者仅为半年。

5. 手术切除率低，预后不良

年轻的胃癌病人因为早期并无特异症状，就容易导致就诊晚，发现得也晚，大多数病人确诊时已为中晚期，已经失去切除根治机会。又因年轻人胃癌多为未分化和低分化腺癌，恶性程度高，且即使手术切除，与一般的高发年龄段胃癌患者相比，年轻的胃癌患者的预后也并不乐观。

年轻人患胃癌的概率越来越高的原因，目前基本上还是集中在生活习惯、精神压力、环境质量影响等方面。虽然听上去非常笼统，而且还是一些老生常谈的观点，但实际上也为我们敲响了警钟。尽管这些日常因素看似简简单单，但也不可马虎了事，否则将可能付出无法估计的健康代价。

胃癌早期都有哪些征兆

既然胃癌很可怕，那胃癌早期会有哪些症状，以便人们及早发现及早治疗呢？一般情况下，胃癌早期有以下征兆。

1. 胃痛

胃部不适、隐痛是早期胃癌最常见的症状。多数胃癌病人发病初期都有上腹部不适如膨胀沉重感，或心窝部隐痛的表现，且疼痛常常捉摸不定，无明显规律。另外疼痛时还可能伴有反酸、上腹部闷胀等症状，但在服用一般胃药后都可得到暂时缓解，所以常常不易引起重视。

2. 食欲减退、消瘦

如果病情继续发展，患者还多会出现饮食无味、食欲减退，饱腹感强烈、腹痛等症状。因此当有患者自动限制日常饮食时，他们就会出现消瘦、体重减轻、体质下降、乏力等情况。

3. 恶心、呕吐

早期可能仅有食后饱胀及轻度恶心感，但随后可能会因肿瘤引起的梗阻而明显加重。如贲门部肿瘤开始可导致出现进食不顺，之后可逐步发展为吞咽困难和食物反流。而胃窦癌的进一步发展则会产生幽门梗阻，进而出现呕吐症状。

4. 出血、黑便

胃癌早期时也会出现胃内小量出血的症状，此时一般表现为大便潜血阳性，但如果出血量多，就可能出现呕血和黑便。无胃病疾患的老年人尤其需要注意，一旦出现黑便更应警惕胃癌的可能。

5. 其他症状

胃癌早期患者也可能出现腹泻、便秘、下腹不适等症状，但很多人往往会因为这些症状过于普通，且又不属于胃癌常见征兆而将之忽视。

总结以上五类症状来看，虽说是征兆，但还是不得不感叹一下：它们的确太普通了！所以，在多数时候，人们不会把它们与胃癌想到一起。特别是对于忙碌的现代人来说，常会因为自身的忙碌而不顾及身体的感受，以至于多数胃癌患者被确证时大多已到中晚期。因此，尽管平时工作再忙，最好每年定期做一下全面体检，尤其是如果经常出现胃部不适，千万不要怕麻烦，一次检查透彻最保险。

慢性胃炎会引起胃癌吗

在这个谈癌色变的时代，病患们最担心的莫过于某某病会不会引起癌变这个问题了。这里我们就为你具体说说慢性胃炎和胃癌之间的关系及病变可能。

就慢性胃炎来讲，可分为慢性浅表性胃炎和慢性萎缩性胃炎两种。对于慢性萎缩性胃炎是否能引发胃癌，医学界一直存在多种观点。不过大多数医生及病理学家都认为，胃癌与萎缩性胃炎有关。早在1978年，世界卫生组织已把慢性萎缩性胃炎同恶性贫血、手术后残胃、胃息肉、胃黏膜肥厚症一起称为五个癌前疾病之一。不过如果要说直接演变，则不管是慢性浅表性胃炎还是慢性萎缩性胃炎，都不会直接演变为胃癌。

那么为什么会说胃癌与萎缩性胃炎有关呢？

一般来讲，胃炎患者起初多是由于情绪、饮食、病菌感染、十二指肠液反流等因素造成浅表性胃炎，但如果不注意治疗，则可能进一步发展为萎缩性胃炎。浅表性胃炎并不伴有胃黏膜的萎缩性改变，黏膜层以浆细胞及淋巴细胞等慢性炎症细胞为主，但如果发展成了萎缩性胃炎，胃黏膜的损伤就会进一步增大，并出现萎缩症状等。在这一发展过程中，胃壁细胞损害、胃酸分泌减少，胃内 pH 值升高、细菌大量繁殖、由食物中摄入的硝酸盐被还原为亚硝酸盐等都可为胃癌的发生埋下基础。特别是如果长期摄入硝酸盐过多，导致亚硝酸盐等致癌物质不断在体内积累，最终就可能致使胃癌的发生。

除了饮食上的影响外，另一种更为常见的致癌因素是不典型增生。不典型增生也被称为"癌前病变"。虽然萎缩性胃炎并不会直接演变为胃癌，但胃黏膜在长期的损伤修复中可能会发现一些病理改变，如不典型增生。

根据不典型增生在组织、细胞形态结构上与正常组织的差异，可将其分为轻、中、重三个等级。其中，大多数的轻、中度不典型的增生经过治疗后可出现逆转，而重度不典型增生最接近胃癌，好转概率一般比较低。如果出现重度不典型增生，那么很可能在一段时间后发展转变为典型的胃癌。

总结起来，即慢性胃炎虽然与胃癌没有直接关系，但其中却也存在着一条"浅表性胃炎－萎缩性胃炎－不典型增生－胃癌"的癌变可能性。相对来说，浅表性胃炎是最容易且可治愈的，所以患者最好还是在患病初期就争取一次性治愈成功，以防之后的恶化癌化出现。

慢性萎缩性胃炎的诊断

慢性萎缩性胃炎是指胃黏膜已经发生萎缩性改变的慢性胃炎，其中又可分为多灶性萎缩性胃炎和自身免疫性胃炎两大类。前者多由幽门螺杆菌感染引起的慢性非萎缩性胃炎发展而来，以胃窦为主，在胃内呈多灶性萎缩；后者多由自身免疫引起的胃体胃炎发展而来，萎缩性改变主要在胃体。

诊断慢性萎缩性胃炎，不仅需要结合临床表现，更主要的是需借助一系列的辅助检查，特别是胃镜检查及胃组织检查等，下面就系统介绍一下慢性萎缩性胃炎的诊断依据。

1. 症状和体征

临床上，大多数患者可能会出现上腹部灼痛、胀痛、钝痛或胀满、痞闷等情况，尤其在饭后更为明显，同时还可伴随食欲不振、恶心、嗳气、便秘或腹泻等症状。病情严重的患者甚至可能出现消瘦、贫血、脆甲、舌炎或舌乳头萎缩等症状，少数胃黏膜糜烂者可伴有上消化道出血。

萎缩性胃炎的临床表现与大多数消化系统疾病所引发的症状其实并无大差异，而且与病变程度并不完全一致，甚至有些慢性萎缩性胃炎患者在临床上并无什么明显症状。

2. 胃液分析

通过胃液分析，慢性萎缩性胃炎患者一般都有胃酸降低或缺失的情况。

3. 胃蛋白酶原测定

胃蛋白酶原由主细胞分泌，但患有慢性萎缩性胃炎时，患者的血及尿中的胃蛋白酶原含量减少。

4. X 线检查

气钡双重造影可以显示胃黏膜的细微结构，有利于慢性胃炎的诊断。

5. 免疫学诊断

内因子抗体，壁细胞抗体，胃泌素分泌细胞抗体，血清胃泌素等检测都可作为慢性萎缩性胃炎的辅助诊断。

6. 胃镜检查及活检

胃镜检查及活检是诊断慢性萎缩性胃炎最可靠的方法，可对病变部位、萎缩程度、肠化生及不典型增生的程度等都做出明细判断。

相对于普通健康人来说，慢性萎缩性胃炎患者的黏膜失去正常橘红色而代以灰色、灰红色或灰黄色，严重的可呈灰白色，且失去光泽，同时黏膜变薄，皱襞细小，在变薄的黏膜上还常出现斑点状或块状凹陷，周围界限不清。另外，还可见到血管显露及黏膜粗糙。

总而言之，在上述几种诊断方法中，最基本、最主要的诊断方法还是胃镜检查和胃黏膜活体组织检查，其中由以胃黏膜检查更为重要。同时，因为慢性萎缩性胃炎的体征并不具有特别明显性，所以如果当怀疑患有慢性萎缩性胃炎时，最好还是通过胃镜检查即黏膜活检来确认一下。

如何治疗慢性萎缩性胃炎

对于慢性萎缩性胃炎的治疗来说，根据其发生的不同原因采取不同的措施，是最基本的治疗原则。一般来讲，目前可知确定引发慢性萎缩性胃炎的原因主要有幽门螺杆菌感染、长期的消化不良、自身免疫力差及异性增生四种。下面就分别针对这四种情况来谈其治疗要点。

1. 根除幽门螺杆菌

对于由幽门螺杆菌引起的萎缩性胃炎来说，根除幽门螺杆菌为主要的治疗重点。临床治疗上采取的一般措施是联合用药，以 7~10 日为一个疗程，理想的话，幽门螺杆菌根除率可达 90%。一般来说，这种治疗方法对于伴有胃黏膜糜烂、萎缩及肠化生、异型增生，消化不良，胃癌家族史的胃炎患者都可使用。

2. 抑酸抗酸，增强胃肠动力

对于由消化不良引起或主要伴有消化不良症状的萎缩性胃炎患者来说，服用一定的抑酸抗酸、促胃肠动力药，以及胃黏膜保护药是非常合适的做法。

3. 灵活治疗

对于由自身免疫造成的萎缩性胃炎来说，目前尚无特异治疗的方法，只能是根据具体病患的情况采取灵活的治疗措施，比如对于萎缩性胃炎同时伴有恶性贫血的患者，就可采取注射维生素 B_{12} 来帮助治疗。

4. 胃镜手术

如果慢性萎缩性胃炎并伴有异型增生，那基本可判断为胃癌的癌前病变，对重度异型增生者应该采取预防性手术，目前一般可采用内镜下黏膜切除术。

另外，关于慢性萎缩性胃炎，中医上一般将其归属于胃痞或胃脘痛，其中又可分为肝胃不和型、脾胃虚弱（包括虚寒）型、脾胃湿热型、胃阴不足型、胃络瘀血型等。一般需要根据患者实际病情给予辨证论治，比如升清降浊、清热养阴、消积通瘀等。

至于如何预防慢性萎缩性胃炎，最主要的还是要从饮食做起，同时积极治疗浅表性胃炎，从而控制慢性浅表性胃炎发展为慢性萎缩性胃炎。另外，定期做胃镜复查也是必不可少的内容。

慢性萎缩性胃炎与贫血的关系

临床上，常出现慢性萎缩性胃炎合并贫血或贫血合并慢性萎缩性胃炎的患者，这就充分说明了萎缩性胃炎与贫血两者的关系甚为密切。而实际上，两者基本可互为因果，常常相互影响，所以并发的情况相当多见。这里就从慢性萎缩性胃炎如何导致贫血的角度来具体讲讲两者的病理关系。

一般来讲，与慢性萎缩性胃炎并发的贫血又可分为缺铁性贫血和恶性贫血两种。其类型不同，所导致的原因也不一样。

1. 缺铁性贫血

由慢性萎缩性胃炎导致缺铁性贫血的原因在于胃酸缺乏。

人体对于铁元素的吸收离不开胃酸的作用，只有在胃酸的作用下，吃进去的含铁食物才能释放出铁离子，与肠内的糖和氨基酸等物质形成化合物，最后在十二指肠中被吸收。也就是说，一旦身体缺乏胃酸或胃酸分泌过少，食物中的三价高铁就不能被还原为二价低铁被人体吸收进入血液供身体利用。由于铁的吸收困难，时间长了可导致缺铁性贫血。

在这种情况下，患者可通过口服稀盐酸、维生素C，以促进铁的吸收，防止贫血发生。

2. 恶性贫血

慢性萎缩性胃炎合并恶性贫血，多发生于A型萎缩性胃炎患者。A型萎缩性胃炎的特点是胃窦黏膜完好，胃体黏膜广泛萎缩，内因子分泌衰竭。而内因子的分泌则关系到维生素 B_{12} 的吸收，因为维生素 B_{12} 必须与胃黏膜壁细胞分泌的"内因子"相结合形成复合物，在"内因子"的保护下才能被人体顺利吸收利用。所以A型萎缩性胃炎患者，很可能因为内因子的缺乏而导致维生素 B_{12} 吸收不良，进而出现恶性贫血。

针对这种情况，病人可通过肌内注射维生素 B_{12}，来维持 B_{12} 的供给。一般情况下，此类型的贫血病人需要长期接受维生素 B_{12}，以维持治疗。

除了以上两个主要因素外，其他原因如萎缩性胃炎可导致黏多糖减少，从而影响无机铁在胃肠中的运送，减少铁的吸收；另外，黏膜因各种原因破损也可导致的慢性失血。同时，贫血反过来也会加重慢性萎缩性胃炎，进而又加重贫血，导致恶性循环。所以，在这种情况下，治疗就需要双管齐下同时兼顾，否则均得不到根治。

警惕三类胃病癌变

有些时候，胃癌不是某天突然到医院一查就发现确诊的，常见的胃病也可慢慢癌变发展成为胃癌，那么哪些胃病容易发生癌变呢？当患上以下四类胃病时，我们就需要多留点儿神了。

1. 胃息肉

胃息肉一般为良性瘤，但少数也存在着癌变的可能。

良性胃息肉，一般由炎症引起，正常情况下不易发生癌变。但如果是由于胃黏膜腺体异常增生而导致的胃息肉，癌变率可达10%左右。要判断其性质是良性还是恶性，可在做胃镜检查时取一小块活组织送病理检查。如果检查为恶性胃息肉，则应立即手术切除，以绝后患。

2. 胃溃疡

胃溃疡的癌变率为2%~5%。

胃溃疡具有长期性和反复性的发病特征。溃疡患者如果不注意日常保养，就容易使溃疡边缘的胃黏膜在溃疡活动中发生糜烂，并不断受到损伤、破坏，这时黏膜就会不断对其增生修复，而再生的幼稚细胞相对来说更容易由于诱变因素或致癌因素的作用发生分化障碍，形成不典型增生，并在反复破坏和再生的刺激下发生癌变。

3. 术后残胃

残胃的癌变率较低，一般认为不超过1%，且在手术以后多年才发生。

少数人做了胃大部分切除后，由于幽门功能丧失，容易造成十二指肠内的消化液反流到胃，对胃造成刺激，长期下来容易导致炎症、黏膜萎缩等，并最终可能发展为胃癌。所以做过胃大部切除手术的患者，在手术5~10年后，如有条件，要定期做胃镜检查。另外平时如果突然出现上腹疼痛、呕吐时，也应及时到医院检查。

最后，从原因上看，引起胃病癌变的因素大至可包括饮食习惯、药物使用及起居习惯三个方面。因此胃病患者首先要戒烟戒酒、避免辛辣刺激，做到饮食起居规律，同时对于一些可引发癌变的药物应尽量注意避免。

怎么认识"无酸无溃疡"

溃疡患者估计都听说过一句老话"无酸无溃疡"，但事实到底如何，我们这里就来给你具体分析一下。

众所周知，溃疡一般可分为胃溃疡和十二指肠溃疡两大类，而这句话到底正确与否，主要取决其"溃疡"的部位。

如果指的是胃溃疡，那很显然，这句话就不那么严谨了。一般说来，胃溃疡发生的原因大致有两种情况，一是外部原因造成的对胃黏膜的伤害，二是胃黏膜自身防御能力降低。我们一般说的胃酸分泌过多，则只是第一种外部原因中的一个因素而已。

通过胃液分析发现，胃溃疡病人中胃酸分泌增加者仅占16%，而许多病人胃酸分泌正常甚至低于正常。由此可见，胃酸分泌的多少可能并不是影响胃溃疡发病的重要因素，而胃黏膜防御能力降低，使胃酸等攻击作用相对增加，则更可能是形成胃溃疡的主要原因。另外，大家熟知的幽门螺杆菌感染也是胃溃疡产生的一大元凶。病人在感染了幽门螺杆菌后，胃窦部会由于幽门螺杆菌释放的尿酶形成氨，而氨具有碱性，可以使胃窦部分泌胃泌素的G细胞不再受胃酸抑制，因此可导致胃泌素大量分泌，从而促使胃体壁细胞大量分泌胃酸。此外，幽门螺杆菌还会产生多种毒素，对胃黏膜起毒性和破坏作用。据统计，60%胃溃疡患者均为幽门螺杆菌感染引起。

再加上，胃溃疡还会受一定的遗传影响，虽然二者并无肯定的必然关系，但至少这些因素都表明了"无酸无溃疡"这一说法并不全面。

不过，如果把这句话应用到十二指肠溃疡上，就合适多了。

因为在十二指肠溃疡的发病机制中，胃酸分泌的增多与否的确起着重要作用。据统计分析，在十二指肠溃疡患者中，除极少数患者的胃酸分泌与正常人相似外，大部分患者的基础胃酸分泌量和最大胃酸分泌量均明显高于正常人，而胃酸分泌过少或无胃酸分泌者则是不存在的。同时，临床治疗也证明，使用各种减少胃酸分泌的疗法，对于促进十二指肠溃疡较快愈合均有良好效果。

综上我们不难看出，对于十二指肠溃疡的发病特征，基本上可以用"无酸无溃疡"来概括了。

结合胃溃疡来看，同一句话放在不同的地方，就有可能出现正误之别。因此我们平时对于这类一句话的治疗方案还是应该多刨根问底一下，弄明白这句话到底针对的是什么情况，从而避免一概而论、糊涂治疗的情况发生。

慢性胃炎与胃溃疡的关系

慢性胃炎和胃溃疡是拥有很多相似性的，是两种极为常见的胃部疾病。不过，至于两者之间的关系究竟如何，目前医学界还存在着不同看法，但大部分学者倾向于认为慢性胃炎是胃溃疡的发病因素之一。

这里，我们就先来看看两者之间那些已经被临床实践证明了的紧密关系。

1. 病因基本相同

幽门螺杆菌感染、长期的胆汁反流、精神紧张、压抑、长期饮酒刺激、饮食不规律等都可引发慢性胃炎或胃溃疡。

2. 症状相似

慢性胃炎和胃溃疡都可出现上腹痛、腹胀、早饱、恶心等临床症状。

3. 常同时发生

据胃镜检查统计发现，70%~80%的胃溃疡患者，都合并有慢性浅表性胃炎或慢性萎缩性胃炎。

4. 黏膜病变相关

据胃黏膜活检显示，在胃溃疡坏死的黏膜附近，其组织多有炎性细胞浸润，同时还会发生黏膜水肿、萎缩等病变。

总结来说，很多研究都表明，胃溃疡大多发生在原有慢性胃炎的部位，或者胃溃疡与慢性胃炎同时存在。所以有观点认为胃溃疡的发生与慢性胃炎对胃黏膜屏障破坏有关。黏膜屏障破坏后可导致胃腔内氢离子向胃黏膜内反弥散而使胃黏膜细胞损害，从而使溃疡形成。也就是说，当慢性胃炎发生时，胃黏膜细胞基本还处于炎症、水肿、糜烂或萎缩的情况，但如果治疗不及时，任由黏膜细胞继续受胃酸、胃蛋白酶、幽门螺杆菌地侵害，就可导致胃黏膜细胞坏死、溃烂缺损，进而发展成胃溃疡。

不仅胃病如此，其实各类疾病莫不如此。如果不能进行静心的治疗养护，患者的病情就会进一步病变恶化。为了避免病变情况的出现，患者最好在稍有不适的时候就要及时去医院就诊，并在医生的指导下服药和调理身体，如此方能尽早痊愈。

如何区别胃神经官能症与胃溃疡

在日常生活中，关于胃神经官能症与胃溃疡常会出现以下误区：在临床上，将胃神经官能症误诊为胃溃疡的事件也常有发生。这到底是怎么一回事呢？两者到底有何相似性？又各有什么不同呢？下面就让我们为大家来揭示真实情况。

胃神经官能症与胃溃疡的相似性主要有以下两个方面。

1. 都可以由情绪及心理因素导致

胃神经官能症主要是由高级神经活动障碍而导致的自主神经系统功能失常，简单说来，就是情绪上的障碍通过胃肠病反映出来。因此精神方面的原因是引发胃神经官能症的重要因素。而对于胃溃疡来说，焦虑、抑郁、神经质、紧张等情绪不稳，以及学习和工作压力过大、生活中遭遇不幸、夫妻不和、子女管教失败等，都可能引发胃溃疡的产生。因此情绪上的原因可以说是两者的共同点之一。

2. 病症相似

这是让广大患者及医生误诊的最主要原因。一般说来，两者都有可能发生恶心、呕吐、打嗝、腹胀、腹痛，且精神不安、休息不好等状态，因而往往容易导致判断失误。

但实际上，除了以上两个相似点外，胃神经官能症与胃溃疡也存在着一些明显区别，只要根据这些区别，我们是可以做到将其分别开来的。

1. 发病原因方面

两者皆会受精神因素影响而导致疾病。但比较说来，胃神经官能症受精神情绪影响更大，且容易受精神刺激或心理暗示。而胃溃疡诱因除了精神方面外，可还能有受凉、酗酒、饮食不规律不健康等。

2. 疼痛特点

胃神经官能症的，疼痛仅是其症状之一，不如恶心呕吐等频繁，且其疼痛部位不固定，没有一定的规律性。而溃疡病则多以疼痛为主，且疼痛较为固定，并倾向有一定的规律性。

3. 伴随症状

胃神经官能症多伴有神经官能症的其他症状，如失眠、多梦、倦怠、健忘、头痛、心悸、胸闷、盗汗、遗精等，并且其呕吐、嗳气、厌食等都容易受暗示，一定程度上也可以说是一种心理障碍的体现，而胃溃疡则无神经内分泌方面的症状。

4. 各种检查及化验

这是最容易区别出胃神经官能症与胃溃疡的方法。胃神经官能症经各种检查及化验均可排除胃肠道及肝、胆、胰等器质性病变。而胃溃疡则只要通过胃镜或钡餐等检查就可发现明显的胃内组织损伤。

胃溃疡复发与哪些因素有关

胃溃疡是一种慢性病，有着反复发作的强烈倾向，据统计，胃溃疡的复发率为80%左右。因此，对于胃溃疡患者来说如何预防溃疡的复发，就自然成为治疗中最困难繁琐的一个环节。目前医学上对于胃溃疡复发的原因也还未能全面了解，但在这儿，我们还是希望能把现在所了解到的因素都尽量提供给胃溃疡患者及其家属，一起帮助胃溃疡患者来抵制其复发。以下就是一些常见的可导致胃溃疡复发的因素。

1. 本身就有溃疡病反复发作的病史

如果自身本就是多年的老胃病患者，那么可能因瘢痕导致固有肌层纤维化，引起胃变形，进一步增加复发概率。

2. 服药无规律性

不按医嘱服药，病情稍好就把药搁到一边，从而影响病情痊愈，为复发埋下隐患。

3. 不良食物刺激

食用过硬过糙、过冷过热以及辛辣类食物，都会对胃黏膜造成不良刺激，引起溃疡复发。

4. 不良饮食习惯

暴饮暴食、不吃早餐、过晚进食、吃宵夜等不良饮食习惯，都会影响胃黏膜修复或者对胃黏膜造成新的损伤。

5. 吸烟、酒、茶、咖啡

酒精、茶碱、咖啡因等能给胃黏膜带来进一步刺激。对于吸烟者来说，相关研究证明，其胃溃疡愈合后两年的复发率达73%，远远高于一般胃溃疡患者。

6. 身体过度疲劳

过度疲劳容易影响胃部消化，长久下来不仅容易消化不良，且很可能导致溃疡复发。

7. 精神压力大

经常处于紧张、焦虑、失眠等不良精神状态下，这些不安的情绪会导致胃酸分泌过多，从而加重对胃壁的刺激，引起溃疡复发。

8. 季节变换

季节变化，尤其是入冬时节，带来的温差过大会使机体代谢增高、胃液增加，进而引起胃酸分泌增加，诱发溃疡病。

9. 服用阿司匹林、保泰松等激素类药物

这类药物都有着明显的伤胃作用，能够刺激胃黏膜及溃疡面，服食后复发率可达90%。

10. 幽门螺杆菌感染

幽门螺杆菌不仅是引起溃疡病因之一，同时也是溃疡复发的重要因素。有资料表明杀灭幽门螺杆菌后，溃疡的复发率明显降低。

11. 有胃溃疡家族史

据报道有溃疡病家族史的复发率为80%，明显高于无家族史者44.8%。

12. 合并其他疾病

如溃疡病同时患有类风湿性关节炎、肝硬化、肺气肿等，可使胃酸分泌增加和胃黏膜屏障减弱，加重溃疡。

以上就是目前基本可见的容易引发胃溃疡的因素，胃溃疡患者可要记住了，在平时的生活工作中尽量避开以上"雷区"，小心呵护好自己的胃，尽量不要沦为"老胃病"。

如何防止胃溃疡癌变

胃溃疡主要是由于胃酸与胃蛋白酶的消化作用而造成胃黏膜屏障受损害的一种胃部疾病。胃溃疡一般都可治愈，然而由于其容易反复发作，溃疡边缘黏膜在损伤过程中常常表现出不同程度的典型增生，如果此时受到致癌物质的作用就有可能演变成胃癌。目前胃溃疡已被认为是一种癌前病变。据我国文献报道，5%左右的胃溃疡可以发生癌变，且这个数字有增高趋势。

那么对于胃溃疡患者来说，在日常生活应该注意些什么，才能预防溃疡向胃癌转化呢？

1. 要注意养成良好的生活习惯

良好的生活习惯是一切养胃的根基，失去这一根基，其他的一切都无从谈起。

（1）少吃或不吃盐腌、烟熏、油炸和烘烤食物，如咸鱼、火腿、腊肉等盐腌食品均有损胃黏膜，同时这些食物中含有的致癌物质苯并芘会促使胃癌发生。

（2）不暴饮暴食和进食过烫的食物，防止损伤胃。

（3）不吸烟、少饮酒，因烟中含有多种致癌或促癌物质，吞咽进入胃内会成为胃癌的重要致病因素。酒精会刺激胃黏膜，损伤黏膜组织，促进致癌物质的吸收，如果饮酒同时吸烟，其危害性更大。

（4）注意保护牙齿，因为食物未咀嚼细烂进入胃中会导致胃黏膜受损，所以应少吃甜食，早晚刷牙。

（5）如果家中有幽门螺杆菌感染引起的胃炎或溃疡病人时，要注意饮食分餐。

2. 要注意防止溃疡复发

冬春季节胃黏膜的保护能力较弱，要防止药物、细菌和辛辣食物对胃黏膜的刺激，特别是"老胃病"要加强防护，避免着凉而引起溃疡复发。而天气暖和后要注意加强户外锻炼以增强免疫力，提高抗病能力。同时要注意不要过于劳累，过度疲劳也会降低胃肠功能，诱发胃溃疡。

3. 常吃一些抗癌食物来预防溃疡向胃癌的转变

如大家常知的大蒜就具有防癌抗癌的能力，大蒜中的脂溶性挥发性油能激活巨噬细胞，提高机体的抗癌能力；另外，大蒜还含有一种含硫化合物，也具有杀灭肿瘤细胞的作用。葱头因为含有谷胱甘肽以及多种维生素，所以对癌细胞也有一定的抵制作用。其他如茄子中含有龙葵碱，能抑制消化道肿瘤细胞的增殖，特别对胃癌有抑制作用。而西蓝花，不仅仅含有丰富的维生素和矿物质，还具有杀死导致胃癌的幽门螺杆菌的神奇功效。至于真菌一类食物中，香菇和猴头菇对胃癌都有一定的疗效。

总之，胃溃疡患者一方面要小心调理，另一方面也不用提心吊胆，只要护理有方，溃疡是完全可以痊愈的。不过，如果病情有了以下这些癌变先兆，最好还是尽快去医院检查一下为好。

1. 疼痛的性质和规律发生改变

一般胃溃疡引起的疼痛多表现为上腹部隐痛，呈烧灼样或钝痛，且多在饭后 1~2 小时内出现，以后逐渐减轻。如果疼痛失去上述的规律性，变为不定时发作，或者成为持续性隐痛，或者疼痛的性质与以往相比发生了明显的改变，则应当警惕为癌变的先兆。

2. 服用抗溃疡药物无效

胃溃疡虽然易反复发作，但服用抗溃疡药物后症状一般能够缓解。如果病人按常规服用抗溃疡药物治疗一段时间后效果变得不明显，则可能是病变发生的原因。

3. 进行性消瘦

即病人在短期内出现食欲不振、恶心、呕吐、发热及明显消瘦症状。

4. 出现呕血及黑便

如果病人近期内经常发生呕血，大便持续呈黑色，或出现柏油样大便，做大便潜血试验结果持续呈阳性，并且发生严重贫血，那么有可能说明胃溃疡正在恶变为胃癌。

5. 腹部出现包块

胃溃疡患者一般不形成腹部包块，但是如果发生癌变，溃疡就会变大、变硬。晚期患者可以在左上腹部触摸到较硬的包块，并且压之能感到明显疼痛。

以上可作为胃溃疡恶化癌变的症状征兆，不过还是希望胃溃疡患者们最好不要有机会发现以上病变，既然胃溃疡是可以痊愈的，为什么非得让其恶化呢？只要平时多用心一点，相信健康就会回到我们身边。

确诊十二指肠溃疡需做哪些检查

十二指肠溃疡是我国人群中的常见病、多发病之一。虽然近年来其发病率已开始呈下降趋势，但仍没脱离"最常见"这一称号。加之患上十二指肠溃疡之后还可能伴随出血、穿孔、梗阻等严重威胁生命的并发症。因此十二指肠溃疡的确诊及治疗就显得尤为重要。至于如何确诊十二指肠溃疡，确诊的话都需要做哪些检查呢？下边我们就先来一一了解。

1. 胃酸测定

在基础情况下，正常人的胃酸分泌（基础胃酸排出量）为 2 毫摩 / 小时（mmol/h）；

而十二指肠溃疡患者平均的分泌量为 4 毫摩 / 小时（mmol/h）；若出现超过 10 毫摩 / 小时（mmol/h）的情况，应考虑是否为胃泌素瘤。胃泌素瘤是一种少见的胃肠胰腺神经内分泌肿瘤，也是以难治性、反复发作和高胃酸分泌为特征的消化性溃疡，又称为卓 - 艾综合征。

2. 血清胃泌素测定

这个检查一般情况下是每一位溃疡患者都必须进行的，不过其主要目的是为了检测病人是否患有胃泌素瘤。因大多胃泌素瘤病人溃疡的部位和症状同一般溃疡病人相似，难以区别。不过正常情况下，一般人空腹时的血清胃泌素 <100 皮克 / 毫升（pg/ml）。但如果内科治疗失败患者、内分泌腺瘤病、十二指肠溃疡的复发、溃疡手术后仍有溃疡症状者，空腹血清胃泌素 >1000 皮克 / 毫升（pg/ml），那就应高度怀疑为胃泌素瘤。

3. 幽门螺杆菌感染的检查

大致上可分为侵入性和非侵入性方法两类。侵入性方法是经胃镜胃黏膜活检做快速尿素酶试验、幽门螺杆菌培养以及组织学检查等；非侵入性诊断方法包括血清抗幽门螺杆菌抗体的检测、碳 -14 尿素呼吸试验或碳 -13 尿素呼吸试验。

4. X 线钡餐检查

现在一般多采用钡剂和空气双重对比造影技术及常规钡餐检查相结合来诊断十二指肠溃疡。检查结果受患者的体位影响较大。比如仰卧位双对比造影不易发现发生于前壁的溃疡病变或仅显示"环形影"，且容易与隆起性病变相混淆，此时俯卧位双对比造影就更容易显示病变，但常因胃窦的重叠而显示不佳，所以一般又常与压迫法相结合。而仰卧位双对比造影可以发现后壁溃疡，但有时充气的胃窦可将球部掩盖，特别是胃部位置较高或呈横位（牛角形）时，病变容易被掩盖，应采用半立或立位显示较好。

5. 胃镜检查

胃镜检查是对十二指肠球溃疡形态诊断最可靠的方法，对十二指肠球部溃疡的部位、大小、深浅、形态、数目及活动性等均能作出明确的诊断。

一般来讲，十二指肠球部溃疡多见于前壁，其次为大弯，再次为后壁、小弯。其溃疡形态与胃溃疡基本相同，但一般较小，约有80%的溃疡小于1厘米，且多线状、霜斑样；常易引起幽门及球部变形或狭窄等。

6. 粪便隐血检查

在溃疡活动期间，阳性率为 40%~70% 并呈间断阳性，若积极治疗，多会在 1~2 周内转阴。

一般情况下，十二指肠溃疡的临床表现并不典型，因此想仅凭症状来判断是否属于二指肠溃疡是不可靠的。所以一旦患者自己

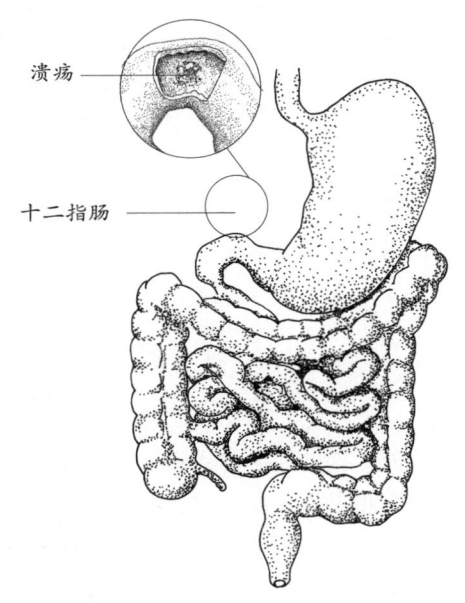

十二指肠溃疡面示意图

觉得有慢性周期性发作的上腹不适及其他消化不良症状，就应予以高度怀疑，同时应及时到医院进行检查。

什么是肿瘤标记物

肿瘤标记物，简单说来就是可以反映肿瘤存在、变化发展的化学类物质。要了解肿瘤标记物，首先得知道肿瘤细胞。肿瘤细胞一般都会以抗原、酶、激素等形式产生和释放的某些化学物质，这些化学物质可存在于肿瘤细胞内或宿主体液中。所以当肿瘤细胞发生异常改变时，就可以通过对肿瘤病人的体液、排除物及组织的检测发现这类物质在质或量上的改变，这类起标记作用的物质就是肿瘤标记物。

在医学运用中，检测肿瘤标记物，不仅有助于了解肿瘤的组织发生、细胞分化、细胞功能，还可以帮助进行肿瘤的诊断、分类、预后判断以及指导治疗。

广义来说，肿瘤标记物可大致分为肿瘤细胞分泌物和肿瘤细胞表达物两类。

1. 肿瘤细胞分泌物

肿瘤细胞分泌物是肿瘤细胞在发生、发展中产生的物质，肿瘤生长越旺盛，其量也就越多；反之，肿瘤生长被压制，其量也就随之减少。因此在治疗过程中可以根据其分泌多少的检测，来随时关注病情发展及治疗情况。

2. 肿瘤细胞表达物

肿瘤细胞表达物指的往往是肿瘤细胞膜或细胞内结构上的某些特殊结构点，这些特殊点一般多分布于肿瘤细胞表面，而正常细胞表面则相对较少。因其还具有可以被某些药物特异性识别并结合的特征，所以常常成为某些药物追踪、打击的"靶子"，多用于药物治疗方面。

因此，总的来看，利用肿瘤标记物不仅可以方便药物彻底杀灭肿瘤细胞，而且还可以更精确地了解肿瘤的发展状况。在胃癌诊断治疗方面，经常利用到的有胃癌抗原（GOA）和癌胚抗原（CEA）两种标记物，其同时都属于肿瘤细胞分泌物。

经研究发现，胃癌患者的胃液中存在的胃癌抗原阳性率为80%左右，而血液中存在癌胚抗原的阳性率为42%~92%。所以化验胃液中的胃癌抗原或血液中的癌胚抗原，对于诊断胃癌都是有着重要参考作用的。另外，通过对癌胚抗原的跟踪检测，人们还可了解部分胃癌的预后情况，有助于病情的检测。

彻底认识胃结石

结石，指的主要是人体当中的导管腔中或腔性器官的腔中形成的固体块状物。一般我们常听说的有胆结石、肾结石等，但胃实际上也是结石形成的重要场所之一。虽然我们平时对胃结石了解得少，但并不等于可以轻视它。

胃结石主要可分为三种，即植物性胃结石、毛发性胃结石和混合性胃结石。一般的临床治疗中又以植物性的胃柿石最为常见。胃结石的形状多为圆形或椭圆形，大小不一，小的如乒乓球,大者似婴孩头。

胃结石不像其他胃病一样有一个高发的年龄段,其最主要的特点之一就是从几个月大的婴儿到80多岁的老人,及其中间的任何年龄段都可能发生。只要是吞入了不适当的食物或杂质,就可能为胃结石的形成埋下隐患。而胃结石的形成时间,也没有固定的规律,短者数小时,长者数月或数年,都有可能。一般来说,胃结石都会有一个核,即最初的凝结物,如果这个凝结物没能及时排出体外,而是在胃里停留,随着时间的积累,这个小核就会慢慢变大,甚至可以最初的枣子大小聚合到如鹅蛋大小。胃结石可以是单个的,也可以是多发的,3~5枚。

胃内结石的产生会引发一系列的胃肠病症,其病症的表现主要取决于异物结石的性质、形态、大小及胃的功能状态等。比如小而光滑的胃结石就可能不产生明显症状,并随胃肠蠕动,经由粪便排出体外。但大而粗糙的胃结石就可能引发上腹饱胀、反胃、口臭、恶心呕吐、上腹痛,甚至消化道出血等,这是因为粗而大的结石对胃的刺激也相对较大,长期潴留胃中可能引发胃黏膜溃疡、胃出血等疾病,严重时也可能引起胃穿孔、腹膜炎。另外,如果是胃部消化能力较弱的老人或小孩,或者是本身就患有胃部疾病的患者,那么胃部对结石就会更加敏感,症状也就表现得更为严重。

如果任由胃结石潴留在胃里,后续的危害是很严重的。有的患者在上腹部可触及活动性、光滑的坚实块物,这时说明胃结石已经变得相当大且坚硬了。由于大个的胃结石占据胃的容积,患者就可能出现进食量减少、体重下降、营养不良甚至死亡的情形。如果胃结石排入小肠,其过大的体积容易造成肠腔堵塞,引起肠梗阻,尤其是回肠一段,因为是小肠周径最细的地方,所以被堵塞的概率更大。

所以,如果怀疑胃里积了小石子的话,最好还是到医院做一下X线腹部透视或平片检查、胃镜等检查,这些检查都能很好地帮助我们尽早发现病情,及早治疗。目前,最常见的治疗方法是通过激光爆破碎或通过特制的器械将胃石绞碎,使其可以经幽门排出。相对于传统的药液溶石及其手术取石给病人造成的痛苦,这种方法无疑简便多了。所以千万别犯懒,如果让很容易就可被消灭的胃结石造成胃溃疡等疾病时,就不妙了。

胃穿孔是怎么回事

一般来说,胃这个袋子是具有很强的收缩韧性的,也就是说这个我们要用一辈子的口袋并不会轻易就破,但是平日常听到的急性胃穿孔又是怎么回事呢?为什么有些人的胃因为一两杯酒或者稍微吃多了点就破了窟窿呢?以下就让我们为你一一道来。

胃穿孔,通俗说来就是胃破了,是普通外科最常见的急腹症之一,常发生于胃窦前壁小弯侧,临床上尤以急性穿孔多见。一般情况下,胃穿孔于普通人中的发病率并不高,最常见的还是发生在胃病患者身上。其中又以胃及十二指肠溃疡患者居多,实际上胃穿孔也可以说是溃疡病最严重的并发症。在溃疡病例中溃疡穿孔发病率为5%~10%,占溃疡病住院病例的20%~30%。其中胃穿孔多见于50岁以上的中老年人,有少数病人为胃癌穿孔。而十二指肠溃疡急性穿孔以青壮年居多,且多发生于十二指肠前壁。一般情况,十二指肠溃疡急性穿孔的发病率要多于胃穿孔,约占了所有溃疡急性穿孔的90%。

溃疡性穿孔除急性外，还有亚急性和慢性两种。穿孔的类型主要取决于溃疡的部位，其次决定于溃疡发展的进程与周围组织器官。急性穿孔的溃疡位主要是胃或十二指肠的游离面，前壁或上下缘，其病发一般是在饮食过后。亚急性穿孔一般在空腹时发生，腹腔污染仅限于右上腹部，穿孔很小或很快就会被堵塞。而如果溃疡位于胃或十二指肠的后壁，在向深部发展时，多逐渐与周围组织形成粘连，表现为慢性穿透性溃疡，则属于慢性穿孔。

不过在临床上，最常见的还是急性胃穿孔。它不仅发病急，而且危害也较大。从其病理上来分析，其严重性主要是因为穿孔之后大量胃肠液流入腹腔，进而导致化学性或细菌性腹膜炎以及中毒性休克。病发时的症状可表现为突发性腹痛、疼痛剧烈，多在上腹部和右上腹部，逐渐波及全腹，变动体位疼痛加剧；同时还会有恶心、呕吐、烦躁不安、脉搏快、血压下降等休克症状。一般来说，如果发生胃穿孔，需要立即动手术，否则病情被延误后会出现生命危险。

因此，对于胃病患者，尤其是胃溃疡患者而言，小心日常饮食就变得尤为重要了。烟酒辛辣等刺激物一定要远离，平时食量一定要控制好。在冬季病发期尤其要注意保护好胃，不要使之受凉。如果仅仅是因为一些小失误而造成急性胃穿孔的发生，那就太不值得了。

X 线钡餐造影如何诊断胃溃疡

利用 X 线钡餐造影来诊断胃溃疡是临床上常见的胃溃疡检查方法之一。诊断时，患者需先空腹服下医用硫酸钡，然后再进行 X 线检查。根据钡原子序数高，不易被 X 线穿透的特点，就可在胃部形成清晰的轮廓阴影。

我们根据所形成的阴影，可以清楚地看见胃的形状、轮廓、大小和位置，甚至还能反映出胃的蠕动、张力变化、排空情况、胃黏膜损坏情况等，因此 X 线钡餐造影对于胃溃疡的诊断具有重要的判断意义。一般来讲，胃溃疡的判断证据又可分为直接征象和间接征象两种。

1. 直接征象

主要指的是龛影，即壁层组织溃烂后，钡剂进入溃烂处所形成的斑点影，龛影对溃疡诊断有确诊价值。侧面观察下的龛影主要呈突出胃壁轮廓之外的半圆形、三角形、乳头形等影像，深度在 0.5~1 厘米。正面观察则可见圆形或椭圆形的斑点影，并能看到溃疡周围的黏膜皱襞常以溃疡为中心呈放射状集中，且黏膜皱襞完整地直达龛影边缘。

另外观察龛影边缘，如果发现龛影口部光滑、整齐，有时在口部可见 1~2 毫米宽的透亮带，这条透亮带即黏膜线征，既可位于龛影的上、下端，也可位于龛影口部的整个边缘。当溃疡口的黏膜肿胀比较明显并向溃疡口部突入时，溃疡口相对变狭，X 线上表现为龛影口略狭，边缘光滑整齐，称之为狭颈征。而溃疡口部胃黏膜水肿时，龛影口的狭颈部可表现为宽 0.5~1 厘米的密度减低区，形似颈部带有一颈圈，且边界光滑，称之为颈圈征。黏膜线征、狭颈征和颈圈征均是良性胃溃疡的特征。但如果溃疡失去上述黏膜征象，直径增大或者溃疡边缘不整齐，以及黏膜有中断现象时，就应考虑溃疡恶变的可能。

2. 间接征象

间接征象包括：由于溃疡所致周围黏膜炎症引起的胃痉挛，胃蠕动减慢或不协调，触及溃疡及其周围时的压痛，胃溃疡反复发作形成的瘢痕，瘢痕收缩形成的胃腔变形，大弯侧牵拉可形成葫芦状胃或蜗牛状胃等。间接征象主要只是提示有溃疡，如果需要进一步确诊，还需配合其他检查。

另外，除了一般的 X 线钡餐造影外，现在使用更多的是气钡双重造影。

气钡双重造影是根据 X 线不能透过钡剂，而能很好地透气的特点，设法使患者胃内充满空气，形成透光与不透光的高度对比，进而得到更为清晰的影像。与普通造影相比，气钡双重造影可进一步提高诊断的准确性，减少漏诊情况。

不过如果遇到溃疡较浅而未能集钡；溃疡腔内充满黏液和包块；溃疡边缘充血水肿严重，以致把溃疡口关闭，或位置选得不对，技术上不熟练，未能显示溃疡轮廓时，表明溃疡症状已经明显，钡餐造影阴性，即应尽快做胃镜检查确诊。

X 线钡餐造影的宜忌人群

X 线钡餐造影是临床上常用检测消化性系统疾病的方法之一，其检测方法、优缺点注意事项我们前边都有具体讲过，这里再来总结一下都有哪些人需要做 X 线钡餐造影，在哪些情况下可做，以及哪些人、哪些情况不能做。

有以下症状或在以下情况下应做 X 线钡餐造影：

（1）有上腹痛、症状持续时间较长，并有饱胀、进食减少，怀疑有胃溃疡、十二指肠溃疡和胃癌等。

（2）进食有哽噎感和阻挡感，或有胸骨后疼痛症状，怀疑食管炎和食管癌等。

（3）呕血和便血的病因不清楚，急需明确诊断，须在出血停止后 1 周以上再做 X 线钡餐造影。

（4）可用于确定胃腔的蠕动、排空情况。

（5）观察邻近组织器官病变对胃肠的影响。

（6）怀疑有胃癌的病人。

（7）在胃溃疡和胃癌的高发区，可做钡餐造影进行普查。

而以下情况的病人则不能做 X 线钡餐造影检查：

（1）突发性上腹部剧烈腹痛，上腹部腹肌紧张，有压痛及反跳痛，高度怀疑为胃穿孔引起的腹膜炎，腹部透视可见膈肌下腹腔游离气体者。为防钡剂漏入腹膜腔，加重腹膜炎，因禁止做钡餐造影。

（2）呕血、便血或黑便未停止者。

（3）先天性幽门梗阻时，钡剂进入胃内不能通过，故不能做钡餐造影。

（4）肠梗阻者，因钡剂可加重肠梗阻，所以也不能做钡餐造影。

（5）急性腹膜炎，重度腹水等都不适宜做钡餐造影。

（6）急性呼吸道感染患者。

（7）严重心、肝、肾功能不全者，如重度衰竭及心肺功能衰竭等，都可能耐受不了钡餐造影。

（8）精神错乱者，不能配合医生的指挥者。

一般说，来去医院检查时不管需要不需要做 X 线钡餐造影检查，医生都会为我们作出判断，不过作为一般的胃病小常识，尤其是如果家有患者，那多了解一下也无妨！

什么是胃电图检测

胃电图检测，主要是一种通过感知、获取、分析胃电节律来检测胃部疾病的检测手段。它对于判断胃动力紊乱、测定胃对外源性刺激的反应及胃病治疗效果检测，都具有重要价值。

胃电图检测的主要仪器包括记录电极、参考电极、信息收集处理器等，另外胃电图仪还带有微电脑，可以存储和处理信息。进行胃电图检测时，受试者必须空腹 8 小时以上，且近 3 天内停用药物，检查时清洁皮肤，剃去放置电极部位的体毛，然后按胃体、胃窦在体表的投影放置电极，空腹记录 30 分钟，餐后记录 60 分钟，检查过程中需保持静卧不动，但可阅读或看电视。

一般来说，正常情况下餐后、餐前的胃电主频功率比都会大于 1。否则，可能提示餐后胃动力低下，或空腹情况下存在胃过度扩张，导致餐后胃不能进一步扩张。另外，正常胃电主频为 2~4 周 / 分，餐后应占 75% 以上。而当胃窦动力低下胃动过速时，胃电主频则会显示大于 4 周 / 分，如果胃动过缓，胃电主频显示则小于 2 周 / 分。由此可知，只要是妊娠、呕吐、运动病、胃轻瘫等功能性消化不良或胃动力紊乱所引起的病症，都可通过检测其电节律改变来实现对病情的了解诊断，或是对其药物治疗效果进行跟踪复查。

对于胃病患者来说，如果出现恶心、呕吐、餐后饱胀、餐后腹痛、早饱、打嗝等症状，都可以选择做胃电图检查。相比较其他检测手段，胃电图的最大优点在于无痛苦、无创伤、且价格较为低廉，整个过程大概只需 30 分钟。当胃电节律异常时，就表示胃运动也相对应出现了异常，如胃动过速、过缓或运动紊乱。因此通过观察胃电节律的变化，医生就可在一定程度上间接了解胃的运动情况，对于判断胃是否存在动力性障碍有很大帮助。

如何治疗幽门梗阻

幽门梗阻指的是胃的幽门部位，由于溃疡或癌瘤等病的影响而造成食物和胃液不能通过的障碍。其主要作为胃、十二指肠溃疡的常见并发症之一，同时胃窦癌、胃黏膜脱垂及胃结核等也可形成幽门梗阻。

因为幽门是消化道最狭窄的部位，正常的直径仅约 1.5 厘米，因此最容易发生梗阻。胃幽门梗阻，可导致病人长期不能正常进食，并大量呕吐，从而造成严重脱水、低钾及碱中毒等水电解质紊乱。长期的进食不易还会严重影响病人的营养摄入，造成营养不良，引发低蛋白血症及贫血等。所以如何缓解及治疗幽门梗阻就显得尤为重要，一般情况下，可根据造成梗阻的不同原因采取相应的治疗手段。

1. 非手术疗法

如果是由幽门痉挛或炎症水肿所引起的梗阻，应主要采取胃肠减压、保持水电解质平衡及全身支持治疗等非手术治疗方法。

2. 手术疗法

如果是由瘢痕所致的幽门梗阻，或经非手术治疗无效时，就应果断采用手术治疗。手术的目的是解除梗阻，使食物和胃液能进入小肠，从而改善全身状况。

一般常用的手术方法有：

（1）胃空肠吻合术：其优点是方法简单，近期效果好，死亡率低，但由于术后吻合溃疡发生率很高，故现在很少采用。但对于老年体弱，低胃酸及全身情况极差的患者，仍可考虑选用。

（2）胃大部切除术：为最常用的术式，一般术后情况良好。

（3）迷走神经切断术：迷走神经切断加胃窦部切除术或迷走神经切断加胃引流术，相对于青年患者更为适宜。

（4）高选择性迷走神经切断术：高选择性迷走神经切除及幽门扩张术，一般可取得较满意效果。但幽门梗阻患者术前要做好充分准备，术前2~3天行胃肠减压，每日用温盐水洗胃，减少胃组织水肿。输血、输液及改善营养，纠正水电解质紊乱。

另外，术后的幽门梗阻者在日常饮食上仍需要特别注意，开始进食时，应给少量的米汤、藕粉等清淡流质食物，并且每次限制在30~60毫升。如无不适，再逐渐加至150毫升。且凡有渣及牛奶等易产气的流质食物，均不宜食用。等病情稳定后，再逐渐恢复正常饮食，但仍需注意以易消化的食物为主。

胃病用药及其原则

人们常说"久病成医"。生活中就有很多老胃病患者，在吃完医生所开的药之后自行去药店购药，这种行为可能会带来严重的后果。因为胃病尽管在很多时候看起来都是慢性的，但是当发病原因不相同时，所用的治疗方案与药物也并不相同。所以，根据具体病情用药并遵循相应的用药原则，方是尽快摆脱胃病困扰的科学选择。

胃病的用药总原则

每逢换季之时，忽冷忽热的天气常会为人们带来一些胃部的病痛。对此，大多数人的第一反应就是吃上一些止痛片，然后继续投入到自己的工作和生活中去。从表面上看，胃病带来的疼痛已经过去，但实际上如此做法却会带来更多的危机。经科学研究发现，长期服用一些胃药，会在很大程度上对肾脏和神经系统造成伤害，并且会掩盖人们真实的病情。所以科学用药便成为治疗胃病的重要内容之一。

若想做到科学用药，以下几个原则尤其需要留意：

1. 要在医生的指导下用药

对症下药是治病的基本准则。当对胃病的一般常识有所了解之后，我们就可以清楚地知道胃病的情况十分复杂。即使看起来症状相同或非常类似，但由于每个人具体情况不同所以并不适于服用同样的药物。只有确诊的病情才能作为用药的依据。因此，在病情确定之前，胃病患者不宜盲目地服用任何药物；若是有特殊需要，也须先与主治医生沟通，在医生的指导下方能作出换药或停药的决定。这样，我们便可以避免一些不良反应的发生。

2. 中西药不宜同时服用

西药见效快、中药重保养，这是许多胃病患者心照不宣的共识。因此，相当一部分胃病患者会在胃痛时将西药作为止痛的第一选择，同时将中药用于胃部的保养。其实，这样的做法并不科学。因为具有相同药效的药物往往也会拥有同样的药效成分。于是，在很多情况下，我们就不得不面对如此窘境：当中西药中的活性成分相同时，同时服用中西药解决的是同样的问题，还可能会造成某种成分摄入过多，从而引起不良反应。所以，如果出现必须同时服用中药和西药的情况，一定要遵从医生的指导。

3. 患者不宜自行作出中断治疗或是改变用药剂量的决定

据科学研究发现，有超过半数的人所患的胃病都属于慢性胃病。长期耐心的调理和治疗是治愈慢性胃病的重要保障。遗憾的是，很多患者发现自己的病症不能在短时间内取得极佳的治疗效果，就不再坚持治疗，结果病情反而更加恶化了。还有一种情形恰好与此相反，一些患者欣喜地看到某一种药物在治疗过程中发挥了很重要的作用，就想通过加大药物剂量的方式来巩固治疗效果。这样的做法也是不科学的。盲目地改变药物摄入的剂量常常会收到适得其反的结果，不仅对原来病情的治疗没有帮助，还可能诱发新的病症，加重病情。

以上便是胃病用药的总原则，也是基本原则，适用于各种类型的胃病。不过，具体到每一个患者还会有很多不同的情况，需要患者根据自身情况的不同多加注意，多与自己的主治医生进行沟通。

浅表性胃炎的用药原则

浅表性胃炎是慢性胃炎中最为常见的一种，要占到日常胃镜检查中的50%~85%的比例。30~50岁的人们是此病的高发人群，而且在发病的人群中男性的人数要明显多于女性。当浅表性胃炎入侵患者身体的时候，大多数人都会有上腹部灼痛、隐痛或胀痛的感觉，甚至还会出现食欲不振、反酸、恶心呕吐、乏力、便秘或腹泻等情况。

奇怪的是，这种上腹部的疼痛感即使使用解痉剂及抗酸剂，也很难得到缓解。如何才能使浅表性胃炎的症状得以缓解，继而取得良好的治疗效果呢？这就需要我们在了解浅表性胃炎具体状况的同时，还要明确其用药原则。

1. 要遵循早发现早治疗的原则

当浅表性胃炎确诊之后，若是不能及时地加以治疗或是治疗不当，患者的病情不仅会加重，还会发展成慢性萎缩性胃炎。与此同时，年龄也可能成为推动病情进一步恶化的导火索。随着年龄的逐渐增加，患者的病情可能会朝着更加恶化的趋势发展。因此，早发现早治疗对于浅表性胃炎患者来讲至关重要。

2. 要遵循对症下药的原则

虽然目前对于浅表性胃炎的致病因素并没有得出最终的结论，但是专家经过医学研究发现：几乎任何能够影响机体的因素都可以引起浅表性胃炎。所以，按照症状进行治疗便逐渐成为浅表性胃炎治疗用药中的重要依据。

3. 患者需遵循医嘱，并坚持按时用药

浅表性胃炎采取的是症状性治疗的方法，这就需要患者及时地将自身情况与主治医生进行沟通，如此医生才可根据患者病情的变化随时对治疗方案进行调整，以确保患者尽早康复。而坚持服药是遵循医嘱、保证治疗效果的重要保证。通常情况下，患者需要坚持服药1~2个月，并且即使在服药期间病情有所好转，也不应该自行停药。这样便减少了病情反复或加重的概率。

总之，若要早日脱离浅表性胃炎的围困，及时、按时、对症这三个原则是必不可少的。此外，养成生活中的好习惯对于浅表性胃炎的治愈也大有裨益。只有将科学地调养与用药结合起来，患者才能早日康复。

黄连素能杀胃癌细胞

黄连素是一种用途广泛的生物碱，是在我国应用已久的中药，黄柏、黄连、三颗针等植物是其重要来源。它是治疗高血压、高血脂、心血管疾病、消化性溃疡病、溃疡性肠炎的良药。而这一切均得益于其出色的抑菌功效。

如今临床常用的黄连素被称为盐酸小檗碱。在平时治疗细菌性胃肠炎、痢疾等消化道疾病的过程中，它常被用来对抗病原维生素，抑制导致病症出现的细菌，尤其是痢疾杆菌。中医也认为黄连素具有清除虚热、邪热的功效，是一味清热解毒的良药。最近的研究发现，黄连素原本广泛的治病范围又增添了一个新成员，那就是抗癌。

黄连素可以诱导胃癌及癌前细胞走向凋亡。为了证实这一结论，科学家们做了这样一个实验：他们采取了人体体外细胞培养与建立动物模型相结合的方式，一方面以人体的胃部癌细胞作为实验模型，另一方面又建立了大鼠胃癌癌前病变模型，并分别加入黄连素。结果发现，随着黄连素开始发挥作用，胃癌细胞逐渐出现变圆、变小、脱壁的情况，而动物模型组也出现了胃黏膜中重度异型重生。由此可知，黄连素可以对胃癌及癌前病变的细胞凋亡率有着显著的影响。

后来，专家又对比进行了进一步分析，认为此种情形的出现，可能是由于黄连素的加入，导致了某种促癌基因变成了抑癌基因。而黄连素这种最新功能也为胃癌患者带来了新的希望。

心血康可治消化性溃疡

地奥心血康是人尽皆知的治疗冠心病的良药。它是薯蓣科植物黄山药、穿龙薯蓣的根茎提取物，具有行气止痛、活血化瘀、扩张冠脉血管、改善心肌缺血的功效。除此之外，地奥心血康在治疗消化性溃疡方面也取得了可喜的成就。

胃黏膜的损伤是消化性溃疡产生的最主要的动因，而心血康正是从强化胃黏膜的防御机制出发才取得良好的疗效。至于具体的途径主要表现在以下几个方面。

（1）心血康可以通过抑制血小板的聚集来降低血液的黏稠度，维持血液中表皮生长因子的含量，增强机体的免疫力。如此便可以对胃黏膜起到保护作用。

（2）心血康可以通过维持细胞膜内的酶的活性来达到清除氧自由基、降低脂质过氧化的目的。这样便从根本上消除了消化性溃疡产生的重要根源，为溃疡的治愈铺平了道路。

（3）心血康能够以改善胃黏膜的供血供氧情况为纽带来增强防御因子的作用，降低胃及十二指肠对于攻击因子的敏感度，从而达成促成溃疡尽快愈合的目标。

（4）心血康能够通过促成构成溃疡愈合所需的微血管、单核细胞及纤维母细胞的生成来加速溃疡的愈合。

正是基于以上途径，心血康才完成了保护胃黏膜，打败消化性溃疡的旅程。值得注意的是，身为"新人"的心血康，在消化性溃疡治疗上表现出来的疗效，与治疗此病的常用药雷尼替丁不相上下。可以说，心血康在治疗消化性溃疡领域的应用，为众多患者找到了一条治疗此病的崭新的道路。

云南白药也可治胃溃疡

云南白药是家庭的常备药物之一。它具有良好的消炎、止血、镇痛的功效。在日常生活中，人们无论是出现了跌打损伤的情况，还是患上了各种出血症，都可以服用云南白药来缓解或治疗。据最新研究发现，云南白药对于胃溃疡也有着良好的治疗效果。

云南白药对于胃溃疡的医治机理主要体现在三个方面。

（1）服用云南白药可以有效地提高患者身体的免疫力。如此，胃及十二指肠黏膜的自我防御机制的力量便可大大增强，并可完成自我修复及促进溃疡面愈合的工作。

（2）胃肠功能失调、胃酸分泌过多是胃病发生的重要根源，若是治疗上出现了拖延，很容易发展成胃溃疡，患者也会因此而承受更大的痛苦。三七是云南白药的主要成分，它具有加速胃黏膜微循环的功效，促使胃肠道的蠕动趋向正常，减少胃酸分泌的数量。此时正是胃黏膜上皮细胞再生的好机会，而溃疡面也会借此机会加速愈合的旅程。

（3）云南白药的有效成分还能对抗幽门螺杆菌，减少细菌对于胃黏膜的入侵，从而为溃疡面的愈合提供良好的机会。

除去上述机制之外，对于存在出血症状的胃溃疡患者来说，服用云南白药更是具有一举两得之功，既可以止血，又可以有效地保护胃黏膜。总之，云南白药在胃溃疡治疗上的应用，将为这种传统的常用药书写出崭新的一页。

用谷维素调治胃病

谷维素原来是治疗自主神经紊乱的药物。米糠油、胚芽油等谷物油脂便是提炼它的原料。而据最新研究发现，谷维素在治疗消化系统的病症尤其是胃病方面，有着不俗的疗效。其疗效主要表现在以下几个方面：

1. 谷维素是治疗肠易激综合征的良药

肠易激综合征又被称为过敏性结肠炎，此种病症主要的症状表现为反复性发作的腹痛，并随着排便的时间而有所变化，有时会出现便秘与腹泻交替发作的现象。研究者认为谷维素可以通过调节自主神经功能来达到改善肠道功能的目的，从而实现病情的缓解。

2. 谷维素具有广谱抗溃疡病的作用

无论是应激性溃疡、幽门结扎性溃疡，还是精神创伤性溃疡，都可以通过谷维素来抑制。

3. 谷维素可以有效地缓解胃下垂的症状

曾有研究者为患有胃下垂的病人按照每日70毫克的剂量服下谷维素，3周过后，经临床判断出现好转者占到了患者总数的85%。

4. 谷维素可以在慢性胃炎的治疗中发挥积极的作用

据多年临床治疗统计的数字来看，用谷维素治疗慢性胃炎的病例已经达到739例，总有效率已经达到92.53%。

无数实验及临床治疗的案例已经证明了谷维素在胃病治疗方面有着良好的效果。又加之它源自植物提取物，所以副作用很小。不过，需要注意的是尽管谷维素有着众多的优点，但在使用它之前也一定要咨询医生，以免出现用药上的安全问题。

合理使用胃肠动力药物

俗语说：岁月不饶人。当人们陆续步入中老年的行列时，消化系统也会逐渐出现减弱或紊乱的状态。特别是一些年过六旬的老年人更是会出现诸如腹胀、反酸一类的症状，严重时便需要服用促胃肠动力药物。

所谓促胃肠动力药物就是具有促进胃肠道平滑肌运动的药物，它和"胃肠解痉药"共同构成了胃肠动力药物的大家族。胃肠动力药是治疗由胃肠动力障碍引起的消化道疾病的主要治疗措施。它以药物品种多、临床应用广泛而著称。因此，对于此药的合理使用也就变得十分重要起来。

单就促胃肠动力药而言，常用的药物主要包括西沙必利、莫沙必利、多潘立酮。它们或者能够促进全胃肠道的运动，或者可以增强上部胃肠动力，是治疗功能性消化不良、胃食管反流病等病症。与此同时，它们还可以有效地缓解烧心感等种种不适的症状。

在使用方面，多潘立酮治疗胃肠道动力障碍的疗效要优于莫沙必利。而考虑到莫沙必利对于小肠和结肠基本上没有任何作用，所以选用西沙必利作为治疗便秘的药物。不过，西沙必利在治疗便秘的时候却表现出了个体差异较大的特点，所以在服用期间一定要注意酌情增加及心电监护的启用。近年来新药替加色罗逐渐在同类药物中崭露头角。它被广泛地应用于各种功能性胃肠病的治疗，但患有奥狄氏括约肌功能障碍、症状明显的胆囊病的患者及有肠粘连的患者不宜服用此药。

对于胃肠解痉药来说，临床常用的包括奥替溴铵、匹维溴铵、阿洛斯琼等。其中匹维溴胺是出色的选择性肠平滑肌钙离子拮抗剂，没有损伤心血管方面的副作用，所以在治疗腹泻型肠易激综合征时，选择它的概率要远远多于硝苯地平。对胃肠平滑肌具有双向调节作用的曲美布汀，则被广泛地应用于各型肠易激综合征、功能性消化不良等症。

除此之外，由于胃肠动力药物会影响到胃排空，凡是受排空影响的药物与这类药物合用，都会降低其疗效，所以患者在服用药物之前一定要先对两者之间的配伍禁忌了解清楚，方可服用。

胃痛不能乱用镇痛药

镇痛药是日常生活中的常用药之一。它不仅种类众多，携带方便，更重要的是可以帮助人们在短时间内迅速缓解身体上的疼痛。于是，镇痛药便成为很多人应对各种体痛的首选。然而，医学专家对此提出了异议。

经过长年医学研究发现，70%的人在由于疼痛而乱用镇痛药之后，陆续出现了胃肠道穿孔、出血、胃溃疡等不良反应。在另一项针对13000人的大型调查中也发现，有超过半数以上的人在服用镇痛药之后出现了恶心、呕吐、消化不良、胃穿孔的症状，并极易引发胃炎、胃黏膜损伤、胃溃疡等病症，甚至有0.4%的人会因为胃穿孔而死亡。

原来镇痛药背后隐藏着如此骇人听闻的事实。可是，由于服用镇痛药之后，上述症状多数情况下表现得并不明显，即便出现了胃黏膜损伤的情况，人们也会对此一无所知，直至胃穿孔等更严重的症状出现时才会如梦初醒，乱作一团。最令人遗憾的是，往往到了这个时候，最佳治疗时间已经过去，患者不得不忍受更多的痛苦、花费更多的时间和精力进行康复治疗。如此便为喜欢自行使用镇痛药物的人们敲响了警钟。

镇痛药对于胃肠系统是存在着一定的潜在危害的。为了使这种潜在危害出现的概率降到最低，请尽量减少镇痛药的使用。如果一定要用，也最好先与医生取得联系，在医生的指导下，根据自身的情况进行有选择的服用。这样，镇痛药对于人体胃肠道的伤害就会被尽量避免，人体的不良反应也将降到最低。所以，每当胃痛来临时，镇痛药是不可以盲目乱用的。

慢性胃炎如何加服药物

众所周知，慢性胃炎是一种常见的慢性病，需要治疗和调理的时间较长，同时也需要长期服药加以巩固。这就为病症的治疗带来了一个十分实际的问题——如何在治疗的过程加服药物。究其原因，一则疗程长，服药时间长，会对本就处于修复状态的胃黏膜造成一定程度上的刺激；二则治疗过程中可能会随时出现一些新的情况，加服药物就是要不断地完善治疗方案，取得极佳的治疗效果。

基于上述原因，慢性胃炎患者可以在医生的指导下参照下列原则进行药物的加服。

（1）要加服一些胃黏膜保护剂。这样一方面可以减少其他药物对胃黏膜的刺激，增强胃部的抵抗力，另一方面可以加速胃黏膜的修复。至于加服何种药物，可以选择常见的硫糖铝、氢氧化铝等药物。不过在服用此类药物的时候一定要注意铝制剂药物不宜长期服用。因为药物中的铝元素会与磷酸根结合，形成不易溶解的磷酸铝复合物，使血磷减少。长此以往，服用者就会出现骨质疏松、骨软化等症状。

（2）当患者出现胆汁反流的情况时，需要加服吗丁啉或胃复安等药物来减少胆汁的反流。有了吗丁啉或胃复安的帮忙，胃和十二指肠的排空速度就会大大加快，胆汁反流就会迅速减少，胆汁对于胃黏膜的损伤也将降到最低。不过，若是服食药物过程中出现不适或是病情加重的情况，患者一定要及时赶往医院就诊。

（3）根据个人情况酌情加服一些抑制细菌滋生的药物。慢性胃炎除了会造成对胃黏膜的损伤之外，还会容易引起胃酸含量的变化。当胃酸含量降低或缺乏之时，胃功能就会发生紊乱，细菌就将从体内滋生，患者的病情就会更加严重。因此，加服一些抑制细菌滋生的抗生素还是非常必要的。可以选用的常见抗生素包括庆大霉素、黄连素等。

当然，慢性胃炎需要加服的药物不至这些。因为每个患者的情形都有着鲜明的个体特征。这就需要医患双方及时进行沟通，不断完善治疗方案。

胃药和维生素C不宜同服

维生素C又名抗坏血酸，是维生素家族中赫赫有名的健胃大将。平时注意适量摄入富含维生素C的萝卜、芋头等食物，可以有效地改善人们消化不良的境况，实现健胃消食的目标。胃病患者若是能在气温发生明显变化的时候适量摄入一些维生素C，则可以有效地增强身体的抵抗力，防止病情的恶化。不过，却很少有人记得，维生素C是不适宜与胃溃疡患者所服用的药物同时服用的。

这到底是怎样一回事呢？原来，胃酸过多是胃溃疡患者最显著的症状之一。在治疗胃溃疡的药物中，相当一部分是用来中和患者体内过量的胃酸的。维生素C本身就是一种酸性物质，如果将维生素C与偏碱性的药物同时服用，会发生酸碱中和反应。如此治疗病症的药物就会失去原有的药效。

然而，若是因为维生素C是酸性物质就放弃服用它，同样也是不科学的做法。胃病患者在治疗过程中，会服用相当数量的碱性药物，它们会在患者体内发生碱性反应，从而造成从食物中摄取维生素C的困难状况。为了缓解这种状况，服用必要的维生素C又成为一种必然。

因此，为了解决维生素C与胃药不宜同时服用的问题，患者可以选择在服用其中一类药之后2小时，再服用另一类药。2小时的时间足以使药物充分地发生代谢，失去了发生中和作用的可能。另外，在服用维生素C之时，胃病患者还必须注意一些禁忌。唯有如此，方能使维生素C与胃药的效用得到最大限度的发挥。

胃病常用中成药

胃为人体六腑之一。中医认为，人以胃气为本。一旦胃气有所不足，人体的健康就会受到极大的影响，胃部就容易发生病变。而在治疗胃病的众多药物中，中成药一直以副作用少、疗效稳固而位居前列。下面就让我们来为大家介绍一些胃病治疗中常见的中成药。

1. 黄芪建中丸

此药拥有气香、味甜、味辛三大特点，主要成分包括黄芪、甘草、白芍、大枣等，是出现面色枯黄、中气不足、进食减少等症状的脾胃虚寒型胃病患者的良药。服用此药时，患者需要按照每日2次，每次1丸的标准用温开水服下。

2. 柴胡疏肝丸

"疏肝"是中医中一个常见的名词，是疏散肝气郁结的一种方法。柴胡疏肝丸具有调气疏肝、解郁散结、和胃止痛的功效，主要成分有柴胡、枳实、香附、陈皮等。患有肝气犯胃型的胃病患者即可服食此药，尤其是当患者出现嗳气、反酸、胃脘胀痛等症状之时服用可以在短时间内达到疏解症状的作用。此药服用时可以按照每日3次，每次6克的用法用温开水送下。不过，孕妇需慎用此药。

3. 元胡止痛片

该药具有理气活血止痛的功效，主要由延胡索、滑石粉、白芷、蔗糖等配制而成，适用于瘀血阻络型胃痛、胁痛的治疗。当出现呕血、黑便或经常性的胃脘疼痛时，胃病患者便可通过服用此药来缓解症状，以达到理气和胃、活血化瘀的目标。另外，在服用此药之时，除了要按照每日3次，每次4片的标准口服之外，还需要注意服药期间禁食生冷食物及是否出现过敏反应。一旦过敏反应出现，就应立即停药，并去医院就诊。

4. 疏肝丸

该药是治疗消化不良、胃脘疼痛、肝气瘀滞、嗳气反酸等胃部疾患的良药，主要由13味中草药制成，主要包括砂仁、厚朴、枳壳、茯苓、沉香、白芍等。患者服用此药可以按照每日2次，每次1丸的标准用温开水送下。此外，服用此药时还需要注意以下两点：一是服药期间要减少食用生冷、油腻类食物的概率，最好不吃；二是注意观察药物的疗效。如果服用3天之后症状没有减轻的迹象，甚至加重了，我们就无须迟疑，应马上去医院就诊。

哪些药物会伤害胃

生病就要打针吃药，这是大多数人从小就耳濡目染的常识。但是，如果不慎服错了药或是出现了其他不当的服药行为，等待胃病患者的就将是非常严重的后果。所以，我们有必要了解哪些药物会对胃造成伤害。

在众多伤胃药物的名单中，居首位的当属会对胃黏膜造成强烈刺激的几类药物。虽然胃病的种类繁多，致病原因各不相同，但它们中的大多数致病机理中都包含着刺激胃黏膜引发病变的部分。因此，会对胃黏膜产生刺激的药品毫无悬念地排在了第一位。

这些药品主要由两类药物构成,一类就是消炎镇痛类药物,另一类则是解热镇痛类药物。长期服用,前者会在对胃黏膜造成持续较强刺激的同时,导致胃出血或胃溃疡的出现。常见的消炎镇痛类药物主要包括用于治疗各种关节炎的消炎痛、布洛芬等。而后者会对胃黏膜造成直接性的破坏,引发胃出血。常见的解热镇痛类药物包括阿司匹林、止痛片、复方阿司匹林等。

其次,胃病患者若是长期服用甲氰咪胍治疗除胃酸过多之外的其他胃病,将会对胃部造成极大的伤害。因为甲氰咪胍是治疗胃酸过多的佳品,且只适用于这种胃部疾病。不属于此种情况而强行服用的,只会加重胃溃疡。

胃病患者还须慎重服用一些会削弱胃部自保功能、产生不良反应的药物。这些药物主要由皮质激素类药物与部分抗菌药物构成。其中常见的皮质激素类药物有强的松、地塞米松、强的松龙等。若是长期服用红霉素、洁霉素等抗菌药物,会产生恶心、胃痛等胃肠道等不良反应。

总之,对这些伤胃的药物有所了解之后,患者便可以减少很多盲目服药带来的痛苦。同时,若能在医生的指导下了解一些有关自身体质方面的情况,更能避免伤胃的事情发生。

"心病"有时需要胃药医

人们常说:心病还须心药医。可是,45岁的张先生所得的"心病"却是用胃药治好的。究竟是怎样一回事呢?事情还得从一个月前讲起。

张先生是一家进出口公司的部门主管,平时工作比较忙,对于身体方面的情况并不十分在意。然而,最近一段时间以来,胸痛不适的症状越来越多地出现在他的身上,有时甚至会有火辣辣的感觉。一心忙于工作的张先生开始并没有在意,只是认为太累了才会如此,就简单地吃了一些丹参片。谁知这丹参片不吃还好,吃过之后,不适的感觉反而更加严重了。此刻,张先生才慌了神,急急忙忙去医院就诊。

就在前往医院的路上,他想起了同事老王。当初老王生病时的症状同自己现在一模一样,自己会不会也像老王一样得了心绞痛呢?想到这里,张先生不禁出了一身冷汗。好在经过检查之后,医生明确地告诉他是患了胆汁反流性胃炎。为什么胆汁反流性胃炎会与心绞痛一样的症状呢?医生的解释扫清了张先生心中全部的疑云。

原来,两种病症容易混淆的原因主要在于部位比较接近,胃和食管的位置与心脏非常接近。但是如果仔细分辨,两者还是有很多不同之处。首先,两者的致病机制并不一致。胆汁反流性胃炎是胃与十二指肠内容物反流入胃腔的病变,易使食管受累,演变成为胃食管反流病。而心绞痛则是由于氧气的供需失衡造成了心肌暂时性缺氧,引发了病痛。其次,两者受体位与进食、服药等因素影响的情况并不相同。胃食管反流性胃炎的发作可以在上述因素影响下得到相当程度地缓解。心绞痛则不然,它多在夜间发作,体位与进食对于病情的影响较小。只有在服用诸如消心痛、硝酸甘油等药物之后才能明显地缓解症状。

虽然两者可以通过上述两点得以辨清,但由于它们的症状非常类似,所以在出现与张先生类似的情况时,最好先进行有关心血管方面的排查,以排除心脏方面疾患的可能,随后再针对具体的病情进行科学的诊治。

胃食管反流病的治疗措施包括三种:一般性治疗、药物治疗和手术治疗。其中药物治疗主要包括抗酸、保护胃黏膜和促胃动力三方面。在中和胃酸、保护胃黏膜方面,患者不妨选择硫糖铝与果胶铋等;抗酸治疗可以选择奥美拉唑、法莫替丁、雷尼替丁等;至于促胃动力药可以选择吗丁啉、莫沙必利等。

不过,胃食管反流病的患者若是遇到内科治疗无效并且伴有严重并发症的时候,可以通过咨询专业医生来谨慎地选择手术治疗。

口服庆大霉素能否治疗胃病

最近,耳鼻喉科的穆主任接待了这样一位患者:王先生是一位外企员工,一年之前被查出患上了胃窦炎,可是由于工作繁忙,加之自己也没有十分在意,炎症变得更加严重。后来,几位热心朋友建议他服用庆大霉素来缓解病情。然而,连续服用60天之后,炎症不仅没有得到很好的治疗,王先生竟陆续出现了眩晕、恶心、站立不稳等症状。于是,担心病情进一步恶化的王先生决定来医院就诊。

经过检查,穆主任发现王先生出现了内耳前庭半规管阻塞,这种情况与他服用的庆大霉素直接相关。听到此处,患者一下子慌了神。穆主任一边安慰王先生,一边向他讲出了其中的原委。

原来,很多患者认为,庆大霉素是治疗胃病的特效药。无论在医院门诊,还是在药店,总会有不少患者要求购买庆大霉素针剂或片剂口服来治疗胃病。虽然庆大霉素对于某些胃病有一定的缓解防治功效,但实际上这种做法并不科学。究其原因,主要有以下三点。

(1)口服的庆大霉素吸收率较低,不足以杀灭引发胃窦炎的幽门螺杆菌。幽门螺杆菌是引发胃窦炎与溃疡加重与复发的罪魁祸首。它主要活动于胃部酸性环境中的黏液凝胶层的下面,而口服的庆大霉素的吸收率较低,在消化道的吸收率仅为1%~3%。这样,服入的庆大霉素很快就会从胃中排空,所起到的效果也是甚为微弱。

(2)口服庆大霉素将会招致很多不良反应。像张先生的情况就是过度服用庆大霉素损害了内耳的听神经。庆大霉素与耳的毒性症状与药物的剂量、用药时间的长短和个人的敏感性等有关。

(3)长期服用庆大霉素还会出现中毒症状,甚至导致耳聋。又由于中毒症状是渐进的,在早期非常不易察觉,所以当患者服用庆大霉素出现眩晕等症状时,常被误诊为梅尼埃病、颈椎病,而等到真正确诊的时候,治疗的难度已经变得相当大。

穆主任的解答让王先生心中大叫侥幸,好在自己一察觉不适就来医院就诊。庆大霉素确实不是胃病用药的最佳选择。如果以后遇到与王先生类似的情况,请大家最好先与医生取得联系,在医生的指导下用药治疗。

常见胃药及服用方法

由于生活中常见的胃病大多数为慢性疾病，所以很多胃病患者喜欢按照自己的经验或是友人的介绍去购买药物自行治疗。不过，很多时候却是事与愿违，本来希望可以早日康复，结果病情反而加重了。为了减少类似情况出现的概率，现将常见的胃药及其服用方法简述如下。

1. 抑制胃酸分泌的药物

体阻断剂：目前临床常用的抑制胃酸分泌的药物，主要包括 H_2 受体阻断剂和质子泵抑制剂。其中后者可以有效地阻断胃酸分泌的最后通道，有力地遏制胃酸的分泌。平时大家熟悉的奥美拉唑、兰索拉唑、泮托拉唑钠、雷贝拉唑钠、埃索美拉唑，均属于质子泵抑制剂。而 H_2 受体阻断剂服下后，能够将胃酸分泌有效地抑制 12 小时。它是治疗上消化道出血、反流性食管炎、十二指肠溃疡、良性胃溃疡、术后溃疡的重要帮手。常见的 H_2 受体阻断剂包括雷尼替丁、法莫替丁和西咪替丁（泰胃美）。

服用原则：每天 3 次，每次 1 片，服药的时间最好为早起、下午 4 时左右与晚上入睡之前。若是患者病情有变，一定要遵照医嘱酌情增减药物的数量。另外，服药的时候还需要注意以下几点：

（1）H_2 受体阻断剂在与抗酸类药物合用之时，服药时间间隔至少要 1 小时以上，并最好在睡前加服 1 次。

（2）胃溃疡病人不宜吸烟，否则容易增加胃酸分泌。肾功能不全及孕妇、哺乳期妇女要慎用雷尼替丁与法莫替丁。此外，孕妇及哺乳期妇女还需慎用奥美拉唑与兰索拉唑。

（3）雷尼替丁与法莫替丁可能会掩盖胃癌的部分症状，必须在排除胃癌之后才能服用这两种药物。

（4）奥美拉唑具有酶抑制作用，可以延长地西泮（安定）、苯妥英钠及华法林等药物的药效，因此最好避免同时服用。

2. 中和胃酸的药物

目前临床常用的中和胃酸的药物包括复方次硝酸铋与枸橼酸铋钾两种。服用这两种药物可以达到两大目标：一可以中和胃酸，二可以促进黏膜再生和组织的自然愈合。患有胃和十二指肠溃疡、胃炎与胃酸过多的患者，可以选择上述药物。常见的复方次硝酸铋包括乐得胃等，枸橼酸铋钾则有丽珠得乐和迪乐等。通常情况下，服用 3 个月即可达到良好的治疗效果。

服用原则：为了维持相应的效用，患者最好在饭后 1~1.5 小时后服药。此外，如果效果不明显，可以酌情增加服药的次数，但服药的剂量保持不变，睡前加服 1 次。需要注意的是，服用胃舒平与盖胃平时，最好嚼碎后再用温开水送下。

3. 抗胆碱能药物

常见的抗胆碱能药物包括颠茄、安坦、普鲁本辛、阿托品等。服用此类药物不仅可以延长制酸药和食物对胃酸的中和，起到止痛的作用，还能有效地抑制胃蠕动，解除胃平滑肌痉挛。但此类药物一般情况下仅仅是与抗酸剂配合使用，单用的效果并不十分理想，而且不宜长期服用。

服用原则：最好能在饭前15~30分钟服用，用量应该以刚能感到口干为尺度。需要注意的是，患有胃食管反流病、支气管炎、青光眼、前列腺肥大的病人服用此类药物可能会加重病情，需要忌用。

4. 保护胃黏膜的药物

目前常用的保护胃黏膜的药物主要包括胶态铋剂、前列腺素、表皮生长因子（EGF）、硫糖铝、左旋多巴。它们或者能够阻止胃酸、胃蛋白酶等对胃黏膜的进一步刺激，促使溃疡愈合；或者具有胃肠道血管扩张作用，能改善微循环，增加胃黏膜血流量，防止胃黏膜衰变和加强细胞修复作用；或者在黏膜表面形成保护膜，减轻有害物对溃疡面的侵害。

5. 抗幽门螺杆菌药物

通常情况下，此类药物多与抗生素一起服用，所以在服用时需要考虑抗生素服用的时间。例如，克拉霉素的吸收会受到食物的影响适宜在饭前空腹服用，甲硝唑等药物应该在饭后服用比较好，而阿莫西林则是不受任何因素影响的，因此服用时间并没有限制。自然，与它们一起服用的药物服用的时间也要与此相配合。

6. 促胃动力药

此类药物能够有效地增加胃肠道的蠕动，适于出现反酸、胃胀与嗳气等症状的胃病患者服用。通常情况下在餐前半小时服用即可。

除去上述六类药物外，常见的胃药还包括吗丁啉、莫沙必利、伊托必利等胃动力药物、胃蛋白酶、胃复安等。我们只有对常见的胃药有所了解，掌握正确的服药方法之后，才能使药物的效用得以正常地发挥。

胃痉挛，解痉药只能吃1天

很多时候，人们会突发胃痉挛。虽然它并不是什么严重的病症，只是胃部肌肉发生抽搐而已，但是却常常令人们难以忍受。这该如何是好呢？许多人会在第一时间选择服用复方颠茄片或是阿托品等药物来缓解疼痛。

深受大家信任的复方颠茄片、阿托品等又有一个共同的名字，叫作"解痉药"。此类药物能够通过阻断胆碱神经介质与受体的结合来达到抑制多种腺体分泌、解除胃部痉挛症状、缓解疼痛的目标。它可以有效地为患有胆管痉挛、胰腺炎、胆石症的病人提供帮助，也能够很好地治疗胃肠痉挛引起的腹部疼痛及胃炎、胃及十二指肠溃疡引起的疼痛。

但是，此类药物并不宜长期服用，一旦不能在当天使疼痛得到缓解，就需要停药，以免造成病情耽搁，影响治疗。不过，在去医院就诊之前，我们还可以尝试用以下方法来缓解胃痉挛引起的疼痛。

1. 穴位刺激法

当胃痉挛来袭时，患者可以采取刺激梁丘穴的方式来缓解疼痛。梁丘穴的位置在膝盖骨附近，就是膝盖骨的外侧细长肌肉的凹陷处。具体做法就是用大拇指用力挤压梁丘穴，并向大腿的方向施压。若是力度较小无法缓解疼痛，就需要用力地加压梁丘穴。至于具体的操作规程，患者可以采用每次用力按压20秒、休息5秒再继续按压的方式直到胃部疼痛逐渐消退为止。

2. 刮痧法

取穴：胃经中的不容、足三里与梁门（外膝眼下3寸及中脘旁开2寸）；心包经中的内关（位置在大陵穴直上2寸，两筋间）；任脉中的上脘、中脘、下脘；膀胱经中的胃俞、肺俞。

具体操作方法：第一步，消毒。先让患者伏在桌子或椅子上，将准备刮痧的部位用热毛巾擦洗，随后用浓度为75%的酒精进行消毒。第二步，刮痧。刮痧者需要先在润滑剂中将工具蘸湿，再沿着所取的经穴按照同一个方向刮，注意动作一定要均匀、缓慢，以免操之过急影响效果。另外，刮痧时，每处经穴刮20次左右，患者的皮下出现微紫色或紫黑色即可。

尽管上述两种方法方便快捷，但是毕竟只是一种救助措施，并不能彻底治愈胃痉挛。患者最好在疼痛得以初步缓解之后尽快去医院就诊，以免耽误病情。

五类药有效保护胃黏膜

胃黏膜是胃部最弱的部位之一。很多胃病的出现都是由于胃黏膜受到强烈刺激失去自我保护能力而造成的。因此，保护好胃黏膜便可以在很大程度上阻止多类胃病产生的可能。要做好此项工作，除了需要患者与医生的通力配合之外，还需要用药物来对胃黏膜进行保护。

常见的胃黏膜保护药物主要有以下几类。

1. 胶态铋剂

此类药物的作用主要可以体现在三个方面：一是可以同表皮的生长因子结合生成聚集在溃疡部位的复合物，从而使溃疡面加速再生与愈合的力度；二是可以在胃内部的酸性环境中与溃疡面中的蛋白质发生反应，在溃疡面上形成覆盖物，从而在胃酸、胃蛋白酶与胃黏膜之间筑起一道有力的屏障；三是能够有效地遏制人体磷脂酶与蛋白酶对于黏液层的降解。正是基于以上三个方面，胶态铋剂才具备了最大的优点：溃疡复发率低。

不过，在服用此类药物的时候，还需要注意以下两点：一是服用此药之后，还是会有少量患者出现便秘、恶心等现象；二是肾功能不全者忌用此药。

2. 硫糖铝

硫糖铝最大的贡献就在于能够在胃部的酸性环境中生成覆盖于溃疡面的糊状黏稠物，成功地阻止胃酸与胃蛋白酶地进攻，从而促使溃疡面尽快愈合。与此同时，硫糖铝还是吸附胃液中胆盐的好手。它的这些努力对于溃疡愈合均有着积极的意义。

3. 表皮生长因子（EGF）

EGF是一种多功能的生长因子，在体内体外对多种组织细胞有强烈地促分裂作用。它能够有效地刺激胃黏膜细胞的再生，同时可以抑制壁细胞的活力和各种刺激引起的酸分泌。据临床医学研究证实，口服 EGF 对胃及十二指肠溃疡的痊愈有着积极的作用。

4. 前列腺素

前列腺素可以有效地抑制胃酸的分泌，这样来自胃酸的刺激就会大大减少，胃黏膜也可以得以休养生息，胃溃疡也会减少造访的频率。不过，在服用此药时，患者还需要注意以下三点：一是它可能会导致出血与孕妇流产的情况，所以孕妇忌用此药；二是胃液分泌过少的患者不宜使用此药；三是服用此药之后可能会出现腹痛、腹泻等不良反应。

5. 左旋多巴

左旋多巴的贡献主要体现在以下三个方面：一是能够改善体内的微循环，帮助胃肠道血管扩张，增加胃黏膜的血流量，促进胃黏膜的修复；二是能够有效地降低人体的应激反应的速率，减少应激性胃溃疡发生的概率；三是能够成功地降低胃酸的分泌量，刺激胃肠道中前列腺素的合成，从而起到保护胃黏膜细胞的作用。不过，在使用此类药物之时一定要注意，患有青光眼或肾功能严重不全者不宜服用此药。

以上便是保护胃黏膜最常用的五类药。除此之外，施维舒和思密达这两种药物也是不可多得的胃黏膜保护剂。然而，要使这些胃黏膜保护剂的效用发挥到最佳，患者还需要在医生的指导下进行服用。

保护胃，请用肠溶片

众所周知，有些胃药很伤胃。即便药物本身的副作用很小或是几乎不存在副作用，但是若长期服用，还是可能会对胃黏膜造成不同程度的损伤，从而帮助一些致病因素攻克胃黏膜这个屏障。如何才能解决这种情况呢？

胃病患者如果必须要服用这些伤胃的药物，不妨选用肠溶片或胶囊来保护胃肠道。肠溶片本质上就是一种抗酸，此药最大的优点就是能够安然地通过胃部的酸性环境，到达肠道中之后才会逐渐溶化，发挥药力。这样，肠溶片就既不会伤害胃黏膜，也不会因为被胃液酸化而失效。比如必须服用肾上腺皮质激素的患者，就应该同时服用胃舒平等抗酸药。这样由胃酸分泌过多而导致的胃溃疡的概率就大大减少了。

另外，还有很多药物会造成胃黏膜分泌的防御物减少。更有甚者可以促进胃酸与胃蛋白酶的过多分泌，从而减慢胃黏膜上皮的更新速度，影响胃黏膜细胞的再生。即使肠溶片拥有很好的抗酸作用，也可能为剂量或是患者本身病情的缘故所累而不能完全发挥。因此，患者在服用肠溶片之前，最好能够征求医生的建议后再服用。

感冒药服用不当惹胃病

伤风感冒是日常生活中最常见的呼吸道疾病。每一年都有很多人在流感来袭时被病魔击中，很久之后才会痊愈。因此，感冒虽然并不是什么危及生命的严重病症，可若是治疗不及时，引起细菌感染并累及到肠胃与呼吸道，小病就会变成大病。如何才能使大家尽快从感冒病毒中逃离出来，又减少胃病发生的概率呢？人们通常情况下会选择最为方便快捷地药物治疗。但是，如果在用药过程中出现服用不当的情况，人们就有可能会惹上胃病。

治疗感冒的药物疗法主要包括西药、中药、中西医混合药物用药三种方式。

1. 中药及中西混合药物用药

感冒主要可以分为普通感冒与病毒性感冒两种。其中普通感冒在中医上被称为"伤风"。早在北宋时期的医书《仁斋直指方·诸风》中就记载了我国古代人民利用苏合饮来治疗伤风的记载。即便是病毒性感冒，我国传统中医也有了多年的治病经验。目前常用的中成药及中西混合药物包括感冒清、强力维生素C银翘片等。经多年临床使用发现，这些药物具有见效快、副作用小的优点，更难能可贵的是它们对胃黏膜的影响极小或并无明显的损害。所以在治疗感冒时，选用中成药或中西混合药物引发胃病的概率要小得多。

2. 西药

目前，用西药治疗感冒并没有发现什么特效药。西药治疗主要依据的还是症状性治疗。患者平时可以服用阿司匹林、感冒通、白加黑等。不过，当此类药物进入人体时，通常会对胃黏膜造成直接的损害，甚至会引发溃疡出血或胃炎。所以，为了避免此种情形的出现，患者服用此类药物时一定要注意以下两点：一是将服用时间确定在饭后，二是最好与胃黏膜保护剂同服，以减弱对胃黏膜的破坏。

综上，我们不难发现，以西药为主治疗感冒时通常会引发不同程度的胃病，而以中成药及中西混合药物为主治疗感冒时胃病的发病率要小得多。

治疗慢性浅表性胃炎的中药有哪些

辨证施治是中医治病的基本准则。这一原则同样适用于慢性浅表性胃炎的中医治疗。患者的临床症状以及表现出的性质与特点便是中医辨证施治的重要参考。同时还要结合病因、病理，参考胃镜检查结果，并以八纲与脏腑辨证为主，医生方能用中药通过调节患者的胃肠功能，消除其症状与病痛。

治疗慢性浅表性胃炎的中药主要包括以下几种。

1. 香砂养胃丸

此药是治疗胃病的非处方药，具有温中和胃、理气消食的功效。主要成分包括木香、砂仁、白术、厚朴、香附等。它是治疗出现上腹痛、腹胀、乏力、嗳气、舌苔厚等症状的慢性胃炎患者的良药。每日2次，用温开水送服，每次服6克。

2. 胃气止痛丸

此药具有温中散寒、行气止痛的功效，主要成分包括香附、高良姜等。凡是出现口吐清水、手足不温、寒气凝滞的患者均可食用此药。具体用法是每日2次，用温开水送服，每次服3克。

3. 舒肝丸

此药具有疏肝解郁、和胃止痛的功效，主要成分包括砂仁、香附、厚朴、柴胡等，是治疗出现恶心、腹胀、嗳气、两肋胀满症状的胃炎患者的良药。有此症状的患者须在医生的指导下每日2次服食此药，每次服1丸。

4. 越鞠丸

此药具有宽中解郁、理气消胀的功效，主要成分包括香附、栀子、苍术等，是腹中胀满、嗳气吞酸的慢性胃炎患者的上佳之选。具体用法是每次服 6~9 克，并用温开水送下。

5. 香砂六君子丸

此药具有健脾和胃、理气止痛的功效，主要成分包括半夏、陈皮、茯苓、党参、砂仁等。凡是出现呕吐泄泻、胸脘胀闷的慢性胃炎患者，均可在医生的指导下服食。此药每天服 2 次，每次 6 克，并用温开水吞食。

慢性浅表性胃炎怎样用药

尽管慢性浅表性胃炎是慢性胃炎中最为常见的种类，但是就目前医学研究的成果来看，并没有就对其的致病原因做出完整的阐述。如今，比较明确的原因包括吸烟、刺激性食物、幽门螺杆菌感染等。它们会逐渐侵蚀胃黏膜构筑的保护屏障，令患者出现诸如上腹痛等各种不适的症状，并导致慢性胃炎的出现。所以，当代的慢性浅表性胃炎的治疗主要是针对症状进行症状性的治疗。

1. 保护胃黏膜的药物

对于胃黏膜的破坏是目前已知大多数慢性浅表性胃炎的发病机制的重要组成部分，所以保护胃黏膜的药物在其治疗过程中发挥着举足轻重的作用。常见的保护胃黏膜的药物包括硫糖铝、胃膜素与麦滋林–S 等。其中麦滋林–S 最大的优点就是几乎没有任何副作用，它的服用剂量保持在每日 3 次，每次口服 0.67 克即可。而硫糖铝则既可以充当很好的胃黏膜保护剂，又可以促进胃黏膜的新陈代谢。硫糖铝服用的剂量虽然也是每日 3 次，但每次需要口服 1 克。

2. 减少胃酸分泌的药物

吸烟是导致慢性浅表性胃炎出现的主要原因之一。长期大量吸烟会造成十二指肠液反流以及胃酸分泌增加的情况。这样，胃黏膜就会受到腐蚀，从而导致胃部最终发生病变。所以，减少胃酸分泌是治疗慢性浅表性胃炎过程中不可缺少的一环。

常见的减少胃酸分泌的药物主要包括三类：第一类是洛赛克，它是目前最强的止酸剂，而且只在其他药物治疗无效的时候才会被列入考虑的范围。第二类是抗胆碱能药物。此类药物主要包括阿托品、普鲁本辛等，可是由于副作用较多它们的应用也并不广泛。第三类是组胺 H_2 受体阻断剂。此类药物是如今临床上应用最多的相关药物。主要包括甲氰咪胍、雷尼替丁、泰胃美、法莫替丁等。其中以法莫替丁的效用最强。

3. 促进胃肠蠕动的药物

慢性浅表性胃炎会使患者的胃肠蠕动减缓，从而不利于胃酸分泌的减少与胃黏膜的保护。常见的促进胃肠蠕动的药物主要包括胃复安与吗丁啉这两种。其中吗丁啉优势明显，既没有很强的副作用，也不会引发锥体外系反应。近年来，领衔最新一代胃肠动力药物的西沙必利的药效比吗丁啉更强，疗效也更为可靠。

4. 杀灭幽门螺杆菌的药物

幽门螺杆菌感染是引发慢性浅表性胃炎的重要原因之一。而胶体铋制剂能够有效地杀灭幽门螺杆菌，缓解并最终治愈由此原因引发的慢性胃炎。常见的此类药物包括德诺等。

以上几类药物便是常见的治疗慢性浅表性胃炎的药物。不过由于此种疾病的致病因素众多，因此患者一定要到医院就诊，并遵循医生的指导配合治疗，切不可自行主张，以免耽误治疗。

胃癌病人如何正确安排用药

如今，胃癌已经成为夺走人们生命的重要杀手之一。无论是正在当年的中年人，还是老当益壮的老年人，一旦癌魔上身，就会整日同各种药物打交道，常常被身体的疼痛与药物的副作用折磨得痛不欲生。如何才能帮助胃癌病人尽量减少来自药物的烦恼呢？这就需要安排好他们的用药原则。

若要为患者正确安排用药，可以遵循以下几个原则。

（1）可以选择具有一定抗癌作用或增强人体免疫力且副作用小的中药。现在越来越多的癌症患者开始选择传统中医作为自己治病的标准。目前，临床使用较多的中药抗癌药物包括消癌灵、香菇多糖、白花蛇舌草、鸦胆子、人参、黄芪等。

（2）可以根据自身情况选择化疗药物。目前，临床上使用较多的化疗药物包括优福定及康宁口服药等。其中优福定的服用标准是每日 3 次，每次 3~4 片，在饭后用温开水服下。康宁口服药服用之后会对癌肿部位进行靶向定位治疗，副作用较轻。若是在静脉应用各种化疗药，最好能保持空腹的状态，这样恶心、呕吐等不良反应就会减轻。一旦症状没有明显缓解，还可服用胃复安等。

（3）在进行药物治疗时需要时刻注意观察药效，必要时还需要借助胃镜。如此方能保证根据疗效及患者病情的变化来将治疗方案调整到最佳，并选择合适的药物。

除去上述三点，必要的医疗检查也是不能少的。因为只有经常定期地进行血常规、心电图及肝肾功能的检查，医生与患者才能时刻了解最新病情，才能根据病情的改变来科学用药。

片、丸、胶囊、剂类药物与养胃

提到养胃，最先进入人们脑海的通常是一桌味道鲜美的滋补佳肴，或是一大堆各种品牌的保健品，殊不知片剂类的药物也能充当滋养胃肠的角色。以下便是对胃肠道有极佳滋养功能的几种药物。

1. 三九胃泰胶囊

该药具有清热行气的功用，是患有慢性炎症并伴有胃热证的病人的良药。具体恒用时，冲剂每日 3 次，每次 1 包，以 15 天为一个疗程；胶囊每日 3 次，每次 2~3 粒，也以 15 天为一个疗程。

2. 藿香正气胶囊

该药具有解表化湿、理气和中的效用。胃病患者需要在医生的指导下进行服用。服用时冲剂每日 3 次，每次 5 克；胶囊每日 2 次，每次 2~4 粒。

3. 胃炎消片

该药具有补脾益气、清热活血的功效，是治疗慢性萎缩性胃炎的纯中药制剂。服用时每日 3 次，每次 4 片。

4. 调味疏肝丸

该药具有和胃、行气、止痛的功效，是治疗气滞症的良药。患者服用时需要按照每日 3 次，每次 3 克的标准以温开水送服。

5. 黄芪建中丸

该药具有补虚止痛、温补脾胃的功效。患有脾胃亏虚症的患者可以在医生的指导下服食此药。至于服用的具体方法，需要按照每日 3 次，每次 9 克的标准。不过，成年人与青少年所服用的剂量并不相同，2~7 岁的儿童服用的剂量是成人的三分之一，7~14 岁的青少年服用的剂量是成人的二分之一。

6. 人参香茶片

该药具有扶正固本、提高身体免疫力的功效，是中晚期胃癌患者提高生存期的希望所在。它的主要成分包括枳壳、红参、香茶片等。服用时可以按照每日 3 次，每次 4 片的标准，并在饭后服用。

7. 十全大补丸

该药具有补气益血的功效，主要用于防治化疗与放疗之后产生的不良反应。它的主要成分包括党参、当归、甘草、熟地黄、肉桂等。

除去以上七种药物之外，用以养胃的药物还包括云南白药等多种。不过，无论任何药物在服用之前最好都先与医生取得联系，在医生的指导下服用，以免出现用药不当，加重胃病风险的情况出现。

维生素 C 和维生素 A 具有防治胃癌的作用

众所周知，维生素 A 是大名鼎鼎的护眼卫士，维生素 C 是协助航海家顺利渡海的抗坏血酸。它们为什么会和防治胃癌发生关系呢？这就要从近年医学研究的实践谈起了。

河南林县是我国有名的食管癌之乡。科学家通过在当地进行调查发现，当地居民喜欢食用腌制的"泡菜"，却一向很少食用时鲜蔬果。不久，当科学家造访了我国胃癌高发区福建长乐之后，结果发现当地居民同样不喜欢食用富含维生素 C 的蔬果。由此，科学家推测维生素 C 可能具有防治癌症的功效。

后来一个偶然的机会使这一推测得到了证实。事情的原委是这样的：曾经有人为胃癌高发区的部分居民补充了足够的维生素 C，结果一段时间之后，人们惊讶地发现，这些补足了维生素 C 的居民体内的致癌物质含量明显地降低了。随后的实验也进一步证明了维生素 C 具有降低人体内致癌物质含量的功效。适量补充维生素 C 有助于提高人体免疫力，阻断外来致癌物质在体内活化，杀伤癌细胞。

维生素 A 多存在于动物的肝脏与新鲜蔬菜之中。有科学研究的资料表明，在接受胃癌化疗的患者群中，同时补充了维生素 A 的患者术后两年的复发率是零，术后 4 年的复发率是6.7%；相比较而言，那些未曾补充维生素A的患者，术后2年的复发率为26%，术后4年的复发率为36%。由此不难看出，维生素A在强化药物疗效、减少胃癌复发率方面有着非常突出的成绩。若从机理上来看，则是由于维生素A中含有的多烯链结构，可以利用细胞的通透性来使抗癌细胞进入到人体的癌细胞当中去。

综上可知，维生素A和维生素C不仅是调养身体的功臣，还可以通过阻止致癌物质的入侵来修复胃部机能，抑制肿瘤的生长。它们同时也为胃癌患者的治疗点燃了一丝希望的曙光。患者可以在医生的指导下，在结合其他治疗方式的同时适量补入维生素，来为自己的康复之旅加分。

对付胃酸的理想抗酸药

所谓抗酸药，顾名思义就是用一种略带弱碱性的药物，可以通过中和胃酸来实现减弱胃液的消化作用与胃蛋白酶的活性，从而达到缓解胃溃疡等症状的目标。若说到理想的抗酸药，应该具备以下几个特点。

（1）要能迅速完成对于胃酸的中和作用，并且保持较为持久的药效。
（2）物美价廉，副作用较小，不会造成腹泻与便秘，更不会影响胃肠的正常消化功能。
（3）与其他药物合用时不会出现不良的相互作用，出现导致药物失效的情况。

目前临床上常用的抗酸药包括碳酸氢钠、碳酸钙、氢氧化铝、氢氧化镁等。它们在口服之后可以在胃内直接中和胃酸，提高胃内容物的pH值，使胃蛋白酶的活性有所降低，从而在很大程度上缓解了胃酸过多侵蚀胃黏膜所导致的疼痛。正因为如此，它们才成为临床治疗胃及十二指肠溃疡及胃酸分泌过多等症的常用药物。

另外，要想使抗酸药的效果更好地发挥出来，就必须使胃部的内容物处于排空的状态。所以在服用抗酸药的时候要注意将服药时间安排在饭后1~1.5个小时。如此，待药物发挥效用之时，便可持续3~4小时之久。若是需要加服，则最好安排在睡前。这样，晚间分泌的大量胃酸就可以很容易地被中和了。

洛赛克的适应证及使用方法

洛赛克通称奥美拉唑镁肠溶片，是一种质子泵抑制剂。所谓质子泵抑制剂就是指一种镶嵌在壁细胞分泌小管膜上的大分子蛋白质，它掌握着引起胃酸分泌的最后通路。

身为质子泵抑制剂的一员，洛赛克具有强大的抑酸能力，能够有效地抑制胃酸分泌的最后阶段，为溃疡的愈合提供了便利条件。所以洛赛克也就成为治疗胃及十二指肠溃疡、食管以及空肠溃疡的良药。患者可以在清晨或饭后服用此药，药量保持在20毫克，以4~6周为一个疗程。

洛赛克是治疗难治性或顽固性溃疡、反流性食管炎、胃泌素瘤的上佳选择。当洛赛克进入人体内之后，药效就会很快发挥出来，不断被中和的胃酸对胃黏膜的侵蚀就会逐渐减少。如此便有利于溃疡面的愈合，同时也及时阻住了反流性食管炎与胃泌素瘤发生的源头。至于服用方法需要根据医嘱与患者病情而进行调整。

洛赛克是治疗上消化道出血的功臣。所谓的上消化道出血，包括肝硬化所致食管胃底静脉曲张破裂出血、胃及十二指肠溃疡出血与急性胃黏膜病变出血等。此时，患者可以选择口服药与静脉用药两种方式。其中以静脉用药的效果为最佳。具体用法是每日1~2次，每次用40毫克针剂静脉推注。

总之，合理地运用洛赛克将会有效地抑制人体胃酸的分泌，减少胃酸侵蚀胃黏膜的机会。与此同时，洛赛克还拥有抑制胃酸作用持续时间长的优点。据科学研究发现，洛赛克能够在24小时之内有效地控制胃酸分泌。而胃内的酸度将会直接影响到溃疡的愈合。因此，洛赛克在治疗溃疡病的方面比抗酸药还要明显。

痢特灵和灭滴灵也可用于治疗胃溃疡

胃溃疡是一种常见的消化道溃疡，它的致病因素众多，其中大部分致病因素都与对胃黏膜的损伤密切相关。不过，自20世纪80年代以来，经过多年研究发现，幽门螺杆菌的感染和定植不仅是慢性胃炎的病因，也是溃疡病特别是十二指肠溃疡的主要致病因素。

幽门螺杆菌的感染和定植不仅会刺激胃酸加速分泌，侵蚀胃黏膜，还会促使十二指肠上皮化生，造成细菌的入侵，从而使胃黏膜的抵抗力被大幅削弱。长此以往，胃黏膜的防御功能就会下降，就连胃黏膜本身也会出现糜烂、发炎的状况，溃疡也会很快出现。

痢特灵则是胃及十二指肠溃疡的克星。经过多年医学研究发现，患者在服用痢特灵之后，体内会发生一系列的变化。这些变化主要体现在以下两个方面：第一，痢特灵发挥药效之后可以有效地抑制或破坏幽门螺杆菌入侵胃部。如此胃酸的含量就会得到有效的控制，胃黏膜也可趁此机会进行自我修复，溃疡面也得到了尽快愈合的机会。第二，痢特灵还能有效地抑制体内单胺氧化酶。如此胃与十二指肠多巴胺的活性就可以得到明显地提升，胃黏膜的防御作用也将不断加强，溃疡面的愈合速度也将加快。

灭滴灵也是治疗老年性胃溃疡的良药。人到老年之后，身体的免疫力较年轻时有所下降。加之有些老年人不太重视自己的饮食，喜欢吃刺激性食物，所以老年人胃溃疡的发病率很高。如何才能使这些老年人远离病痛的折磨呢？灭滴灵可以助他们一臂之力。

灭滴灵又名甲硝唑，在临床初期用来杀灭抗阴道滴虫、抗厌氧菌及肠内阿米巴滋养体，而近年来常用于胃溃疡的辅助治疗。究其原因就是由于此药对幽门螺杆菌有一定的杀灭作用，而幽门螺杆菌正是胃及十二指肠溃疡的重要致病因素之一。

综上，我们不难看出，正是由于痢特灵与灭滴灵具有杀灭幽门螺杆菌、保护胃黏膜的功效才成为治疗胃溃疡的辅助药物。不过，若要使病情得以彻底改变，患者还需要积极配合治疗，注意养成科学的生活习惯。

前列腺素治疗胃溃疡疗效好

前列腺素简称PGE，是存在于动物和人体内的一类不饱和脂肪酸组成的具有多种生理作用的活性物质，因为最早发现于人体的精液内而得名。实际上，精液并非是前列腺素的主要来源,前列腺分泌的前列腺素只占人体很少的一部分,而前列腺素最广泛的来源则是消化道的黏膜组织。

这些存在于消化道黏膜组织中的前列腺素主要在两个方面发挥着重要的作用:第一,前列腺素的存在可以有效地抑制胃酸的分泌。这样,胃酸侵蚀胃黏膜的概率就变少了,胃黏膜的屏障功能就可以得到大幅提升,溃疡面的愈合速度也将大大加快。第二,前列腺素具有强大的细胞保护作用。当前列腺素开始发挥作用时,胃黏膜上支的黏液就会加快合成的速度,胃黏膜局部的血液循环也可以得到很大的改善。如此胃黏膜就会发挥出应有的作用,在溃疡面形成一道坚固的保护膜,溃疡面也因此而得到加速愈合的机会。

正是基于前列腺素的上述两大重要功能,医生才将人工合成的前列腺素用于由于胃酸分泌过多与胃黏膜损伤造成的胃及十二指肠溃疡的治疗。不过,前列腺素类药物还存在着一定的副作用。会有10%~30%的患者在服用此类药物之后会出现腹泻、腹痛等症状。这些症状会对女性的子宫平滑肌造成相当程度的刺激。因此,处于孕期的女性不宜服用此药。

反酸、嗳气选择什么药物最好

反酸、嗳气均是各种消化道疾病的常见症状之一。所谓反酸,是指胃部的内容物经过食管逆向流回到口咽部,口腔出现酸味的现象。嗳气就是平时人们常讲的"打饱嗝"。导致反酸、嗳气产生的原因很多,但胃动力障碍或紊乱是其中不容忽视的重要因素。

本来,在正常情况下,食物应该按照从上到下的顺序随着食管的蠕动由口腔依次进入胃腔、肠道等处。同时,位于食管下端的括约肌与贲门还可以起到防止胃液反流进入食管的功效。可是,一旦胃动力功能发生障碍或出现紊乱,括约肌与贲门就会失去调控胃液的能力。如此,胃液反流就会发生,反酸和嗳气就会出现,胃食管反流病及其他胃病诸如胃溃疡、胃炎等就可能发生。若要及时制止这种情况,促胃动力药物将会帮上大忙。

目前临床所使用的促胃动力药物就是通过增强胃动力来调整功能性消化不良,促括约肌与贲门重获调控胃液的能力,从而达到消除反酸、嗳气等症状的目标。常见的促胃动力药物主要包括西沙必利、胃复安、吗丁啉等。其中胃复安属于第一代促胃动力药,优点是效果好,缺点是可能会产生走路不稳等副作用。于是,在改良后的第二代药物中就将这一缺点大大改善了。吗丁啉就属于第二代药物。

如今,第三代促胃动力药物也被研制生产出来了。它最大的优势就在于对胃和小肠均可以产生强大的作用。常用药中的西沙必利就是其中的一种。不过,就多年的治疗效果而言,还是以西沙必利与吗丁啉为最佳。

胃溃疡症状缓解后还需服药吗

平时,很多胃溃疡患者都有这样的习惯,一旦发现自己的症状有所缓解,便会对服药治疗表现得非常懈怠，不是自行停止服药，就是不按照医嘱胡乱服药。结果一段时间之后，自己本来已经得到缓和的病情又有加重的趋势，甚至又出现了新的病源。这究竟是怎么回事呢？难道症状缓解带来的只是病愈的假象？

其实，症状缓解与病愈并非一回事。症状缓解只代表着患者的病情向痊愈的方向发展，而距离痊愈还有一定的距离。对于一般的胃溃疡患者而言，服药时间在1~2周之内，症状就会有所缓解。而要彻底治愈则还需要一定时间。有研究表明。目前临床使用的一些药物在8周的治愈率是80%左右。因此，症状缓解后需要进一步服药治疗是毋庸置疑的。

另外，在众多的胃溃疡患者中还存在着两类特殊的情形：一类是患者的临床症状可能并不明显；另一类就是患者可能同时还患有诸如慢性胃炎等其他疾病。若是以症状缓解作为治愈的标准，存在第一类情形的患者就可能因为一些隐藏的病情没有被及时发现而出现危险，而存在第二种情形的患者就会耽误另一种疾病的治疗。

总之，无论是患有胃溃疡的患者，还是患有其他胃病的患者，最好不要在症状有所缓解之后就盲目停药或是胡乱服药。如此方能保证在一定程度上保护患者的健康安全。若是患者希望知道自己是否应该停药，可以先同医生取得联系之后再决定。

治疗胃溃疡的中成药有哪些

胃溃疡是一种常见的消化道溃疡。当受到胃酸与胃蛋白酶的双重夹击时，人们的胃黏膜就会丧失部分或全部的防御机制，从而使胃部出现病变、炎症。若要缓解此种情况，取得与胃溃疡抗争的胜利，药物的支持是非常必要的。而在治疗胃溃疡的众多药物中，中成药的贡献又是不可磨灭的。以下便是几种常见的治疗胃溃疡的中成药。

1. 柴胡疏肝丸

该药具有疏肝解郁止痛的功效，适合于肝胃不和型的胃溃疡患者。服用时按照每日2次，每次1丸的标准，用温开水送服。

2. 摩罗丹

摩罗丹具有和胃降逆、健脾消胀的功效，适合脾胃阴虚型的胃溃疡患者服用。患者服用时需按照每日2次，每次9~18克的标准，用温开水送服。

3. 元胡止痛片

元胡止痛片具有理气、活血、止痛的功效，适合瘀血阻络型的胃溃疡患者服用。患者服用时需要按照每日2次，每次4~6克的标准，用温开水送服。

4. 健胃愈疡片

健胃愈疡片具有解痉止痛、止血生肌、疏肝健脾的功效，适合于肝胃郁热型胃溃疡患者服用。患者需要服用时按照每日3~4次、每次4~6片的标准，用温开水送服。

除去上述四种药物之外，胃溃疡患者还可以根据自身病情与医嘱选用香砂养胃丸、附子理中丸、左金丸、龙胆泻肝片等。不过，在服药过程中，中成药与西药最好不要混用。

常用的泻药有哪些

泻药是目前临床治疗便秘时的常用药物。它的种类众多，若是服用了不当的泻药，就将为患者带来身体上的痛苦与伤害，甚至会导致更加严重的便秘。因此，了解泻药的作用机制，将会帮助我们选择最适合的泻药。

就如今应用的泻药来看，若是以药的作用方式为标准，则可以分为接触性、容积性、渗透性、润滑性泻药四种。

1. 接触性泻药

此类泻药曾被称为刺激性泻药。人们平时常用的芦荟胶囊、通便灵、果导片、番泻叶都是接触性泻药家族的成员。当患者服下药物之后，胃黏膜的通透性就会增加，电解质和水箱肠腔的渗透作用就会不断加强。直至肠内的液体增加到一定程度的时候，患者就会开始排泄。这样，便秘的情况就结束了。

2. 容积性泻药

此类泻药的家族比较庞大，植物性食物中未被消化的纤维素、半纤维素、果胶及其他多糖类物质、半合成的多糖及纤维素的合成物，都是这个家族的成员。这些成员均具有亲水性，一旦进入患者的胃肠，它们就将在肠道中开始吸水，待变得饱胀之后，肠道内的容积就会不断增加，胃肠就可以逐渐恢复正常蠕动的状态，便秘者就会很容易排出软便。

3. 渗透性泻药

常见的渗透性泻药主要包括双糖类、山梨醇、盐类等。它们最大的特点就是很难在肠道内被吸收或吸收速度很慢。这样，肠道内盐和水分的吸收就会被有效地阻止，肠道的容积也会由此变大，肠蠕动也会逐渐恢复正常。

4. 润滑性泻药

此类药物又被称为大便软化剂。它的主要药理就是通过润滑来使排便变得容易。常见的润滑性泻药主要包括蜂蜜、液状石蜡等。

当将上述泻药应用于对症的疾病时，它们的效用就会发挥得淋漓尽致。不过，有些泻药并不适合长期服用，一旦长期服用会造成患者对其产生强烈的依赖性，甚至会使便秘变得更加严重。

使用不同助消化药时应注意不同方面

消化不良是日常生活中的一种常见病，通常情况下是由胃动力障碍引起的。本来，人体自身可以分泌一些帮助消化的酶类与胃酸。而当胃动力障碍出现后，人体的这种分泌功能就会受到极大的影响，消化不良就会产生，所以此时便需要助消化药的帮忙。

临床上常用的消化药包括胃蛋白酶、胰淀双酶片、乳酶生片、消胀片等多种。不过，由于各种药物所对应的症状并不完全相同，所以患者在服用这些药物时需要关注每一类药物的宜忌。

1. 胃蛋白酶

胃蛋白酶从本质上来说是一种消化酶。平时若是少了胃蛋白酶的参与，人们就会出现食欲不振、消化不良、慢性萎缩性胃炎等病症。而当它用于治疗时，患者则需要注意以下几个问题：一是最好将此药放在干燥避光之处，变质之后就不要再使用；二是此药常与盐酸合用，服用时间通常要在饭时或饭前；三是此药不宜同碱性药物及硫酸铝同服。

2. 胰淀双酶片

胰淀双酶片是肠溶片家族中的一员，主要成分包括淀粉酶和胰酶。它是治疗由肝、胰腺疾病引起的消化功能障碍，及由淀粉酶和胰酶缺乏引起的食欲不振、消化不良的良药。患者在服用此药时需要遵照医嘱并在饭时服用。

3. 消胀片

消胀片又名二甲硅油片，主要成分为二甲硅油与氢氧化铝。它可以通过降低胃肠内部气体微泡的表面张力来达到将胃肠中积聚的废气排出的目的，是治疗肠中积气与胃肠胀气的常用药。在服用此药的时候，患者需要注意以下几点：一是患者长期服用此药可能会出现便秘的症状；二是此药最好在饭后嚼碎服用，以帮助药效尽快发挥；三是，患者需要将此药置于阴凉密闭的地方保存。

4. 乳酶生片

乳酶生片是一种或肠杆菌的干燥制剂。它可以通过促成乳酸的生成来防止蛋白质的发酵与抑制肠内病原菌的生长繁殖，还可以有效地减少胃肠道中气体的生成。因此，患有肠胀气、消化不良及饮食失调引起的腹泻等症的患者，均可以将此药作为治疗病症的常用药。尽管此药的药效极佳，但是患者在服用时还需要注意以下几个问题：一是需要将此药放于冷暗之处，并且保持密封的状态；二是此药不宜与吸附性药物或抗菌类药物合用，若必须要用，一定要先听取医生的相关意见；三是为了防止药物中所含的乳酸杆菌失效，患者在服药时最好选择用冷开水，并且需要在饭后服用。

除了上述药物之外，常用的助消化药还包括胰酶、康胃素、多酶片、稀盐酸等，它们或者不宜与抗酸药通用，或者不宜与皮肤接触，或者能够为孕妇及婴幼儿排除胃功能上的障碍。总之，无论是何种助消化药，在服用前都需要注意它们使用时的宜忌。当对这些情况有了更多的了解之后，患者才能更科学地执行医嘱，药物的效力才能尽快发挥。

腹泻用药应注意些什么

一到夏天，冰棍、冰激凌等生冷食品便成为很多人的最爱。然而这些食品在为人们带来清凉的同时也带来了一些问题，比如说腹泻。虽说普通腹泻并不会带来严重的后果，但是几次腹泻后，整个人会感觉筋疲力尽。为了缓解此种症状，人们常会选择服用一些非处方类的常用药。当这些药物没有得到正确地运用时，患者的病情往往会变得更加严重。这就需要患者对于腹泻用药上的一些误区了如指掌。

家庭腹泻用药常见的误区主要体现在以下几个方面。

1. 擅自使用止痛剂

腹痛是腹泻症状出现的重要表现之一。有些患者为了缓解腹痛常常会选择颠茄片、阿托品之类的止痛剂。从表面上看，疼痛可以迅速地被平复，可实际上却为同时患有青光眼的患者埋下了定时炸弹。止痛剂一旦服下，会促使青光眼进一步恶化。因此，患者在出现腹痛之时，可视疼痛的程度来选择热敷或就医的方式来加以缓解。

2. 只要出现腹泻症状就用止泻药

据临床治疗发现，腹泻是许多肠道类疾病发病初期的症状。若是没有弄清病情而盲目地使用止泻药，人体的排毒功能就会受到极大的影响，患者的病情也可能会出现加重的情形。因此，患者不宜盲目地使用止泻药。若是出现腹泻次数频繁且时间较长及脱水等情况时，患者应该在医生的指导下先进行纠正脱水与应用抗生素，再根据具体情况酌情使用止泻剂。

3. 以症状的缓解与否作为停药、换药的标准

此种情形主要表现在两个方面：一是短期之内不见好转就换药；二是稍有好转就停药。而实际上无论是前者还是后者，都是非常不科学的行为。因为服下药物之后，药力的发挥需要一定的时间，而且即便此药非常有效，也需要一定时间的巩固。只有在随后的检查中显示出患者的一切相关指标变正常时，才能确认患者已经痊愈。

4. 将抗生素视作抗腹泻的常用药

科学研究发现，大多数抗生素对于霉菌性与病毒性感染腹泻是无能为力的，而肠感染性腹泻则根本不需要用抗生素进行治疗。因此，在使用抗生素之前，患者最好先去做大便细菌培养，以便确定是否用抗生素治疗及需用何种抗生素。

综上，我们不难看出，若是不能掌握正确的用药方式，患者的病情就会出现加重的可能。因此，当腹泻发生时，患者最好先去医院就诊，遵照医嘱服药，以免陷入用药的误区，耽误病情。

腹泻病人常用的止泻药有哪些

止泻药是治疗腹泻的常用药。它的治病机理主要表现在能够通过保护肠道免受刺激或是减少肠蠕动来达到止泻的目的。患有长期慢性腹泻及剧烈腹泻的患者均以它们来作为自己防止消化、营养障碍、脱水等症状的首选。而常用的止泻药也可以根据药理作用分为以下几类：

1. 吸附和收敛止泻药

此类药物主要是通过吸收或收敛作用，来达到减少肠道刺激及毒素的吸收、保护肠黏膜的目的。常用药物包括鞣酸蛋白、药用炭、碱式碳酸铋等。其中鞣酸蛋白是鞣酸与蛋白质的结合制剂。服用此药之后，可以在肠黏膜表面形成一层保护膜，从而起到保护肠黏膜及止泻的功能。

2. 抑菌、杀菌类药物

此类药物的针对性很强，主要就是治疗由细菌性感染引起的腹泻。常用药物包括诺氟沙星、呋喃唑酮等，主要通过抑制病原体与致病菌的作用来达到止泻的效果。

3. 肠黏膜保护剂

此类药物的代表是蒙脱石。服用此药之后，可以对消化道内的致病菌与毒素产生极强的抑制作用，同时提升肠黏膜的自我防御能力，以达到止泻的效果。

4. 促胃动力药

常用的促胃动力药包括阿托品、曲美布汀、恩丹西酮等，可以通过抑制肠道的蠕动来提高水分吸收的时间，从而达到止泻的功用。

总之，减少肠蠕动与保障肠黏膜免受刺激是止泻药运用的两大规则。不过，在使用止泻药之前，患者还需要了解一些相应的注意事项，比如肝功不全者应该慎用减少肠蠕动的药物。如此便使止泻药效用的发挥更多了一层科学的保障。

使用易蒙停的注意事项

易蒙停，又名盐酸氯苯哌酰胺，主要成分是盐酸洛哌丁胺，是一种常见的止泻药。它可以通过增加肛门括约肌的张力与抑制前列腺素及乙酰胆碱的释放来达到抑制肠蠕动、延长肠内容物潴留时间的目标。正因为如此，易蒙停才成为治疗各种急慢性腹泻、大便失禁、便急等症的常用药。

更可贵的是它是一种老少皆宜的药物，5岁以上的儿童同样可以通过易蒙停来治疗腹泻。既然如此，患者就必须面对这样一个问题：是不是所有的患者都可以使用同样的剂量呢？而要想得出明确的答案，了解使用易蒙停时的注意事项便成为非常重要的一个前提。

（1）不能使用肠蠕动抑制剂的患者不宜使用此药。这些患者主要包括发生胃肠胀气的严重脱水的小儿、肠梗阻及亚肠梗阻病人，及广谱抗生素引起的伪膜性肠炎的病人、便秘病人等。

（2）肝功能障碍患者、1岁以下的儿童及孕妇不宜使用此药。因为对于前二者而言，服下此药之后会造成体内药物的相对过剩，从而影响药效的发挥。

（3）在服用此药时，成人与5岁以上的儿童要严格按照各自的剂量标准进行服用。一般情况下，若是出现慢性腹泻，开始的时候，儿童以1粒为宜，成人以2粒为宜，以后便按照病情的发展酌情调节剂量，不过每日总剂量不宜超过6粒。若是出现急性腹泻，成人的起始剂量为2粒，儿童为1粒，以后可随病情发展调节剂量，不过每日总剂量不宜超过8粒。

（4）本品副作用较小，需要避光保存，有效期为5年。

以上便是使用易蒙停时所需要注意的四个方面。它们为药物的科学使用奠定了坚实的基础。

对付胃病常用的微生态制剂

近年来，随着医药事业的不断发展，微生态制剂逐渐成为治疗胃肠道疾病的新宠。很多胃病患者会因为治疗过程中有它的参与，对治愈折磨自己多年的"老胃病"满怀信心。那么究竟这些信心是哪些制剂带来的呢？下面就让我们来一一认识一下。

1. 乳酸菌素片

此药服用后可以有选择性地杀死肠道中的致病菌,阻止病原菌与病毒地入侵。如此便为有益菌的生长制造了一个良好的生长环境,同时也有力地保护了肠道与胃黏膜,提升了消化功能。

2. 丽珠得乐

此药是典型的胃黏膜保护剂。服用之后,它会迅速在溃疡面之上形成一层弥散性的保护层,抵抗细菌的入侵,如此便为溃疡的愈合与溃疡黏膜的再生提供了一个很好的机会。

3. 培菲康

此药是由双歧杆菌、粪链球菌与嗜酸乳酸杆菌经适当比例配合而成的活菌制剂。服用此药之后,整个肠道黏膜表面就会出现可以阻止致病菌对人体侵袭、抑制毒素出现的生物屏障。它可以在维持人体肠道正常运行的同时,治疗各种原因引起的腹泻。

4. 整肠生

整肠生的主要成分是地衣芽孢杆菌活菌。当以活菌状态进入肠道之后,此药便会对肠道内的各种菌类起到拮抗与促进生长的作用,从而可以使失调的整菌群得以实现治疗的目的。

除去上述药物之外,乐托乐、妈咪爱等也同样是微生物制剂家族的成员。至于选用的标准,则需要结合医生的指导与病人的病情。比如儿童腹泻可以选择丽珠肠乐、培菲康、乐托乐、整肠生等。患者若是患有结肠炎,可以在选用黄连素等止泻剂的同时服用培菲康等,使肠道中的菌群得以调整。总之,唯有科学地选用微生态制剂,人体肠道内的菌群才能维持基本的平衡,才能使由菌群引发的胃病得以痊愈。

胃动力药的配伍禁忌

胃动力药是消化道疾病的常用药物。服下此药之后,患者的胃肠就能有效地增强蠕动的频率,由各种原因引起的恶心、呕吐、腹胀等症状也会得到有效的缓解。也正是因为如此,临床治疗食管反流症、食管下端括约肌弛缓症时常会将此类药列为首选药物。然而,需要提起注意的一点是,即使胃动力药有着众多的优点,也需要注意使用过程中的一些禁忌。其中配伍禁忌是众多禁忌中最为重要的一种。

胃动力药常见的配伍禁忌主要包括以下几类。

1. 胃动力药不宜与雷尼替丁、甲氰咪胍等合用

因为服下胃动力药之后,胃部的蠕动就会逐渐加快,此时若是服下甲氰咪胍、雷尼替丁等药物,它们在胃中停留的时间就会缩短,药效的发挥就会受到很大的影响。因此,将它们与胃动力药合用并非一种明智的选择。

2. 吗丁啉不宜同阿托品、普鲁本辛合用

究其原因就是前者与后两者的作用刚好相反。吗丁啉是重要的促进胃肠蠕动的药物,而阿托品、普鲁本辛则是出色的抑制胃肠蠕动的药物。两类作用相反的药物合用将会使药理作用相互抵消。

3. 吗丁啉不宜与胃蛋白酶一起服用

因为胃蛋白酶适宜在酸性环境之下发挥作用，而服用吗丁啉之后，胃肠蠕动速度就会加快，如此胃酸的分泌速度就会下降。此时如果服下胃蛋白酶，胃蛋白酶就会迅速通过胃部直接到达肠腔，这样它便失去了适宜的疗效环境。

4. 在使用抗酸剂治疗溃疡的时候，不宜与吗丁啉合用

究其原因就是二者药理作用的发挥所需的环境刚好相反。抗酸剂需要在胃中停留较长的时间之后才能开始发挥药力，而吗丁啉的使命就是增加胃肠蠕动。二者合用后会在无形中缩短了抗酸剂在胃中停留的时间，影响其药力的发挥。

总之，胃动力药物的使用是一门相当重要的学问，而配伍禁忌是其中重要的组成部分。只有弄清了配伍禁忌，我们才能在一定程度上保证药效的有效发挥。当然，要使药效发挥得更为出色，则还需要医生的悉心指导与患者的通力配合。

胃病的家庭护理

在日常生活中，人们时常会受到胃病的侵袭。虽然在多数情况下并没有生命危险，但是胃病的治疗过程本身却是一个令人"寝食难安"的过程。于是，很多患者便按照自己的既得经验来用药。殊不知，盲目用药反而会加重了胃的负担。因此，对于患者而言，正确的家庭护理也是非常重要的。这其中需要患者自己、护理人及医生紧密的配合。

慢性胃炎的家庭护理

俗语有言：人食五谷杂粮，孰能无疾。每当饮食入口，最先受到影响的就是胃。因此，饮食不当便成为引发胃病的主要原因。慢性胃炎是一种十分常见的消化道疾病。患者一旦患病之后就会出现上腹部闷胀、疼痛、反酸等症状。于是，临床上的许多疗法便以这些症状作为治疗的标准。然而，对于患者而言，仅靠药物治疗很难保证治疗的效果。因此，平时的家庭护理也很重要。

慢性胃炎的家庭护理主要包括以下几个方面的工作。

1. 要注意饮食上的调养

慢性胃炎患者的饮食应该遵循定时定量、少食多餐、随季节而变的原则。比如到了秋季之后，患者的饮食就要以温软、淡素为主。遵守上述原则可以帮助患者胃中经常进行中和胃酸的反应。这样，胃黏膜的自我防御机制就会逐渐壮大，溃疡面也将得到修复的机会。

2. 要注意保暖护养

进入秋季之后，昼夜温差开始变大。患者若是不能及时注意做好胃部的保暖工作，就会出现胃痛或旧病复发的情况。

3. 患者需要平心静养

据专家研究发现，人的情绪与心态是某些常见的慢性胃炎的重要诱因。因此，保持愉悦的精神和稳定的情绪，讲究劳逸结合，将会在很大程度上避免患者由于不良情绪的刺激或过度疲劳而影响疾病的康复效果。

4. 患者还需要进行忌嘴保养

主要体现在以下三方面：一是不宜食用生冷油腻辛辣过烫的食物，二是禁止暴饮暴食，并禁绝烟酒，三是要注意服药的准确时间，不得违背。

5. 患者还可以根据自己的身体情况进行适度的体育锻炼

除此之外，时刻保持与医生的联系也是家庭护理当中一项非常重要的内容。因为失去了医生的指导，无论是家属，还是患者本人，都很容易出现盲目用药或胡乱饮食的事情。

急性胃炎的家庭护理

急性胃炎是指由各种原因引起的胃壁或胃黏膜的急性炎症。当患上此病之后，患者常会有上腹部疼痛、恶心呕吐、食欲不振等症状，情况严重时还会出现便血。因此，在对急性胃炎患者进行家庭护理时，需要在以下几个方面多加留意。

（1）患者的饮食要以清淡为主，忌食油炸、生冷等刺激性强的食物及高纤维食物。咖啡、醋、辣椒、葱姜蒜、花椒，及含有纤维素较多的蔬菜、水果等都在禁食之列。这样做的目的在于尽量减少食物对胃黏膜的刺激，对胃肠功能的恢复大有裨益。

（2）患者需要注意保暖和休息。这就需要患者注意添加衣物，不要随意走动。如此便可以减少胃酸的分泌，使胃部获得自我修复的时机。若是病情比较严重则需实行饥饿疗法，卧床休息。

（3）当患者出现急性发作时，最好以清流质饮食及咸食为主；待病情有所缓解之后，方可逐步过渡到少渣半流食。那些含脂肪较多及易于产生气体的食物如牛奶、蔗糖等不宜过多食用。其中清流质饮食主要包括米汤、薄面汤、去皮红枣汤、清汤、杏仁茶、藕粉等。

（4）若患者出现严重的呕吐腹泻症状，家人可以适时地为他们端上一杯糖盐水，用来补充钠盐和水分；若出现呕吐所致的失水及电解质紊乱时，则需要注射葡萄糖盐水等溶液来帮助患者缓解病情。

当对上述情况有所了解之后，大多数急性胃炎患者均能在短暂的治疗与护理之后恢复健康。遗憾的是，也会有部分患者因为饮食不当或是治疗不彻底等原因而转化为慢性胃炎。所以，在对急性胃炎患者进行家庭护理的过程中，一定要坚定地树立起护理与治疗并重的观念。如此方能帮助患者尽早走入康复之旅。

胃出血的家庭护理

胃出血是溃疡病最为常见的一种并发症。据医学研究统计，大约有超过40%的胃出血是由胃及十二指肠溃疡引起的。无论是饮食不当、工作劳累，还是情绪不稳都会使有消化道病史的人们诱发疾病。那么到底该如何护理胃出血患者，以便帮助他们早日康复呢？

具体做法需要考虑两种情况，而这两种情况的分水岭则是患者是否在胃出血的同时还出现了呕血的症状。通常情况下，只要没有出现呕血，患者就都可以进食。若是出现呕血的症状，则一定要禁食。这样做的目的就是为了防止出现由于食物的刺激引发的呕吐或呕血造成患者窒息。至于恢复进食的时间，则需要在呕血停止12小时之后。

即便胃出血患者没有出现呕血的症状，也需要严格按照以下原则加以护理：

（1）要遵循以清淡食物为主、忌食刺激性食物及少食多餐、饮食温热的饮食原则。在症状出现初期，患者最好食用米汤、藕粉等清淡食物，并适量饮用牛奶。少了刺激性食物的参与，胃酸的分泌量就会大大降低。少食多餐、饮食温热可以使胃黏膜的血管进行适度的扩张，有利于止血。

（2）患者需要得到身心的充分修养。要想做到这一点，就必须注意以下两个方面：一是遵守正常的作息规则，避免熬夜或是过度劳累；二是保持精神愉悦，情绪稳定。据科学研究发现，过度劳累、精神压力过大均是引发胃及十二指肠溃疡的重要致病因素，胃出血是上述溃疡病最常见的并发症之一。

（3）病愈之后，患者还需要继续服用一个疗程的药物来巩固疗效，同时还要预防贫血的发生。尽管在治疗胃出血的过程中已经为患者输过血，但是贫血的情况还是会经常发生。为此，患者可以选择食用菠菜、猪肝等一些含铁量较高的食物，也可以选择服用益血生、右旋糖苷铁等补血药物。

除此之外，在护理胃出血患者的同时，还需要注意他们胃部的保暖问题。因为稍不留神就会出现胃受凉痉挛的情况，这种情况将直接加重患者的病情。唯有对保暖问题多加注意，方可确保无虞。

胃切除术后的家庭护理

虽然生活中的大多数胃病均属于慢性病的范畴，但是当发生胃溃疡大出血、较为严重的幽门梗阻及胃部肿瘤的时候，医生可能就会采取胃切除手术。通常情况下，手术过后，患者胃的结构会发生相应的变化，正常功能也会受到一定程度的影响，更可能会出现术后胃出血、残窦综合征等多种并发症。所以，胃切除手术之后的日常护理显得更加任重道远。

要想使患者尽快从胃切除术中恢复过来，在进行日常护理的过程中，护理者则需谨遵以下原则：

1. 为患者选择合理的进食数量及食物的种类

通常情况下，经过胃大部切除术的患者都需要面临一个胃容量减少的问题。这就使得护理者必须对患者的进食数量与食物种类进行合理的规范。至于具体的原则主要包括两条：一是不宜进食过量。只有经过少食多餐的锻炼，术后的胃才能逐步适应原来的饮食习惯。二是当并发症不曾出现时，患者可以按照流食–半流食–软食的顺序进行饮食上的过渡。

2. 为患者选择好进食的恰当时机

一般情况下，患者在术后一周内多会采用输液的方式来获取营养，直到4~6天之后确定没有出血症状时方可进流食。另外，进食之后，护理者还要小心观察患者是否有什么异常反应，并以此来作为判断出现何种并发症的依据。

3. 护理者需注意预防患者术后营养不良的问题

无论是疾病本身，还是饮食不当，都会为患者带来术后营养不良的问题。为此，患者在进食的过程中需要多食富含蛋白质及铁、钙、B族维生素等营养物质的食物。

4. 患者还须注意自己的饮食宜忌

总的原则就是忌食有刺激性的食物，多吃富有营养、容易消化及荤素搭配合理的食物。

此外，护理者还须注意，胃切除手术后的不同时期，护理的要求是不相同的。术后初期当以少量流食为主，而到了术后的恢复期，则需要慢慢增加饮食的数量，逐渐减少进食次数，直至最终恢复原来正常的饮食习惯。

胃癌患者的家庭护理

我国是世界上胃癌的高发区。在每年新增的胃癌患者当中，我国患者的比例要占到总数的1/3还多。于是，胃癌的治疗与护理便成为国内广大胃癌患者及其家人需要直接面对的问题。按照目前临床的治疗经验，良好的家庭护理将会为胃癌患者的康复带来积极的影响。那么如何才能在家中照顾好癌症患者呢？

1. 为患者做好合理的膳食安排

在饮食调理方面，患者可以按照少量多餐、饮食清淡、细嚼慢咽、禁烟忌酒、补充铁剂等原则进食。如此便可为患者消化道的重建奠定坚实的基础，也可以在很大程度上增强患者的体质。

2. 为患者做到良好的心理护持

手术治疗是治疗胃癌的首选。但是，术后的心理调节同样重要。乐观自信愉悦的心境将使患者机体的内分泌与神经系统在术后达到一种新的平衡。如此方可有力地挖掘机体的潜能，使患者赢得与疾病战斗的最后胜利。

3. 舒适安静的家庭环境是患者休养的最佳选择

患者回家休养之后，家中应保持室内卫生整洁，护理者还需要勤换洗家人的衣物与被褥。因为经过一段时间的医院治疗之后，特别是经过了放化疗的洗礼，患者的身体将会变得极为虚弱，哪怕一个小细节都会成为加重病情的导火索。

4. 护理者还需要注意防止并发症的出现

胃癌术后常见的并发症主要包括倾倒综合征、碱性反流性胃炎及食管炎等。其中倾倒综合征时常出现于进餐时或餐后即刻至1小时之内，患者常会表现出虚弱无力、眩晕，并有立即平卧的愿望。对此，患者可以采取餐后平卧20~30分钟的方法来加以缓解。而对于碱性反流性胃炎及食管炎症状的出现，则可以服用消胆胺、吗丁啉及胃黏膜保护剂，或在晚间采取半卧式睡眠来加以治疗。

及时的手术治疗与良好的家庭护理的出色配合，将会为胃癌患者的康复带来一条充满希望的道路。除此之外，定期去医院复查也是癌症患者家庭护理的重要组成部分。它可以帮助患者随时了解自己的康复情况，还可以及时地发现病中潜藏的隐患，避免加重病情。

胃食管反流的家庭护理

胃食管反流病是一种拥有众多致病因素的消化道动力障碍性疾病。无论是食管抗反流功能下降，还是反流物对于胃黏膜的攻击能力增强，都会诱发此病。又加之近年来，此病的检出率不断攀升，于是，胃食管反流病便成为横亘在人们面前迫切需要解决的问题之一。到底该如何做才能做到科学的自我保养呢？以下便是几个经常需要注意的方面。

（1）患者需要在睡眠时将自己所睡的床位于头侧的床脚垫高，并逐渐改变自我的不良睡姿。其中垫高床脚的目的就在于减少夜间发生反流的机会，而改变不良睡姿是为了减少胃内压力，防治胃液逆流而上。

（2）患者需要养成科学的饮食习惯。这就需要患者严格执行少量多餐、忌食高脂肪食物、戒烟忌酒的原则。如此方能减少小肠黏膜释放胆囊收缩素的机会，保持食管下段括约肌收缩适度的状态，方能提升身体的抵抗力，从而达到防止进食后反流症状的发生。

（3）患者还需要尽量减少穿紧身衣裤、扎紧腰带、过度弯腰等动作。这些动作将会在不知不觉中增加患者的腹内压，从而大大增加胃食管反流病出现的概率。

除去上述三条原则之外，要做好自我保养，患者还需要随时与医生保持联系，及时同他们进行病情与护理方面的沟通。唯有如此，胃食管反流病患者的自我调养才能建立在一个比较科学的基础之上，才能减少发病率，使患者见到康复的曙光。

胃下垂的家庭护理

随着胃下垂患者数量的逐年递增，如何才能使胃下垂得到更好的治疗便成为医患双方所要共同面对的一个问题。尽管西医治疗拥有对症处理的优点，中医具备辨证施治的长处，但归根结底并没有一味治疗该病的特效药问世。加之无论是中医还是西医对生活饮食调理都十分看重，因此在治疗胃下垂的过程中，患者的自我调理也将发挥极为重要的影响力。

到底该如何做才能实现科学的自我调理呢？为了尽快实现这一目标。患者应当遵循下列原则，并且长期坚持才能见成效。

（1）患者需要放下对于刺激性食物的喜爱，而以营养均衡为基本原则安排平日饮食。这是由于大多数胃下垂患者的体力和肌力都很弱，又加上消化吸收功能不佳，所以容易出现营养失衡的情况。患者需要适当平衡蛋白质、糖、脂肪三大类营养物质的摄入比例，并在保证均衡摄入营养的基础上不增加胃部的压力与负担。

（2）保持少食多餐、细嚼慢咽的饮食习惯。由于胃下垂患者的消化功能与胃壁张力均比较弱,所以过度饱食或是吃饭时狼吞虎咽一定会造成食物在患者胃内堆积,而消化不良与胃肠蠕动减慢的状况将会同时出现。这样便可能加重患者的病情。

（3）患者需注意多食细软食物,并通过与水果蔬菜的搭配来防止便秘的出现。当入口的食物质地干硬或偏硬时,进入胃内的食物不仅不易消化,还会为胃黏膜带来很大的损伤,从而促使胃炎的发生率进一步飙升。只是需要注意的是鱼肉不可过熟,因为鱼肉在半生不熟时最易消化,从而减小了胃的负担。另外,多搭配水果蔬菜可以使其中的纤维素发挥出促进胃肠蠕动的作用,使粪便变得松软润滑,防止便秘发生。

除了上述三条原则之外,患者还需要在日常自我调理过程中预防并发症的出现。否则,之前做出的种种努力不仅会在并发症出现的那一刻化为乌有,还会加重患者的病情。唯有将治疗、预防与调理有效地结合起来,胃下垂患者才能早日恢复健康。

胃痉挛的家庭护理

所谓胃痉挛,就是胃部肌肉发生了抽搐。出现胃痉挛症状的患者普遍会出现上腹痛、呕吐等情况。由于胃痉挛的致病因素众多又具有一定的突发性,因此对于胃痉挛患者的日常护理便成为一项十分重要的工作。

要想做好胃痉挛的日常护理,患者及家人必须做好以下几个方面的工作。

（1）学会在第一时间对胃痉挛进行一般性处理。由于胃痉挛是胃部肌肉出现了异状,所以一旦此症状出现,最重要的就是让病人先放松下来,目的就是利用人们自身的作用来使痉挛慢慢消失。为此,最好在痉挛出现的时候令患者平躺在床上,在其腹部放上一个用于热敷的暖水袋,或是让患者喝上一些开水。

（2）学会利用简便的外敷方法来缓解胃痉挛的症状。具体做法是取来一株生大葱,去掉皮和叶,留下葱白和须根。再将其与洗净的生姜一起捣烂,加入小米干饭中放入锅中炒热后撒入酒;待将葱姜翻炒至烫手的程度时用布包好,然后敷在患处。此方最大的优点就是取材容易,方法简便可行,但要把握好温度,不要将自己的皮肤烫伤。

（3）患者还可以通过穴位按压或是针刺相关穴位的方式来解痉止痛。无论是在上三五分钟用手按压足三里穴与内关穴,还是刺激腿上的梁丘穴,都可以令胃痉挛带来的剧痛立即得以缓和。

（4）刮痧也是在日常护理中防治胃痉挛的好方法。此方法通过舒经活络、运行气血的方式来使患者紧张的神经松弛下来,从而使胃部的疼痛得以缓解。具体的做法如下:首先,请患者伏在椅子上或桌子上,然后用浓度含量为75%的酒精在准备刮痧的部位进行消毒,也可使用热毛巾擦拭该部位;其次,将所用器具在润滑剂中蘸湿,沿着事先选好的足三里等穴位按照同一个方向进行缓慢、均匀、有力地刮拭。最后,当患者的皮下呈现出紫黑色或是微紫红色时,即可对下一个穴位进行刮拭,基本上对于每处进行20次左右的刮抹之后,即会出现效果。

除去上述四点,人们还需要将平时用药与饮食配合好。由于胃痉挛大多是由饮食不当引起的,所以从根本上而言,合理安排自己的饮食才是胃痉挛患者最需要做到的。

胃痛患者的家庭护理

胃痛是生活中一种常见的症状。无论是暴饮暴食、饮酒过多，还是工作过度紧张或是饭后立即做运动，都会成为导致胃痛出现的导火索。更严重的是一旦患上胃痛，患者的工作和生活就会受到极大的影响。因此，我们一定要对胃痛的出现引起足够的重视，对胃痛患者进行静心的护理。

（1）护理人需要合理安排患者的饮食。患者需要遵守以下饮食原则：一是拒绝强烈刺激自身脾胃的食物，以清淡食物作为自己的主要饮食；二是吃好一日三餐，不暴饮暴食；三是杜绝接触辛辣食物与烟酒。即便是具有暖胃作用的生姜与胡椒也最好选择在冬天的时候酌情使用；四是尽量选用易于消化的烹饪方式，以免加重胃肠的负担。

（2）患者需要养成良好的生活习惯，注意日常的保暖。胃部的保暖是十分重要的，而每逢天气变化时，这点又往往成为人们所忽视的。天气的异常变化使得不注意保暖的人们非常容易着凉，出现胃部不适，时间一长便会逐渐成为引发胃痛的导火索。而养成良好的生活习惯则会有效地杜绝这一点。此外，良好生活习惯的养成还包括尽量避免晚上空腹吃夜宵、睡前进食、进行过度的身体锻炼等。

（3）护理人需要提醒患者注意身心状态的调整，保持心情愉悦，避免过度劳累。俗语说：身体是革命的本钱。当身体没有得到适当的休息就开始工作时，胃肠就会由于心情或是行为上的变化而加速蠕动，从而引发胃痛症状。

除此之外，患者如果是突然出现胃痛，身边又没有任何药物之时，还可以喝点热水或是吃一些软质食物来加以缓解，待症状有所缓解之后再去寻找常用药或是去医院就诊。只有将患者、护理人与医生的力量共同集中起来，病情才能逐渐好转，患者才能逐步走向康复。

消化不良患者的家庭护理

小贝又因为消化不良去医院了，这已经第三次了，年轻的父母看在眼里急在心上。消化不良是一种小儿常见病。年幼的小宝宝们常常会因为吃生冷食物或是狼吞虎咽而成为消化不良侵袭的对象。除此之外，容易患病的人群还包括老年人和消化功能比较弱的中青年。如何才能使人们远离消化不良呢？除去及时去医院就诊之外，做好家庭护理也相当重要。

（1）患者需要在护理人的帮助下养成合理安排饮食的习惯。若想养成此种习惯，患者需要做好以下几个方面的工作：第一，注意饮食的均衡性，并注意适量摄入富含纤维素的新鲜水果蔬菜及全麦等谷物；第二，需要注意在吃饭时不要狼吞虎咽，养成细嚼慢咽的习惯；第三，减少盐的摄取量、精制的食品与强刺激性食物的摄入，以免造成对胃黏膜的过度刺激，导致蛋白质消化不良。

（2）患者可以不定期地检测自身胃酸含量，以确定是否需要去医院就诊。胃酸缺乏是造成消化不良的直接原因。因此，胃酸的含量便成为人们是否患上消化不良的晴雨表。患者可以按照以下方法来自测胃酸：先将一汤匙柠檬汁或苹果醋喝下，再根据自身的感觉进行判断。若是出现胃灼热感消失的情况，则说明你需要补充一定量的盐酸（胃酸的主要成分便是盐酸）；若是加重了消化不良的情况，则表示自身盐酸含量过多，不需要再予以补充。

（3）患者可以选择服用嗜酸菌、木炭或是胰脏酶及微量矿物质，来排气、灌肠。其中嗜酸菌不仅是化解消化不良的重要良性菌，还是安全的灌肠剂。木炭片对吸收体内的气体颇有疗效。胰脏酶与微量矿物质则分别是治疗上、下半部消化系统胀气的常用药。

（4）患者还可以选择做运动或是食疗方。消化不良并不需要做强度较大的运动，体操与快速行走均是有益于消化的运动。至于食疗方，体弱乏力或是肥胖患者可以选用山药莲子红茶粥。具体做法如下：先取莲子15个，红茶2克，山药50克，粳米100克，冰糖适量，再将山药洗净去皮扣碎剁细，粳米淘洗干净，接着将莲子、红茶煮沸之后放入山药与粳米；待米烂粥熟时，放入冰糖搅拌均匀即可。

以上便是消化不良患者家庭护理环节非常重要的工作。它们的有序开展将会为患者的康复打下坚实的基础。不过，若是家庭护理能与就诊治疗有效地结合起来，患者的康复之路将会大大缩短。

肠易激综合征的家庭护理

肠易激综合征是一种胃肠功能紊乱的疾病。一旦患上此病，患者普遍会出现便秘、腹胀、腹泻、腹痛的症状。不仅如此，近年来随着生活节奏及饮食结构的改变，由精神、神经、感染等因素致病的概率不断上升，对人们的工作和生活造成了非常大的困扰。因此，肠易激综合征的治疗和护理便成为广大医患所要共同面对的问题。

如何才能使患者获得出色的家庭护理呢？若想做到这一点，需要做好以下几个方面的工作。

1. 积极调整患者的情绪，帮助患者保持良好的心态

随着社会生产力的不断发展，工作和生活节奏不断加快，人们承受的精神压力也变得越来越多，而且更加值得注意的是这种精神压力将会在不知不觉间渗入到内心当中内化为身体语言的一部分，以至于经常会发生怀疑自己患了不治之症的情况。而此种情况是造成肠易激综合征很难完全治愈的重要原因。

2. 为患者安排合理的膳食

合理的膳食与健康的生活模式是肠易激综合征痊愈的重要保证。为了做好此项工作，患者在饮食上应该注意以下几点：一是保证每天规律的饮食，少吃多餐，如此便可以帮助消化系统建立起正常的秩序，也不会造成患者胃胀气与腹泻；二是要注意进食时保持细嚼慢咽的规律，保证充分的咀嚼，这样便可以保证唾液中的酶拥有更多时间消化食物并刺激胃液分泌；三是增加有益菌尤其是乳酸菌与双歧杆菌等的摄入，咀嚼高脂肪食物，并注意大量补充水。

3. 帮助患者建立健康的生活模式

起居有时、张弛有度会使患者的身心皆得到充分的休息，从而减少了病症出现的概率。为此，患者需要进行有规律、适当的体育锻炼，戒除烟酒，保持积极乐观的生活态度，同时注意保持规律的作息，不在睡前饮用咖啡、茶等使人兴奋的饮料。

除去上述三项工作之外，护理人还需要督促患者定时按量服药，只是需要注意的是药物主要是对症处理，若对治疗疾病毫无作用可言，则无需选用该药物，以免对胃黏膜造成无谓的刺激与伤害。

便秘的家庭护理

65岁的胡大爷又便秘了。本来前几年退休之后，他就感到自己的身体情况大不如前，如今又添了便秘的毛病，这就更让胡大爷感觉到痛苦不堪。如何才能帮助胡大爷来解决他的痛苦呢？除了及时去医院就诊之外，家人若能够对胡大爷进行静心的家庭护理，也是非常必要的。

说到家庭护理，在很多人印象中就是对患病的亲友们进行无微不至的照顾。这个理解诚然不错，却并不是家庭护理内涵的全部。就拿护理胡大爷这样的便秘患者而言，就需要认真地处理好以下几项重要的事情。

1. 要进行合理的饮食调节

此项工作包括四个方面的内容：一是要注意饮食的量，足够的食物才能对肠胃形成足够的刺激，使粪便能够正常地形成与排出体外。二是要注意饮食的质，多吃粗粮、杂粮以增加对肠道的刺激，利于大便运行。三是要注意多摄入富含纤维素的蔬菜水果及脂肪多的食品，它们是通便排便的好帮手。

2. 要引导患者形成良好的生活习惯

良好的生活习惯可以使患者的身心均保持良好的状态，从而减少便秘致病因素发生作用的概率。为此，患者需要做好两方面的工作：一方面，要做好平时的运动，适当的文体活动与体力劳动将会使胃肠活动加强、食欲增加，膈肌、腹肌、肛门肌得到锻炼，提高排便动力，预防便秘；另一方面，要解除心理压力，保持精神愉悦，树立恢复正常生理功能的信心。不良情绪与不良生活习惯往往是便秘出现的重要诱因。

3. 护理人还可以通过刮痧、按摩、敷贴等方式来帮助患者缓解便秘

当采用刮痧护理的方式时，护理人需要重点刮拭患者的膏肓、神堂、大肠俞、大椎、大杼、天枢、上巨虚、支沟经穴部位，每个穴位刮3~5分钟即可；当采用按摩的护理方法时，患者需要保持仰卧于床的姿势，施术者则需要双手相叠先以患者的肚脐部为中心在中腹及下腹部进行顺时针方向的按摩，约2分钟之后转用食指或中指点揉患者的中脘、天枢、气海，每穴各1分钟，以拇指按揉支沟穴1分钟，随后用掌根按照从上至下的顺序擦腹直肌半分钟，最后用手掌根按照从上至下的顺序摩擦患者的腰部和骶部（腰以下部位）约1分钟。

4. 患者还可以采用自行练习保健功的方式来缓解便秘

具体方法是：先仰卧在床上，将头部略略抬高至与胸部持平的位置，双目微闭，舌抵上腭，两足并拢，一只手按住胸部，一只手按住腹部，摆好姿势之后再做腹式深呼吸，吸气时以顶起按腹之手为度，呼气时以按腹之手缓慢落下为度，两手均不用力。在练功过程中如产生唾液,则可分三次咽下。

处理好上述四件事,便秘患者的护理便会有极大的起色。除此之外,患者还可以通过足量饮水与养成良好的排便习惯来通便。如此,便秘患者便可以早日痊愈。

腹泻的家庭护理

腹泻是生活中的一种常见病。一个人无论如何强壮,也很难免受腹泻的侵袭。也因为它的常见及不会带来直接的生命危险,所以很多人对此并不在乎。殊不知,如此不起眼的小病会对人体造成极大的损耗,而且如果不及时治疗,会使自身陷入长期体乏、精神不振的状态中。因此,一旦患上腹泻,必要的家庭护理还是非常必要的。

(1)在不搞清楚腹泻的原因之前,不要随便用止泻药止泻。这是因为有些腹泻实际上是人体本身的一种自我保护机制。此时,人们可以通过腹泻将瘀积在体内的细菌、毒素和有毒物质排出体外,若要强行阻止则会使上述毒物在体内蔓延,从而造成更严重的后果。

(2)护理人需要注意检查患者的大便,并注意帮助频繁腹泻的患者做好护理肛门的工作。检查大便是确定腹泻患者病情的重要依据之一,因此护理人需要将病人大便的性状(软、稀度)、颜色、次数、有无脓血,以及大便时有无腹痛等情况详细地记录下来,以便帮助医生进行诊治。频繁腹泻的患者由于本身腹泻频繁,可能会在肛门附近遗留大量的细菌,如不做好肛门护理,可能会进一步加重病情。为此,护理人需要对这类患者做好肛门护理,让患者排便之后先用吸水性强的软纸擦拭,再用热毛巾擦拭干净。如果患者出现肛门发红的症状,可以帮助其涂少量软膏类抗菌素。

(3)做好不方便去医院时的应急处理。当腹泻症状不太严重,又暂时不方便去医院的时候,患者可以通过服用一些副作用较小的药物进行救急。此类药物主要包括黄连素、氟哌酸、藿香正气水、葛根芩连胶囊等。

(4)要安排好患者的饮食,并帮助其养成良好的生活习惯。在腹泻期间,患者一定要以流食或半流食为主,以减少胃肠的负担,同时还要适量增加饮水量,以减少失水过多或脱水的情况。平时适量摄入高热量、清淡、低脂、易消化、少渣滓并富含维生素的食物也是维持营养、减少刺激的好方法。另外,由于因传染病引起的腹泻是会传染的,所以在腹泻确诊之前,患者最好不要与家人或接近的人共用餐具,并注意勤洗手,以免传染给他人。

总之,护理腹泻患者并不是一件非常有难度的事情。只要掌握好以上方法,拥有足够的耐心与细心,与患者、医生进行及时有效地沟通,患者便可以很快地恢复健康,远离病魔。

神经性厌食患者的家庭护理

神经性厌食症又名精神性厌食症,是一种由精神因素引起的进食障碍。青少年是它主要的患者群,而且其中女性的发病率要远远超过男性。更令人震惊的是严重的神经性厌食会为人们带来直接的生命危险。如何才能使患者远离神经性厌食症的病魔呢？这就需要医生、患者与护理人三者紧密配合，做好医院治疗与家庭护理的无缝对接。

家庭护理是神经性厌食患者康复进程中非常重要的组成部分。如要做到科学的护理，以下几个方面的工作必不可少。

（1）护理人需要帮助患者安排合理的膳食，多注重补充蛋白质、糖类和脂肪，多吃肉类、蛋奶类及蔬菜水果等。至于具体的品种，可以选择佛手、黄花菜等行气开胃作用的食物，也可以选择食用药味不重的陈皮、玫瑰花、梅花等。如果患者属于脾胃虚寒及脾胃阳虚的类型，则应该选择适宜温养的鸡肉、海参、泥鳅等食物。

（2）患者需要建立健康的生活模式。这个模式包括以下几个方面：第一，保持规律的生活，三餐定时，饭后不独处以防催吐；第二，树立正确的审美观，不要盲目地追求类似以瘦为美的时尚；第三，保持心情愉快，精神愉悦，并主动与周围的人进行生活上的交流；第四，可以多读一些关于时尚审美方面的书籍。

（3）护理人与患者之间需要建立起融洽的交流机制。由于神经性厌食症本身就是由精神方面的因素引起的，所以与他人进行无碍的交流将会为患者敞开心扉、走向康复提供一个积极的平台。对神经性厌食患者进行家庭护理的护理人多为患者的亲友。与亲友们进行透彻的交流，可能会在无意间解开萦绕在患者心中多年的心结，从而有助于患者的康复。

耐心细致的精神交流是对神经性厌食患者进行家庭护理过程中的重头戏。只有解开精神上的枷锁，患者才能放下沉重的精神包袱，回到自然和谐的世界中来，才能走出神经性厌食症带来的迷茫与痛苦。

呕吐患者的家庭护理

呕吐是胃内容物反流进食管，经口吐出的一种反射性动作，是多种慢性疾病的常见症状，它的致病原因众多。中医认为，外邪犯胃、饮食不节、情志失调、脾胃虚弱均可以成为诱发呕吐的重要原因。要使呕吐患者恢复健康，除了必要的医学治疗，家庭护理也是其中不可忽视的一环。

（1）护理人需要对患者做好一般护理。此项工作主要包括准备清洁容器、做好家中卫生、密切观察患者病情等。当患者出现呕吐的前兆时，护理人需要拿起备好的清洁容器帮助患者坐起，并用容器接取呕吐物。呕吐完毕后，要及时为患者漱口，擦拭嘴唇，并及时更换并清洗患者的衣物用具。同时，护理人还需要密切注意患者病情的变化，如发现有异状，一定要及时与医生联系就诊。

（2）要为患者进行合理的饮食安排，督促其养成良好的生活习惯。呕吐患者的症状有轻有重。若是由消化系统疾病而致呕吐的患者，呕吐比较剧烈时可以考虑暂时禁食；若是症状较轻，则可以考虑食用流质或是半流质的食物，并且要多喝水。另外，患者还需要注意饮食卫生，以免细菌乘机再次入侵。

（3）护理人需要密切注意患者的用药情况，掌握常诱发呕吐的原因和发病规律。止吐剂是呕吐患者的常用药。当患者服用止吐剂之后，护理人除了要严密观察患者呕吐症状外，还需要密切注意是否有其他异常症状出现。因为就目前临床的记录来看，有些止吐剂可能会引发中枢神经系统抑制，令患者出现头晕、嗜睡的情况，还有些止吐剂会掩盖其他药物或某些重危疾病的表现。

周到细致的家庭护理是呕吐患者康复的重要保证。另外，患者的心理健康也是相当重要的一件大事。如果能够注意心理疏导工作，引导患者转移注意力，患者的焦虑状态就将大大减轻，呕吐发生的概率就会变小。

消化性溃疡的家庭护理

消化性溃疡是一种发生在胃及十二指肠中的慢性溃疡。它最大的特点就是反复发作，病程长。此病常常会拖上一二十年或者更久甚至终生。所以，精心的家庭护理与医学治疗一样起着相当重要的作用。

（1）要去除生活上与精神上对于消化性溃疡的发生、发展均有重要影响的诱因。这些诱因包括精神紧张，长期服用阿司匹林等激素类药物，食用过多刺激性强的食物，生活饮食不规律等。一旦上述因素发生作用，就会在很大程度上延缓病情，并可能引发穿透性溃疡等并发症。

（2）要合理安排饮食，养成健康的生活习惯。在康复期间，患者需要遵循少食多餐、细嚼慢咽、定时进餐的原则。咀嚼可以有效地增加唾液分泌，慢咽则可以对胃酸进行稀释中和，并可以在一定程度上提高胃黏膜的屏障作用。同时，患者最好在餐间、睡前免用零食，并戒除烟酒，避免咖啡、浓茶、浓肉汤、辣椒和醋等刺激性调味品，或辛辣的饮料及过冷过热的食物。

（3）患者需要注意药物的服用。这包括以下几个方面：第一，患者需要按时服药，必要的时候服用止痛药。第二，在家治疗用药的过程中，不宜随意更换药物，要按照医嘱与药物说明书来进行服用。第三，出血性溃疡患者不宜服用阿托品类药物，否则会出现口干、视物模糊等不良作用。第四，目前临床上所谓的王牌药品甲氯咪呱可能会对神经、肝肾及内分泌等产生某些副作用，所以一定要遵照医嘱、按疗程进行服食，不宜超期超量使用。

除此之外，护理人还必须密切关注患者的病情变化。如果患者出现头晕、眼花、心悸、腹部剧痛、大汗淋漓、面色苍白、顽固性疼痛等症状时，护理人需要立即将患者送入医院。

胃结石的术后家庭护理

胃结石是由于吃进的食物中所含的某些成分或者矿物质在胃内不被消化凝结成块而形成。它一旦形成之后，很多患者就会陆续出现上腹不适、疼痛、反酸、食欲不振等症状。特别是有将近三分之一的胃结石患者会在自己的上腹部摸到一个硬包块。如何才能使患者远离胃结石呢？很多人不约而同地选择了手术这一最直接的手段。

不过，尽管手术切除了令人心烦的胃结石，但是术后的恢复仍然是一个大问题。患者如果不能得到精心的护理，仍然保持着自己随心所欲的生活习惯，就很可能出现病情反复甚至引发新的病症的危险。因此，患者和家人必须要将术后护理工作重视起来。而要出色地完成护理工作则需要做到以下几个方面。

（1）胃结石术后补充营养很关键。患者可以选择食疗的方式来加强营养的补充。常见的食疗方包括乌梅桃仁、藕节冬瓜汤、冰糖核桃仁等。具体做法如下：

① 乌梅桃仁

原料：乌梅5枚，生核桃仁100克。

做法：将备好的原料洗净后放入杯中，加入沸水，加盖焖制10分钟后即可开盖饮用。

用法：代茶饮。此方能够有效地防治磷酸盐结石。

② 藕节冬瓜汤

原料：藕节200克，冬瓜250克。

做法：先将准备好的原料洗净切片，再将其放入锅中加入适量清水，然后加入调料煮成汤。

用法：一日内分3次服完。此方是治疗尿道结石的良药。

③ 冰糖核桃仁

原料：冰糖与炒熟的核桃仁各120克。

做法：将两者共同研成细粉末备用。

用法：用开水送服，每日1次，每次60克。此方可以有效地软化结石。

（2）患者需要在术后多喝白开水，适量补充身体所需的维生素A。多喝白开水可以使尿液得到有效的稀释，钙离子同草酸根的浓度就会随之降低，草酸钙结石形成的概率就大大变小。据科学研究发现，尿量增加50%可以使肾结石的发病率降低86%。而维生素A则是维持尿道内膜健康所必要的物质，同时它也是阻止结石复发的大功臣。因此多食含有维生素A的杏果、香瓜、南瓜、牛肝等食物多有裨益，只是注意不要过量。

（3）患者还需要在术后注意黑木耳、米糠、钙质的摄入。其中米糠是防止结石复发的重要因素。因为米糠本身具有一种叫作植酸的物质，植酸的摄入量过低就会增加胃结石出现的概率。黑木耳由于其富含多种矿物质与微量元素，能够对各种结石产生强烈的化学反应，使结石剥脱、分化、溶解，排出体外。钙质则是补充人体所需，不宜过量。

除去上述工作之外，患者还可以通过补充营养素的方式来减少胃结石的复发率。唯有将各种方式有效合理地结合起来，胃结石患者才能早日痊愈。

胃息肉的术后家庭护理

胃息肉虽然是胃黏膜表面长出的突起的乳头状肉。它在出现的早期并没有什么明显的症状可言，直到发展到一定程度之后，才会在诸如胃镜检查或是其他手术之后意外发现。而当胃息肉被发现时，不少人常会产生这样的疑惑：胃息肉会不会对我的身体造成很大的危害？会不会有发生癌变的可能？

其实，胃息肉是否会发生癌变可以从患者身体的症状中解读出来。按照医学上的科学归类，胃息肉可以分为腺瘤性息肉和增生性息肉。二者的癌变率分别为10%~30%及0.4%。通常情况下，胃息肉的体积都不大，只有不足1厘米，而且增生性息肉基本上属于良性病变。只有当出现腹痛不适、消化不良并伴随上消化道出血的症状时，才有癌变的可能。至于癌变率较高的腺瘤性息肉也可以通过症状来判断。当出现疼痛、恶心、上腹不适、食欲不振或黑便等情况时，患者可以通过及时做胃镜检查，以电切术切掉息肉的方式来防止癌变。

当息肉被手术切掉之后，患者的身体处于极度虚弱的状态。如何才能保证患者逐步地走向痊愈呢？这就需要家人对患者进行周到细致的家庭护理。而要做到这一点，以下几项工作是必不可少的。

（1）患者需要保持合理的作息制度，避免过度劳累或熬夜。胃息肉切除手术无论对患者的身体还是对其精神都是一个重大的考验。过度劳累或是熬夜之后，患者的身心都将处于一种异常紧张的状态中。此种状态对人体免疫力的修复是一个非常大的障碍。那些致病菌可能会在此时机乘虚而入，造成病情反复或引发新的病症的情况。

（2）患者需要遵循定时进餐、细嚼慢咽的原则。暴饮暴食将会使本来就处于术后虚弱状态的患者雪上加霜。食物在短时间内大量涌入胃中，会直接加重胃肠道的负担，形成短暂性的消化不良。此外，由于人体胃黏膜的上皮细胞寿命较短，每2~3日就要修复一次，如果胃始终处于饱胀状态，胃黏膜就会失去很多自我修复的机会，胃酸的分泌就会变得异常旺盛，极易发生胃穿孔、胃糜烂、胃溃疡等疾病。细嚼慢咽将会使此种潜在的危险消失于无形。另外，定时进餐也是阻止暴饮暴食出现的一个好办法。

（3）患者在术后要按照循序渐进的原则来控制自己的进食。当手术刚刚结束时，患者不宜马上食用任何食物，主要通过药物中的营养成分来补充营养，以便使胃肠道得到一定的休息，并促进肠蠕动恢复肛门排气。拔除胃管后当天可少量饮水，每次4~5汤匙，每2小时一次。如果在手术次日，患者没有出现不适反应，就可以考虑食用适量清流质饮食，直到第三日过渡到全量流质饮食。

除去做好上述三项工作之外，患者还需要遵守不宜食用刺激性食物与容易造成胀气食物的准则。如此，方能保证患者平安地渡过术后的恢复期，恢复到正常的生理水平。

胃酸患者的日常饮食护理

胃酸是日常生活中的一种常见病。造成胃酸的原因很多，治疗胃酸的方法也不少。那么在日常护理中，胃酸患者应该吃些什么呢？

胃酸患者在日常护理中常吃的食物包括以下几种：

1. 患者可以选择小辣椒、红萝卜与豆类

如果每天夜里用开水送服3颗小辣椒，连服一周之后，便可在胃酸过多患者的身上表现出极强的疗效。红萝卜也可治疗胃酸过多症，主要是由于它属于碱性食物的一员。它不仅味道甘美，多汁水，还可以通过中和反应来稀释人体内过多的胃酸。患者可以取一只生红萝卜，洗净之后细嚼，胃酸很快就会恢复正常。如果把红萝卜搅成汁，不仅味道差了很多，就连疗效也将大大缩水。至于豆类，一切豆类都有制酸的作用，尤其以黄豆为最佳。

2. 患者可以选择生姜、牛奶或者饮用普洱茶

据本草记载，普洱茶有温中开胃、散风寒、治反胃的功效。因此，喝普洱茶对较为严重的反酸患者有着很好的治疗效果。牛奶则是本症最适宜的食品，它的有效成分中含有大量的乳酸菌，可以有效地抑制致病菌的繁殖；另外，如果能加上米粥与麦粥的相助，牛奶的抑酸功效就会更加出色地发挥出来。至于生姜，能在饭后吃上少量就可以将胃酸过多的症状治好，但不能一次食用过多，否则不但会影响食欲，还会对人们的眼睛造成一定的损害，所谓欲速则不达，就是这个道理。

3. 患者可以选择一些经过实践检验的食疗方

常用的食疗方包括七物鸡汤、党参馄饨等。

（1）七物鸡汤

原料：黄连、甘草各 5 克，制半夏、生姜、大枣、干姜各 10 克，党参 15 克，鸡肉 500 克，料酒 10 克，葱 15 克，胡椒粉 3 克，盐 6 克，鸡精 6 克。

做法：先将准备好的七味药物洗净后放入盆内，将鸡肉洗净后斩成 4 厘米的小块，葱切段备用，再用纱布袋将七味药物装好，扎紧袋口后与鸡肉块一同放入炖锅内，加入适量清水之后放入除盐之外的其他作料，用大火煮沸，稍后改用小火炖煮 40 分钟，最后放入盐搅拌均匀之后即可食用。

用法：吃肉饮汤，每日 1 次，每次吃鸡肉 50 克。

（2）党参馄饨

原料：黄连、甘草各 5 克，生姜、干姜、大枣各 10 克，制半夏 15 克，党参 20 克，面粉 500 克，素油 50 克，猪瘦肉 250 克，盐 6 克，豆粉适量。

做法：先将党参、干姜、制半夏、黄连、生姜、甘草、大枣放入铝锅内，放入适量清水后用大火煮沸，后改用小火煮 15 分钟之后去渣取汁备用；再将猪肉洗净剁成肉泥，干姜切末，素油炼熟后，将三者加入豆粉后放在一起拌成肉馅；接着用药汁将面粉揉成面团，并擀成薄皮，切成馄饨皮大小备用；最后将备好的馅用馄饨皮包好煮熟即可。

用法：每日 1 次，每次 100 克，当做正餐食用。

除去饮食护理之外，患者还需要按时服药，保持自己处于精神愉悦的状态。如此便可以保证患者尽可能远离生活中的刺激性因素，减少胃酸过多发生的概率，从而有利于患者更早地走上康复之旅。

手术后胃瘫病人的家庭护理

手术后胃瘫，又名手术后功能性胃排空障碍，它是胃大部切除、胰十二指肠切除等手术之后发生的一种以胃排空不良为特征的并发症。尽管确切的发病原因尚不清楚，但是经临床研究发现，手术方式、术前幽门梗阻、糖尿病或是精神过度紧张，都可能导致术后胃瘫的出现。加之它从本质上而言是一种并发症，因此此症的护理比治疗更为重要。

（1）护理人需要根据患者的手术与自身情况的变化，鼓励并协助患者早日下地活动。由于此症的并发症特质，所以很多患者都对此心怀恐惧，生怕一不小心会造成新的感染或是引发新的疾病，因此在术后总是躺在床上不敢"轻举妄动"。其实，在允许的情况下，尽早下地走动可以有效地促进胃肠道功能的恢复，也有助于胃瘫的早发现早治疗。

（2）护理人需要按照循序渐进的原则为患者补充营养。一场手术下来，水分和营养物质是流失最多的。于是，如何有效地补充水分和营养物质便成为患者所需要面对的首要问题。关于这一点，在术后当天患者最好以静脉注射葡萄糖等来获取营养，待次日观察患者并无出现异常症状之后，再逐渐进流食或是半流食。这样做的目的就是要促进胃肠道的早期恢复，维持肠道黏膜的完整性和免疫能力，减少术后并发症的危险。

（3）护理人还需要对患者进行正确的心理疏导，帮助其树立恢复健康的信心。由于胃瘫的出现，患者在经历了手术带来的痛苦之后又增添了一重身心打击。因此，很多患者此时存在着心绪低落、认为康复无望的情绪。这时，护理人需要为患者提供正确的心理疏导，帮助他们树立一定会康复的信心，并告知他们沉重的心理负担不但于事无补，相反还会延缓病情的缓解。

（4）患者、护理人与医生之间最好能够建立起一种融洽的联动机制。如此，患者的病情发展与康复情况就可以及时被反馈到医生处，医生也可以根据患者病情的变化为护理者提供科学的意见与建议，患者也将由此尽快走向健康之路。

总之，虽然胃瘫的出现影响了手术的治疗效果，增加了患者的身心负担，但是患者只要秉承着不抛弃不放弃的原则，积极配合医生的治疗与家人的护理，就能尽早走出阴霾，找回久违的快乐。

胃、十二指肠溃疡急性穿孔的术后护理

胃及十二指肠急性穿孔是溃疡病最常见的并发症之一。据科学统计发现，每年发生十二指肠急性穿孔的人数要占到所有溃疡病急性穿孔人数的90%。如此之高的比例令人们瞠目结舌，而由其引发的严重的急腹症更是给人们带来致命危险，需要进行紧急处理。因此，加强对患者的术后护理工作便成为一项非常重要的工作。要想做好此项工作，需要出色地完成以下护理措施。

1. 护理人需要做好对患者的心理疏导工作

由于本症带有一定程度上的突发性，而且剧烈的腹痛更是令人措手不及，所以很多患者在心理上都会存在一种恐慌焦虑的情绪。焦虑郁闷的心绪常会令患者处于一种极度紧张的状态中，紧张的状态是患者恢复过程中的大忌。因为它会使胃及十二指肠时刻处在一种异常敏感的应激状态里，无法放松，这也就意味着它们失去了休息和进行自我修复的机会。因此，缓解患者的紧张情绪，为其创造安静无刺激的环境，有助于患者早日康复。

2. 护理人需要密切注意患者的病情变化

病情变化是医生、患者、护理人三方采取自身行动的重要依据。在患者没有出现异常的症状之前，护理人需要按照医嘱帮助患者变换体位，以便有效地减轻患者的疼痛。如患者出现感染等症状时，护理人则需尽快与医生联系，送患者及时就诊。

3. 护理人需要按照循序渐进的原则来安排患者的饮食

由于手术的缘故，消化道重建之后改变了正常的解剖生理关系，因此如果按照原来的饮食习惯来进食必然会为患者带来新的伤害。如此，少食多餐、循序渐进便成为患者

进食的首选。患者可以在术后第一天通过药物来获取必要的营养；到了第二天，经过观察没有出现任何异样的症状，就可以少量地进流食；待到第三天还保持一切正常的话，就可以每次进全流食100~150毫升。第六天便可以进半流全量。两周之后逐渐恢复正常饮食。

总之，身心上的全面恢复是胃及十二指肠溃疡急性穿孔患者的福音。当患者真正地从并发症的阴影中走出来的时候，健康的曙光就将在不远处等候他们。

附录　国医大师们的保胃验方和绝活

祝谌予提胃法治疗胃下垂

中国协和医科大学教授、北京中医学院教务长、北京协和医院中医科主任祝谌予医师，在前人对胃下垂研究的基础上，提出了提胃法治疗，主要分为两种方法：

（1）让病人先仰卧，调匀呼吸，使腹部放松，然后以7寸长针从巨阙穴进针，刺入皮下后，将针卧倒呈25度角向下沿腹肌层中慢慢推进到接近脐部后，连续搓针（朝一个方向）3~5次。使针身与腹肌固定，再将针向上提，不松手亦不脱落出，持续40~50分钟。提针时患者会产生较强烈的酸胀和收缩感，从下腹逐渐向上移，最后集中在上腹胃部时，再徐徐将针退出。

要注意的是，进行此针法治疗后，病人要卧床休息3天，待10天后复查。一般来说，此针法只进行一次，因此被称为"一针一次提胃法"。

（2）取双侧梁门穴，用4寸长针进针，沿腹肌向下刺约3寸许，行针得气后，双手将两侧的针同时徐徐向上提起，边提边退，经2~3分钟后退出。提针时病人同样有较强烈的针感和收缩感，由下而上地集中于胃部，间日1次，可连续10~20次。

据观察，经过这两种"陷下则举之"的针刺治疗后，患者会出现症状消失或减轻、食欲增进、精神好转的情况，约50%的患者的胃有不同程度的提升，少数治愈。

此外，因为本证为虚证，因此在陷下时还要注意根据不同病症来行气、补气。比如，如果患者胃中有振水声，则要在水分穴加艾条旋灸，并浅刺阴陵泉；如果有呕吐现象，则要针灸内关穴；如果患者便秘，则要加以针灸支沟穴。

最后还要提醒一点，医者在行针时要注意刺激的角度和提针手法，做到"若提非提，似升未升"，以保持病人的针感，并使其强度在病人的耐受范围内。

周仲瑛巧治小儿厌食症三法

由于患上厌食症的小孩往往既厌食又厌药，很难配合治疗，所以治疗小儿厌食症周仲瑛（南京中医学院院长，兼中医系主任）推荐大家采用推拿疗法，消食导滞、滋养胃津、健脾补气。推拿疗法操作简便，既无痛苦，小儿又容易接受，家长可通过学习，在家里为孩子做保健治疗。具体手法包括以下三种。

1. 补脾经

操作手法：脾经在拇指末节螺纹面，按摩的时候，孩子采取坐位的姿势，家长用右手拇指螺纹面在孩子左手拇指螺纹面上作顺时针方向的旋转推动，用力要均匀，频率约每分钟200次。按摩100~200次为宜。

2. 摩腹

操作手法：孩子采取仰卧的姿势，家长在孩子右侧，用右手掌对其整个腹部做顺时针方向按摩，频率约每分钟120次，按摩2~3分钟。在按摩的时候，家长需在孩子腹部放少许滑石粉或爽身粉。

3. 捏脊

操作手法：孩子采取俯卧的姿势，家长在孩子左侧，用两手拇指、食指和中指捏住孩子脊椎骨上皮肤，从尾骨处开始捏拿，直到平肩处。家长在初学的时候手法要轻柔，捏脊前后可用手掌在孩子腰背部做按摩，让背肌放松。每次按摩5遍。

以上三种按摩手法具有调脾胃、理脏腑、补气血等功效，多用于治疗小儿厌食、营养不良、反复呼吸道感染等疾病，能够增强小儿体质，家长不妨一试。

于己百治疗慢性胃炎验方

快节奏的生活、忙碌的工作、不规律的饮食，这些都在伤害着人们的胃。另外，长期不良的饮食习惯还可能会让我们患上慢性胃炎。慢性胃炎是一种由多种病因引起的胃黏膜慢性炎症，这种病会给人体带来很大的伤害，严重时甚至可能导致胃癌。

甘肃中医学院中医内科副主任医师、教授，甘肃省名中医于己百医生针对这类病症治疗提出了"胃""胀""否""降""守"五字要诀，在临床上取得了良好的疗效。

以下是选自《甘肃中医学院学报》的两个于老治疗慢性胃炎的案例：

案例一

【医案】李某，女，52岁，2006年6月3日初诊。患者自诉于3年前无明显原因出现胃脘部疼痛，既往服用多种中西药物治疗，症状时轻时重，常于生气后加重。曾于榆中县医镜检查提示为胃窦黏膜充血，点状糜烂。近1月来症状加重，故来就诊。现症见胃脘部胀满疼痛，进食后好转，伴呃逆、疲乏、反酸、纳差，无口干口苦，无恶心，舌体正常，舌质淡红，舌苔白，脉弦。西医诊断为慢性胃炎。中医诊断为胃痛，辨证属肝胃不和证。治宜疏肝理气，和胃止痛。

【治疗】方用柴胡疏肝散合金铃子散加减，药用：柴胡15克，杭白芍20克，枳实、炙甘草、香附、川楝子、延胡索、细辛各10克，白芷12克，代赭石20克，莱菔子15克。6剂，水煎服，每日1剂，分2次服。嘱忌辛辣饮食，调情志。二诊，服上药6剂后，症状明显好转，胃脘部时胀，反酸，便时干时稀。效不更方，方药略有增减，连服18余剂后，诸症好转。为巩固疗效，前方改汤为丸，每丸9克，每次1丸，每日3次。服药1个月后症状消失。

案例二

【医案】柯某，女，37岁，2006年5月20日初诊。患者自诉胃脘胀痛5年。5年前因饮食不慎出现胃脘部胀满，伴反酸、呃逆、便秘，此后反复发作。1年前在外院做胃镜检查诊断为慢性浅表性胃炎。于多家医院运用中西医结合治疗，疗效不明显，遂来就诊。现症见胃脘部胀满，轻微疼痛，伴反酸、呃逆、大便干硬、口干不欲饮、疲乏，舌体正常，舌质淡，苔薄白，脉沉弦。西医诊断为慢性浅表性胃炎。中医诊断为胃痛，辨证属寒热互结，中宫痞塞，升降失调，胃气失和。治宜温脾清胃，平调寒热，消痞除胀，燮理升降。

【治疗】方用半夏泻心汤加减，药用：半夏、黄芩各10克，黄连6克，炙甘草10克，党参12克，煅瓦楞子、海螵蛸各15克，黄芪30克，陈皮12克，代赭石20克，炒麦芽15克，川楝子10克，延胡索12克，升麻10克，薏苡仁20克。水煎服，每日1剂，分2次服，6剂。嘱忌辛辣饮食，适劳逸。二诊，服上药6剂后，胃脘部胀痛缓解，反酸、呃逆明显减轻。效不更方，方药略有增减。连服30余剂后，诸症俱失。为巩固疗效，后改汤为丸。又服3剂后，自觉胃脘不再痞满胀痛，纳食、体重均有增加，基本治愈。

经验方（选自1993年《甘肃中医学院学报》）：

【组成】半夏、黄芩枳实、莪术、炙甘草各10克，黄连6克，党参12克，干姜6克，代赭石20克，莱菔子、炒麦芽、东山楂、杭白芍各15克。

【用法】水煎服，每日1剂。

【功效】辛开苦降，平调寒热。可用于治疗慢性萎缩性胃炎。

【加减】脾胃虚寒甚者加香附10克，川椒5克，以温中祛寒；气滞胃胀甚者加陈皮12克，木香10克，以理气消胀；肝胃气痛甚者加柴胡15克，延胡索、白芷各12克，以疏肝行气止痛；失眠加炒酸枣仁20克，丹参15克；热偏胜，去干姜，加玉片10克，蒲公英30克；阴虚，去干姜，加麦冬、石斛各15克；瘀重，去干姜，加丹参20克；吐酸者加煅瓦楞子、海螵蛸各15克。

俞尚德治疗胃炎验方

血液在人体中发挥着重要的作用，它担负着给人体的各个器官运送氧气和养料的重任，因此血流不畅会给人体带来很大危害。血流不畅会使氧气和养料不能及时运送到人体各处，从而诱发各种疾病包括胃炎的发生。

全国著名老中医俞尚德从事消化系统疾病的中医临床研究工作已经有三十余年，对于胃炎的治疗有着丰富的经验。俞老认为各型胃炎都存在着不同程度的血滞或血瘀。治疗浅表性胃炎应以养胃补中、疏肝理气、兼活血为法；治疗疣状胃炎应以益气活血、疏肝解毒为法；治疗萎缩性胃炎以补中益气、通络行瘀为法；治疗胆汁反流性胃炎应以益气和胃、疏肝降逆为法。

以下是刊登在《中医杂志》上的几个俞老治疗胃炎的案例。

案例一

【医案】徐某，女，44岁，1998年2月25日初诊。患者自诉患有垂体肿大、高血压、高脂血症，长期服用复降片等。现症见胃脘饥嘈，空腹嗳气，右上腹隐痛，后彻背部，大便正常，苔白糙腻已历数十年，脉微弦。B超检查胆囊无异常。二次胃镜检查诊断为慢性萎缩性胃炎，轻度肠上皮化生。染色分型提示为肠上皮化生为不全结肠型。

【治疗】药用：炙黄芪15克，炒苍术、生甘草、赤芍、苏木、炒枳壳各10克，吴茱萸3克，羌活10克，炒神曲30克，莪术10克，败酱草20克。水煎服，每日1剂，7剂。3月3日二诊，服上药后，心窝区饱胀痞满，欲嗳不得，与饮食无关，大便正常，右上腹隐痛，苔薄白不腻，脉微弦。药用：灸黄芪15克，炒苍术、生甘草、赤芍、苏术、炒枳壳各10克，沉香曲（包煎）20克，薤白、佛手各10克，玫瑰花5克，羌活10克，炒神曲30克，制厚朴10克。水煎服，每日1剂，7剂。3月11日三诊，服上药后，痞满渐舒，纳可，嗳少，大便正常，苔薄白，脉微弦。前方去薤白、制厚朴，加制香附10克，青皮6克。药后已无不适。

案例二

【医案】殷某，男，48岁，2003年9月17日初诊。患者自诉自1999年以来，常反酸水，泛至喉头而止。胸骨中、下段及心窝区时有烧灼感，吞咽时有隐痛。近3年来，更出现晚间睡中流涎，有时突发咳呛。现症见胃脘嘈杂，不痛，吞酸，嗳气不多，纳便正常，苔薄黄，脉弦滑。1周前做胃镜检查提示为胃窦黏膜红白相间，以红为主，可见少量反流液，幽门孔正常，胃体、胃底无特殊；贲门口充血水肿明显，食管中、下段黏膜呈条状充血、水肿明显，有数处糜烂，血管纹理模糊。诊断为反流性食管炎，慢性浅表性胃炎。

【治疗】药用：炒苍术、生甘草、炒苏子、姜半夏各10克，苏木、炒枳壳各6克，赤芍、蒲公英各15克，金银花10克，半枝莲15克，吴茱萸5克，煨益智仁10克，姜黄15克。水煎服，每日1剂，14剂。二诊，服上药后，已无吞酸，胸骨部灼热感亦轻，晚间睡中尚有流涎，但无咳呛。前方加荜澄茄10克，每日1剂。三诊，服上药后，无自觉不适，苔净脉弦，再服原方14剂。服完后无自觉症状，做胃镜复查提示为十二指肠无特殊，胃窦黏膜轻度充血，胃体、胃底无特殊，贲门口轻度充血水肿，食管黏膜光滑。诊断为慢性浅表性胃炎。再服原方14剂。

案例三

【医案】孟某，男，12岁，1994年6月14日初诊。患儿家属代诉6年来反复发作性腹痛，无明显诱因。疼痛位于中上腹，发作时剧痛，号哭，可间歇连续发作数月。无畏寒发热及呕吐腹泻。1989年曾2次住院，查体均见痛苦貌，剑突下至脐上有轻压痛，无其他阳性体征。血、尿、粪常规检查提示为正常；血钙、血淀粉酶、血沉、抗"O"检查均提示为正常；腹部B超检查提示为正常；脑电图检查提示为正常。静脉滴注消炎解痉药数日后缓解。以后常因腹痛而急诊，应用各种"胃药"治疗疗效不显。1994年6月以间歇性腹痛连续10日治疗无效，经用肾上腺素注射液0.1毫升肌内注射后疼痛缓解。但10小时后腹痛再发，后经胃镜检查诊断为十二指肠球炎，浅表性胃炎，胃肠造影示胃轻度下垂。现症见近半月来中上腹部疼痛频发，无规律性，但喜按，伴呕吐、反酸、嘈杂，无畏寒发热，不痛时一切如常，苔薄白，脉细弦。辨证属气滞血涩胃痛。

【治疗】药用：炒苍术6克，灸甘草、赤芍各10克，苏木、炒枳壳各6克，吴茱萸3克，桂枝6克，白及5克，制乳香、干姜各3克，代赭石15克。水煎服，每日1剂，7剂。7月5日复诊，服上药后，诸症已安，苔净，脉微弦。前方去桂枝，加黄芪10克，炒党参6克，21剂。随访到2000年12月，其间无腹痛发作。

案例四

【医案】李某，男，45岁，1997年12月15日初诊。患者自诉半年来胃脘隐痛，空腹尤甚，进食则安，喜温喜按，反酸、嘈杂，伴有恶心，无呕吐，大便质烂，每日1次，舌苔薄白，脉细弦。10日前做胃镜检查诊断为胃巨大溃疡伴复合性溃疡（胃角3.5厘米×4.0厘米；胃窦0.8厘米×1.0厘米；球部大弯1.2厘米×1.2厘米）。病理诊断为（胃角）黏膜重度浅表性胃炎伴少量坏死组织；（胃窦）黏膜重度浅表性胃炎。辨证属脾胃阳虚，络脉瘀痹。治宜补中益气，通络行瘀。

【治疗】药用：黄芪40克，炒党参15克，炙甘草、赤芍、白及各10克，制乳香3克，当归20克，茯苓30克，乌贼骨25克，吴茱萸3克，甘松6克，蒲公英15克，参三七粉（分吞）3克。水煎服，每日1剂，7剂。二诊，服上药后，胃痛已好转，仍有嘈杂，无反酸，苔薄，脉细弦。前方黄芪改为60克，继服14剂。1997年12月30日做胃镜复查提示为胃角2.0厘米×1.0厘米溃疡，球部大弯0.4厘米×0.5厘米溃疡。病理诊断为胃窦、胃角黏膜重度浅表性胃炎。三诊，服上药后，胃脘隐痛，嘈杂已除，微嗳气饱胀，舌苔薄白，脉细弦。拟前方去甘松，加苏木、炒枳壳各6克。服用14剂后，诸症尚和。1998年2月10日再次做胃镜复查提示为胃角溃疡愈合期。病理诊断为黏膜中度浅表性胃炎。

张振中治疗萎缩性胃炎验方

在对胃病的治疗中，中医和西医采取的是不同的诊断和治疗方法。他们在对胃病的治疗上各有长短，而以中西医结合疗法来治疗胃病则很好地解决了这个问题。中西医结合指的是将传统的中医中药知识和方法与西医西药的知识和方法结合起来，在提高临床疗效的基础上，阐明机理进而获得新的医学认识的一种途径。

陕西省中西医结合学会常务理事，著名中医张振中坚持以中西医结合原则来治疗慢性萎缩性胃炎。他经过多年的努力研究，总结出一套治疗萎缩性胃炎的独特疗法，他还研制出了一种新型胃药"胃舒泰"，在治疗萎缩性胃炎中都发挥了良好的功效。

以下是选自《新疆中医药》和《陕西中医》的两个张老治疗萎缩性胃炎的案例：

案例一

【医案】聂某，女，41岁，教师，1989年7月5日初诊。患者自诉胃脘痞胀隐痛不适8年余，3年前胃镜检查确诊为慢性萎缩性胃炎，治疗后缓解。近2年来病情加重，多处求治乏效。现除上述主症外，尚见纳差，腹胀，恶心，嗳气，口干不欲饮，乏力头昏，畏寒肢凉，舌略红有瘀斑，苔薄黄微腻，脉细滑。西医诊断为慢性萎缩性胃炎。中医辨证属脾阳不足，胃失和降，寒热错杂。治宜寒热并用，调和脾胃。

【治疗】嘱其停服其他一切药物，坚持服用"胃舒泰"胶囊3个月，每月复诊1次。8月15日二诊，服上药后，疗效明显，除偶尔反酸、大便稍干及乏力多梦之外，余症均失，舌淡红，苔薄白，脉沉细。嘱继续服药"胃舒泰"胶囊以巩固疗效。9月10日三诊，服上药后，除乏力外，余无不适。嘱其再服用1个月。10月31日做胃镜检查诊断为慢性浅表性胃炎（胃窦部分萎缩），病理活检提示为黏膜组织慢性浅表性炎症（轻度）。

案例二

【医案】薛某，女，51岁，农民，陕西长安人。患者自诉胃脘胀满隐痛1年余。患者1年前因生气出现上述症状，做胃镜检查诊断为慢性萎缩性胃炎，在外院多方就诊，先服用吗丁啉、加斯清及中药多剂均有效，后渐无效。现症见胃脘胀满隐痛，进食后加重，食纳差，每日进食不足250克，口干，口苦，大便干，2~3日1次，疲乏，四肢无力，不能进行正常生产劳动，夜寐差，脉缓，舌淡，苔黄厚腻。张老遂以"慢性萎缩性胃炎"收住院治疗，入院后查血、尿、粪常规和肝功能、肾功能、电解质及腹部B超等均正常。张老认为该患者属功能性消化不良，辨证属肝郁脾虚兼有湿热。首诊治宜疏肝健脾，清热化湿。

【治疗】方用柴芍六君子汤加减，药用：柴胡、枳实、陈皮各12克，半夏9克，白术25克，茯苓、白芍各20克，党参15克，黄芩、甘草各6克，黄柏3克。水煎服，每日1剂，分早、晚2次服。服上药4剂后，胃脘胀满隐痛减轻，进食增加，口干、口苦消失，大便恢复正常，黄腻苔褪去，脉缓，舌淡，苔白。张老认为患者湿热已去，目前辨证属肝郁脾虚，以疏肝理气、健脾化湿为法，方药继用上方去黄芩、黄柏。服上药7剂后，病情大愈，进食明显增加，疲乏减轻，睡眠改善，胃脘部隐痛消失，仍感胀满，舌淡，苔白，脉缓。上方枳实加至20克，并加厚朴6克。服药10剂后，症状基本消失，仅进食过饱时感觉胃脘胀满，病情好转出院。出院继用上方10剂后，症状完全消失，分别于3月、6月后电话随访患者，诉病情未复发，已完全能够从事正常生产劳动。

经验方（选自1991年《新疆中医药》）：

【名称】胃舒泰

【组成】干姜10克，黄柏12克，鸡内金10克，焦三仙各12克，白花蛇舌草30克等。

【用法】水煎服，每日1剂，早、晚分服。"胃舒泰"胶囊可用温开水送服，每次5~6粒，每日3次。

【功效】寒热并用，调和脾胃。慢性萎缩性胃炎，寒热错杂、脾胃不和型。

【加减】兼见肝气郁结者可加香附、苏梗、柴胡等药；兼有肝郁化火者可酌加川楝子、黄芩、龙胆草等药；兼见湿热中阻者可加茵陈、泽泻、金钱草等药；气滞明显者可加枳实、佛手、木香等药；血瘀较甚者可加丹参、延胡索、益母草；脾胃气虚者，可去黄柏，加白术、茯苓、党参等药。对于单独服用"胃舒泰"胶囊之人，兼见湿阻气滞者，可配服香连化滞丸；湿热中阻者，可加服消炎利胆片；脾胃气虚者，可配用参苓白术散；脾虚湿阻者，可加服香砂六君子丸；胃阴不足者，可加服香砂养胃丸或乌梅丸等药；对于瘀血明显、胃脘刺痛者，可酌用复方丹参片等药。

陈镜合治疗胃病验方

胃病是由多重原因引起的身体疾患，因此治疗胃病应当多管齐下，运用多种治疗方法同时进行治疗，方能取得更好的治疗效果。

广州中医药大学首席教授，广州中医药大学第一附属医院国家中医药管理局全国中医急症中心主任陈镜合，就是采用多管齐下的手段来治疗胃病的。健脾和胃法、疏肝扶脾法和温运脾阳法三法，是陈老常用的治疗慢性胃炎及十二指肠球部溃疡等慢性胃病的方法。这些方法在治疗胃病中取得了良好的疗效。

下面是选自《新中医》和《中医药信息》中几个陈老治疗胃病的案例。

案例一

【医案】张某，男，47岁，2003年7月18日初诊。患者自诉反复胃脘胀痛2年，加剧1周。平素以胸脘痞满为主，时隐痛、嗳气，无反酸。做纤维胃镜检查提示为慢性浅表性胃炎伴糜烂，胃窦部为主，幽门螺杆菌阳性。曾在多家医院诊治，服用制酸、消炎药及清热解毒中药等，疗效不显。1周前因饮食不节症状加重，现症见胃脘痞满隐痛，伴胸膈不利，气短，乏力，纳差，食后欲呕，大便溏，舌质淡红，苔腻微黄，脉濡滑。西医诊断为慢性糜烂性胃炎。中医诊断为胃脘痛，辨证属脾虚痰盛，治宜健脾益气，化痰和胃。

【治疗】方用陈夏君子汤加味，药用：党参15克，白术、茯苓、法半夏、厚朴、海螵蛸、浙贝母各10克，砂仁（后下）、陈皮、炙甘草各6克。水煎服，每日1剂，7剂。7月23日二诊，脘腹满痛明显减轻，纳食增加。上方去海螵蛸、浙贝母，加神曲10克，益智仁6克。服用14剂后，症状基本消失，守方加减调理，并嘱注意饮食调节。1月后复查胃镜提示为胃黏膜未见糜烂、溃疡，幽门螺杆菌呈阴性。

案例二

【医案】蔡某，男，37岁。2003年8月10日初诊。患者自诉反复胃脘部胀痛1年余，加重3日。近1年来胃痛、胃胀反复发作，迁延不愈，每因情志不遂而加重，曾在多间医院诊治，给予制酸剂、胃肠动力药及清热和胃中药等治疗疗效不佳。近3日上腹部胀满而痛，食后明显，嗳气频频，伴情绪抑郁，头晕失眠，胃纳不佳，大便不畅，舌淡红，苔薄白，左寸关脉弦，右关脉濡细。做纤维胃镜检查提示为胃黏膜花斑样充血水肿，幽门螺杆菌呈阴性。西医诊断为慢性胃炎。中医诊断为胃脘痛，辨证属肝郁脾虚，肝胃不和。治宜疏肝扶脾，行气止痛。

【治疗】方用柴胡疏肝散加味，药用：柴胡、白芍、枳壳、香附、川芎、川楝子、郁金、延胡索各10克，陈皮、炙甘草各6克。水煎服，每日1剂，5剂。8月15日二诊，脘腹胀痛、嗳气已明显减轻，心情舒畅，唯纳食不佳。上方去川楝子、延胡索，加太子参30克，白术10克，服用7剂后，症状基本消失，胃纳转佳。服用逍遥散调理，嘱注意饮食调节，保持心情舒畅，又治疗1月后病愈。

案例三

【医案】莫某，女，36岁，2004年10月20日初诊。患者自诉胃脘痞满反复3年，加剧1月，以夜间或食后痞满为甚，或疼痛、痛势剧烈。曾多次做纤维胃镜检查均提示为十二指肠球部溃疡，幽门螺杆菌呈阳性。西医给予洛赛克及抗生素治疗疗效欠佳，转诊中医服用四逆散、柴胡疏肝散、陈夏六君子汤等治疗，症状无明显改善。现症见胃脘痞满，疼痛，反酸，稍嗳气，纳差，口淡乏味，大便溏，两手冰冷，腰酸，精神疲乏，舌淡胖，苔白滑，脉濡细无力。辨证属脾肾阳虚。治宜温补脾肾。

【治疗】方用附桂理中汤加味，药用：党参20克，白术15克，干姜、白豆蔻、熟附子、海螵蛸、浙贝母各10克，丁香、肉桂（焗）、炙甘草各5克。水煎服，每日1剂，7剂。10月27日二诊，服用上药后，胃脘胀痛大减，仍有饱食后不适感，寐差，醒后口干苦，耳鸣，两手转温，体倦，下肢沉重感，舌淡红，苔薄白腻，脉细弱。上方去海螵蛸、浙贝母、丁香，加茯苓、法半夏、厚朴各10克。水煎服，每日1剂。服用7剂后，胃痛基本缓解，时有微胀不适，前方去法半夏，加陈皮5克，续服7剂而愈。

案例四

【医案】李某，女，32岁，2002年5月25日初诊。患者面色白少华，自述胃脘胀满疼痛，食后尤甚，喜温喜按，食少纳呆，反酸，舌淡红，苔薄黄滑润，脉沉缓无力。1年前做电子胃镜检查诊断为慢性浅表性胃炎。有慢性咽炎病史2年余。患者就诊前曾经别的中医师诊治，因其有慢性咽炎病史，恐用温热药使咽痛音哑加重，故用药平和，服用后效果不佳。

【治疗】方用肉桂理中丸加减，药用：党参30克，白术、干姜各10克，炙甘草5克，肉桂10克，茯苓、乌贼骨各15克。水煎服，每日1剂。2002年6月1日二诊，服用上药后，胃脘胀满疼痛明显减轻，反酸不显，纳食增加，自觉乏力好转，咽痛音哑也较前减轻。前方为大剂温热，已见效果。治宜温脾散寒，兼芳香醒脾助运。方用丁蔻理中丸加减，药用：党参30克，白术、干姜各10克，炙甘草5克，丁香、白蔻仁、槟榔各10克。以上方加减调治1月，诸症半年未见复发。

董建华治疗胃病验方

胃痛是临床上的一种常见症状，很多种胃病如急性胃炎、慢性胃炎、胃溃疡、十二指肠溃疡、胃神经官能症、胃黏膜脱垂、胃下垂等都能够引起胃痛。无论是胃部隐隐作痛，还是剧痛难忍，都会让患者感到十分痛苦。因此，治疗胃痛就成了胃病治疗过程中一个非常重要的方面。

原北京中医药大学顾问，中国工程院院士，著名中医董建华是治疗脾胃病的专家。他自拟的董氏胃病系列方药（董氏胃苏饮、胃痛宁、疏肝和胃汤、清胃散、连朴苓草汤、清胆和胃汤、温清饮、健脾汤、温胃汤、养胃汤）加减在治疗胃病方面有着显著疗效。

以下是刊登在《黑龙江中医药》《山东中医药杂志》《山西中医》上几个董老治疗胃病的案例。

案例一

【医案】胡某，女，24岁，1977年8月20日初诊。患者自诉胃脘疼痛已有3年。做钡餐造影检查诊断为十二指肠球部溃疡。近2月来胃脘疼痛频繁，痛无定处，喜暖喜按，有时头昏，心悸，鼻衄，面色欠华，大便时结时稀，舌质淡红，苔薄白，脉细弱。辨证属脾胃虚寒，气血瘀阻，不通则痛。治宜行气散寒，化瘀止痛。

【治疗】药用：高良姜、香附、川楝子各10克，延胡索5克，五灵脂、陈皮、枳壳各10克，全栝楼12克，佛手5克，白芍10克，甘草6克。水煎服，每日1剂，6剂。9月1日二诊，服上药后，脘痛好转，鼻衄已止，但胃寒肢冷。守上方，去栝楼，加桂枝，6剂。9月14日三诊，服上药后，胃痛已止，恶寒肢冷未除，且有心悸乏力。上方去枳壳、五灵脂，加黄芪、当归以补养其气血。守方共服20余剂后，痛止症除，病渐转愈。

案例二

【医案】居某，男，42岁，1977年9月8日初诊。患者自诉多年以来时有胃脘疼痛，近20余日痛势加剧，呈阵发性，空腹疼甚，反射肩背，呕吐苦酸，口渴干苦，纳差，大便干结，小便色黄，舌边紫，中心苔黄腻，脉弦。在某医院做钡餐造影检查诊断为十二指肠球部溃疡。已用中西药物医治2周,疼痛未见缓解。辨证属肝胃不和,气血瘀阻。治宜疏肝理气,化瘀止痛。

【治疗】药用:金铃子10克,延胡索5克,乌贼骨10克,黄连2.5克,吴茱萸1.5克,炒五灵脂、香附各10克,煅瓦楞子12克,枳壳10克,青皮、陈皮、佛手各5克。水煎服,每日1剂,6剂。9月14日二诊,服上药后,胃痛略有减轻,泛吐酸水已少,但痛甚时仍反射至后背。宗原意,加重化瘀止痛之品。药用:金铃子10克,黄连3克,吴茱萸1.5克,刺猬皮、九香虫各5克,煅瓦楞子12克,炒五灵脂、香附、乌贼骨各10克,橘皮5克,三七粉(冲)3克。水煎服,每日1剂,6剂。另用乌贼骨120克,象贝母60克,三七粉15克,刺猬皮、九香虫各30克,共研细末,每日3次,每次3克,开水冲服。10月6日随访,前方连服18剂,末药仍在续服。胃痛消失,饮食正常,病已痊愈。

案例三

【医案】某男,51岁。患者自诉上腹部疼痛反复发作10年余。现症见胃痛隐隐,空腹为甚,得食则缓,喜暖喜按,神疲乏力,舌质淡红,舌边有齿印,苔白腻,脉沉细。做胃镜检查提示为十二指肠壶腹前壁有一黄豆样大的圆形溃疡。中医辨证属脾胃虚寒胃脘痛。

【治疗】每日早晨空腹吞服20毫克洛赛克,同时加服香砂六君子汤加味,每日1剂。6日后胃脘疼痛明显减轻,连服15日症状消失。完成4周疗程后,面色红润,体重增加,胃镜复查提示为溃疡完全愈合。随访1年未复发。

案例四

【医案】刘某,女,28岁。患者自诉近日因情志不遂,胃脘胀痛,痛引两胁,每因恼怒痛发更甚,频频嗳气,舌红,苔黄,脉弦滑。辨证属木郁克土,胃失顺降。

【治疗】药用:柴胡、枳壳各10克,青皮、陈皮各6克,赤芍、白芍各10克,黄连、吴茱萸各3克,炒蒲黄、炒五灵脂各10克。水煎服,每日1剂,7剂。服上药后,痛势已缓,但脘部仍胀闷不适,饮食不下,乃郁气未净。前方加砂仁3克,乌药10克,沉降下气,健脾和胃。7剂服后,痛胀递减。3个月后随访胃痛未发。

案例五

【医案】张某,男,40岁。患者自诉胃脘疼痛3年,喜温喜按,纳差,便稀,言淡,苔白。辨证属脾胃虚寒,运化无力。

【治疗】药用:党参12克,黄芪15克,桂枝6克,饴糖(分冲)30克,当归12克,三七粉(冲服)3克,砂仁6克,木香10克。水煎服,每日1剂,7剂。服上药后,胃脘舒适,纳食略增,大便成形,舌淡红,苔薄白,脉沉细有力。前方去桂枝、饴糖,加白术12克,山药15克,7剂。服药后诸症均减,继以归脾丸调理,以资巩固。

经验方(选自1999年《北京中医药大学学报》):

【名称】大黄黄连泻心汤

【组成】酒大黄、黄连各5克,黄芩、枳壳、大腹皮、香橼皮、佛手各10克。

【用法】水煎服,每日1剂。

【功效】通腑泄热。可用于治疗糜烂性胃炎。

【加减】如果痰热互结,症见舌苔黄腻,即合用小陷胸汤(黄连、半夏、栝楼);

若大便不结，胃中灼热，去酒大黄，加白虎汤清胃热。

王怀义治疗萎缩性胃炎验方

慢性萎缩性胃炎也称萎缩性胃炎，它是胃黏膜已经发生萎缩性改变的一种慢性胃炎，这种胃病多发生在中老年人身上，病程较长。患者可能会出现长期消化不良、胃脘部胀满不适、完谷不化、纳差、疲倦、乏力、消瘦、贫血等症状。

山西省中医药研究院内科主任医师，中医内科专家王怀义医生对这种疾病的治疗有着独到的看法。他兼采中西医之长，主张衷中参西，西为中用。他长于治疗脾胃病，独创了饥饿胃病和饱食胃病的虚实辨证论治理论，取得了良好的临床治疗效果。王老认为，血瘀是慢性萎缩性胃炎的突出病理特征，存在于本病发病过程之始终。不论辨证属何型，治疗时均应结合辨病论治，配以活血化瘀的药品，这样能够提高疗效。

下面是选自《中医药研究》的一个王老治疗慢性萎缩性胃炎的案例。

案例

【医案】刘某，男，53岁，1997年4月4日初诊。患者自诉患慢性胃病20年余，胃脘胀痛、食欲不振等症状反复发作，服用中药治疗效果不明显。1997年2月胃痛复发，较前加重，在省某医院做胃镜检查诊断为慢性萎缩性胃炎。服药1个月未见明显效果，遂来医院诊治。现症见胃脘胀痛，连及胁背，食欲不振，稍食则胃胀痛加重，口干口苦，胃中灼热，多饮，消瘦，烦躁，眠差，面黄，神疲，大便干，舌红赤，少苔，脉弦细。诊断为胃脘痛。辨证属阴虚胃热，气滞血瘀。治宜养阴清热，理气活血。

【治疗】药用：竹叶15克，石膏20克，天花粉10克，川楝子、生地黄各15克，麦冬20克，石斛、当归、丹参各10克，半枝莲、白花蛇舌草各15克，玄参20克，大黄6克，甘草10克。水煎服，每日1剂。1997年4月12日二诊，服上药后，胃脘疼痛已减，口干口苦、胃中灼热、便秘明显减轻。现症见阵发性胃脘疼痛，食后加重，眠差，舌脉同前。上方去大黄、玄参，加焦三仙各15克，白芍10克，继服7剂。1997年4月20日三诊，服上药后，诸症基本消失，纳食增加，精神增加，仍感入睡困难，半夜易醒，多梦。遵前方去天花粉、川楝子，加柏子仁15克，炒酸枣仁30克，调整善后。1997年10月7日来诊，因过度饮酒，致胃痛发作，纳食不香。遵前方之意加减治疗5剂后，诸症悉除。

经验方（选自1986年《山西中医》）：

【名称】加减竹叶石膏汤

【组成】竹叶10克，石膏15克，半夏10克，沙参20克，麦冬12克，白芍16克，川楝子15克，甘草8克。

【用法】水煎服，每日1剂。

【功效】益胃清中。适用于胃炎、十二指肠溃疡等病，有胃中灼热疼痛者。

谢昌仁治疗胃病验方

胃痛、胃胀、嘈杂、胃热是许多胃病患者共同的烦恼。这些不适的症状时常让病人感到食不知味，寝不安枕，给病人带来许多痛苦。

有了前南京市中医院主任中医师，著名中医谢昌仁的验方，胃病患者们也许就能够解决这个难题了。谢老对于中医内科，尤其对脾胃病的诊治拥有丰富的经验。他自创的加味黄连温胆汤等药方，对改善胃病患者的痛、胀、嘈、热的症状有显著的效果，在治疗多种胃病上都取得了良好的成效。

以下是选自《江苏中医》的谢老治疗胃病的几个案例。

案例一

【医案】张某，男，40岁，演员。患者自诉胃脘痛已10年余，平时性偏急，近因外受寒邪，饮食不调，引起脘痛复发，食后更感胀痛，有时反酸，苔白，脉弦小。西医诊断为慢性胃炎。中医辨证属木郁气滞，感寒停食，中焦受阻，胃失和降，治宜苦辛通降。

【治疗】药用：苏叶1.8克，白豆蔻1.2克，左金片3克，陈皮4.5克，姜半夏5克，煅瓦楞子12克，乌贼骨9克，炒枳壳4.5克，煨姜1.8克。水煎服，每日1剂。二诊，服上药2剂后，胃痛大减，饮食增加，未反酸，苔薄白。病情好转，效不更方，再服原方2剂。另服2号连桂片，每次服用4片，每日2次，连服3日。治疗后3个月随访，胃痛未作，饮食如常。

案例二

【医案】屠某，男，27岁，会计。患者自诉6~7年前胃痛大便带血，以后常感隐隐作痛，今年8月底，做钡餐造影检查诊断为十二指肠球部溃疡。近日来脘部隐痛，得温则舒，食少不香，大便溏，面白不华，头昏，心慌，舌质淡，苔薄白，脉象濡小。辨证属脾胃阳虚，气弱摄纳无权，久痛脉络受损，治宜健脾益气止血。

【治疗】药用：黄芪、党参各9克，白术、当归、炒白芍各6克，蒲黄炒阿胶珠、熟地黄炭各9克，附片6克，侧柏炭12克，地榆炭9克，乌贼骨12克。水煎服，每日1剂。二诊，服上药3剂后，精神好转，饮食欠香，空腹时仍感胃痛，苔薄白，脉濡小。辨证属中阳不运，胃络受损。治宜温运益气止血，方用归芪建中汤加减，药用：黄芪、党参各9克，当归6克，炒白芍9克，炙桂枝4.5克，炙甘草2.4克，侧柏炭、地黄炭、地榆炭、蒲黄炒阿胶珠各9克，乌贼骨12克，炮姜炭2.4克。水煎服，每日1剂。三诊，服上药3剂后，胃痛得止，饮食转馨，大便由溏转为干黄，隐血试验已呈阴性。仍以原方加减主之，上方去地黄炭，加红枣4枚。四诊，服上药后，诸症均平，即将回江浦农村工作，改以成药调治。当归建中膏500克，每次服用1匙，每日2次，开水和服。此膏可服15日。乌贝片150片，每次服用5片，每日2次，与药膏同服，开水送下。后来信说，胃痛未发，续配此成药调治。

案例三

【医案】戴某，男，45岁，工人。患者自诉胃痛已有15年，经常发作，近来更为严重。脘痛喜热喜按，以往得食则缓，近来脘痛无休止，面色萎黄不华，怯寒腹胀，苔薄白，脉沉微弦。辨证属中阳素虚，脾胃运化力弱，又兼肝郁气滞。

【治疗】方用建中连苏饮加味，药用：炙桂枝3克，炒白芍6克，炙甘草2.4克，苏叶1.8克，吴茱萸1.2克，姜汁炒川黄连1.5克，白豆蔻1.2克，煨姜1.5克，红枣3枚。水煎服，每日1剂。二诊，服上药后，胃痛有所缓解，仍较常人怯寒，时或腹胀，苔薄白，脉沉小。上方加姜半夏6克，5剂。肝胃气痛片50片，每次服用5片，每日2次，开水送下。以后又复诊4次，仍按前法进治，做钡餐造影检查诊断为十二指肠球部溃疡。直至目前胃痛未曾发作。改用当归建中膏，并服用乌贝片。

经验方（选自1966年《江苏中医》）：

【名称】黄芪建中汤

【组成】黄芪9克，桂枝4.5克，炙甘草2.4克，炒白芍6克，煨姜1.8克，红枣3枚。

【用法】水煎服，每日1剂。

【功效】温运脾胃。适用于慢性胃炎、消化性溃疡、虚证，症见胃痛隐隐，多在空腹，得食则缓，喜按喜温，或泛清水，神倦怯寒，面色萎黄，大便自调，或溏酱色深，舌苔淡白，脉软或细小。

【加减】血虚加当归；气虚加党参；出血加地黄炭、阿胶珠、侧柏炭、地榆炭；反酸加陈皮、姜半夏、乌贼骨、煅瓦楞子；便稀加白术、茯苓；便燥加杏仁、火麻仁；手足冷加附片。

王自立治疗胃病验方

传统的中医讲究以"望""闻""问""切"来判断患者的身体状况。随着科学的进步，越来越多的先进科技被运用到中医的诊疗当中。

甘肃省中医院主任医师，中医内科专家王自立在注重中医辨证的同时，认为采取现代医学的诊断手段如做胃镜等对确定患者的病情也十分重要。王老对治疗脾胃病和肝胆病有着独到的见解，他以"运脾"的方法来治疗胃炎，倡导"脾以运为健，以运为补"和"健脾先运脾，运脾必调气"的思想。他所创的运脾汤、调中扶胃汤、益气安肠汤、健脾通便汤等，在治疗胃炎的过程中都发挥了良好的功效。

下面是选自《中医研究》《河南中医》《中国中医药信息杂志》和《甘肃中医》中的王老治疗胃病的几个案例。

案例一

【医案】王某，男，56岁。患者自诉时干呕吐涎沫，脘腹作痛，遇寒饮冷为著，得热稍舒。做胃镜检查诊断为浅表性胃炎并胆汁反流。经多位医家诊治，用方多为理中汤、黄芪建中汤之类，效果不甚明显。求治于王老时，观其舌淡，苔白滑，脉沉迟。辨证属肝胃虚寒证。

【治疗】方用吴茱萸汤加味，药用：吴茱萸6克，党参15克，生姜30克，陈皮、半夏各12克，甘草6克。水煎服，每日1剂。服用6剂后，诸症悉除。

案例二

【医案】赵某，男，40岁，2000年9月1日初诊。患者自诉中上脘隐痛5年余，加重半月。做胃镜检查诊断为慢性萎缩性胃炎，胃液分析提示为胃酸偏低。现症见胃脘隐痛，口干，口苦，手足发热，大便干燥，舌红少津，裂纹无苔，脉细数。辨证属胃阴不足。治宜养阴益胃。

【治疗】方用益胃汤合芍药甘草汤加减，药用：北沙参20克，麦冬10克，生地黄15克，玉竹10克，白芍30克，天冬10克，佛手15克，甘草6克。水煎服，每日1剂。并在上方基础上，随症加减，服药半年后余症消失。随访病情未见复发。

案例三

【医案】卢某，女，48岁，2001年9月1日初诊。患者自诉患胃病近20年，做胃镜检查诊断为慢性萎缩性胃炎。现症见胃脘隐痛，痛处不移，食后痛苦，纳呆，乏力，大便不实，舌质暗，苔白，脉弦涩。辨证属瘀血停胃，脾胃气虚。治宜健脾益气，活血化瘀。

【治疗】药用：黄芪60克，党参30克，白术、当归各15克，陈皮12克，桃仁10克，丹参30克，三七粉（冲）3克，茯苓12克，山楂15克，甘草6克。水煎服，每日1剂。服用10剂后，疼痛减轻。后随症加减，调理数日，诸症悉除。

案例四

【医案】某男，18岁，2005年6月初诊。患者自诉曾做上消化道钡餐造影诊断为慢性胃炎，未行系统治疗。近1月来，因饮食失节，致胃脘胀满明显，不思饮食，食后尤甚，伴呃逆阵作，神倦乏力，大便干，2日1次，矢气频多，舌淡红，苔薄白，脉沉细。患者形体消瘦，脾色环唇，脘腹痞满，按之柔软，压之不痛。辨证属脾虚失运之胃痞。治宜健脾助运。

【治疗】方选运脾汤加减，药用：党参、白术各30克，茯苓10克，佛手15克，枳壳30克，石菖蒲、炒麦芽各15克，仙鹤草30克，浙贝母10克，肉苁蓉30克，甘草6克。水煎服，每日1剂。服药7剂后患者再未复诊。逾3个月，遇其家人询之，称服药后脘胀消失，饮食正常，体重增加近10千克。

案例五

【医案】徐某，女，36岁，2003年11月28日初诊。患者自诉患慢性胃炎10年，平时胃脘胀痛，每遇饥饿时发作，反酸，时有恶心胀闷，时轻时重。曾经中西医结合治疗，时好时坏。现症见胃脘部胀痛，满闷不适，饥饿时加重，纳差，反酸，乏力，患者痛苦病容，面色萎黄，上腹压痛明显，舌体胖，苔薄白，脉弱。胃镜检查诊断为慢性萎缩性胃炎并糜烂，十二指肠球炎。辨证属脾气亏虚，中焦湿阻。治宜健脾益气，理气化湿止痛。

【治疗】药用：党参、白术各30克，茯苓10克，香附15克，砂仁6克，佛手15克，枳壳30克，麦芽、石菖蒲、川芎、丹参各15克，仙鹤草30克。上方加减治疗1月余，患者诸症基本消失，做胃镜检查诊断为浅表性胃炎。继续加减治疗月余，上述诸症均消失，胃镜检查提示无异常。近期随访未复发。

经验方（选自2007年《中国中医药信息杂志》）：

【名称】运脾汤

【组成】党参10~30克，白术30克，茯苓10克，佛手15克，枳壳30克，石菖蒲、炒麦芽各15克，仙鹤草30克。

【用法】水煎服，每日1剂。

【功效】调气健运，肝脾共调，脾肾双补。可用于治疗慢性胃炎。

【加减】气虚明显者加黄芪；中虚有寒者加高良姜、香附；阴血亏虚者加当归、白芍；气滞明显者加香附、砂仁；兼有痰湿者加半夏、陈皮；湿盛苔厚腻者去党参，加苍术、厚朴；有郁热者加浙贝母、连翘、黄芩；有便秘者在重用白术、枳壳、炒麦芽的基础上，酌加郁李仁、肉苁蓉、槟榔；若肝郁犯胃而反酸者加浙贝母、黄连、吴茱萸；食积呃逆者加鸡内金、生姜；痰积者加栝楼、浙贝母；确诊为萎缩性胃炎或久病入络者加莪术、川芎、郁金。

周学文治疗胆汁反流性胃炎验方

胆汁反流性胃炎是一种因从胆囊排入十二指肠的胆汁和其他肠液混合，通过幽门逆流至胃，刺激胃黏膜而产生的炎症性病变。这种病主要是由胃大部切除、胃空肠吻合术以及幽门功能失常和慢性胆道疾病等引起的，是一种常见的胃炎。

辽宁中医学院附属医院主任医师、教授，中华中医药学会内科学的周学文，对于这种病的治疗有着多年的钻研及经验积累，他特别擅长治疗消化系统疾病。周老在治疗胆汁反流性胃炎时，既体现宏观辨证，又重视微观局部病变的治疗，他的治疗方法在临床上取得了很好的疗效。

下面是刊载在《辽宁中医》中的周老治疗胆汁反流性胃炎的一个案例。

案例

【医案】吕某，男，54岁，干部，1959年11月17日初诊。患者自诉胃脘胀满疼痛2年余。近因饮酒诱发而就医。现症见胃脘持续性灼热疼痛，胀闷不适，食则痛胀尤甚，口苦口干，纳差便结，舌红，苔黄腻，脉弦滑。胃镜下见大量胆汁反流，黏液也黄染，胃窦部黏膜充血糜烂，十二指肠球部陈旧性溃疡瘢痕。西医诊断为胆汁反流性胃炎，陈旧性十二指肠球部溃疡。辨证属胆邪犯胃，胃失和降，湿热蕴结。治宜清胆泻热和胃。

【治疗】药用：牡丹皮、栀子、黄连、苦参各10克，蒲公英20克，白及、浙贝母各10克，延胡索、鸡内金各20克，陈皮10克。水煎服，每日1剂。服上药6剂后，胃脘灼热疼痛大减，胀闷口苦明显好转，原方加大腹皮10克。共加减服用30余剂后，主症基本消失，舌苔由黄厚转为薄黄，唯仍有纳差、乏力。此乃热邪已去，胃气尚未完全恢复。守方去黄连、延胡索、苦参，加黄芪、茯苓各20克，神曲、麦芽各30克，以善其后。嘱其注意饮食调护。复查胃镜提示为未见胆汁反流，胃窦部炎症明显好转。病情稳定。

经验方（选自《中国当代中医名人志》）：

【名称】复方槐花煎

【组成】苦参、地榆、槐花各10克，蒲公英20克，小蓟、白蔻、浙贝母、海螵蛸、甘草、荷叶各10克，汉三七面3克（冲服）。

【用法】每日1剂，水煎服，日服2~3次。

【功效】凉血止血、散瘀理气。可用于治疗胃炎有呕血、黑便者。

徐景藩治疗胃炎验方

辨别胃炎的基本症候是治疗胃炎的第一步。证候指的是证的外候，即疾病过程中一定阶段的病位、病因、病性、病势及机体抗病能力的强弱等本质有机联系的反应状态，表现为临床可被观察到的症状等。胃炎患者的不同证候是中医决定如何治疗的重要依据，在医生的诊断和治疗中起着重大的作用。

江苏省中医院院长、脾胃病专科委员会顾问徐景藩，在治疗慢性胃炎伴有肠上皮化生、异型细胞增生以及幽门螺杆菌感染等疾病上有着自己的独特手法。徐老认为，胃炎的基本证候以中虚气滞、肝胃不和、胃阴不足三类主症为多，尚有兼寒、夹湿、郁热、血瘀等兼症。他的这种分类治疗方法在临床上取得了很好的疗效。

下面是选自《南京中医药大学学报》《中医杂志》《山东中医杂志》的几个徐老治疗胃炎的案例。

案例一

【医案】张某，女，60岁，南京人，办事员，2005年3月17日初诊。患者自诉2005年3月9日做胃镜检查诊断为萎缩性胃炎，肠上皮化生（++），胆汁反流，幽门螺杆菌阴性。现症见胸脘痞胀不适，时有灼热感，口苦而干，大便2日1次，舌暗红少苔，脉细弦。辨证属胃阴不足，气滞郁热。治宜养胃理气泻热。

【治疗】药用：麦冬、白芍各15克，甘草5克，木蝴蝶6克，橘皮络16克，黄连1.5克，刀豆壳30克，竹茹、鸡内金、佛手各10克，石见穿15克，谷芽、麦芽、薏苡仁各30克，白蒺藜12克。水煎服，每日1剂。2005年4月11日二诊，服上药后，胸脘痞闷灼热感已改善，口干，夜间尤甚，大便通畅，舌微红，苔少，久病性情急躁，经常头昏，夜寐欠佳，有动脉硬化。治疗参考原法再进。药用：麦冬15克，石斛、白芍各10克，甘草3克，白蒺藜12克，木蝴蝶6克，鸡内金、佛手、合欢皮各10克，麦芽30克，仙鹤草、建曲各15克，刀豆壳20克。水煎服，每日1剂。

案例二

【医案】赵某，女，58岁，2005年1月17日初诊。患者自诉胃病宿疾近日发作3月，胸脘痞胀隐痛，时有灼热感及吞咽不利，咽干不欲饮水，大便每日1次，因家务劳累、情志不畅诸多因素，以致气郁于肝胃，久郁化热，舌质红，苔薄白，咽充血。既往嗜食辛辣。2004年12月做胃镜检查诊断为贲门炎，浅表性胃炎。治宜疏肝和胃，疏润结合。

【治疗】药用：青皮、陈皮、木蝴蝶各6克，牡丹皮10克，黄连6克，制香附10克，麦冬15克，鸡内金6克，麦芽30克，佛手10克，刀豆壳20克，白芍15克，浙贝母10克，炙甘草5克，石见穿15克，合欢花10克。水煎服，每日1剂。另外，以三七粉2克，藕粉适量，温开水调服。半月后复诊，服上药后，胸咽部灼热感已改善，痞闷已除，偶有隐痛。原方加石斛10克，继服6剂，以善其后。

案例三

【医案】许某，男，70岁，2005年10月20日初诊。患者自诉病起2年余，脘腹痞胀较甚，心下灼热，嗳气，矢气则舒，右背酸痛，舌质淡红，苔薄腻，白多黄少，口中无味，脉象细弦而小数。2004 年 11 月做胃镜病理组织活检诊断为重度浅表性胃炎，慢性萎缩性胃炎。B 超检查提示为胆壁毛糙。辨证属胆胃同病，湿热中阻，湿重于热，中焦气滞。治宜清肝利胆化湿和中。

【治疗】药用：茵陈 15 克，黄芩 10 克，柴胡 6 克，鸡内金 10 克，海金沙 15 克，藿香、大腹皮、厚朴、陈皮各 10 克，白芍 15 克，枳壳、绿梅花各 10 克。水煎服，每日 1 剂。服上药 14 剂后，脘腹痞胀明显缓解，大便 3 日 1 次，舌苔腻已化，脉细弦。酌加通导腑气之力，原方去绿梅花、茵陈，加生大黄（后下）5 克，全栝楼 15 克，乌药 10 克。继服 7 剂后，诸症消失。

案例四

【医案】郑某，男，40 岁，1998 年 7 月 17 日初诊。患者自诉胃痛反复发作 4 年，近 3 月来加重。现症见胃脘隐痛、胀痛，黎明为著，得食可缓解，但食后痞胀不适，以致饮食减少，伴嗳气，偶有反酸，乏力，中脘轻度压痛，大便不黑，每日 1 次，视其面色不华，舌质淡红，苔色边白，中间微黄，脉濡。2 周前查胃镜诊断为十二指肠球部溃疡（活动期），中度浅表（糜烂）性胃炎，幽门螺杆菌（++）。辨证属中虚气滞，兼有郁热。治宜调中理气，兼清郁热。

【治疗】药用：太子参 15 克，炙黄芪 10 克，炒白芍 15 克，炙甘草 5 克，炒陈皮、法半夏、佛手、厚朴、黄芩、浙贝母各 10 克，蒲公英、茯苓各 15 克。水煎服，每日 1 剂。上方服用 7 剂后，胃脘疼痛已基本控制，食后胃部痞胀亦减轻，未见反酸，嗳气较多，舌苔中间微黄之色已去。原方加刀豆壳 15 克，焦建曲 10 克，续服 14 剂，症状均已缓解。此后改为隔日 1 剂。至 8 月 23 日复查胃镜诊断为中度浅表性胃炎，幽门螺杆菌呈阴性，溃疡已愈。随访 8 个月，症状不著，饮食正常，面色红润，精力充沛。

经验方（选自《徐景藩脾胃病治验辑要》）：

【名称】残胃饮

【组成】炒白术、炒枳壳、制香附、柿蒂各 10 克，五灵脂 6 克 ~10 克，炒白芍、刀豆壳各 15 克，石见穿 15 克 ~30 克。

【用法】加水煎至 100~150 毫升，分 2 次煎服，每日 1 剂。

【功效】适用于胃大部分切除后残胃炎，见胃脘痞胀、隐痛、口苦、饮食减少、乏力等症状者。

【加减】兼湿盛者，加渡香、佩兰、制川朴；兼郁热者加黄连、象贝母、蒲公英；兼阴虚者加麦冬、石斛；兼食滞加炙鸡内金、焦建曲、麦芽；血癖明显者加入紫丹参、桃仁、制大黄。

周乐年治疗胃炎验方

《老子》中有云："天之道，损有余而补不足。"中医理论中也有与之相似的观点，比如虚证要进补。虚证指的是人体正气不足，脏腑功能衰退所表现出的，如面色不华、精神疲惫、头晕眼花、心悸失眠、饮食减少等。有虚证的胃炎患者，也要进补。

中国中医研究院西苑医院主任医师、著名中医周乐年认为，慢性萎缩性胃炎以虚为主，常表现为虚实夹杂之证。治疗应以补为主，寓通于补。强调在扶正补虚的同时，要兼以疏通之法，使正气充足，气血流通，疾病渐愈。周老的治疗观点在治疗急性胃炎、慢性胃炎及十二指肠溃疡出血等肠胃疾病中取得了很好的效果。

以下是选自《辽宁中医杂志》《山西中医》和《中国中医药信息杂志》的几个周老治疗胃炎的案例。

案例一

【医案】黄某，男，34岁，2003年8月13日初诊。患者自诉间断胃痛2年余，加重2月。在医院做胃镜诊断为浅表性胃炎及十二指肠球炎，给予质子泵抑制剂奥美拉唑口服后胃痛消失，但胃胀等症状不减。现症见胃胀嗳气，嘈杂反酸，畏寒疲乏，便溏每日2~3次，舌质暗红，苔白水滑，脉滑缓。辨证属脾胃虚弱兼有痰湿气滞。治宜健脾益气，理气化湿。

【治疗】方用香砂六君子汤加减，药用：木香、砂仁各10克，党参15克，茯苓30克，陈皮、半夏、生甘草各10克，干姜5克，草豆蔻10克，白术15克。水煎服，每日1剂，7剂。1周后8月20日复诊，服上药后，诸症明显减轻，大便1~2次，基本成形，唯有反酸症状不减。上方加海螵蛸30克，再服7剂后，患者痊愈。

案例二

【医案】贾某，男，57岁，2000年10月25日初诊。患者自诉间断性胃胀2年余，午后胀甚，大便溏，伴恶心、口苦，舌质红，苔黄白相间而质腻，脉滑。做胃镜检查确诊为慢性浅表性胃炎。服用雷尼替丁、维敏胶囊等药物治疗效果不明显。中医辨证属痰热阻胃，气机不畅。治宜清热化痰，理气消胀。

【治疗】方用温胆汤加味，药用：茯苓30克，竹茹、枳壳、陈皮、法半夏、生甘草、砂仁、木香各10克。水煎服，每日1剂，7剂。11月2日二诊，服上药后，患者胃胀明显减轻，恶心、口苦消失。上方加白豆蔻10克，水煎服，每日1剂，7剂。11月9日三诊，服上药后，诸症悉平。以前方7剂，善后调理。复查胃镜提示为正常。

案例三

【医案】某男，67岁，2004年10月20日初诊。患者自诉胃病反复发作3年，此次发作半月。现症见嘈杂，嗳气，下午重，大便偏干，乏力，身体畏寒，畏寒食，口干，晨起口苦，面色萎黄，舌稍红，苔薄白，有片状光剥，脉缓。做胃镜检查诊断为萎缩性胃炎。中医辨证属阴阳两虚，气血不足，胃气失和。治宜滋阴助阳，益气养血，和胃建中。

【治疗】药用：桂枝10克，白芍20克，当归、火麻仁、生黄芪各30克，干姜10克，百合30克，焦三仙、生甘草、砂仁、陈皮各10克。水煎服，每日1剂，7剂。10月27日二诊，服上药后，诸症均减，嗳气基本消失，嘈杂症状减轻大半，大便已不干，口微苦，舌苔白兼黄略燥，脉弱。上方加麦冬、制何首乌各10克。水煎服，每日1剂，7剂。11月3日三诊，服上药后，近2日下午胃痛，嗳气，舌红，苔黄，脉弱。用10月20日方加党参、白术各15克。水煎服，每日1剂，7剂。11月10日四诊，服上药后，症状减轻，舌脉同前，前方加黄精、茯苓30克。水煎服，每日1剂，7剂。11月17日五诊，服上药后，症状大减，口苦干，舌尖红，苔白，脉缓。用10月20日方加麦冬、石斛各10克，党参20克。水煎服，每日1剂，7剂。11月24日六诊，服上药后，症状基本消失，前方加枳壳10克。服用7剂后临床症状消失。后以此方为基础继续治疗6周，其间症略有反复，分别加入海螵蛸、怀牛膝、石斛、红花、丹参等共诊11次，服药77剂后，症状消除，精神充足，体重增加。2005年常外出旅游登山，随访1年无不适。因患者本人不愿再做胃镜复查，故客观指标变化不详。

案例四

【医案】靳某，女，39岁，2003年6月7日初诊。患者自诉20岁起即患胃痛，在某医院做胃镜检查确诊为萎缩性胃炎。3个月前胃痛频发，疼痛呈烧灼样，伴口干、乏力，饥而欲食，食后脘胀，便干，舌红，苔白，脉细。辨证属胃阴虚证。

【治疗】方用一贯煎加减，药用：生地黄、北沙参、天花粉、焦六曲各12克，麦冬、川楝子、炒枳壳、延胡索、甘草各10克，当归24克，石斛30克。水煎服，每日1剂，4剂。7日后复诊，服上药后，疼痛已止，唯食后仍脘胀，予上方加槟榔10克。继服8剂后，诸症俱失。

赵国岑治疗浅表性胃炎验方

慢性浅表性胃炎是一种由多种病因引起的胃黏膜慢性炎症。与萎缩性胃炎不同，浅表性胃炎并不伴有胃黏膜的萎缩性改变，黏膜层以浆细胞及淋巴细胞等慢性炎症细胞为主。慢性浅表性胃炎的临床表现缺乏特异性，有些患者甚至没有任何症状，因此容易被人们所忽视。

全国脾胃病专业委员会委员、河南省中医药研究院主任医师赵国岑，对于治疗浅表性胃炎有着独到的见解。赵老认为治疗胃病的关键在于开化滞塞停留在脾胃的一切病邪，即"邪去正自复"。赵老治胃主张先化滞塞以使胃肠畅通，而后调理脾胃。他自拟的化滞益胃汤，对治疗慢性浅表性胃炎、慢性萎缩性胃炎有着很好的疗效。

下面是刊载在《四川中医》中的一个赵老治疗慢性浅表性胃炎的案例。

案例

【医案】魏某，男，38岁，2001年12月初诊。患者自诉食后腹胀时作1个月余，伴见纳差、嗳气，多能自行缓解，大便不畅，舌质淡胖，边带齿痕，舌苔腻微黄，脉沉弦细。曾经在外院做B超检查提示为肝、胆、胰、脾未见异常，胃镜检查诊断为浅表性胃炎，口服吗丁啉及木香顺气丸治疗无效。赵老认为此病乃中医之消化不良症，多为七情、饮食所伤造成的胃肠功能失调，因而经常规检查往往胃肠无器质性病变，认为此多属胃腑不降，脾胃失和。治疗上强调通降，所谓"通降"即通其壅滞，降其气逆。

【治疗】药用：苏梗、制香附、青皮、陈皮、制半夏、厚朴各10克，炒白术15克，砂仁5克，枳实、神曲、鸡内金、炒莱菔子各10克，红枣5枚。水煎，分2次服，每日1剂。服上6剂后，诸症减。服上药2周后，诸症消。

经验方（选自《中国中医》）：

【名称】化滞益胃汤

【组成】大黄12克，白术10克，牵牛子10克，枳实10克，厚朴10克，木香10克，砂仁10克，槟榔10克，甘草5克。

【用法】上药加水500毫升，浸泡20分钟，文火煎至300毫升药液，饭前温服。

1剂如法煎服3次，1日服1剂。

【功效】化滞益胃。适用于胃脘痛（脾虚胃滞型），脘腹胀满，胃隐痛，嗳气纳差，大便不畅，舌苔薄腻，舌质淡或略暗或有瘀斑者。

【加减】若胃痛甚可加元胡；胃酸灼热加煅瓦楞子、吴茱萸，量加倍；兼有两胁胀满或疼痛者加川楝子、元胡；大便溏加减炒槟榔；恶心重者加姜半夏；食欲不振加鸡内金、炒麦芽。急性肠炎、水泻、腹痛及老年脾胃虚弱者不宜服用。

高辉远治疗胃、十二指肠溃疡验方

曾任周恩来总理保健医疗主任的著名中医高辉远医生，是治疗胃、十二指肠溃疡的专家，他认为胃、十二指肠溃疡是内科常见病，其病位虽在脾胃，但关系于肝，涉及于肾。基本病理是胃气不和，气机郁带。病理因素为气（气滞）、火（肝火、胃火）、瘀、湿、痰（痰饮）、寒、食，且相互兼夹为患。临床常用治法为温中散寒、泻热和胃、消积化滞、行气止痛及活血化瘀。

下面是刊载在《中国中西医结合脾胃杂志》及《江苏中医药》中的几个高老治疗胃、十二指肠溃疡的案例。

案例一

【医案】徐某，男，26岁，驻京某部干部。1990年2月13日入院，病案号14074。患者因上腹部疼痛1年，加重1个月，住院治疗。患者自诉1989年2月中旬不明原因出现上腹部阵发性疼痛，与进食有关，饥饿或夜间加重，饮食后疼痛缓解。曾在本院门诊常规量服用胃舒平、盖胃平、普鲁本辛等西药治疗效不佳。做纤维内窥镜检查诊断为十二指肠球部溃疡，慢性浅表性胃炎。现症见上腹部局限性压痛，舌红，苔薄黄，脉沉弦细，大便潜血试验呈阴性。

【治疗】方用理中汤加味，药用：党参、白术各10克，炮姜6克，炙甘草5克，延胡索10克，乌贼骨15克，山药、天花粉、建曲各10克，白及8克。水煎服，每日1剂，3剂。2月17日二诊，服上药后，上腹部疼痛基本消失，饥饿或夜间偶有轻微不适，舌红，苔黄腻，脉弦。用原方继服6剂。2月23日三诊，服上药后，患者昨日午间偶感上腹部微痛不适，舌红，苔薄黄，脉弦细。原方加吴茱萸5克，川黄连6克，6剂。3月1日四诊，服上药后，患者上腹部仍偶有无规律疼痛，与进食无关，偶有反酸，口不干，舌偏红，苔薄黄，脉细。上方去吴茱萸、川黄连、山药、天花粉、白及，加茯苓、陈皮各10克。服用6剂后，患者诸症消失痊愈出院。

案例二

【医案】张某，男，20岁，战士，1991年10月14日初诊。患者自诉反复胃脘隐痛3年，加重5日。现症见胃脘隐痛，纳前为甚，食后痛减，喜暖喜按，时有腹胀，反酸欲呕，不思饮食，神疲易乏，大便偏溏，舌淡红，苔薄白，脉弦细。曾在本医院做纤维胃镜检查诊断为十二指肠球部溃疡，慢性胃炎。服用胃复安、甲氰咪胍等药物治疗效不佳。辨证属中焦虚寒，脾胃失和。

【治疗】方用变通理中汤加减，药用：党参、白术各10克，炮姜6克，乌贼骨15克，茯苓10克，陈皮8克，鸡内金、延胡索、法半夏、建曲各10克，炙甘草5克。水煎服，每日1剂。服上药6剂后，胃脘痛减。用上方稍加出入，调治月余，诸症消失。做胃镜检查提示为十二指肠球部溃疡已愈合。随访1年病未复发。

经验方（选自1993年《江苏中医药》）：

【名称】变通理中汤

【组成】党参、白术各10克，炮姜6克，肉桂5克，陈皮8克，乌贼骨15克，延胡索10克，芍药15克，炙甘草5克，建曲10克。

【用法】水煎服，每日1剂。

【功效】益气散寒，理气止痛。适用于胃及十二指肠溃疡、慢性胃炎等，症见胃脘隐痛，或自腹痛甚，得食痛减，或夜间疼痛，喜温喜按，腹部胀满，食少纳呆，嗳气反酸，神疲乏力，甚或手足不温，大便偏溏，舌淡苔白，脉沉细者。

【加减】阴寒盛，手足怕冷者加川附子；脘腹胀痛明显者加川厚朴、金铃子；嗳气恶心者加法半夏、伏龙肝；便溏者，白术改为炒用，再加茯苓；黑便加白及、三七粉。

印会河治疗胃炎验方

胃炎的种类有很多。不同种类的胃炎可能会出现相似的患病症状，而患同一种胃炎的患者也可能表现出完全不同的患病症状。因此，治疗胃炎要透过表象看本质，对不同的患者所患疾病加以甄别治疗。

中日友好医院主任医师、卫生部首批中医教授之一印会河，能够根据患者各异的病症诊断出他们所患的疾病并加以治疗。对于萎缩性胃炎的治疗，印老本着益胃养阴的方针。所谓益胃即养胃体，体为阴，用为阳，故益胃也有养胃阴之意；养阴寓生津之意，津为气阴，胃阴不足胃津即亏。他的这种思想对于胃炎的治疗很有效果。

下面是《中国乡村医药杂志》《山西中医》和《新中医》中的几个印老治疗胃炎的案例。

案例一

【医案】刘某，女，50岁，1991年12月2日初诊。患者自诉胃脘痛半年余。现症见胃脘阵痛发堵，口干咽痛，食后还饱，大便干。做胃镜、病理检查诊断为萎缩性胃炎，胃息肉。否认肝炎、肺结核史。西医诊断为萎缩性胃炎、中医辨证属胃阴不足。治宜益胃养阴。

【治疗】药用：沙参15克，麦冬12克，石斛15克，黄精30克，玉竹15克，丹参30克，川贝母10克，生地黄、玄参各15克，天花粉30克，丹皮15克，枇杷叶10克，芦根30克。水煎服，每日1剂。1991年12月12日二诊，服上药后，症状减轻，口干咽痛已减，脘堵痛及便干亦轻，舌红苔薄黄，脉细。原方加白芍30克。坚持服药9个月后，症状消失，纳食与体重均增加。做胃镜检查诊断为浅表性胃炎，病理检查亦提示为浅表性胃炎。

案例二

【医案】辛某，女，48岁，1990年4月16日初诊。患者自诉胸骨后不适半年。现症见胸骨后中、下段不适，烧心，呃逆，反酸，睡眠差，活动后心悸，急躁生气后症状加重，舌淡苔少，脉弦滑。1989年12月28日做胃镜检查提示为胃窦大弯侧可见两条纵行发红带,诊断为浅表性胃炎。否认肝炎、肺结核等传染病史。西医诊断为胃炎,食管炎。辨证属肝胃不和。治宜疏肝和胃。

【治疗】药用:黄连 6 克,吴茱萸 3 克,赤芍、白芍各 15 克,煅瓦楞子(先煎)、煅牡蛎各 30 克,陈皮 10 克,竹茹 12 克,柴胡 10 克,黄芩 12 克,半夏、枳壳各 10 克,熟大黄 5 克。1992 年 12 月 31 日二诊,服上药后,症状减轻,反酸、呃逆均消失,轻度烧心,纳可,舌红,苔微黄,脉弦细。仍治宜疏肝和胃。药用:柴胡、半夏、黄芩、苍术、厚朴、青皮、陈皮、藿香各 10 克,苏叶 9 克,黄连 6 克,薄荷 3 克,青蒿、佩兰、竹茹各 12 克。复查胃镜检查提示为,镜下所见已明显好转。

案例三

【医案】李某,女,45 岁,1993 年 8 月 27 日初诊。患者自诉胃脘胀满 8 年。常在空腹和午夜发作,嘈杂痞闷,食后胃脘作胀,伴嗳气反酸,半月前经纤维胃镜检查提示为幽门开合欠佳,胃窦部黏膜增粗、充血、水肿明显,有散在小出血点,胆汁反流量较多,十二指肠黏膜充血。现症见胃痛,口干,舌质红,苔薄黄微腻中剥。辨证属肝胃不和,火郁化热伤阴,胃气失降。治宜养阴柔肝,降气和胃制酸法。

【治疗】方用健胃制酸方加味,药用:吴茱萸、黄连各 3 克,柴胡、甘草、半夏、黄芩、枳壳、陈皮、旋覆花(包)、延胡索、苏梗各 10 克,煅瓦楞子、白芍各 30 克,竹茹 12 克,沙参 15 克。水煎服,每日 1 剂,7 剂。二诊,服上药后,胃脘痛已减,嘈杂痞满、吐酸亦瘥,时有脘胀嗳气,大便不爽,两日 1 次。辨证属肝胃初和,胃阴未复,仍以养阴柔肝法续进,更增通腑泄浊药,以畅中焦气机。药用:沙参、建曲、白芍各 15 克,石斛、川楝子、延胡索、槟榔子皮、竹茹各 10 克,枳壳、大黄各 6 克,煅瓦楞子 30 克,黄连、吴茱萸各 3 克。水煎服,每日 1 剂,7 剂。三诊,服上药后,胀满已停,腑气亦通,再以上方加减。进服 7 剂后,胃痛消失,纳寐俱调。停药 1 个月后胃镜复查提示为幽门开合佳,胃窦部黏膜轻度红白相间,未见水肿、出血点及胆汁反流。

案例四

【医案】王某,男,60 岁,1992 年 4 月 13 日初诊。患者自诉上腹部胀闷,食后胀甚,多食则加重,因此,每餐只进 50 克左右,体重日渐减轻,明显消瘦,大便干结,两日 1 次。做胃镜检查诊断为萎缩性胃炎。现症见上腹部胀闷,消瘦,肌肤干燥,舌质红,苔灰黄,脉虚细。西医诊断为慢性萎缩性胃炎。辨证属胃阴不足。治宜益胃养阴。

【治疗】药用:北沙参 15 克,天冬、麦冬各 12 克,石斛 15 克,天花粉 30 克,玉竹 15 克,黄精 30 克,玄参 15 克,丹参、生牡蛎(先煎)各 30 克,川贝母 10 克,当归 30 克,赤芍、白芍各 15 克,芦根 30 克,枇杷叶 10 克,生何首乌 30 克,五味子 10 克,西洋参(另煎)6 克,蜂蜜(分冲)30 克,生地黄 15 克。水煎,分 2 次服用,每日 1 剂,7 剂。服上方 20 余剂后,自觉症状全部消失,嘱其仍注意饮食调理,忌饮酒及刺激性食物,宜食清淡及含维生素较多的绿色植物。

案例五

【医案】王某,男,41 岁,1998 年 1 月 8 日初诊。患者自诉反复出现胃脘痛伴反酸 2 年半。做胃镜检查诊断为慢性浅表糜烂性胃炎,食管裂孔疝,反流性食管炎。曾在多家医院服中药治疗后效果不佳,后改服西药如德诺、普瑞博思等治疗后,反酸虽有减轻但胃脘痛不减，且服用德诺则便秘难解，痛苦不减反增，故慕名前来印老处就诊。现症见胃脘疼痛无规律，反酸明显，胸骨后灼热感，食面食尚可，食米饭则胃脘痛较重，食酸甜食品后反酸、胃痛加重，大便每日1~2次，舌苔薄黄，脉弦。诊断为胃脘痛，胃酸过多型。治宜健胃制酸。

【治疗】药用：柴胡、半夏、枳壳、陈皮各10克，黄芩12克，赤芍15克，熟大黄3克，煅瓦楞子、煅牡蛎各30克，吴茱萸3克，黄连6克。水煎服，每日1剂。服药7剂后，病人胃痛、反酸程度减轻。再进14剂后，胃脘痛及反酸均消失，精神体力有增。

经验方（选自1999年《新中医》）：

【名称】大柴胡汤合左金丸加减

【组成】柴胡、陈皮、半夏、黄芩、枳壳各10克，大黄3~6克，黄连、吴茱萸各6~10克，赤芍、煅瓦楞子、煅牡蛎各30克，竹茹12克，生姜5克。

【用法】水煎服，每日1剂。

【功效】降火散邪，健胃制酸。适用于浅表糜烂性胃炎，十二指肠球炎或溃疡，症见胃脘痛且有灼热感，反酸，或胃中嘈杂，进甜食后尤甚，或兼见心烦易怒，口苦便干，舌红，苔黄，脉弦者。

【加减】大便不干者用熟大黄4克；大便干或秘结不通者用生大黄4~6克，必要时后下；大便溏泻酌加炮姜6克，或以灶心土120克，煎汤代水煎取诸药；心烦懊恼者加栀子10克；有寒象者黄连与吴茱萸之比为3∶6，寒热不明显者可用6∶6，热象多者用6∶3。

何任治疗慢性胃炎验方

原全国中医药学会常务理事、浙江中医学院终身教授何任认为，治疗慢性胃炎应着重补益中气，并以调理脾胃的方法来治本。脾胃共为后天之本。脾主升清，胃主降浊，脾以升为健，胃以降为顺，故临证应注意顺应脾胃升降之性。治疗勿忘升清降浊。他的这套理论在治疗慢性胃炎中发挥着良好的作用。

以下是刊登在《山东中医药大学学报》和《浙江中医学院学报》中的几个何老治疗慢性胃炎的案例。

案例一

【医案】某男，54岁，2006年4月27日初诊。患者自诉患慢性浅表性胃炎12年。做胃镜检查诊断为慢性浅表性胃炎伴胃窦部糜烂。近来间歇性胃脘胀痛4个月，1周前做胃镜提示为慢性浅表性胃炎伴胃窦部糜烂。现症见胃脘胀痛，痛处不固定，时有恶心，纳后疼痛加重，情绪不好时疼痛亦加重，舌淡，苔白腻，脉弦。

【治疗】方用自拟脘腹蠲痛汤加减治疗，药用：延胡索、白芍各20克，生甘草、川楝子各10克，蒲公英30克，沉香曲、乌药、制香附、海螵蛸、郁金各10克，炙刺猬皮15克，九香虫6克，玉米须30克。水煎服，每日1剂。前后共服用45剂，复查胃镜提示为糜烂消失。至今未有疼痛复发。

案例二

【医案】某男，45岁，2006年6月5日初诊。患者自述有慢性萎缩性胃炎3年，间断服用中西药物治疗，腹胀痛时好时坏。现症见脘胀、口苦、大便偏烂、不成形、口哕、舌红苔厚、脉濡。

【治疗】方用自拟舒胃饮加减，药用：太子参20克，厚朴、姜半夏、黄芩各10克，黄连4克，干姜6克，白扁豆衣30克，延胡索20克，白芍15克，生甘草6克，川楝子10克，蒲公英30克，沉香曲、平地木各10克。水煎服，每日1剂。前后共服药50剂，复查胃镜诊断为慢性浅表性胃炎。诸症明显好转。

案例三

【医案】翟某，女，50岁，某丝织厂工人，1986年7月14日初诊。患者自诉5月因吐泻后，胃脘部不舒至今，消瘦日甚。昨晨又呕吐，大便烂，次多。月经提前，四肢乏力，苔白，脉濡。以其初由饮食所伤，未能及时治愈。乃先予消积散痞。

【治疗】药用：半夏泻心汤加白芍、神曲、鸡金、平地木。水煎服，每日1剂。连服5剂，脘舒而停药。1986年9月15日又来就诊。现症见胃脘不适，嗳气频频，大便偏烂，每日2次，舌苔光，脉弦。又予半夏泻心汤加八月札、姜竹茹、焦神曲以和胃消痞。服药2剂后胃脘不舒已痊愈。在某医院B超检查提示为肝胆无异常。做胃镜检查诊断为胃炎、十二指肠炎。病理检验诊断为萎缩性胃炎伴重度肠上皮化生。以后，仍以半夏泻心汤为主加减治疗。大便次数多，质烂，加用诃子肉、煨益智仁、苍术、广木香、薏苡仁等。经治以后，由每餐只能吃几匙稀粥，渐次增加到1碗半米饭。面色亦渐转正。复用益气健脾，并酌加黄芪、砂仁、川厚朴等。1987年6月间又轻度复发，经用前法治后，饮食正常，大便日下，并恢复上班。在某医院做胃镜复查诊断为浅表性胃炎。病理检验提示为胃窦黏膜炎，轻度活动性。后偶因饮食不慎复发，按上方治疗即愈。

经验方（选自2007年《山东中医药大学学报》）：

【名称】舒胃饮

【组成】太子参30克，川厚朴、姜半夏各10克，干姜6克，黄芩10克，黄连4克，白芍20克，蒲公英30克，甘草10克。

【用法】水煎服，每日1剂。

【功效】散痞和胃。适用于慢性胃炎出现"心下痞"之病症者。

【加减】便溏者加白扁豆30克，广木香10克；便秘者加生大黄6克；胀痛者加延胡索20克，沉香10克；纳差者加炒谷芽30克。

何晓晖治疗胃病验方

内生五邪是指疾病在发展过程中，由于脏腑经络及精气血津液的功能失常而产生的类似风、寒、湿、燥、火五种外邪致病特点的病理变化。因为病起于内，又与外邪所致病的临床征象类似，故分别称为内风、内寒、内湿、内燥、内火，统称为内生五邪。这些"邪"会对人体造成一定的伤害，不同种类的"邪"在胃病患者身上也会有不同的表现。

江西中医药高等专科学校校长，中国中西医结合学会消化专业委员会常委何晓晖，就主张以"内生五邪"的理论来治疗胃病。他在中医治疗胃病方面的独到见解帮助很多胃病患者摆脱了病痛的折磨。

以下是选自《中国中西医结合消化杂志》的何老治疗胃病的几个案例。

案例一

【医案】某男，43岁。患者自诉患十二指肠溃疡20年余，反复发作。近2月来胃脘冷痛如冰，日夜以热水袋或电热炉置于胃部方能安宁。现症见面色淡白，消瘦，精神不振，胃脘冷痛，喜温喜按，时泛吐清水，形寒肢冷，大便不实，每日3～5次，舌胖大，质淡红，苔白滑，脉大而缓。辨证属脾胃虚寒证。治宜温中健脾，祛寒止痛。

【治疗】方用黄芪建中汤合附子理中汤，药用：黄芪30克，桂枝10克，白芍15克，制附子（先下）8克，红参须10克，白术12克，茯苓15克，干姜5克，黄连3克，吴茱萸4克，海螵蛸、瓦楞子各15克，甘草5克。水煎服，每日1剂。服上药7剂后，诸症若失。再以上方加减变化，共服药45剂后，胃无所苦，精神振奋，纳佳便调。复查胃镜提示为球部溃疡已完全愈合。随访8年均未见复发。

案例二

【医案】某女，73岁。患者自诉患慢性萎缩性胃炎10年余，纳少，食后腹胀，大便溏薄，消瘦，屡治不效。近3个月来，诸症加重，进食极少，大便稀而量少，消瘦明显，头晕目眩，神疲乏力，形寒肢冷。1周以来，每于夜间四肢痉挛作痛，且频频抽搐，痛苦难熬，轻轻揉按约1小时后方可逐渐缓解。现症见面色萎黄，肌肉消瘦，精神委靡，四肢不温，舌胖色淡，苔少，脉沉细稍弦，按之若无。辨证属脾虚内风证。治宜健脾益气，养血熄风。

【治疗】方用参苓白术散加减，药用：红参9克，茯苓30克，白术12克，山药15克，薏苡仁30克，扁豆15克，当归10克，白芍、北沙参各12克，钩藤（后下）30克，天麻10克，葛根20克，枳壳12克，大枣5枚，甘草4克。水煎服，每日1剂。服上药3剂后，纳食稍增，精神好转，夜间手足抽搐稍有缓解。用药初见成效，前方加仙灵脾10克。服上药7剂后，手足抽搐基本缓解。去红参、天麻、钩藤等，加党参、黄芪。共服药3个月后，饮食已佳，腹胀消除，大便基本正常，未发生手足抽搐现象，已能做一般家务。

案例三

【医案】某女，46岁。患者自诉做胃镜及病理检查诊断为慢性萎缩性胃炎，治疗近1年未效。现症见胃脘胀闷不适，不思饮食，食后胀甚，口干，咽喉干燥，吞咽食物不畅，面色淡白而口唇色红干裂，大便干结，1周1次，舌质偏红，苔少无津，脉细略弦。辨证属脾胃阴虚，燥邪内生。

【治疗】方用参苓白术散合沙参麦冬汤，药用：太子参30克，白术、茯苓各15克，山药、薏苡仁各30克，扁豆、北沙参各15克，麦冬12克，生地黄20克，白芍、山楂、枳壳、蒲公英、莱菔子各15克。水煎服，每日1剂。服上药1周后，自觉腹胀明显减轻，纳食增加，口干咽燥见轻，吞咽已无障碍，大便3日1次，解之不畅。仍以上方加生何首乌、石见穿、刺猬皮等继续治疗。服上药约3个月后，上述症状基本消失，精神好转，食欲旺盛。将上药制成丸药服用。半年后复查胃镜及病理检查诊断为慢性浅表性胃炎。

案例四

【医案】某女，73岁。患者自诉患慢性萎缩性胃炎10年余，经北京、南昌等地医院治疗不愈。现症见胃脘胀闷灼热，口干唇燥，口舌时常溃烂，咽喉干燥灼痛，频频欲饮温水，一夜中需起床饮水数次，故夜眠不安，大便干结，数日1次，纳少，神疲乏力，唇红，舌深红干裂，无苔，脉细数无力。辨证属脾胃阴虚，虚热内扰。治宜健脾益气，养阴清热。

【治疗】方用参苓白术散合益胃汤加减，药用：太子参30克，山药20克，茯苓15克，薏苡仁30克，北沙参15克，麦冬、玉竹各12克，生地黄20克，石斛15克，黄连4克，干姜3克，山楂12克，莱菔子8克。水煎服，每日1剂。服上药2周后，上述症状均有所缓解，仍以前方加减变化治疗。服药4月后，胃脘胀闷及灼热消除，口干咽燥明显好转，夜间不饮水也可安眠，偶有口舌溃烂，大便基本通畅，每日1次，纳食增加。精神已佳，舌质偏红，已生长薄苔。仍以上方为基本方变化，每月服药7剂。余时服用六味地黄丸，以巩固疗效。患者坚持治疗2年后，现身体安康。

经验方（选自2007年《实用中西医结合临床》）：

【名称】和胃调中汤

【组成】姜半夏10克，干姜3克，黄连5克，黄芩10克，党参12克，吴茱萸3克，白芍、白术各12克，茯苓15克，枳壳、丹参各12克，蒲公英、海螵蛸各15克，莱菔子12克。

【用法】水煎服，每日1剂。

【功效】调和脾胃。用于治疗慢性胃炎，胃、十二指肠溃疡，寒热虚实夹杂型，症见胃脘疼痛胀闷，灼热嘈杂，嗳气反酸，咽喉不利，大便不调，舌苔白或黄，脉细弦或缓。

【加减】脘痛明显者加木香、延胡索；脘腹胀闷甚者加厚朴、大腹皮；胃冷明显者加桂枝、制附子；大便干结者加大黄、虎杖；大便溏薄者加山药、扁豆；反酸明显者加瓦楞子、浙贝母；嗳气明显者加旋覆花。

邱健行治疗十二指肠球部溃疡验方

广东省中医研究所主任医师，中医内科专家邱健行擅长治疗胃、肠、肝、胆疾病及出血性疑难病症，他认为十二指肠溃疡病活动期，往往属于中医肝胃郁热或脾胃湿热辨证，治疗时应当注重清肝泄胃。邱老的这种疗法疗效明显优于单纯的健脾、疏肝或活血治法。

下面是记载在《中医药杂志》和《中药新药与临床药理》中的两个邱老治疗十二指肠球部溃疡的案例。

案例一

【医案】陈某，男，57岁，2006年12月25日初诊。患者自诉反复上腹痛8年余，加重20日。8年前因嗜食辛辣后，出现上腹部剑突下胀痛，饥饿时及夜间发作，每次疼痛持续1小时左右，进食后可缓解，伴嗳气，反酸。做胃镜检查诊断为十二指肠球部溃疡，间断服制酸药（具体药物不详）治疗后，病情时好时坏。20日前，因工作紧张，上腹部胀痛加重，嗳气，无反酸，伴乏力，口干口苦，纳少眠差，大便干结，舌淡暗，苔黄厚，脉弦细略数。查体上腹轻压痛。经胃镜检查诊断为十二指肠球部溃疡，慢性浅表性胃炎，幽门螺杆菌呈阳性（++）。中医辨证属脾气阴两虚，胃湿热夹瘀，兼肝郁气滞。本案患者久病，脾气阴受伤，湿热中蕴，加之工作紧张，肝郁血瘀化热，证属本虚标实，拟先祛邪，后扶正。治宜先清胃化湿，疏肝通络。

【治疗】药用：蒲公英15克，夏枯草12克，白花蛇舌草、茵陈各15克，柴胡10克，枳壳、白芍、川楝子、延胡索、郁金各15克，鸡内金12克，甘草6克。水煎服，每日1剂。7日后复诊，服上药后，上腹痛止，但仍感腹胀、矢气多、嗳气、乏力，纳眠稍改善，大便正常，舌暗淡，苔薄黄，脉弦细。湿热已去大半，脾气阴虚明显，此时治宜健脾益气，养胃生肌，疏肝活血，兼清余热。药用：黄芪、太子参、白术、石斛各15克，白及12克，乌贼骨15克，浙贝母10克，郁金15克，佛手10克，枳实15克，三七粉（冲服）3克，蒲公英、白花蛇舌草各15克，甘草6克。水煎服，每日1剂。服上药7剂后复诊，腹痛未发作，平躺或夜间偶有腹胀不适，口干苦减轻，精神好转，大便调，舌稍暗淡红，苔薄白，脉弦细。后用此方加减，续服1个月而愈。随访1年未见复发。

案例二

【医案】梁某，男，55岁，农民。患者自诉有胃痛病史3年，做胃镜检查诊断为十二指肠球部溃疡，慢性浅表性胃炎。1周前因饮酒后胃痛又发，今晨排柏油样大便1次，量约300克，下午6时许呕吐血块及咖啡样胃内容物，量约1 000毫升，随即昏倒而送到医院急诊入院。入院诊疗之际又吐出血块及暗红色物约900毫升。现症见神志淡漠，面色苍白，四肢湿冷，口干苦，尿少，舌质淡略暗，苔黄干，脉微细数。心率124次/分，血压8/4千帕，上腹部正中压痛，肝脾未扪及，血红蛋白65克/升，红细胞2.38×10^{12}/升。西医诊断为十二指肠球部溃疡出血，出血性休克。中医诊断为吐血、便血（黑便）。辨证属胃中积热，迫血妄行。

【治疗】立即给予输液补充血容量，并插入胃管，用冰冻紫地合剂1 500毫升分2次洗胃。经上述治疗后，未再吐血，四肢转温，血压逐渐回升，后每隔4小时由胃管注入紫地合剂100~150毫升。至第二日早晨病情稳定，血压13.9/9.33千帕，抽出胃液澄清，观察24小时未再出血，拔出胃管，紫地合剂改为口服。第五日大便色黄，潜血试验呈阴性，出血停止。

经验方（选自1992年《中药新药与临床药理》）：

【名称】紫地合剂。

【组成】紫珠草、地稔各等份。

【用法】上二味药水煎煮制成60%浓度紫地合剂，装瓶，经灭菌备用，每次50毫升，每日3~4次。

【功效】清热凉血，散瘀，收敛止血。适用于胃、十二指肠溃疡。

张杰治疗萎缩性胃炎验方

同一种疾病由于致病原因的差异、患者不同的身体素质和临床症状的不同，可以被分成很多种类型，萎缩性胃炎也是一样。针对不同类型的萎缩性胃炎的特点，采取各异的治疗方法，才能取得更好的治疗效果。

安徽中医学院主任医师，安徽省名中医张杰将慢性萎缩性胃炎分成中虚气滞型、寒热错杂型、阴虚胃热型、肝胃不和型、瘀阻胃络型这五型加以治疗，在临床上取得了很好的效果。

下面是刊登在《中医药临床杂志》上的几个张老治疗慢性萎缩性胃炎的案例。

案例一

【医案】汤某，女，68岁，2001年9月7日初诊。患者自诉有胃痛病史约15年，近因饮食不节又出现胃脘隐痛痞满，纳差，腹胀，大便欠爽，舌淡苔薄白，脉沉细。做胃镜检查诊断为萎缩性胃炎。辨证属中虚气滞。治宜补中健脾，理气导滞。

【治疗】方用香砂六君子合黄芪建中汤加味，药用：黄芪20克，党参15克，苍术、白术各15克，茯苓、炙甘草、广木香各10克，砂仁6克，桂枝10克，炒白芍15克，佛手、半夏、干姜、大枣各10克，丹参20克，莪术6克，蒲公英、白花蛇舌草各30克。水煎服，每日1剂。调治2个月后，症状明显减轻。继治3个月后，复查胃镜诊断为浅表性胃炎。随访1年，症状不显，未见复发。

案例二

【医案】裴某，女，62岁，2000年1月3日初诊。患者自诉脘腹疼痛12年，反复发作，时常伴有嘈杂，反酸，拒按，纳差，舌红，苔薄黄，脉细。做胃镜检查诊断为萎缩性胃炎。辨证属寒热错杂，中焦痞阻。治宜辛开苦降，健脾和胃。

【治疗】方用半夏泻心汤加味，药用：党参15克，半夏、炒黄连、黄芩、炙甘草、干姜、大枣、广木香各10克，炒白芍15克，蒲公英30克，砂仁、苍术、白术、乌药各10克，丹参20克，莪术6克，白花蛇舌草30克，黄芪10克。水煎服，每日1剂。服药1个月后嘈杂减轻，反酸消失，仍有胃脘胀，纳差，舌淡苔薄，脉细。上方加焦三仙各15克，枳实10克。2周后好转。上方继服调治3个月后，已无明显临床症状。2003年5月20日做胃镜检查提示为胃黏膜正常。随访半年未见复发。

案例三

【医案】岳某，女，59岁，2002年11月9日初诊。患者自诉胃脘痞满、灼热、嘈杂5年，伴口干苦，大便干，舌红少苔，脉细数。做胃镜检查诊断为萎缩性胃炎。治宜清中消痞，养阴益胃。

【治疗】方用自拟养阴建中汤治疗，药用：北沙参15克，白扁豆、茯苓各10克，生薏苡仁20克，生山药、白芍、丹参各15克，莪术6克，金银花10克，蒲公英、白花蛇舌草各30克，黄芪、炙甘草、陈皮、佛手各10克。水煎服，每日1剂。连服二药1个月后，诸症减轻。继服2个月后，症状消失。方稍做调整继服2个月。胃镜复查提示为炎症消失，胃黏膜正常。随访半年未见复发。

案例四

【医案】陈某，男，47岁，2003年1月15日初诊。患者自诉胃脘胀痛，嗳气，反酸，心烦易怒，矢气多，约6年，舌淡，苔薄白，脉弦。做电子胃镜检查诊断为萎缩性胃窦炎，幽门螺杆菌呈阳性。辨证属肝胃不和，胃失和降。

【治疗】方用四逆散加味，药用：柴胡、枳实、炒白芍、炙甘草各10克，炒乌药15克，茯苓10克，丹参15克，莪术10克，白花蛇舌草、蒲公英各30克，半夏、黄芪各10克。水煎服，每日2次。上药服用3周后，胃脘胀痛、嗳气、反酸减轻。上方继续调服3个月后，复查电子胃镜提示为正常，幽门螺杆菌呈阴性。随访半年未见复发。

案例五

【医案】王某，男，59岁，2002年7月26日初诊。患者自诉患慢性萎缩性胃炎约10年，经中西药治疗时轻时重。现症见胃脘刺痛，痛有定处，持续不已，拒按，面色晦滞，纳差，乏力，舌淡暗，苔薄白，脉弦细。做胃镜检查诊断为萎缩性胃炎伴肠上皮化生。辨证属久病不愈，瘀血入络，瘀久生毒，戕害胃体。治宜活血化瘀，健脾理气。

【治疗】方用失笑散合黄芪建中汤加减，药用：蒲黄、五灵脂各10克，黄芪、桂枝、炒白芍各15克，茯苓、炙甘草各10克，丹参15克，莪术6克，蒲公英、白花蛇舌草各20克。水煎服，每日2次。上药服用2个月后，胃脘刺痛缓解，纳差乏力减轻。上方继续调服3个月后，已无明显不适，继续服药巩固。2003年5月17日复查胃镜及病理检查提示为正常。随访半年未见复发。